INNERE SEKRETION UND CHIRURGIE

VON

HANS HANKE
DR. MED. HABIL. · DOZENT FÜR CHIRURGIE
AN DER UNIVERSITÄT FREIBURG IM BREISGAU

MIT 18 ABBILDUNGEN

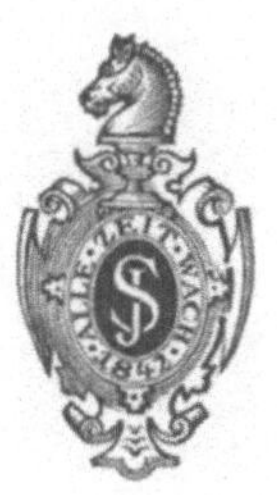

BERLIN
VERLAG VON JULIUS SPRINGER
1937

ISBN-13: 978-3-642-89797-9 e-ISBN-13: 978-3-642-91654-0
DOI: 10.1007/978-3-642-91654-0

Geleitwort.

Die von uns angestrebte Entwicklung der Chirurgie, welche in einer Abwendung von dem rein Technischen den Blick auf biologische Vorgänge lenkt, hat das autonome System in den Mittelpunkt jeden chirurgischen und operativen Geschehens stellen müssen. Die Freiburger Klinik ist in jahrelangen Untersuchungen zu dieser Erkenntnis gekommen, indem sie sich mit den Einzelfaktoren der vegetativen Arbeitsgemeinschaft im Zustand der chirurgischen Krankheit vor, während und nach der Operation befaßte. Die großen Fortschritte auf dem Gebiet der Kreislaufforschung und ebenso das übernommene Verständnis von dem allgemeinen Stoffwechselgeschehen setzte uns in die Lage, Kreislauf und Stoffumsatz hinreichend genau für chirurgische Zwecke zu erfassen. Wir können indes diese Arbeiten nicht eher als abgeschlossen betrachten, bis es gelungen ist, den außerordentlich bedeutsamen Faktor der inneren Sekretion, ohne welchen weder das Funktionieren des autonomen Systems noch überhaupt organisches Leben denkbar ist, mit in unsere Erkenntnis einzureihen. Wenn auch zugegeben werden muß, daß es sich um einen recht schwierigen Stoff handelt, welcher auch im normalen Geschehen keineswegs erschöpfend durchforscht ist, so ist doch festzustellen, daß gerade das chirurgische Erleben in seltener Weise dazu befähigt, wichtige Einblicke in die innersekretorischen Vorgänge und ihre Stellung im Körperhaushalt zu gewinnen. Nun ist es für den Chirurgen nicht leicht, sich in dem erst kürzlich durchforschten und schwierigen Gebiet zurecht zu finden, zumal das Schrifttum sehr weitläufig zerstreut ist und eine zusammenfassende Behandlung noch nicht vorliegt. Wohl besitzt die Weltliteratur das eine oder andere Werk über die innere Sekretion, doch wurde bis dahin lediglich für den Fachmann geschrieben, während eine chirurgische Darstellung bis jetzt fehlt. Ich habe es deshalb begrüßt, daß es Herr Dr. Hanke, der seit Jahren zu meinen Mitarbeitern gehört, übernommen hat, diese Lücke zu füllen. Das Buch will dem angehenden und erfahrenen Chirurgen die Möglichkeit bieten, sich über den gegenwärtigen Stand der innersekretorischen Forschung ein maßgebendes Bild zu verschaffen. Es soll aber auch dem wissenschaftlichen Arbeiter die Grundlage liefern, auf welcher er seine chirurgischen Probleme aufbauen und weiter verfolgen kann. Dabei sind wir uns durchaus bewußt, daß die Bedeutung der inneren Sekretion für die chirurgischen Fragestellungen bei weitem noch nicht überblickt werden kann. Dies bezieht sich nicht nur auf die eingangs erwähnten Probleme, welche der Klinik zum Ausgangspunkt gedient haben, sondern vor allem auch auf die Carcinomforschung, an welcher sich die Chirurgie besonders aktiv zu beteiligen hat. Auch hier können Zusammenhänge aufgezeigt werden, doch fehlt es an systematischer Bearbeitung. Nun will es mir scheinen, als ob wir hier vor einem neuen, Erfolg versprechenden Abschnitt der Chirurgie stünden, und so hoffe ich, daß dieses Buch, welches den Stempel gediegenster deutscher Wissenschaftlichkeit trägt, seinen Zweck als Fundament für alle weiteren chirurgischen Forschungen auf dem Gebiet der inneren Sekretion erfüllen wird.

Freiburg i. Br., im September 1937.

E. Rehn.

Vorwort.

Die Bedeutung der inneren Sekretion für den Ablauf biologischen Geschehens im Organismus ist fundamental. Die Rolle, die der Lehre von den hormonalen Vorgängen für klinisch-ärztliches Denken und Handeln zukommt, wird eine ständig größere. Für die Chirurgie, die ja ihrerseits so manchen Anteil an der Erstellung der Grundmauern dieser Lehre hat, trifft das in hohem Maße zu. In der vorliegenden Abhandlung sollte eine Darstellung der Beziehungen der inneren Sekretion zur Chirurgie gegeben werden, nicht symptomatologischer, pathologisch-anatomischer und operativ-technischer Einzelheiten der Blutdrüsenerkrankungen, die ja oftmals behandelt sind, sondern mehr der tieferen, funktionellen Zusammenhänge und der operativen und nichtoperativen therapeutischen Anzeigestellungen. Es erwies sich bald als notwendig, eine Übersicht des auf physiologisch-experimentellem Gebiete Erreichten jedem Kapitel voranzustellen. Ohne eine Kenntnis des schon außerordentlich verwickelten normalen Getriebes ist ein Verständnis krankhafter Störungen nicht gut möglich. Es konnte in allen Teilen nur das Wichtigste gebracht werden. Eine handbuchmäßige, erschöpfende Bearbeitung hätte den Rahmen des Buches gesprengt. Die Zahl der Abbildungen wurde möglichst eingeschränkt. Die Tatsache, daß es im in- und ausländischen Schrifttum eine die gesamte innere Sekretion in ihren Beziehungen zur Chirurgie behandelnde Darstellung bisher nicht gibt, mag als Berechtigung für den vorliegenden Versuch gelten.

Freiburg i. Br., im Mai 1937.
Chirurg. Univ.-Klinik.

HANS HANKE.

Inhaltsverzeichnis.

Einleitung.

Schon früh hat sich die Chirurgie mit der Behandlung von Erkrankungen innersekretorischer Drüsen befaßt. In erster Linie sind hier die Krankheiten der *Schilddrüse* zu nennen. Die Chirurgie des Kropfes und der BASEDOWschen Krankheit wurde mit Erfolg in Angriff genommen, bevor wichtigste physiologische Grundlagen überhaupt vorhanden waren. Es mußte so sein. Denn erst die Erfahrungen der operativen Therapie, besonders auch die ungünstigen-führten zu der *Aufdeckung* dieser Grundlagen. Es sei an die Kachexia strumi, priva, an die parathyreoprive Tetanie usw. erinnert. In dem letzten halben Jahrhundert ist dann aus dem bescheidenen Sproß, den die Lehre von der inneren Sekretion ursprünglich darstellte, ein gewaltig verästelter Baum geworden. Für sein Wachstum haben klinische und besonders experimentell-pathologische, physiologische und biochemische Forschung gesorgt. Heute können wir uns wichtigste normale und krankhafte Lebensvorgänge ohne eine Berücksichtigung der Tätigkeit der Blutdrüsen nicht mehr erklären. Und jeder Tag, so kann man fast sagen, bringt neue Erkenntnisse und damit auch neue Möglichkeiten einer Beeinflussung krankhaften Geschehens. Verglichen allerdings mit dem riesigen Umfang der theoretischen Kenntnisse ist die *Therapie* zurückgeblieben. Auch auf die Chirurgie, deren Wesen ja Therapie ist, wirkte sich das aus. Sogar Rückschläge sind ihr nicht erspart geblieben; man denke an manche Irrwege der Nebennierenchirurgie. Im letzten Jahrzehnt jedoch sind glückliche neue Wege beschritten. So besitzen wir bereits Erfahrungen in einer aktiven Nebenschilddrüsenchirurgie. Ähnliches bahnt sich für das Pankreas (Inselzelladenome), die Nebennieren (Rinden- und Markgeschwülste), für hypophysäre Krankheitszustände usw. an. Ja, man versucht sogar an sich nicht endokrine Erkrankungen durch Angriff an bestimmten Blutdrüsen zu beeinflussen. Die gewaltigen Fortschritte der chemischen Erforschung der spezifischen Wirkstoffe haben auch der Chirurgie Möglichkeiten gegeben, die sie braucht und die sie ausnützen muß.

Was aber not tut, ist eine Kenntnis und ein Verstehen all der verwickelten Zusammenhänge. *Wie* verwickelt sie sind, ist bekannt. Nicht nur wirkt die eine Blutdrüse auf die andere und diese wieder auf die erstere zurück, — innigste Beziehungen bestehen zum Stoffwechsel, zu der Tätigkeit des vegetativen Nervensystems, zur Gewebsreaktion usw. Nur wirklich biologisches Denken und Handeln kann die Schwierigkeiten überwinden, die der Weiterentwicklung der Therapie, auch der chirurgischen, im Wege stehen. Die Hormonforschung hat sich in den letzten 2 Jahrzehnten, wie es REISS mit Recht ausgesprochen hat, dank einer planmäßigen Kritik von einem ungeheuren Ballast rein hypothetischer und unproduktiver sog. Erkenntnisse befreit. *Nur auf diesem Wege kritischen und doch produktiven Schaffens sind Fortschritte möglich*, wird so manche Voreingenommenheit und unberechtigte Skepsis umzuwandeln sein. „Wir müssen uns auch in der Endokrinologie an die nackten Tatsachen halten und dürfen die Drüsen mit innerer Sekretion nicht nach dem Bedürfnis irgendwelcher Theorien wie Schachbrettfiguren in Aktion treten lassen" (DE QUERVAIN).

In der folgenden Darstellung wird versucht, möglichst *Tatsächliches* zu geben, Theorien nur insoweit, als sie für das Verständnis notwendig und als sie begründet sind. Bei dem ungeheuren Umfang des Stoffes an sich ist eine Beschränkung notwendig. Organe, deren hormonale Funktionen durchaus ungeklärt sind, werden nicht näher behandelt, so z. B. nicht die Milz. Stoffe, deren Hormonnatur keineswegs feststeht und solche, deren Existenz noch nicht einmal fest erwiesen ist, wie z. B. die sog. Wund- und Regenerations„hormone", können ebenfalls nicht erörtert werden. Dem entspricht auch nicht der Zweck der Bearbeitung, die mehr von *allgemein biologischen* Gesichtspunkten aus die Beziehungen der Tätigkeit der Inkrete zu chirurgisch in Betracht kommenden Erkrankungen und hormonal-therapeutische Möglichkeiten erörtern soll. Daß bei der Besprechung mancher Blutdrüsen der physiologische Teil einen größeren Raum einnehmen wird als der klinische, liegt in dem gewaltigen Fortschritt begründet, den gerade das letzte Jahrzehnt in der experimentellen Forschung brachte (Hypophyse, Nebenniere, Keimdrüsen u. a.). Die Darstellung dieser physiologischen Verhältnisse wird ganz wesentlich erleichtert durch ausgezeichnete zusammenfassende Bearbeitungen der letzten Jahre, von denen hier nur die von P. TRENDELENBURG, M. REISS, L. ASHER besonders genannt seien. Es wird weitgehend auf sie Bezug genommen; betreffs vieler nicht näher zu besprechender Einzelheiten sei auf sie und auf die im Text angeführten wertvollen Beiträge in verschiedenen Handbüchern verwiesen.

Bemerkungen zur allgemeinen Inkretologie.

Unter *innerer Sekretion* versteht man gemeinhin *die Regulierung von Funktionen des Körpers durch spezifische, von bestimmten Organen und Zellverbänden gebildete Wirkstoffe, die von ihrer Bildungsstätte aus in das Blut oder auch die Lymphe bzw. den Liquor gelangen und fern von dem Ort ihrer Entstehung ihre Tätigkeit ausüben.* BAYLISS und STARLING haben zuerst (1902) derartige, chemisch regulierend wirkende Stoffe als *„Hormone"* („chemical messengers") bezeichnet.

Es ist eine mehr theoretische Frage, ob man an der Bezeichnung *„Hormone"* (vom griechischen ὁρμάω = ich treibe an) festhalten oder, wie das u. a. ABDERHALDEN vorschlug, die Benennung innere Sekrete oder *„Inkrete"* vorziehen soll. Nicht immer treiben die Hormone die Tätigkeit der Organe an, sie können auf diese auch hemmend einwirken. Der allgemeine Sprachgebrauch wendet beide Bezeichnungen gleichsinnig an.

Eine andere, schwerer wiegende Frage ist die nach der *Berechtigung der* eben gegebenen STARLING*schen Definition der Hormone oder Inkrete.* Manche Autoren stehen auf dem Standpunkt, daß diese Definition zu eng ist. Und zweifellos ist sie das, wenn man, wie das anfangs geschah, die Bildungsstätte hormonaler Stoffe nur in drüsigen Organen und Zellverbänden sieht. Beim Hinterlappen der Hypophyse z. B. kann man nur sehr bedingt von einem drüsigen Organ sprechen, beim Nebennierenmark noch weniger. Dennoch sind beide die Ursprungsstätte sehr wichtiger und allgemein anerkannter Inkrete. Man wird daher statt von drüsigen Organen als dem Bildungsort derartiger Wirkstoffe wohl besser von Organen und Zellverbänden schlechthin sprechen müssen. Dann aber besteht kein Anlaß, die obige Definition preiszugeben und statt ihrer eine, wenn auch nicht ganz unberechtigte, so doch völlig aufgelöste oder auflösende andere zu wählen. Nach ASHER z. B. wären innere Sekrete „alle diejenigen Stoffe, welche von Zellen abgegeben werden, um regulierend in den Ablauf von Funktionen des Körpers einzugreifen". Mit Recht müßte man dann das Kohlendioxyd, die Milchsäure, die Dextrose, den Harnstoff, das Cholesterin usw. als Hormone bezeichnen. Mit einer solchen Definition ist in der Klinik nicht mehr viel anzufangen. Andere Autoren, wie BOMSKOV, gehen nicht so weit, wollen aber doch manche Stoffe, die der strengen STARLINGschen Definition nicht standhalten, als Hormone oder hormonartige Substanzen bezeichnen, so vor allem die Substanzen des Magen-Darmkanals und die kreislaufwirksamen Stoffe, die nur zum allergeringsten Teil als *echte* Hormone gelten können. Hier liegt zweifellos ein wunder Punkt vor, aber jede biologische Definition ist in irgendeiner Beziehung unscharf. Wir folgen der allgemeinen Anwendung und handeln nur diejenigen Stoffe ab, die der anfangs gegebenen Definition entsprechen. Gerade die von der Bildungsstätte entfernt vor sich gehende Wirkung erscheint uns für die Beurteilung eines echten Hormonstoffes wesentlich. Auch Asher gibt zu, daß *der Nachweis einer regulierend wirkenden Substanz im Blut nach wie vor der strengste Beweis für das Vorliegen eines Inkretes* bleibt. Für die Klinik aber ist dieser Nachweis von ganz wesentlicher Bedeutung, auch wenn er in praxi vorläufig nur bei wenigen Stoffen und selbst bei diesen unvollständig geführt werden kann.

Eine *Gruppierung der Blutdrüsen* ist von verschiedenen Gesichtspunkten aus versucht worden, nach morphologischen, funktionellen, sogar entwicklungsgeschichtlichen. Für die Klinik schien die Faltasche Einteilung noch den größten Wert zu haben. Falta unterschied Organe mit innerer Sekretion, die *formativ* wirken, wie z. B. den Hypophysenvorderlappen, die Schilddrüse, die Nebennierenrinde, die Keimdrüsen, den Thymus und die Zirbeldrüse von solchen, die einer *metabolischen* Gruppe angehören, wie die Epithelkörperchen, das Infundibularorgan und das chromaffine Gewebe. Jedoch auch diese Einteilung ist unvollkommen. So müssen wir das Schilddrüsenhormon primär als Katalysator verschiedenster Stoffwechselvorgänge auffassen, die formativen Wirkungen erklären sich nach Reiss als Folgen der Beschleunigung des Stoffwechsels. Auch die Nebennierenrindenfunktion sehen wir jetzt fast ganz im Licht funktioneller Vorgänge. Und endlich kommen dem Hypophysenvorderlappen zweifellos neben formativen wichtige Stoffwechseleffekte zu. Es ist nicht möglich, die weitreichenden Wirkungen der Hormone in einem Schema unterzubringen, denn „*innere Sekretion ist eines der wesentlichen Mittel, um aus autonomen Zellen einen zusammenarbeitenden Organismus zu verwirklichen*" (Asher).

Es ist auch nicht möglich, wie das ebenfalls versucht wurde, das Schema eines endokrinen Systems aufzustellen, dessen einzelne Glieder fördernd oder hemmend aufeinander einwirken. Sicherlich gibt es einwandfreie synergistische und antagonistische Wirkungen. Doch sind z. B. die letzteren durchaus nicht immer direkte und echte gegensätzliche Effekte, wie unten mehrfach auszuführen sein wird; und zweitens ist die Anschauung vom Vorhandensein eines endokrinen „Systems" im Organismus keineswegs glücklich. Wir haben uns zwar angewöhnt, von einem solchen System zu sprechen, müssen aber stets daran denken, daß hier eine künstliche Schranke gezogen ist, die nicht existiert. *Ebenso wichtig wie die Wirkungen und Gegenwirkungen der einzelnen Blutdrüsen untereinander ist ihre Wirkung auf die Peripherie, auf ihre Erfolgsorgane, vor allem auch der innige Zusammenhang des endokrinen „Systems" mit dem vegetativ-nervösen Apparat.* Hier sind unendlich viele Drähte gespannt, in denen der Strom hin und her, hinüber und herüber fließen kann. Eine Störung, die *ein* Organ des endokrinen „Systems" betrifft, wirkt sich irgendwie auch auf fast alle anderen aus. *Der Regulationsmechanismus ist gestört.* Aber die Störung bleibt nicht in diesem „Ring", sie zeigt sich auch, oft gleichzeitig, im nervösen Apparat; sie manifestiert sich in Veränderungen der übrigen Organe und Funktionen des Körpers. In welchem Umfange all dies geschieht, hängt von übergeordneten Faktoren ab, die wir noch keineswegs exakt bestimmen können und die wir vorläufig und teilweise unter der Bezeichnung „*Konstitution*" zusammenfassen.

Jede Erkrankung innersekretorischer Drüsen führt notwendig zu einer Betrachtung des Ganzen. Es ist das Reizvolle in diesem Gebiet, daß all das spezialistisch und analytisch Gewonnene zu einem Ganzheitlichen, zur *Synthese* werden *muß*.

Wir verzichten deshalb auf eine bildliche Darstellung der Wechselbeziehungen zwischen den endokrinen Organen. Die große Bedeutung, die diesen Wechselbeziehungen zukommt, möge aber betont werden. Sie können vielleicht in der Zukunft, wenn wir hier in vielem noch klarer sehen, in gewissem Umfang auch für die Therapie ausnützbar werden. Mit BÜTTNER ist aber *vor einer schematischen Übertragung der Thesen vom Synergismus und Antagonismus auf die Chirurgie mit Nachdruck zu warnen.* Wir können nicht ohne weiteres Glieder aus dem angeblichen „Ring" der inneren Drüsen angehen, um so vielleicht andere, primär erkrankte, zu entlasten. Das wäre rein lokalistisch gedacht und würde die so hoffnungsvolle Entwicklung der Chirurgie der endokrinen Drüsen aufs stärkste gefährden.

Im folgenden möge lediglich eine tabellarische *Übersicht über die verschiedenen Wirkstoffe der Blutdrüsen* gegeben werden. Sie zeigt, welche Hormone bisher dargestellt sind, für welche ein Testobjekt existiert:

Tabelle 1. Stand der Hormonforschung (nach LAQUER, von BERBLINGER ergänzt) (bei W. STOECKEL, Handbuch der Gynäkologie Bd. 9, 1936. Verlag J. F. Bergmann, München.)

Drüse	Testobjekt		Therapeutische Anwendung	Chemische Darstellung
	chemisch	physiologisch		
Nebenniere: Mark Adrenalin	vorhanden	vorhanden	möglich	*synthetisch*
Nebenniere: Rinde	fehlt	vorhanden	möglich	nicht rein dargestellt
Schilddrüse: Thyroxin	vorhanden	vorhanden	möglich	*synthetisch*
Schilddrüse: Dijodtyrosin	vorhanden	vorhanden ?	möglich	*synthetisch*
Pankreas (Insulin)	vorhanden ?	vorhanden	möglich	krystallinischer Körper
Männliche Keimdrüse (Androsteron)	vorhanden ?	vorhanden	möglich	*synthetisch*
Weibliche Keimdrüse: Follikelhormon	fehlt	vorhanden	möglich	krystallinischer Körper
Weibliche Keimdrüse: Corpus luteum-Hormon	fehlt	vorhanden	möglich	krystallinischer Körper ?
Hypophyse, Hinterlappen: antidiuretisch	fehlt	vorhanden	möglich	nicht rein dargestellt
Hypophyse, Hinterlappen: Uterus	fehlt	vorhanden	möglich	nicht rein dargestellt
Hypophyse, Hinterlappen: Blutdruck wirksam	fehlt	vorhanden	möglich	nicht rein dargestellt
Hypophyse ←→ Hinterlappen: Melanophoren wirksam	fehlt	vorhanden	möglich ?	nicht rein dargestellt
Hypophyse, Vorderlappen: Wachstumshormon	fehlt	vorhanden	möglich	nicht rein dargestellt
Hypophyse, Vorderlappen: gonadotropes Hormon	fehlt	vorhanden	möglich	nicht rein dargestellt
Hypophyse, Vorderlappen: thyreotropes Hormon	fehlt	vorhanden	möglich	nicht rein dargestellt
Hypophyse, Vorderlappen: Stoffwechselhormone	fehlt	vorhanden ?	möglich ?	fraglich
Hypophyse, Vorderlappen: pankreatropes Hormon	fehlt	vorhanden ?	möglich ?	fraglich
Hypophyse, Vorderlappen: parathyreotropes Hormon	fehlt	vorhanden ?	möglich ?	fraglich
Hypophyse, Vorderlappen: corticotropes Hormon	fehlt	vorhanden ?	möglich ?	fraglich
Hypophyse, Vorderlappen: Lactationshormon	fehlt	vorhanden	möglich ?	fraglich
Nebenschilddrüse (Parathormon)	fehlt	vorhanden	möglich	nicht rein dargestellt
Zirbel	fehlt	fehlt	unmöglich	fehlt
Thymus	fehlt	fehlt	unmöglich	fehlt

Zum *Wesen der Hormonwirkung* nur wenige Ausführungen. Es ist das Kennzeichnende der Inkretwirkung, daß schon außerordentlich kleine Mengen typisch wirksam sind. Des weiteren kommt den Hormonen keine Artspezifität zu, auch zellspezifische Eigenschaften fehlen ihnen. Ihr eigentlicher Angriffspunkt war Gegenstand zahlreicher Untersuchungen. Wir sehen hier noch nicht klar. Zweifellos ist der wesentlichste Wirkungsort die Peripherie im weitesten Sinn. Nach ASHER soll der Angriffsort zwischen dem Nervenendorgan und dem Zellprotoplasma liegen, in der sog. „neuroplasmatischen Zwischensubstanz" oder in LANGLEYS „receptive substance". BERBLINGER meint, daß die Inkrete in die Zelle selbst einzudringen und dort ihre Wirkung zu entfalten vermöchten, daß diese also nicht lediglich an der Zelloberfläche ansetze. Bei der Kinetik der Hormonwirkung handelt es sich entweder um physikalische oder um chemische Vorgänge, wahrscheinlich um beide. Von großer Bedeutung bei der Wirkung ist die *Ionenverteilung*. Vor allem KRAUS und S. G. ZONDEK haben auf die Abhängigkeit der Wirksamkeit der Inkrete von dem Verhältnis der Elektrolyte hingewiesen. Dieses Verhältnis steht wiederum in enger Abhängigkeit von *vegetativ-nervösen*, sympathischen und parasympathischen *Impulsen*. Hormonale, chemische und nervöse Faktoren greifen eng ineinander.

Nun ist zwar die Spezifität der Hormone hinsichtlich ihrer *Wirkung* durchaus vorhanden; es sind ja letzten Endes chemische Körper, auch wenn man bisher nur bei einem Teil die genaue chemische Konstitution ermitteln konnte. Ihre *Abgrenzung* von anderen Stoffen ist deshalb möglich, so vor allem von den Enzymen, von denen sich die Hormone qualitativ chemisch scharf unterscheiden. Weit weniger abgrenzbar sind jedoch die Inkrete von den *Vitaminen*. Wir haben besonders in den letzten Jahren die *sehr nahen Beziehungen zwischen Hormonen und Vitaminen* kennen gelernt. Sie erstrecken sich nicht nur auf die *Wirkungen* beider Stoffarten, die auch bei den Vitaminen in einer Regulation von Wachstums- und Stoffwechselvorgängen bestehen, — Verwandtschaften liegen des weiteren hinsichtlich der *chemischen Konstitution* verschiedener Inkrete und Vitamine vor. So steht z. B. das D-Vitamin, das zu den Sterinen gehört, anscheinend auch das Vitamin E, hierdurch in naher Beziehung zu den Keimdrüsenhormonen.

Man hat früher die *Herkunft* der verschiedenen Stoffe als wesentlich unterscheidendes Merkmal betonen zu müssen geglaubt. Heute können wir das nicht mehr in diesem Umfang; wissen wir doch, daß Stoffe, die bei manchen Tierarten notwendig von außen zugeführt werden müssen, bei anderen im Organismus selbst gebildet werden können, hier also die Bedeutung eines Hormonstoffes besitzen. Es gilt das z. B. für das C-Vitamin beim Hund, der Ratte und bei anderen Tieren. Weiter wissen wir, daß der tierische Organismus die normal reichlich zugeführten Vitamine nicht nur für die Hormonproduktion, auch für die Hormonwirkung verwendet (ABDERHALDEN, STEPP) und daß sehr wohl ein Mangel an einem Stoff durch Zufuhr eines solchen aus der anderen Stoffgruppe ersetzt werden kann. Die Wirkungen der Hormone und Vitamine greifen in höchst zweckmäßiger Weise ineinander, und zwar in synergistischem und antagonistischem Sinn. Es sei auf die Beziehungen des Vitamin A zum Schilddrüsenhormon und zur Epithelfunktion, des Vitamin C zur Nebennierenrinde, des Vitamin D zum Nebenschilddrüsenhormon, des Vitamin E zur Sexualität und zur Hypophyse hingewiesen. Eine weitgehende Ähnlichkeit scheint auch in der Kinetik der Wirkungen beider Stoffgruppen zu bestehen. Ebenso wie für eine Reihe von Vitaminen ihre sog. Redoxsystemnatur sichergestellt werden konnte, scheint das für einige Hormone zu gelten. Wir können auf die Lehre von den Redoxpotentialen hier nicht eingehen, steckt sie doch noch sehr in den Anfängen. Anscheinend kommt ihr aber gerade hinsichtlich des Verständnisses der Wirkung von Vitamin- und Hormonstoffen besondere Bedeutung zu. Ob daraufhin in der Zukunft die Grenzen zwischen beiden Stoffgruppen völlig niedergerissen werden müssen, bleibe dahingestellt.

Vorläufig können wir noch mit ASHER die Vitamine als Regulatoren aus der Außenwelt, die Hormone als solche aus der Innenwelt ansehen, wobei aber beide in der Gemeinsamkeit der Regulationsfunktion die Einheit von Umwelt und Innenwelt im Lebensphänomen widerspiegeln. Dabei kommt den Inkreten eine „unzweifelhafte Vorrangstellung" darin zu, daß sie nicht nur vom Organismus gebildet werden, sondern daß dieser auch „über ein reich gegliedertes Funktionsspiel verfügt, um jeweilig über Zeit und Ausmaß der Regulation durch innere Sekrete zu verfügen" (ASHER).

Im folgenden möge die Bedeutung dieser regulierenden Inkretstoffe für chirurgisch in Betracht kommende Erkrankungen und Fragestellungen dargestellt werden.

A. Schilddrüse.

Geschichtliche Bemerkungen.

Die Schilddrüsenforschung hat ihren Ausgangspunkt von der Klinik genommen. Krankheitsbilder der Über- und Unterfunktion waren es, die die Aufmerksamkeit der Ärzte auf dieses Organ lenkten, lange bevor die experimentelle physiologische und biochemische Bearbeitung begann. Unbewußt des Wesens der Erkrankung und ihres Zusammenhanges mit der Schilddrüse wurde die uns als Morbus *Basedow* bekannte Erkrankung in ihren Symptomen bereits 1786 von dem Engländer Parry und 1802, aber weniger klar, von Flajani beschrieben. Allgemein bekannt wurde sie aber erst durch die Mitteilungen Graves' (*1*) [1] in England (1835 und 1843) und die des Merseburger Arztes von Basedow (*2*) (1840). Die pathogenetische Aufklärung dieser „*Graves disease*" in den angelsächsischen Ländern und „*Morbus Basedow*" im deutschen Sprachgebiet genannten Erkrankung hat jedoch erst 50 Jahre später durch die Chirurgen Tillaux (1880) und L. Rehn (1884) stattgefunden, die durch die operative Verkleinerung der gleichzeitig vorhandenen Struma die Krankheit in mehreren Fällen heilen konnten. Moebius (*3*) hat dann 1886 folgerichtig die Basedowsche Erkrankung dem *Myxödem* gegenübergestellt.

Dieses hatte man als Ausdruck eines Schilddrüsenmangels bereits einige Zeit vorher beschrieben [1867 durch Sick (*4*)]. 1873 berichtete William W. Gull (*5*) „on a cretinoid affection in adult woman". 1878 benannte W. M. Ord (*6*) die Krankheit „Myxödem". In klarer Weise wurde aber erst 1882 durch Reverdin und Kocher das postoperative Myxödem, die Kachexia strumipriva, auf die Exstirpation der Schilddrüse bezogen. Auf den Rat von Bruns nahm man dann seit 1884 Abstand von der vollen Strumektomie.

Die auf diese grundlegenden Erkenntnisse folgenden 5 Jahrzehnte haben uns die hervorragende Bedeutung der Schilddrüse als inkretorisches Organ in kaum mehr übersehbaren wissenschaftlichen Bearbeitungen kennen lernen lassen. Wenn auch manches geklärt werden konnte, so befinden wir uns doch noch mitten in dieser Arbeit.

Die chemische Erforschung der Schilddrüse beginnt mit Baumann im Jahre 1895. Über Oswald führte sie weiter zu Kendall (Thyroxin, 1914) und zu der Synthese des Thyroxins durch Harington und Barger im Jahr 1927.

I. Physiologie und Biologie der Schilddrüse.

a) Morphologische Bemerkungen.

Bei wirbellosen Tieren kommt ein der Schilddrüse der Wirbeltiere entsprechendes Gewebe nicht vor. Unter den Wirbeltieren ist bereits bei den Amphibien das paarige Organ festzustellen, und auch in der Ontogenese geschieht die Entwicklung des Organs in einer sehr frühen Zeitperiode. Beim Menschen ist die *Größe der Drüse* individuell äußerst verschieden. Zunz (*7*) berichtet von einem Durchschnittsgewicht von 15,67 g für erwachsene Männer. Andere Autoren kommen auf Zahlen von 20—30 g. Das *Kolloid*, die wesentlichste Substanz der Schilddrüse, ist von wechselnder Menge und verschiedenartiger Konsistenz. Der Vorgang der Kolloidbildung wird noch nicht einheitlich beurteilt. Wahrscheinlich wird das Sekret von den Follikelepithelzellen, in denen es in diffusem Zustand oder in Form feiner Kügelchen gebildet, wird ins Lumen ausgestoßen. Ob noch eine sog. „Schmelzung des Epithels"

---

[1] Die in Klammern gesetzten *kursiven* Zahlen verweisen auf die Literaturverzeichnisse am Schluß der einzelnen Kapitel.

hinzutritt, eine Bildung des Kolloids aus abgestoßenen Epithelzellen, steht noch zur Erörterung. — Die *Histologie* der Schilddrüse ist zu bekannt, als daß es nötig wäre, sie hier zu erörtern.

Das, was die Schilddrüse vor fast allen anderen Organen des Körpers auszeichnet, ist ihre reichliche *Blutversorgung*. Vier kräftige Schlagadern können in sie eine Blutmenge entsenden, die, auf die Gewichtseinheit berechnet, fast die 6fache Menge der Blutkapazität der Niere beträgt [Trendelenburg (*8*)]. Wenn auch diese starke Durchblutung zweifellos zum großen Teil mit der innersekretorischen Funktion der Drüse zusammenhängt, so konnte doch Rein (*9*) wichtige Bedingtheiten durch Aufgaben der Druckregulierung des gesamten Kreislaufs, im besonderen wohl der Gehirndurchblutung, feststellen. Als eine bedeutsame Schaltstelle ist hier der Sinus caroticus anzusehen.

Die *Nerven* der Schilddrüse stellen meist marklose Fasern dar, sie entstammen größtenteils dem Halssympathicus. Hinzu kommen sympathische und parasympathische Fasern aus dem N. laryngeus superior und dem N. recurrens, sowie aus anderen Plexus. Periphere Ganglienzellen scheint die Schilddrüse nicht zu besitzen. Sie hängt demnach in weitgehendem Maße von zentralnervösen Impulsen ab. Die außerordentlich enge Verbindung aller Zellen durch das vegetative Terminalreticulum konnte u. a. Sunder-Plassmann (*10*) nachweisen. Jede einzelne Drüsenzelle wird sogar intraplasmatisch von ihm erfaßt. Der Schluß auf das Vorhandensein sekretorischer Nervenfasern liegt nahe. Doch sind die Ergebnisse physiologischer Versuche zu wechselnd, um mit Gewißheit eine nervöse Beeinflussung der Schilddrüsentätigkeit behaupten zu können [Trendelenburg, Reiss (*11*)].

b) Chemie des Schilddrüsenhormons und Jodstoffwechsel.

1. Schilddrüsenhormon.

Die chemische Erforschung des Schilddrüsenhormons nahm ihren Ausgangspunkt von der Gewinnung des *Jodothyrins,* einer jodhaltigen Eiweißfraktion aus der Schilddrüse durch Baumann (*12*) in Freiburg, im Jahr 1895. Während das Jodothyrin ein künstliches Spaltprodukt war, gelang Oswald (*13*) die Darstellung des *Jodthyreoglobulins,* eines wirksamen Jodeiweißkörpers. Aber erst Kendalls (*14*) Verdienst war es, in den Jahren 1914—1918 eine chemisch genau charakterisierte Substanz mit typischer Schilddrüsenwirkung zu finden, das zu 65,3% Jod enthaltende *Thyroxin* (Bruttoformel $C_{15}H_{11}O_4NJ_4$). Harington und Barger (*15*) gelang 1927 ihre synthetische Darstellung als p-Hydroxy-Dijod-phenyläther des Dijodtyrosins mit der Formel

$$\mathrm{HO}\underset{J}{\overset{J}{\langle\quad\rangle}}\!-\!\mathrm{O}\!-\!\underset{J}{\overset{J}{\langle\quad\rangle}}\mathrm{CH_2\cdot CH(NH_2)\cdot COOH.}$$

Die Bildung des Thyroxinmoleküls in der Schilddrüse geht stufenweise vor sich. Zuerst entsteht *Dijodtyrosin,* das als zweiter jodhaltiger Schilddrüsenkörper neben dem Thyroxin 1929 von Harington und Randall isoliert wurde. Als Jodgorgosäure war es bereits bekannt. Es wird jetzt zum Teil als Antagonist des Thyroxins aufgefaßt (s. unten).

Leland und Foster (*16*) konnten vor einigen Jahren etwa 50% des organisch gebundenen Schilddrüsenjodes als Dijodtyrosin erfassen. Die Natur des übrigen in der Schilddrüse vorhandenen Jodes ist noch nicht aufgeklärt. In geringer Menge kommt *anorganisches Jod* vor. Ferner ist noch nicht entschieden, ob das Thyroxin und das Dijodtyrosin die volle Schilddrüsenwirkung vermitteln.

Es bestehen zwischen der Wirkung der Gesamtschilddrüse und der des Thyroxins qualitative und quantitative Unterschiede [Abelin (*17*)]. Aus diesem Grunde wurden für klinische Zwecke komplexere Stoffe hergestellt, so das Thyropurin von Abelin und das Elityran von Blum.

2. Jodstoffwechsel.

Da die Schilddrüse als das „Zentraldepot des Jodes" im Organismus zu bezeichnen ist, wäre an dieser Stelle auf einige Punkte des für das Verstehen der Schilddrüsenwirkungen so überaus bedeutsamen Jodstoffwechsels einzugehen. Hier kommt vor allem der Jodgehalt der Schilddrüse und sodann der des Blutes in Betracht. Die Werte, die von den vielen Untersuchern gefunden worden sind, weichen noch stark voneinander ab. Zweifellos spielen Einflüsse des Geschlechts, jahreszeitlicher Natur, der Ernährung und geographische Bedingtheiten hier eine große Rolle, schon bei normalen Individuen. Jedoch, manche Unterschiede sind durch methodische Schwierigkeiten verursacht. Meist sind die erhaltenen Werte zu klein, da bei der üblichen Veraschung häufig Jodverluste auftreten. Nicht zum geringsten muß man aber auch individuelle Schwankungen berücksichtigen.

a) Jod in der Schilddrüse. In der Schilddrüse des Fetus und des Neugeborenen ist immer Jod enthalten, allerdings in weit geringerem Ausmaß als in der des Erwachsenen. Dasselbe gilt für die kindliche Schilddrüse. Bis zur Pubertät steigt der Jodgehalt der Schilddrüse ziemlich rasch, nachher langsamer an (Trendelenburg). Nach Zunz sind *Durchschnittswerte des Gesamtjodgehalts der Schilddrüse* für Individuen zwischen 8—19 Jahren 8,89 mg, für 19—30jährige 14,23 mg, für 40—60jährige 26,26 mg. Nach Marine und Lenhart (*18*) sind in der normalen Schilddrüse in 1 g Trockengewicht 1—5 mg Jod vorhanden.

Die *Verteilung des Jodes* auf die Schilddrüsenlappen ist im allgemeinen recht regelmäßig. Von Wichtigkeit ist die Verteilung in den Zellen und dem Kolloid. Hier besteht die Oswaldsche (*19*) Ansicht vom *Parallelismus des Jodgehalts und des Kolloidreichtums* im allgemeinen zu Recht. Überwiegend findet sich das Jod im Kolloid. Der Quotient Jod in den Zellen: Gesamtjod beträgt (s. Trendelenburg) für den Menschen 0,22. Er ist dabei unabhängig von der histologischen Struktur der Schilddrüse und unabhängig von einer etwa zuvor stattgefundenen Jodzufuhr.

Das *Thyroxinjod* normaler Schilddrüsen bei erwachsenen Menschen beträgt nach Leland und Foster 2,41 mg, nach Gutmann 2,66 mg. Auch hier kommt dem Kolloid ein weit größerer Anteil zu als den Zellen [Grab (*20*)].

b) Jod im Blut. Von großer klinischer Bedeutung ist die Feststellung des Jodgehalts des Blutes. Wir finden auch hier zwischen den Ergebnissen der einzelnen Analysen beträchtliche Unterschiede, deren Gründe oben dargelegt wurden. 10—15—20 γ Jod pro 100 g (1 Gamma = 1 Millst.g) sind die für das Jod normaler Menschen und Tiere meist gefundenen Werte [Kendall (*21*), Veil-Sturm (*22*) usw.]. Hiervon sind 65—75% auf den *alkoholunlöslichen, organisch gebundenen Anteil* zu beziehen, 35 bis 25% auf den *alkohollöslichen „anorganischen"*.

Henschen (*23*) fand bei 12 schilddrüsengesunden Männern der Baseler Klinik das Verhältnis von alkohollöslicher Fraktion A zu alkoholunlöslicher Fraktion B wie 39,3 zu 60,7. Mittelwerte 6,8 γ-% Fraktion A, 10,5 γ-% Fraktion B.

Veil und Sturm fanden das Plasma jodreicher als die Blutkörperchen.

c) Jod in den übrigen Organen. Der Jodgehalt der Gewebe ist ein höherer als der des Blutes. Bei den Muskeln beträgt er 25—30 γ-%, bei der Leber 35 bis 40 γ-%. Trendelenburg (*24*) schätzt den Gesamtgehalt des Organismus an Jod, abzüglich des Schilddrüsenjodes, auf 20—30 γ-%, d. h. höchstens 15 bis 20 mg für einen Erwachsenen von 70 kg.

d) Die Rolle der Schilddrüse im Jodstoffwechsel. Nach dieser kurzen Darlegung der quantitativen Verhältnisse muß die bereits oben angedeutete Rolle der Schilddrüse im Jodstoffwechsel betrachtet werden. Ihre zentrale Stellung hier steht unbedingt fest. Die Schilddrüse ist einmal die *Bildungsstätte* für das spezifische jodhaltige Prinzip, das aus den ihr mit dem Blut in ionisiertem Zustand zuströmenden, ursprünglich mit der Nahrung und dem Wasser aufgenommenen kleinen Jodmengen aufgebaut wird, aber auch der *Speicher,* von dem aus es dauernd in das Blut und die Gewebe abgegeben wird [GUGGENHEIM (*25*)].

Überschüssiges Jod bewirkt beim schilddrüsengesunden Menschen keine Reaktion der Schilddrüse, es wird als indifferenter Stoff ohne Beschwerden ausgeschieden. Eine Reizwirkung ist nur nach vorausgegangener Jodinanition und nur bis zur Wiederherstellung einer geregelten Jodbilanz zu beobachten [EGGENBERGER (*26*)].

Die *Konstanz des Blutspiegels* wird auch beim Jod durch fein abgestimmte nervöse Regulationsmechanismen besorgt, so daß auch nach Zuführung größerer Mengen Jod nur vorübergehend eine Erhöhung des Jodspiegels eintritt.

Nach GUGGENHEIM beträgt nach der Einnahme von 0,5 g KJ der Jodgehalt nach $1^1/_2$ Stunden 1,5 mg-%, nach 24 Stunden aber nur mehr 30 γ-%. Bei Zufuhr von Schilddrüsensubstanz erfolgt die Rückkehr zur Norm noch schneller. SCHITTENHELM und EISLER (*27*) fanden beim gesunden Menschen nach langdauernder Thyroxinzufuhr die Blutjodwerte nicht erhöht.

Nach GUGGENHEIM wird das als KJ gegebene Jod in hohem Maße von der Schilddrüse festgehalten und gespeichert und bereits nach 16—30 Stunden in Jodthyreoglobulin umgesetzt. Das Jod aus organischen Jodverbindungen des Pflanzenreichs kommt nach PFEIFFER (*28*) in der Schilddrüse des Hundes leichter zur Speicherung als das Jod des Jodkaliums. Untersuchungen von MANSFELD (*29*) und seinen Mitarbeitern zeigten, daß die Größe der Jodspeicherung vom Tätigkeitszustand der Schilddrüse und vom Angebot abhängig ist. Durch Schilddrüsenfütterung soll bei einigen, nicht bei allen untersuchten Tierarten der Jodgehalt der Schilddrüse gesteigert werden können. Hier sind die Untersuchungen aber wohl noch nicht abgeschlossen.

Von praktischer Wichtigkeit ist die Frage nach dem täglichen Jodbedarf. Er ist äußerst gering und beträgt etwa 50—75 γ. Nach REISS genügt bei der Jodsalzprophylaxe und bei einem täglichen Kochsalzgenuß von 10—15 g die Verteilung von 0,5—0,7 g Jodkali auf 100 kg Kochsalz, um mit ihm die notwendigen Jodmengen zuzuführen.

c) Folgen des Schilddrüsenmangels und Wirkungen der Schilddrüsenhormonzufuhr.

Mit der Erörterung des Jodstoffwechsels und seiner Beziehungen zur Schilddrüse haben wir bereits, aus praktischen Gründen, einiges vorweggenommen, das dennoch aufs engste mit den Wirkungen des Schilddrüsenhormons zusammenhängt. Ohne das Jod ist die Funktion der Schilddrüse undenkbar, es ist für sie von fundamentaler Bedeutung. Und doch muß erst der hormonale Faktor hinzukommen, sollen die Aufgaben, die der Schilddrüse im Organismus gestellt sind, erfüllt werden. Die Stoffwechselbeeinflussung durch einfache Jodsalze oder auch synthetische Jodderivate ist eine ganz andere als die durch das spezifische Inkret der Thyreoidea (GUGGENHEIM).

Warum ist das Jod so eng mit dem Schilddrüsenhormon gekoppelt? Zum Teil ist wohl die große chemische Aktivität des Jodes die Ursache. Sie ermöglicht es dem Hormon, mit großer Intensität im Organismus zu arbeiten [EGGENBERGER (*30*)].

Von den so überaus vielseitigen Wirkungen des Schilddrüsenhormons können hier nur die wesentlichsten und auch chirurgische Belange berührenden kurz besprochen werden. Insbesondere durch physiologische und biochemische Untersuchungen ist eine Fülle von Material gesammelt worden, das die hervorragende Rolle dieses Hormons auch im entlegensten biologischen Geschehen beweist. Daß die Feststellung physiologischer Wirkungen nicht ohne weitgehendste Herstellung und Variierung pathologischer Bedingungen möglich war, liegt auf der Hand. Diese Beziehungen zu pathologischen Verhältnissen müssen daher bereits in den folgenden Ausführungen berührt werden.

Auf einen Punkt ist gleich anfangs ausdrücklich hinzuweisen. Viele der in folgenden besprochenen Körperfunktionen werden auch von den *vegetativen Zentren des Zwischenhirns* aus beeinflußt, so der Kohlehydrat-, Fett- und Eiweißstoffwechsel, der Wasserhaushalt, ferner auch die Wärmeregulierung, die Vasomotilität usw. Es ist das stets im Auge zu behalten. Besonders für die Klinik ergeben sich hieraus wichtige Gesichtspunkte.

1. Stoffwechselwirkungen.

Die bekannteste und grundlegendste Funktion der Schilddrüse ist die der *Regulierung und Aufrechterhaltung des Körperstoffwechsels.* Fehlt die Schilddrüse oder wird sie entfernt, so ist die Intensität des Stoffwechsels herabgesetzt. Führt man dem Organismus Schilddrüsenhormon bei fehlender Schilddrüse zu, so kehrt der Stoffwechsel zur Norm zurück. Eine Steigerung tritt auf, wenn unter normalen Verhältnissen Schilddrüsensubstanz verabfolgt wird.

Das Schilddrüsenhormon ist als ein *Katalysator* der Wärmebildung und verschiedenster Stoffwechselvorgänge zu betrachten. Nach REISS stellen seine übrigen Wirkungskriterien, einschließlich der morphogenetischen Wirkungen, *Folgeerscheinungen* der Beschleunigung des Stoffwechsels im allgemeinen dar.

a) Respiratorischer Stoffwechsel. Ein *Maß* für den Grad des respiratorischen Stoffwechsels besitzen wir im Grundumsatz, der den Sauerstoffverbrauch und die Kohlensäureausscheidung im Nüchternzustand und bei vollkommener Muskelruhe mißt.

Über den *Umfang* der Senkung bzw. Steigerung des respiratorischen Stoffwechsels nach Exstirpation der Schilddrüse oder Zufuhr von Schilddrüsenextrakt liegen zahlreiche experimentelle Untersuchungen vor. Innerhalb weniger Tage kann bei den verschiedensten Säugetieren *nach Entfernung der Thyreoidea* der Grundumsatz um 20—30—40% absinken. Verschieden ist die zeitliche Dauer dieser Herabsetzung der Verbrennungsstärke. Man darf ein Wiederansteigen wohl nicht stets auf eine kompensatorische Hypertrophie akzessorischen Schilddrüsengewebes beziehen. Nicht ausgeschlossen ist auch eine Kompensation durch andere innersekretorische Organe oder aber eine Gewöhnung des Organismus an das Fehlen des einen Organs, eine funktionelle Anpassung anderer Organe [ASHER (*31*)].

Sehr unterschiedlich sind die Untersuchungsergebnisse über die *„spezifisch-dynamische Wirkung"*, das Ausmaß der Oxydationsvermehrung nach Nahrungszufuhr, bei schilddrüsenlosen Tieren (TRENDELENBURG).

Das Ansteigen des respiratorischen Stoffwechsels *nach Zufuhr von Schilddrüse oder Schilddrüsenhormon* ist bei allen Säugetieren und beim Menschen ein regelmäßiges. Es können sehr hohe Steigerungen, 100—200%, erreicht werden.

Nach MAGNUS-LEVY (*32*) wird der absolute O_2-Verbrauch eines myxödematösen Menschen in 20 Tagen bis um 76% erhöht, falls täglich oral Schilddrüse mit etwa 0,9 mg Jod zugeführt wird. SCHITTENHELM und EISLER (*33*) veranschlagen die Grundumsatzerhöhung für je 1 mg intravenös zugeführtes Thyroxin nach Untersuchungen der Jodretention eines myxödematösen Mannes auf etwa 8%. Bei Gesunden beträgt die Steigerung des Stoffwechsels bei parenteraler Zufuhr von 2 mg Thyroxin pro Tag 10—15—20% [Untersuchungen von BOOTHBY (34), SCHITTENHELM-EISLER (*35*), BAUR (*36*), H. LÖHR (*37*) u. a.]. Der Anstieg des Stoffwechsels ist bei täglicher Zufuhr erst nach einiger Zeit festzustellen, er erreicht sehr allmählich sein Maximum und fällt nach Absetzen des Hormons langsam wieder ab (TRENDELENBURG).

Zu beachten ist, daß *vielerlei Faktoren bei der Steigerung des Grundumsatzes durch Schilddrüsenzufuhr in Frage kommen.* Eine fraktioniert gegebene Dosis hat einen weit stärkeren Effekt als die Einzeldosis. Ferner reagieren Normale nicht so stark wie hyperthyreote Menschen und Tiere. Nach BOOTHBY und WILHELMY (*38*) soll der Grund hierfür in einer langsameren Zerstörung des Schilddrüsenhormons im schilddrüsenlosen bzw. „schilddrüsenloseren" Organismus liegen. Jugendliche Individuen, normale Kinder, besitzen sogar hohen Schilddrüsengaben gegenüber eine starke Resistenz. Ein Schutz gegenüber deletären Wirkungen hoher Hormonmengen ist nach den Untersuchungen ABELINS (*39*) durch Verabreichung bestimmter Futtermischungen (Reichtum an Casein und Vitamen) zu erzielen. Wir werden unten auf die „Schutzstoffe" eingehen.

b) Eiweißstoffwechsel. Untersuchungen des Eiweißstoffwechsels ergaben ein deutliches Absinken der Stickstoffausscheidung in den Harn nach Schilddrüsenexstirpation (GRAFE), die der Verminderung derselben beim hypothyreoten Menschen entspricht. Im Gegensatz hierzu bewirkt Schilddrüsenhormonzufuhr ohne Ausnahme eine starke Erhöhung der Stickstoffabgabe, also eine negative Stickstoffbilanz bei bestehendem Stickstoffgleichgewicht. Ebenso wie beim respiratorischen Umsatz tritt also auch eine *Steigerung des Stickstoffumsatzes,* eine Erhöhung des Eiweißabbaues, *bei Schilddrüsenhormongaben* ein. Der Bluthamstoff und der Reststickstoff im Blut sind dementsprechend nach Zufuhr von Thyroxin erhöht. Die Kreatinausscheidung im Harn soll der Schilddrüsenfunktion direkt proportional gehen (REISS), jedoch ist die Hauptmenge des vermehrt ausgeschiedenen Stickstoffes Harnstoff.

c) Kohlehydratstoffwechsel. Von besonderer Wichtigkeit sind die Verhältnisse des Kohlehydratstoffwechsels. Ganz im Vordergrund steht für das klinische Interesse hier der *Schwund des Leberglykogens bei Zufuhr von Schilddrüsensubstanz,* dem umgekehrt keine eindeutigen Störungen der Kohlehydratverwertung nach Schilddrüsenentfernung gegenüberstehen (bei TRENDELENBURG). Auch der Blutzuckerspiegel weist bei fehlender Schilddrüse keine regelmäßigen Änderungen auf, bei Hungertieren kann er unter der Norm liegen. Ausnahmslos jedoch treten, wie eben erwähnt, tiefgreifende Störungen im Leberglykogenvorrat bei Gaben von Schilddrüsensubstanz auf. Nur noch Spuren von Glykogen finden sich nach wenigen Tagen in der Leber. Auch hier ist die Regel, daß jüngere Tiere resistenter sind. Hört die Zufuhr auf, so tritt rasch eine Wiederauffüllung ein, die über die normalen Werte hinausgeht (*40*). Nicht so einheitlich ist die Beeinflussung der übrigen Glykogenspeicher des Körpers. Während die Herzglykogenmenge deutlich absinkt, ist dies beim Muskelglykogen und bei anderen Organen kaum der Fall. Auch hier spielt die *Ernährung* eine nicht unwichtige Rolle. Reichliche Fett- und Kohlehydratzufuhr, insbesondere aber Darreichung von Casein und Vitaminen (ABELIN), vermag das Glykogen der Leber trotz Zufuhr von Schilddrüsensubstanz zu erhalten.

Der *Blutzucker* steigt nach Verfütterung von Schilddrüse oder nach Verabfolgung von Thyroxin kaum, weder beim Menschen noch beim Tier, auch nicht beim schilddrüsenlosen Tier. Ebenfalls tritt selbst bei extremer Stoffwechselsteigerung meist keine Glykosurie auf (TRENDELENBURG). Hingegen besteht beim thyreoidisierten Tier und beim Basedowiker eine verminderte Zuckertoleranz. Nach Zuckerbelastung erfolgt eine viel höhere Steigerung des Blutzuckers als normal; hinzutritt Glykosurie [MARK (*41*)].

Wie ist die Abnahme des Leberglykogens zu erklären? Einmal beruht sie wohl auf Herabsetzung der Fähigkeit zur Glykogensynthese (*42*), zum anderen mag eine vermehrte Tendenz zum Glykogenabbau in Frage kommen (*43*). REISS hält für die einfachste Erklärung des Glykogenschwundes eine Mobilisierung des Leberglykogens durch das unter dem Einfluß der Thyreoidisierung im Organismus mehr abgegebene Adrenalin.

d) Fettstoffwechsel. Hinsichtlich des Fettstoffwechsels ist nach der Thyreoidektomie ein Anstieg des Fett- und Lipoidgehaltes des Blutes und eine Neigung zur Zunahme des Fettes in manchen Organen festgestellt worden. Ihm steht gegenüber die *sehr starke Abnahme des Körperfettes nach Zufuhr von Schilddrüse,* die beim Muskelfett bis zu 70% betragen kann (TRENDELENBURG). Bezüglich des Leberfettes widersprechen sich die Untersuchungsergebnisse. Im Blut sinkt der Fettgehalt. Die Tatsache der Abnahme des Körperfettes nach Gaben von Schilddrüsenhormon ist bekanntlich für Entfettungskuren bedeutsam geworden. Jedoch ist der größte Teil des Körpergewichtsverlustes auf den Wasser- und Eiweißverlust zu beziehen [MAGNUS-LEVY (*44*)].

e) Wasser- und Salzhaushalt. Dies führt über zum Wasser- und Salzhaushalt. An Blasenfistelhunden, die vorher schilddrüsenexstirpiert waren, konnte EPPINGER (*45*) die starke Verlangsamung der Abgabe zugeführten Wassers nachweisen, umgekehrt *bei Schilddrüsenzufuhr eine Förderung der Wasserabgabe.* Schon nach einmaliger Thyroxineinspritzung wird eine kräftige Harnflut erreicht [HILDEBRANDT (*46*), HAFFNER u. a.]. Ebenso wird die Salzausscheidung erhöht.

Die Diurese ist nach EPPINGER, FUJIMAKI und HILDEBRAND (*47*) vornehmlich *peripher* bedingt. Die Wasser- und Salzdurchlässigkeit der Capillarendothelien soll unter dem Einfluß des Hormons vermehrt sein.

Vom Salzhaushalt wäre die von mehreren Untersuchern beim Menschen festgestellte starke *Calcium*ausschwemmung nach Verfütterung von Schilddrüse zu erwähnen (*48, 49*). Bei Tieren sind die Verhältnisse nicht ganz einheitlich.

f) Säurebasengleichgewicht. Das Säurebasengleichgewicht weist nach Schilddrüsenhormonzufuhr eine Verschiebung im Sinn einer Zunahme der Säuren auf. Die Abnahme der Alkalireserve ist jedoch nach TRENDELENBURG „zu klein", um praktisch in Betracht zu kommen.

g) Körpergewicht. Die Zunahme des Körpergewichts bei fehlender Schilddrüse und die oft sehr starke Abnahme bei Zufuhr von Schilddrüsensubstanz ist bekannt. Sie hängt aufs engste mit den bisher besprochenen Stoffwechselwirkungen zusammen.

2. Morphogenetische Wirkungen.

Die sehr kennzeichnenden Wirkungen der Schilddrüse auf Wachstum, Gestaltung und Differenzierung können erst jetzt, nach Erörterung der Stoffwechselwirkungen des Schilddrüsenhormons, näher beleuchtet werden. Die Beschleunigung des Stoffwechsels und des Ablaufs chemischer Austauschprozesse in Organen und Geweben ist das Primäre. Durch sie werden die morphogenetischen Wirkungen erst ausgelöst.

Nicht wenige Untersuchungen beschäftigten sich mit dem Einfluß des Schilddrüsenhormons auf das Wachstum und die Metamorphose der *Wirbellosen,* großenteils mit negativem Erfolg. Bei den Larven kaltblütiger Wirbeltiere ist nach Thyreoidektomie eine Verhinderung der Metamorphose feststellbar, bei der jungen Schildkröte ein starkes Zurückbleiben des Wachstums (bei TRENDELENBURG). Anscheinend ist bei diesen Tieren die Schilddrüse nicht lebensnotwendig.

a) Beschleunigung der Metamorphose von Kaulquappen. Die bekannteste Wirkung der Zufuhr von Schilddrüsenhormon bei Kaltblütern ist die von GUDERNATSCH (*50*) im Jahre 1913 entdeckte *Beschleunigung der Metamorphose von Kaulquappen.* Nicht nur die äußere Gestaltung, auch die inneren Organe unterliegen einer beschleunigten Entwicklung [ROMEIS (*51*)]. Bei höheren Dosen von Schilddrüsensubstanz wird auch das Wachstum gehemmt, jedoch ist dies mehr ein pharmakologischer Effekt. Nach ROMEIS wirkt das Hormon in physiologischen Dosen wachstumsanregend. Die überstürzt sich umwandelnden Larven sind in ihrer Resistenz herabgesetzt, die Mortalität ist höher als die der Kontrollarven. Für Kliniker ist von besonderem Interesse die raschere Regeneration entfernten Gewebes [GUDERNATSCH (*52*)] und die bessere Heilung akzidenteller Wunden [HAFFNER (*53*)].

H. ZONDEK und UCKO (*54*) stellten eine Abhängigkeit der Wirkung vom *Ionenmilieu* fest. Im Bereich eines p_H von 6,4—7,0 und von 7,7—8,5 soll die Metamorphose schnell vor sich gehen, hingegen bei einem p_H von 7,0—7,7 sehr langsam. H. ZONDEK und REITER (*55*) wiesen auf die fördernde Rolle des Kaliums und die hemmende des Calciums hin. Nach ROMEIS (*56*) schwächt Blut die Thyroxinwirkung ab.

Da die spontane Metamorphose bei thyreoidektomierten Larven ausbleibt, entspricht die Beschleunigung der Metamorphose durch Schilddrüsenextrakte einer physiologischen Funktion der Schilddrüse. Jedoch ist neben der Schilddrüse sehr wesentlich auch die *Hypophyse* beteiligt (REISS).

Bekanntermaßen dient die Beschleunigung der Metamorphose der Kaulquappen als eine Methode zur biologischen Auswertung von Schilddrüsenextrakten. Die Proportionalität zwischen Ausmaß der Wirkung und Menge des zugeführten Hormons gilt jedoch nur bis zu einer Grenzdosis (TRENDELENBURG). Besser als die Kaulquappe scheint sich der Axolotl für Zwecke biologischer Auswertung zu eignen.

b) Einfluß auf das Haarwachstum des Säugetieres und das Federwachstum der Vögel. Von den weiteren morphogenetischen Wirkungen des Schilddrüsenhormons ist sehr kennzeichnend die auf das Haarwachstum des Menschen und des Säugetieres und das Federwachstum der Vögel. Beim Myxödemkranken ist der starke Haarausfall bekannt, der bei Schilddrüsenzufuhr aufhört. Die Produktion der bisher vermindert arbeitenden Haarmatrixzellen wird durch Schilddrüsengaben angeregt. Bei normalen Tieren wird der Stoffumsatz in den Matrixzellen beschleunigt (REISS). Es kommt daher bei Vögeln, z. B. Hühnern, schon nach kürzerer Schilddrüsenverabreichung zu einer Mauser mit Pigmentveränderung des nachwachsenden Gefieders (*57*).

c) Wirkung auf das Wachstum und die Organausbildung. Ganz besonderen Einfluß hat die Schilddrüse beim Menschen und bei den Säugetieren auf das Wachstum und die Ausbildung der Organe. Wir betrachten zuerst die Verhältnisse bei **Schilddrüsenmangel.**

Sie sind beim menschlichen Kretin bekannt und wesensgleich denen, die im Experiment an zahlreichen Säugetieren erzielt wurden. Es liegt auf der Hand, daß der *Zeitpunkt* der Entfernung der Schilddrüse für die Ausbildung der Störungen von großer Wichtigkeit ist. Wird das Organ bald nach der Geburt entfernt, so sind das allgemeine *Körper-* und das *Skeletwachstum* stärkstens gehemmt. Es kann zum Bilde des athyreotischen Zwergwuchses kommen. Fällt die Schilddrüse (durch Exstirpation oder Erkrankung) erst nach Abschluß des Wachstums aus, so sind am Skelet keine besonderen Störungen zu bemerken. Hauptsächlich ist bei dem Skeletwachstum wohl die enchondrale Ossifikation und die im Epiphysenknorpel gehemmt, weniger das periostale Dickenwachstum. Knorpelveränderungen scheinen hierbei nicht an erster Stelle zu stehen, vielmehr nach Untersuchungen von DIETERLE (*58*),

HAGENBACH (*59*) und STOCCADA (*60*) Veränderungen in den primitiven Markräumen. Die Ossifikation und Rückbildung des knorpeligen Callus ist gehemmt. Hand in Hand mit den Knochenveränderungen gehen Störungen der *Zahnentwicklung*. Bei schilddrüsenlosen Tieren sind die Zähne klein und brüchig.

Weitere Veränderungen betreffen die *Haut*, auch wenn bei schilddrüsenexstirpierten Tieren das so kennzeichnende Hautmyxödem des Menschen meist nicht so stark zu beobachten ist. Über die Störungen des Haarwachstums sprachen wir schon oben. Auch die quergestreifte *Muskulatur* degeneriert; es wird von Hernien und Mastdarmprolapsen bei schilddrüsenexstirpierten Tieren berichtet (s. TRENDELENBURG). Die Folge der starken Schwäche der Extremitätenmuskeln ist die *Kachexia strumipriva*.

Auch das *Knochenmark* bleibt durch Mangel der Schilddrüse oder ihre Entfernung nicht unbeeinflußt. Es ist in hohem Grade insuffizient. Statt des roten myeloischen Marks wird bereits in der Wachstumsperiode typisches Fettmark in den langen Röhrenknochen gebildet (WEGELIN u. a.). Die blutbildende Tätigkeit des Marks liegt darnieder. Infolgedessen nimmt die Zahl der roten Blutkörperchen deutlich ab, das Hämoglobin weniger. Wechselnd sind die Angaben über die Beeinflussung der Zahl der weißen Blutkörperchen (TRENDELENBURG); der Anteil der Lymphocyten wird meist ein relativ größerer.

Nach ALBERTONI (*61*) ist die *zirkulierende Blutmenge* bei schilddrüsenexstirpierten Hunden stark vermindert. H. ZONDEK (*62*) und WISLICKI (*62*) stellten dasselbe an myxödematösen Kranken fest.

NATALE und MIDANA (*64*) berichten von Verlangsamung der *Wundvernarbung* bei athyreotischen Meerschweinchen. Die *Resistenz* von Neugeborenen, die von thyreoidektomierten Tieren geworfen wurden, soll vermindert sein. Nach JAFFÉ (*65*) ist auch die Funktion des reticulo-endothelialen Systems nach Schilddrüsenentfernung herabgesetzt. Meerschweinchen, die schilddrüsenexstirpiert wurden, zeigten sich gegenüber Narkotica, wie Äther, Paraldehyd und Avertin als weniger resistent [GOETSCH (*66*)].

Zusammenfassend ist zu sagen, daß das Wachstum und die regelrechte Ausbildung mancher Organe bei Schilddrüsenmangel schwerste Störungen erfahren, — alles dies ein Ausdruck des verlangsamten Stoffwechsels, des herabgesetzten Stoffaustausches. Doch fordert REISS mit Recht Kritik bei der Beurteilung der Wachstumswirkungen. Bei den Beziehungen des Hypophysenvorderlappens zur Schilddrüse ist es durchaus möglich, daß einige dieser Wirkungen mehr der Hypophyse zugeschrieben werden müssen als der Schilddrüse. Im besonderen gilt dies wohl für die nach Schilddrüsenentfernung oft beobachtete *Atrophie der Keimdrüsen*. Weitere Untersuchungen müssen hier Klarheit bringen.

Eine entsprechende, nicht zu geringe, aber auch nicht zu starke *Substitution des Hormons* mittels Zufuhr von Schilddrüsensubstanz oder geeigneter Extrakte kann die Wachstumsstörungen größtenteils vermeiden, bei nicht zu spät einsetzender Therapie können diese rückgängig gemacht werden.

Bei normalen Tieren werden durch **Zufuhr von Schilddrüsenstoffen** Wirkungen erreicht, die entgegengesetzt zu den eben beschriebenen Hemmungen gewisse Beschleunigungen und Föderungen des Wachstums und der Differenzierung hervorbringen. Doch sind sie beschränkt, bei zu starker Dosierung treten Störungen durch übermäßige Stoffwechselsteigerung auf. So wird das Wachstum, auch das Skeletwachstum, kaum gefördert, stärker jedoch das *Haarwachstum*. Eine ganze Anzahl Untersucher (s. TRENDELENBURG) berichten über Zunahme des Gewichts einiger *innerer Organe* nach Schilddrüsenzufuhr: das Herz hypertrophiert stark, die Leber, die Nieren, Milz und Pankreas, auch einige innersekretorische Organe nehmen trotz Abnahme des Körpergewichtes an Gewicht zu. Durchaus uneinheitlich wird die *Resistenzerhöhung* des Organismus gegenüber bakteriellen Infektionen und bösartigen Geschwülsten durch Zufuhr von Schilddrüsenhormon beurteilt. Hier ist die Schilddrüse sicherlich nur ein Glied einer verwickelten Kette aus verschiedensten biologischen Faktoren.

Schilddrüsengaben sollen bei Meerschweinchen die Resistenz gegenüber gewissen *Narcoticis* erhöhen (s. oben). Gegenüber Morphin und Chloroform jedoch soll sich die Empfindlichkeit steigern (*67, 68*).

d) Auswertung, Angriffsort und Schicksal des Schilddrüsenhormons.

1. Biologische Auswertungsmethoden. Die eben besprochene Resistenzerhöhung des normalen Organismus durch Schilddrüsengaben ist aber gegenüber einer bestimmten Vergiftung ganz ausgesprochen und als typische Schilddrüsenwirkung aufzufassen, die gegen *Acetonitril* bei der weißen (männlichen) Maus. Diese 1905 von Reid Hunt (*69*) entdeckte Tatsache entwickelte sich bald zu einer Methode der quantitativen Bestimmung der Wirkungsstärke von Schilddrüsenextrakten. Nach Reid Hunt geht die Wirkungsstärke der Schilddrüsenextrakte parallel ihrem Jodgehalt. Die Methode scheint spezifisch zu sein, da auch nach Gaben von thyreotropem Hypophysenvorderlappenhormon und hierdurch bedingter Mobilisierung körpereigenen Schilddrüsenhormons die Wirkung zu erzielen ist (*70, 71*).

Im Gegensatz zu der Maus ist aber das Meerschweinchen nach Thyreoidisierung empfindlicher gegenüber Acetonitril (Reiss).

Exakt läßt sich nach Trendelenburg die Schilddrüsenwirksamkeit mit der von Krogh-Lindberg gefundenen Methode der *Feststellung des Sauerstoffverbrauches* bestimmen. Es wird hierbei die Zunahme der verbrauchten O_2-Menge pro Quadratmeter Körperoberfläche an männlichen Meerschweinchen bestimmt. — Als weiterer Stoffwechseltest ist auch die von Asher eingeführte Methode der *Prüfung auf Empfindlichkeit gegenüber Sauerstoffmangel* zur Auswertung von Schilddrüsenextrakten benutzt worden. Hierbei wird das Verhalten von Ratten gegen O_2-Mangel untersucht. Die Tiere werden dabei unter eine Glasglocke gebracht, in der mit einer Luftpumpe ein regulierbarer Unterdruck erzielt werden kann. Streuli (*71*) und Duran (*72*) zeigten mit dieser Methode, daß schilddrüsenlose Ratten die geringste Empfindlichkeit gegenüber O_2-Mangel aufwiesen, normale Tiere eine stärkere, schilddrüsengefütterte die stärkste. Asher spricht die Methode als „ziemlich spezifisch“ an.

Als letzte biologische Methode zur Auswertung von Schilddrüsenstoffen wäre nochmals die der *Wirkung auf die Metamorphose von Kaulquappen und Axolotln* zu nennen. Sie wurde von sehr vielen Untersuchern angewandt und scheint relativ exakt zu sein. Während manche Autoren, besonders Graham (*73*), eine Parallelität der Wirkung mit dem Jodgehalt der geprüften Schilddrüsensubstanzen feststellen konnten, wurde diese Proportionalität von anderen vermißt [Spatz (*74*), Abelin (*75*) u. a.].

2. Angriffsort des Schilddrüsenhormons. Eine Fülle von Untersuchungen ist der Frage nach dem Angriffsort des Schilddrüsenhormons gewidmet worden. Diese Frage hat ein größeres als etwa lediglich physiologisch-theoretisches Interesse, — hängt sie doch in nicht geringem Umfange auch mit klinischen Fragestellungen zusammen. Zwei Möglichkeiten sind vor allem erörtert worden, die eines peripheren und die eines zentralen Angriffs.

Eine sicher *periphere Wirkung* ist die der Beschleunigung der *Metamorphose* bei Amphibienlarven. Beim Warmblüter ergaben Versuche mit *Ausschaltung des Zentralnervensystems* (Halsmarkdurchtrennung, Exstirpation der Ganglia stellata) usw. eine unveränderte Wirkung des zugeführten Schilddrüsenhormons auf Stoffwechsel und Diurese [FUJIMAKI und HILDEBRANDT (*76*), RIML und WOLFF (*77*) u. a.].

Auch die von EPPINGER und HOFER (*78*) beobachtete Förderung der *Heilung von Wunden* durch örtliche Einwirkung von Schilddrüsensubstanzen wird peripher bedingt erklärt.

Uneinheitlich sind die Ergebnisse der Untersuchungen an *isolierten Organen und Geweben* von Warmblütern.

Manche Autoren berichten über keine sicheren Stoffwechselwirkungen (Sauerstoffverbrauch, anaerobe Glykolyse der Leber, Leberbreiautolyse usw.), andere hinwiederum sahen gesteigerte Wirkungen. TRENDELENBURG mißt den negativ verlaufenen Versuchen keine volle Beweiskraft zu, da sie sehr häufig zu kurzdauernd waren, um die volle Wirkung des Thyroxins zeigen zu können. Hierfür sprach das Ergebnis der Stoffwechselversuche an isolierten Organen schilddrüsenexstirpierter Tiere bzw. vorher mit Thyroxin behandelter Tiere.

Auch nach MANSFELD (*79*) ist nicht mehr daran zu zweifeln, daß das Thyroxin *in den Zellen selbst* angreift. Nach diesem Autor, der den Sauerstoffverbrauch der Gastrocnemii des Frosches in der WARBURG-Apparatur maß, soll das Thyroxin durch den Nerven wandern und auf diesem Wege in die Organzellen eindringen können. OBERDISSE und RODA (*80*) betonen noch stärker den peripher-*cellulären* Angriffsort des Thyroxins. Sie stellten bei hyperthyreotisch gemachten Kaninchen sowohl an der normalen wie an der denervierten Niere den gleichen O_2-Verbrauch fest.

Alle diese Untersuchungen sprechen eindeutig für eine unmittelbare Wirkung des Schilddrüsenhormons auf die periphere Zelle. Trotzdem ist aber doch wohl auch eine *zentral* bedingte Förderung der Stoffwechselvorgänge durch das Hormon möglich.

Nach SCHIMAZÓNO (*81*) erhöhen subdurale Injektionen von Thyroxinlösung den Grundumsatz und Blutzucker des Kaninchens 100—200mal stärker als intravenöse. E. P. PICK (*82*) wies auf die mildernde Wirkung von zentralen Beruhigungsmitteln, wie Luminal, auf Zustände lebensbedrohlicher Giftwirkungen (z. B. bei Überschwemmung mit Schilddrüsenhormon) hin. B. VON ISSEKUTZ sen. und jun. (*83*) stellten bei der Untersuchung der Thyroxinwirkung auf den Stoffwechsel poikilothermer Wirbeltiere fest, daß u. a. die Zuckerproduktion in der Froschleber nicht gesteigert wird, auch der Gasstoffwechsel nicht erhöht wird. Es wird mit H. H. MEYER der Grund hierfür in dem Fehlen der vegetativen Zentren der Wärmeregulierung bei Kaltblütern erblickt. Dementsprechend wurde bei Katzen, deren vegetative Zentren narkotisiert wurden, keine Wirkung des Thyroxins festgestellt; ebenfalls trat bei der dekapitierten Katze keine Steigerung des O_2-Verbrauches ein. In diesen Befunden erblickt VON ISSEKUTZ einen einwandfreien Beweis dafür, daß der Angriffspunkt des Thyroxins in die vegetativen Zentren, hauptsächlich die Wärmeregulationszentren, zu verlegen ist.

Man wird an solchen Befunden nicht vorübergehen können. Nach H. H. MEYER (*84*) wirkt das Schilddrüsenhormon in 2facher Weise: *unmittelbar* in den Organzellen, also peripher, als Bau- und chemisch-katalytischer Betriebsstoff, und *mittelbar* durch eine im Zentralnervensystem ansetzende und mittels der sympathischen Nervenbahnen auf die Organzellen übertragene Erregung. Für die letztere Art sprechen auch experimentelle Untersuchungen von ENDERLEN und BOHNENKAMP (*85*), die nach beiderseitiger Exstirpation des Sympathicus und des Ganglion stellatum beim Hund hochgradigste Thyroxinresistenz erzeugen konnten. SCHITTENHELM (*86*), der auf diese experimentellen Befunde ebenfalls hinweist, betont neuerdings auch in *klinischer* Hinsicht die große Bedeutung übergeordneter Zentren. Die Frage steht ja augenblicklich im Brennpunkt gerade auch des klinischen Interesses. Es wird später noch darauf zurückzukommen sein.

3. Schicksal des Schilddrüsenhormons im Organismus. Die *Resorption* des Jodthyreoglobulins kann unverändert, ohne daß es abgebaut wird, und in wirksamer Form im Magen-Darmkanal vor sich gehen (TRENDELENBURG). Allerdings wird es durch Verdauungsfermente leicht angegriffen, so daß bei oraler Verabreichung nur kleine Mengen aufgenommen werden und zur Wirkung gelangen. Schilddrüse oder Jodthyreoglobulin mit gleichem Jodgehalt wie Thyroxin wirken peroral gegeben stärker als letzteres. Jedoch ist die Wirkung *parenteral* zugeführter Thyroxinmengen eine sehr deutliche.

Bekannt ist die *Latenz der Schilddrüsenhormonwirkung*. Der Stoffwechsel, die Pulsfrequenz usw. werden erst längere Zeit nach der Zufuhr typisch beeinflußt. Bei fortlaufenden Gaben tritt anfangs eine rasche Wirkung ein, die dann stetig langsamer wird und über einen maximalen Wirkungsgrad nicht hinausgeht.

Von klinischer Bedeutung ist die bereits erwähnte *stärkere Wirksamkeit fraktionierter Dosen* als die einer in der Menge diesen gleichkommender einmaliger (*87, 88*).

Eine *Gewöhnung* des Organismus an das Schilddrüsenhormon ist nicht bekannt. Dort, wo bei dauernder Zufuhr die Wirkung gelegentlich abnimmt (*89*), liegt nur eine scheinbare Anpassung vor. Der Hormonspiegel des Blutes ist durch die fortdauernden Gaben auf einer gewissen Höhe. Der Reiz zur Abgabe des Sekrets aus der Drüse wird infolge des relativ hohen Hormonspiegels ein geringerer als vor der Schilddrüsenzufuhr. Infolgedessen kann der Nachschub aus der Drüse selbst sinken und so die hypothyreotische Nachwirkung bedingt werden (Trendelenburg).

Insbesondere in letzter Zeit wurde das *Schicksal des Hormons* im Organismus untersucht, ohne daß es bisher gelungen wäre, es genügend aufzuklären. Die Hauptmenge des Jodes wird durch den Darm ausgeschieden, hauptsächlich wohl auf dem Weg über die Galle.

Nach Untersuchungen von Krayer (*90*) an der Ratte ist nach intravenöser Thyroxininjektion schon in der ersten bis zweiten Stunde das Maximum der Abgabe von Jod in die Galle erreicht. In den ersten 6 Stunden passieren fast 50% des Jodes des Thyroxins die Leber, über 80% werden mit dem Kote ausgeschieden. Bei einem gesunden Menschen werden nach Untersuchungen von Schittenhelm und Eisler (*91*) 64% des Jodes durch den Darm, 20% durch den Harn ausgeschieden.

Wie das Jod des Thyroxins, so wird auch das des intravenös zugeführten Dijodtyrosins, nicht aber das des Jodkaliums, mit der Galle ausgeschieden.

Wie Krayer (*92*) nachweisen konnte, ist die biologische Wirkung des ausgeschiedenen organisch gebundenen Jodes in der Galle nur noch recht gering.

Auch über die Möglichkeit einer *Speicherung des Schilddrüsenhormons* im Organismus können die Untersuchungen noch nicht als abgeschlossen gelten.

Nach Abderhalden und Wertheimer (*93*) sollen Muskel, Nieren und Leber von Kaulquappen aufgenommenes Thyroxin speichern. Auch Beobachtungen von Romeis (*94*) an Batrachiereiern sprechen für Speicherung.

Im Blut von Säugetieren läßt sich nach größeren Schilddrüsengaben mittels biologischer Methoden meist kein Schilddrüsenhormon nachweisen, auch nicht in den Organen, wie Milz, Niere, Leber.

Nach Krayer ist aber ein relativer *Jod*reichtum der Haut von Säugetieren im Gegensatz zur Muskulatur noch viele Tage nach der Injektion von Thyroxin festzustellen. Untersuchungen von Schittenhelm und Eisler (*95*) an Säugetieren und Menschen ergaben eine besondere Speicherung des Jodes nach Schilddrüsenzufuhr durch das Zwischenhirn.

Über den *Jodstoffwechsel* selbst haben wir aus praktischen Gründen bereits oben das Wichtigste gesagt.

e) Bedingungen der Sekretion und Sekretabgabe der Schilddrüse.

Die Funktion der Schilddrüse, die Produktion, wie auch die Abgabe ihres Sekrets, ist in ihrer Abhängigkeit von verschiedensten Faktoren untersucht worden, ohne daß man bisher zu wirklich klaren Anschauungen gelangt ist. Es liegt das nach Reiss wohl größtenteils an der Schwierigkeit, einen exakten und spezifischen Nachweis des Schilddrüsenhormons in den Körpersäften zu führen. Erst wenn wir eine geeignete Methode hierfür besitzen, sind die für das

Verständnis z. B. der Kropf- und Basedow-Genese höchst wichtigen Fragen der Auslösung der Sekretion näher zu erfassen. Bisher ist es nur möglich, auf indirektem Wege, durch Untersuchung biologischer Wirkungen, auf den Funktionszustand der Schilddrüse zu schließen.

Bei der Besprechung einer etwaigen Gewöhnung an das Hormon wurde bereits erwähnt, daß *für die Sekretabgabe der jeweilige Hormonspiegel im Blut von besonderer Bedeutung* ist. Sinkt er ab, so wird hiermit ein kräftiger Reiz auf die Drüse gesetzt, es wird vermehrt Sekret abgegeben. Auch die vor allem den Chirurgen interessierende kompensatorische Hypertrophie von Schilddrüsenresten ist ähnlich zu erklären, durch Mangel des Hormons in den Geweben und Säften des Organismus (REISS). Die kompensatorische Hyperplasie kann daher durch Fütterung von Schilddrüsenstoffen vermindert werden.

Nicht exakt bewiesen ist bisher, wie oben erwähnt, das Vorhandensein sekretorischer Nervenfasern für die Schilddrüse.

Verwickelt wird die ganze Frage durch den innigen Zusammenhang der Schilddrüsensekretion mit dem Hypophysenvorderlappen. Hierauf wird gleich unten einzugehen sein.

Nur kurz erwähnt sei, daß *Kälte* den Bedarf des Körpers an Schilddrüsenhormon heraufsetzt. Es läßt sich das auch histologisch nachweisen, dadurch daß das Bild einer hyperfunktionierenden Schilddrüse auftritt (*96, 97, 98*). — Bei winterschlafenden Tieren (Fledermäusen, Igeln) ist das umgekehrte Schilddrüsenbild festzustellen, das uns den Schluß auf die herabgesetzte Funktion der Drüse erlaubt (*99*).

Wichtig sind besonders für den Kliniker *Ernährungsfaktoren:* Im Hunger starke Verminderung der Hormonsekretion, nach Zufuhr von Nahrung baldiges Ansteigen (nach REISS). Eiweißreiche Kost fördert die Sekretion der Schilddrüse. Besondere Diäten bewirken Hyperplasien der Drüse. Es führt das bereits in pathologisches Gebiet (s. u.).

Nicht ohne Bedeutung auch für die Klinik mag sein, daß *Vitamin* B_1, das antineuritische Vitamin, zu einer eingeschränkten Schilddrüsenfunktion und Atrophie der Drüse Anlaß gibt [VERZÁR (*100*) u. a.].

f) Beziehungen der Schilddrüse zu anderen innersekretorischen Organen.

1. Hypophysenvorderlappen. Thyreotropes Hypophysenvorderlappenhormon.

a) Ausfall der Hypophyse. Enge Wechselbeziehungen bestehen zwischen dem Hormon des Hypophysenvorderlappens und der Schilddrüse. *Nach Ausfall der Hypophyse tritt eine Atrophie der Schilddrüse ein.* Diese Tatsache steht sowohl beim Menschen als auch beim Säugetier und beim Kaltblüter fest (REISS). Führt man Hypophysenvorderlappensubstanz zu, so wird eine Restitution erreicht.

Schon die Metamorphose bei Amphibienlarven ist, wenn sie auch eine spezifische Schilddrüsenwirkung darstellt, ohne Hypophysenvorderlappen nicht möglich. Die Entwicklung der Schilddrüse bleibt ohne Hypophyse zu stark zurück.

Bei hypophysektomierten Hühnern, Ratten und Hunden weist die Schilddrüse einige Zeit nach der Ektomie einen vermehrten Kolloidgehalt und ein flacheres Follikelepithel auf (bei TRENDELENBURG). Nach HOUSSAY (*101*) ist dabei der relative Jodgehalt leicht erhöht.

Wichtig ist, daß Zufuhr von Schilddrüse nach Entfernung des Hypophysenvorderlappens die dann eintretende Hemmung des Körperwachstums und fehlende Ausbildung der Keimdrüsen nicht zu beeinflussen vermag. Wir wiesen bereits oben anläßlich der Besprechung der morphogenetischen Wirkung der Schilddrüse auf diese Zusammenhänge hin.

KAHLER (*102*) stellte fest, daß durch vorherige Entfernung der Hypophyse die spätere kompensatorische Hypertrophie der Schilddrüse verhindert werden kann.

Thyreoidektomie führt nach mehreren Untersuchern (bei Wegelin) zur Vergrößerung des Hypophysenvorderlappens und hier vor allem zur Vermehrung der Hauptzellen. Auch beim hypothyreoten Menschen sind häufig Vorderlappenvergrößerungen festgestellt worden.

b) Zufuhr von Hypophysenvorderlappenhormon. Als sehr bedeutsam, insbesondere auch für klinische Fragestellungen, erwiesen sich nun die Ergebnisse von Untersuchungen, die über die Wirkung der Zufuhr von Hypophysenvorderlappenhormon auf den normalen Organismus angestellt wurden. Aus den Vorderlappen ließ sich eine in Wasser und physiologischen Salzlösungen leicht lösliche Substanz isolieren, die wegen ihrer ausgesprochenen und alleinigen Schilddrüsenwirkung als *thyreotropes Vorderlappenhormon* bezeichnet wurde.

Chemisch scheinen Beziehungen zum Wachstums- und gonadotropen Hormon zu bestehen. Jedoch fehlen Wirkungen auf das Wachstum oder die Keimdrüsen. Auch haben die eben genannten Hypophysenvorderlappenhormone keine Wirkung auf die Schilddrüse. Längere Anwendung von Hitze, sowie proteolytischen Fermenten, inaktiviert das thyreotrope Hormon. Bei peroraler Zufuhr wird es von den Verdauungssäften zerstört. Wirksam ist es nur bei *parenteraler* Applikation.

Schittenhelm und Eisler (*103*) konnten das thyreotrope Hormon auch im *Zwischenhirn* und *Liquor* nachweisen. Über thyreotrope Substanzen im *Harn* von Tieren und Menschen und ihre Wirksamkeit auf die Schilddrüse berichteten mehrere Autoren (*104, 105, 106*). Auch im *Blut* ist die Substanz nachgewiesen, jedoch nur in sehr geringer Menge, vermehrt nach Entfernung der Schilddrüse [Loeser (*107*)]. Sturm und Petsch (*108*) fanden das thyreotrope Inkret in zahlreichen Körperorganen, besonders in der *Leber*.

Von den zahlreichen, den *Wirkungen* des thyreotropen Hormons im Organismus gewidmeten Untersuchungen können hier nur die wichtigsten Ergebnisse angeführt werden.

Trotzdem sich die Wirkung bei allen untersuchten Tierarten nachweisen läßt, hat sich die Schilddrüse des Meerschweinchens als geeignetstes Testobjekt erwiesen. Nach entsprechender Zufuhr von thyreotropem Hormon steigt das *Gewicht* der Meerschweinchenschilddrüse auf das doppelte bis dreifache. Loeb (*109*) und Aron (*110*) stellten als erste die *starke Strukturumwandlung der Schilddrüse* fest. Ihr histologisches Bild erfährt überaus kennzeichnende Änderungen: hochgradiger Schwund des Kolloids, Polymorphie der Acini, Erhöhung der Follikelepithelzellen und Mehrschichtigkeit derselben, so daß Bilder von zapfenartigem Vorspringen des Epithels ins Lumen der Follikel entstehen, stark vermehrte Mitosenbildung in den Acinusepithelien. Die Veränderungen beginnen im Innern der Drüse, sie sind begleitet von lebhafter Vascularisation. Die Abb. 2 zeigt die Strukturumwandlung im Vergleich zu einer normalen Meerschweinchenschilddrüse (Abb. 1).

Die Empfindlichkeitsskala gegenüber thyreotropem Hormon steigt nach Thurston (*111*) von der Maus über die Ratte, das Kaninchen, die Katze, die Taube zum Meerschweinchen.

Schon nach einmaliger Injektion von thyreotropem Hormon und bereits nach 2 Stunden treten diese Strukturveränderungen an der Schilddrüse auf (*112*). Tägliche, fortgesetzte Zufuhr steigert sie in 5—10 Tagen zum Maximum. Wird das Hormon abgesetzt, so gehen die gleichen Erscheinungen ziemlich schnell zurück, in 2—4 Wochen ist das normale Bild der Schilddrüse wieder erreicht. Aber auch bei weiterer täglicher Fortsetzung der Injektionen bleiben *die Veränderungen* nicht bestehen, sie *bilden sich in einigen Wochen wieder vollständig zurück* [Loeb, Aron, Junkmann und Schoeller (*113*), Janssen und Loeser (*114*)].

Entsprechend der Strukturumwandlung der Schilddrüse, die weitgehend dem Bild der menschlichen Hyperthyreose gleicht, sind auch im *Stoffwechsel Veränderungen* festzustellen, die auf eine gesteigerte Tätigkeit der Schilddrüse bezogen werden müssen.

So nimmt der *Jodgehalt* der Schilddrüse ab (*115, 116*), hier vor allem der alkoholunlösliche, organisch gebundene Anteil (*117*). Dem entspricht nach FOSTER (*118*) die Abnahme des absoluten und relativen Thyroxingehalts. Es steigt der Jodgehalt im Blut, vor allem das organisch gebundene Jod, rasch und stark an (*119, 120, 121*).

Sehr kennzeichnend ist die Wirkung auf den *Grundumsatz*. Nach SIEBERT und SMITH (*122, 123*) wird er beim Meerschweinchen bei täglicher Zufuhr in 10 Tagen um etwa 60% erhöht. Die Grundumsatzerhöhung beim Menschen ist durch zahlreiche Untersuchungen auch unserer Klinik erwiesen (s. Abb. 5, S. 119).

Das *Körpergewicht* nimmt entsprechend dem Ansteigen des Stoffwechsels ab.

Sehr ausgesprochen ist nach Untersuchungen von EITEL und LOESER (*124*) das *Absinken des Glykogengehalts der Leber*. Beim Meerschweinchen ist die Leber am 11. Injektionstage nahezu glykogenfrei. Dieselben Autoren wiesen auch nach, daß die Wirkung der thyreotropen Substanz und mit ihr die Glykogenverarmung der Leber an das Vorhandensein der Schilddrüse gebunden ist, daß sie beim schilddrüsenlosen Tier ausbleibt. Für den Grundumsatz und andere Stoffwechselwirkungen hatten dies unter anderem VERZÁR und WAHL (*123*) gezeigt.

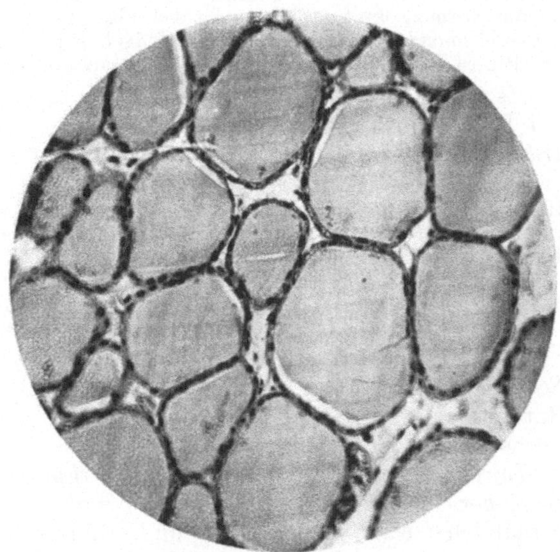

Abb. 1. Schilddrüse eines normalen Meerschweinchens.

Auch noch andere auf erhöhten Stoffwechsel zu beziehende biologische Wirkungen wurden gefunden: die Erhöhung der Empfindlichkeit gegenüber Sauerstoffmangel, die Erhöhung der Acetonitrilresistenz der Maus usw. (bei TRENDELENBURG).

Wie die histologischen Veränderungen an der Schilddrüse, so sind *auch die Wirkungen auf den Stoffwechsel zeitlich nur begrenzt nachweisbar*. Alle Untersuchungen stimmen hierin überein. Schon innerhalb weniger Wochen ist trotz dauernder Zufuhr von Hormon der normale Zustand wieder hergestellt. Auf die Gründe dieses Verhaltens und ebenso auf willkürlich zu erzielende Hemmungen der Wirkung wird weiter unten einzugehen sein.

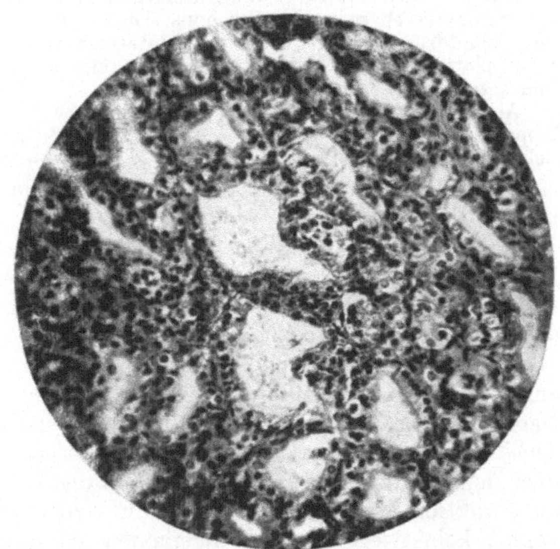

Abb. 2. Schilddrüse eines 3 Tage mit thyreotropem Hypophysen-Vorderlappenhormon behandelten Meerschweinchens.

Zusammengefaßt haben alle diese Untersuchungen der letzten 7 Jahre ergeben, daß *von dem Vorderlappen der Hypophyse ein Inkret abgegeben wird, das in hohem Grade die Funktion der Schilddrüse beim Menschen und Tier anzuregen und zu beeinflussen vermag. Die gesteigerte Produktion und Abgabe des Sekrets ruft kennzeichnende, aber zeitlich begrenzte histologische und biologisch nachweisbare Wirkungen hervor.*

Die *Hormonabgabe* der Schilddrüse wird durch thyreotropes Hormon *stärker* angeregt als die Hormonsekretion. Es findet sich also in der Schilddrüse nur relativ wenig Schilddrüsenhormon (Grab), ebenso wie der Jodgehalt ja herabgesetzt ist. Dagegen ist der Gehalt des Blutes an Schilddrüsenstoffen wie der an Jod gesteigert (s. oben).

Es erhebt sich noch die Frage, ob der thyreotrope Wirkstoff *direkt* oder erst auf Umwegen, wie dem Nervensystem oder anderen Organen, *auf die Schilddrüse* wirkt. Das erstere scheint der Fall zu sein.

Untersuchungen von Eitel, Krebs und Loeser (*125*) ergaben, daß mit thyreotropem Hormon behandelte Schilddrüsenschnitte in vitro wesensgleiche Veränderungen aufwiesen wie die Schilddrüse in situ. An überlebend gezüchtetem Schilddrüsengewebe ist nach Demuth (*126*) keine Wirkung nachzuweisen.

Krayer (*127*) konnte zeigen, daß auch nach Entfernung des Halssympathicus beim Meerschweinchen die Wirkung des thyreotropen Hormons eintritt. Ferner verhielten sich transplantierte Schilddrüsenteile wie die Schilddrüse in situ (*128*, *129*).

Kaum untersucht ist bisher der *Einfluß thyreotropen Hormons auf erkranktes Schilddrüsenparenchym.* Nach Anderson und Collip (*130*) vertragen kropfige Ratten das thyreotrope Hormon schlecht. Es kommt zu sehr hohen Stoffwechselsteigerungen (bis zu + 262%).

Inwieweit gehen die Wirkungen des thyreotropen Hormons und des Schilddrüsenhormons, wie des Thyroxins, parallel? Hier sind *deutliche Unterschiede* vorhanden. Nach Reiss (*131*) und Mitarbeitern ist die durch thyreotropes Hormon bedingte Stoffwechselsteigerung schon zu einer Zeit festzustellen, in der Thyroxin sogar intravenös injiziert noch nicht zur Wirkung gelangt ist. Sodann sind die Stoffwechselstörungen, die durch die endogene Mobilisation des Schilddrüsenhormons hervorgerufen werden, höhere als die durch Thyroxin erreichbaren.

Auch die *histologische* Schilddrüsenwirkung des Thyroxins ist eine andere, ja *gegensätzliche* zu der des thyreotropen Hormons. Die Schilddrüse der Säugetiere wird durch Thyroxin und Schilddrüsenzufuhr kleiner und blutärmer, es tritt vermehrt Kolloid auf, die Epithelzellen platten sich ab, es treten Degenerationen des Epithels und Follikelschwund, ja Kolloidcysten auf (bei Trendelenburg).

Auch beim Menschen ist diese gegensätzliche Wirkung zu der des Hypophysenvorderlappenhormons festgestellt. Bereits Bruns (*132*) hat das Kleinerwerden des menschlichen parenchymatösen Kropfes nach Zufuhr von Schilddrüse beobachtet.

Worauf letzten Endes diese Unterschiede beruhen, wäre noch näher zu untersuchen.

2. Hypophysenhinterlappen. Die Wechselbeziehungen des Hinterlappens der Hypophyse zu der Schilddrüse sind, soweit bisher bekannt, recht gering. Nach McKinlay (*133*) wird die Stoffwechselwirkung des Thyroxins beim Menschen durch Hinterlappenauszüge gesteigert.

3. Nebenschilddrüsen. Die *Exstirpation der Nebenschilddrüsen* ist, wenigstens anfangs, ohne feststellbaren Einfluß auf den Aufbau der Schilddrüse (*134*). Nach Blum (*135*) soll bei chronischer Nebenschilddrüseninsuffizienz die Schilddrüse an Kolloid verarmen, bei gleichzeitigen Epithelveränderungen. Näheres über den schädigenden Einfluß eines Mangels an Nebenschilddrüsenhormon auf die Funktion der Schilddrüse und auf den Organismus ist aber noch nicht bekannt, keineswegs ist ein allgemeiner Antagonismus von Nebenschilddrüsen und Schilddrüse bewiesen (Trendelenburg).

Auch wenn die Tetanie durch Zufuhr von Schilddrüse oder Schilddrüsenextrakten gebessert werden kann, so beruht dieses Verhalten nicht auf einem Antagonismus Schilddrüse—Nebenschilddrüsen, sondern ist auf die oben erwähnte Calciummobilisation im Organismus und den hierdurch bedingten höheren Kalkspiegel im Blut zu beziehen.

Die *Entfernung der Schilddrüse* ist ohne Wirkung auf die Nebenschilddrüsenstruktur, ebenso wie beim menschlichen Kretin keine Abweichungen des histologischen Aufbaues oder irgendwie regelmäßige der Funktion der Epithelkörperchen zu bemerken sind [DE QUERVAIN-WEGELIN (*136*)]. Der Kalkgehalt des Blutes ändert sich nach Thyreoidektomie nur geringfügig.

Ein sicherer Beweis für vikariierendes Eintreten der Epithelkörperchen bei Schilddrüsenausfall ist nach TRENDELENBURG nicht erbracht.

Wenn die gleichzeitige Entfernung von Nebenschilddrüsen und Schilddrüse die gewöhnlich nach der Epithelkörperchenexstirpation bemerkbaren tetanischen Erscheinungen mildert (*137*) oder gar verhindert, so ist das wohl auf die geringere Empfindlichkeit des Zentralnervensystems gegenüber Kalkmangel bei herabgesetzten Oxydationen zu beziehen.

4. Thymus. Die Wechselbeziehungen Schilddrüse—Thymus sind großenteils noch sehr unklar und uneinheitlich. Es wird, da sie klinisch von größerer Wichtigkeit sind, unten auf sie einzugehen sein (S. 77 ff.).

5. Pankreas. Die Inselzellen des Pankreas sollen nach *Schilddrüsenentfernung* teilweise hyperplasieren [bei WEGELIN (*138*)]. Über Funktionsänderungen ist aber nichts bekannt.

Zufuhr von Schilddrüse bedingt eine starke Vergrößerung des Pankreas, jedoch nicht des Inselapparates. Dieser scheint eher geschädigt zu werden, so daß der Schluß nahe liegt, daß *eine vermehrte Schilddrüsenfunktion nachteilig auf die Funktion des Pankreas einwirkt* (TRENDELENBURG).

Klinisch wichtig ist, daß der Pankreasdiabetes von Hunden bei Verfütterung von Schilddrüse verschlimmert wird (*139*). Beim Basedow des Menschen sind dementsprechend Schädigungen des Inselapparats beschrieben (bei WEGELIN). Die Beziehungen Basedow-Diabetes wären aber wohl noch weiter zu klären.

Insulin ist auf das Schilddrüsengewebe von Kaninchen und Meerschweinchen ohne sichere Wirkung (bei TRENDELENBURG). Die Wirkung des Insulins erfährt durch gleichzeitige Zufuhr von etwas Schilddrüse nach Untersuchungen an normalen Tieren eine Abschwächung (*140, 141*).

Die verschiedenen Untersuchungen, auch noch anderer biologischer Reaktionen, zeigen, daß *zwischen Schilddrüse und Pankreas in vielen Beziehungen ein Antagonismus anzunehmen* ist (weitere Angaben s. unter Pankreas).

6. Nebennierenrinde. *Mangel an Schilddrüsenhormon* scheint die Funktion der Nebennierenrinde nicht zu beeinflussen. Dagegen bewirkt *Zufuhr von Schilddrüse* eine deutliche Vergrößerung der Nebennierenrinde. Ob auch die innersekretorische Leistung gesteigert wird, ist unbekannt. Beim menschlichen Basedow ist oft Unterentwicklung und Lipoidarmut des Rindengewebes festzustellen [WEGELIN (*142*)].

Die Folgen der *Nebennierenentfernung* auf die Schilddrüse sind nicht ausgesprochen. Der Stoffwechsel soll durch sie gesenkt werden (*143*). Doch gibt es auch gegenteilige Angaben (s. Nebenniere).

7. Nebennierenmark. *Mangel an Schilddrüsenhormon* setzt die Adrenalinempfindlichkeit des sympathischen Systems nicht einheitlich herab. Auch der Adrenalingehalt des Markes zeigt keine eindeutigen Veränderungen (s. TRENDELENBURG).

Auch durch *Schilddrüsenverfütterung* ist keine besondere Wirkung auf den Adrenalinvorrat erzielbar. Ebenso wie die Rinde wird auch das Mark der Nebenniere beim menschlichen Basedow oft hypoplastisch gefunden, die Chromaffinität des Markes ist mangelhaft (WEGELIN). Während kurzfristige Zufuhr von Schilddrüsenhormon nicht immer eine sofortige Adrenalinsensibilisierung der sympathisch innervierten Organe bewirkt, *erhöht langanhaltende Einwirkung die Empfindlichkeit für Adrenalin* (bei TRENDELENBURG).

Die Adrenalinhyperglykämie ist nach vorherigen Schilddrüsengaben oft stärker (*144*). Beim hyperthyreoten Menschen wird die verstärkte Adrenalinempfindlichkeit durch die GOETSCHsche (*145*) Reaktion geprüft, die eine gesteigerte Reaktion des Herzens und Kreislaufs auf Zufuhr von Adrenalin anzeigt.

8. Ovar. Wird die Schilddrüse im frühen Lebensalter entfernt, so entwickeln sich bei Säugetieren die Ovarien oft mangelhaft. Zufuhr von Schilddrüse in der Schwangerschaft bedingt oft den vorzeitigen Tod der Früchte.

Die *Schwangerschaft* bewirkt, wie bekannt, eine Hyperplasie der Schilddrüse, jedoch läßt sich eine sichere Mehrsekretion der Thyreoidea nicht nachweisen. Auch der Grundumsatz ist nicht über das Maß des Gewichtszuwachses erhöht.

Nach Herold (*146*) lassen sich mit unterschwelligen Dosen von thyreotropem Hormon gleiche histologische Schilddrüsenveränderungen erzielen, wie die Schwangerschaftsschilddrüse sie zeigt. Der Autor glaubt hieraus auf eine gesteigerte Sekretion der Schilddrüse bei der Gravidität schließen zu dürfen.

Sehr unterschiedlich sind die Angaben über den Gesamtjodgehalt der Schilddrüse in der Schwangerschaft.

Für cyclische Schwankungen der Schilddrüsensekretion spricht die oft feststellbare Schwellung der Schilddrüse während der *Menstruation*.

Beim menschlichen *Kretin* ist nach Wegelin (*147*) eine Minderwertigkeit des Ovars oft kaum erkennbar. Bei leichteren Graden des Kretinismus sind durchaus Graviditäten möglich.

Trotz der zweifellos engen Beziehungen des *Morbus Basedow* gerade zu den Geschlechtsdrüsen und trotz des überwiegenden Vorkommens der Hyperthyreosen beim weiblichen Geschlecht sind die anatomischen Daten recht gering und uneinheitlich. Wegelin bezeichnet die oft feststellbare Hypoplasie als eine primäre konstitutionelle, so daß die häufigen Störungen der Menstruation und die verminderte Fruchtbarkeit beim Basedow nicht ohne weiteres als Folgen der gesteigerten Schilddrüsensekretion angesehen werden dürfen.

9. Hoden. Bei Säugetieren entwickelt sich der Hoden nach der *Schilddrüsenexstirpation* meist mangelhaft. Es tritt keine Spermatogenese ein. *Zufuhr von Schilddrüsenhormon* bedingt keinen früheren Eintritt der Geschlechtsreife.

Das *Hodenhormon* fördert die Schilddrüsensekretion.

Bei schilddrüsenexstirpierten Hunden und Kaninchen wird der Stoffwechsel nach Entfernung des Hodens nicht wie beim normalen Tier gesenkt (*148*).

Bei *Kretins* verharren nach Wegelin die Hoden häufig auf kindlicher Entwicklungsstufe oder sie sind atrophisch und degeneriert. Die Spermatogenese ist fast immer spärlich. Aber die Veränderungen sind nicht einheitlich. Beim *Basedow* finden sich keine ausgesprochenen Veränderungen.

g) Hemmung der Schilddrüsenhormonwirkung.

Die Wirkung des Schilddrüsenhormons kann durch mancherlei Faktoren in hemmendem Sinne beeinflußt werden. Bei Besprechung der morphogenetischen Wirkungen wurde bereits auf derartige Einflüsse verwiesen.

Die Beschleunigung der Metamorphose von Amphibienlarven durch Schilddrüsenstoffe hängt u. a. vom *Ionenmilieu* ab: Kalium fördert, Calcium wirkt hemmend. Von wichtigem Einfluß ist ferner die *Ernährung*.

1. Blut. Schon frühzeitig vermutete man schilddrüsenhormonhemmende Substanzen im *Blut* von Myxödemkranken. Die von Moebius angeregte Verabreichung solcher Substanzen, in Form des Antithyreoidins (Serum schilddrüsenloser Hammel), an Basedowkranke ergab aber keine eindeutigen Wirkungen.

Bekannt sind die langjährigen Untersuchungen Blums über derartige *Schutzstoffe* des Organismus gegen die Schilddrüsenwirkung; er konnte eine antithyreoide Substanz aus dem Blut isolieren (*149*). Auch Anselmino und Hoffmann (*150*) berichten über die Herstellung wirksamer Extrakte aus Blut und Geweben, die eine Aufhebung der hauptsächlichsten Stoffwechselwirkungen der Schilddrüse bewirken sollen. SAEGESSER (*151*) weist auf die Stärke der Schutzwirkung des Athyreotenserums hin, dem das Kretinenserum dicht folgt. Erst danach komme das Normalserum, während die Schutzwirkung des Basedowserums nur eine geringe sei (Kaulquappenversuche).

Dieser Autor betont den *Lipoidcharakter des Schutzstoffes*. Dementsprechend ließ sich auch durch Zugabe von *Cholesterin* zum Serum die Schutzwirkung gegenüber Thyroxin beliebig steigern. — Auf den hinsichtlich seiner Zusammenhänge mit Schilddrüsenerkrankungen nicht unwichtigen Cholesterinstoffwechsel werden wir unten zurückkommen.

Von wesentlicher Bedeutung für das Problem antithyreoider Substanzen im Blut wurden nun Untersuchungen der allerletzten Jahre, die sich insbesondere mit der *Schutzkraft gegenüber der Wirkung des thyreotropen Vorderlappenhormons* beschäftigten. Sie können hier nur summarisch wiedergegeben werden, vor allem da Abschließendes noch keineswegs erreicht ist.

Wie oben beschrieben, ist die Wirkungsdauer des thyreotropen Hormons auch bei fortlaufender Verabreichung zeitlich begrenzt. LOEB (*152*) führte dies auf eine *Selbststeuerung der Schilddrüse durch ihr eigenes Sekret* zurück. Versuche einer Reihe von Autoren (*153, 154, 155, 156*) ergaben denn auch, daß die Wirkung des thyreotropen Hormons auf die Struktur der Schilddrüse durch gleichzeitige Gaben von Schilddrüsenstoffen, z. B. Thyroxin, hemmend beeinflußt werden kann. Nach COLLIP und ANDERSON (*157*), EITEL und LOESER (*158*) ist im Blut verschiedener Tiere, die längere Zeit mit thyreotropem Hormon vorbehandelt wurden, nach mehreren Wochen eine antithyreotrope Substanz nachzuweisen.

Auch das Blut normaler Tiere hat eine, wenn auch weniger starke Schutzwirkung gegenüber dem thyreotropen Hormon (*159, 160*), desgleichen normales Menschenserum (*161*), hingegen nicht das Serum von Basedowkranken (*162, 163*). *Die Schutzsubstanz drosselt die Abgabe des Schilddrüsenhormons* (LOESER).

Klinisch-praktisch wichtig sind in diesem Zusammenhang Untersuchungen verschiedener Handelspräparate aus Trockenblut oder Blutextrakten (*164*). Von 6 Präparaten waren nur 2 und auch diese nicht immer gleichmäßig wirksam (Hämokrinin und Tyronorman).

Weitere Untersuchungen über die *Natur der Schutzstoffe im Blut* haben bisher ergeben (*165*), daß Schilddrüsenstoffe vermittelnd bzw. anregend auf die Verstärkung der Schutzwirkung des Blutes wirken müssen, daß der Schutzstoff selbst aber nicht in der *Schilddrüse* zu finden ist oder in ihr gebildet wird.

Nach Schilddrüsenentfernung verschwindet die Schutzwirkung. Erst nach Zuführung von Schilddrüsensubstanz tritt sie wieder auf (LOESER).

Die *Hypophyse* kommt als Bildungsort des Schutzstoffes wohl nicht in Betracht.

Trotz der sehr starken Vergrößerung der *Nebennieren* von Tieren, die lange Zeit thyreotropes Hormon erhielten, ist auch in den Nebennieren der Wirkstoff bisher nicht nachgewiesen (bei LOESER). Die Nebennierenrinde enthält aber wohl andersartige antithyreoidale Stoffe [OEHME (*166*)].

Die Hypertrophie der Nebenniere, insbesondere ihrer Rinde, ist nicht direkt auf das Hormon zu beziehen, sondern ist eine Auswirkung der an der Schilddrüse sich abspielenden Reaktionen [LOESER (*167*)].

Daß irgendwelche Zusammenhänge mit dem *Vitamin C* bestehen, wäre möglich. Bekanntlich findet sich dieses Vitamin in der Nebennierenrinde. LOESER, ferner MARINE, BAUMANN und ROSEN (*168*) untersuchten seine Wirkung auf die Schilddrüse bei gleichzeitigen thyreotropen Hormongaben. Durch *große* Mengen von Vitamin C konnte, analog der Wirkung des Blutes, die Schilddrüsenaktivierung unterdrückt werden. — In der gleichen Linie liegen Untersuchungen von H. LÖHR (*169*), der durch Vitamin-C-Gaben im Blut von Hunden und im Blut von Basedowkranken eine Senkung des Jodspiegels erzielte.

So wichtig die Untersuchungen über die Schutzkraft des Blutes gegenüber dem Schilddrüsenhormon an sich sind und so bedeutsam ihre Ergebnisse für klinische Zwecke werden können, vorläufig ist noch manches ungeklärt. Die *Wirkung der Zuführung von Blut oder Blutpräparaten bei Basedowkranken* muß noch mit größter Kritik behandelt werden.

LOESER (*170*) und Mitarbeiter sahen keine sichere Wirkung des schilddrüsenwirksamen Blutextraktes Tyronorman auf den Ruhestoffwechsel, das Körpergewicht und den Glykogengehalt der Leber bei normalen Ratten und Meerschweinchen. Auch bei thyroxinbehandelten Meerschweinchen ließ sich am Glykogengehalt der Leber keine Aufhebung der Tyroxinwirkung feststellen.

2. Vitamin A. ABELIN (*171*) konnte mittels bestimmter *Nährstoffgemische* die Stoffwechselwirkungen der Schilddrüse bei Tieren unterdrücken. Es geschieht dies durch Stärkung der entgiftenden Kräfte des Organismus auf dem Umweg über die Leber, wie das auch SCHNEIDER und WIDMANN (*172*) annehmen.

Bei derartigen Nährstoffgemischen kommt als Eiweißquelle das Casein in Frage, als Fettlipoidquelle Olivenöl, Sahne, als Kohlehydratquelle vor allem Hafer- und Gerstenbrei. Besondere Aufmerksamkeit verdient nach ABELIN eine zweckentsprechende *Vitaminversorgung*. Als A-Vitaminquelle gab er Eigelb, B-Vitamin wurde mit Hefeextrakten zugeführt, C-Vitamin durch Citronen und Orangen.

Über die Rolle des C-Vitamins haben wir oben kurz berichtet. In großen Dosen vermag es die Anregung der Schilddrüsenfunktion durch das thyreotrope Hormon zu unterdrücken. Hier sei kurz die Bedeutung des *Vitamin A* als hemmender Faktor beleuchtet.

VON EULER und KLUSSMANN (*173*) stellten als erste den *direkten Antagonismus des Vitamin A gegenüber Thyroxin* fest. Thyroxinverabreichung hemmt die durch Vitamin A bedingte Wachstumsförderung. VON FELLENBERG (*174*) und ABELIN (*175*) führten diese Versuche weiter und erreichten durch reichliche Vitamin-A-Gaben günstige Wirkungen auf den Hyperthyreoidismus. EUFINGER und GOTTLIEB (*176*) stellten im Kaulquappenversuch ebenfalls die antagonistische Wirkung von Vitamin A und Thyroxin fest. 200 Einheiten Vogan entsprachen dabei etwa 3 g Thyroxin.

Das Vitamin A und seine Vorstufe, das Carotin, greifen in der *Leber* an. Die durch das thyreotrope Hormon hervorgerufene thyreogene Leberschädigung, die mit Vitamin-A-Verlust einhergeht, wird durch Vitamin A gebessert, nicht jedoch das Schilddrüsenbild (*177*).

Auch praktisch ist das Vitamin A bereits erprobt worden (*178, 179*). Da es praktisch jodfrei ist (1,79 γ Jod auf 1 ccm ölige Lösung Vogan), kommt es für die therapeutische Dauerdarreichung bei Hyperthyreose und Morbus Basedow besonders in Frage.

3. Jod. Seit der von PLUMMER und BOOTHBY im Jahre 1924 eingeführten präoperativen Jodbehandlung des Basedow ist dem *Jod* als hemmendem Faktor des Schilddrüsenhormons wieder größere Aufmerksamkeit geschenkt worden.

Schon im frühen Mittelalter wurde die jodhaltige Asche des Meerschwamms zur Behandlung des Kropfes angewandt. Auch im vorigen Jahrhundert wurde es viel verwandt, bis in den 80er Jahren sehr vor der Jodanwendung gewarnt wurde. Erst 1920 berichteten NEISSER (*180*) und nach ihm andere Autoren (*181*) über gute Erfolge bei der Behandlung des Basedow mit kleinen Joddosen.

Wie wirkt das anorganische Jod? Nach MARINE und LENHART (*182*) nimmt die Vascularisation der *Schilddrüse* ab, der Kolloidgehalt der Drüse zu. PLUMMER und BOOTHBY (*183*) glaubten, daß durch Jod ein ungenügend jodiertes, giftiges Schilddrüsenprodukt ausreichend jodiert und dadurch angereichert werde.

Nach WILLIAMSON und PEARCE (*184*) wird das Jod lediglich im kolloidhaltigen Gewebe der Schilddrüse angereichert.

SCHNEIDER (*185*) ist der Ansicht, daß die Jodwirkung nicht nur an der Schilddrüse angreift, sondern auch in der *Peripherie*, indem dort das Schilddrüsenhormon inaktiviert werde.

Er stellte fest, daß das anorganische Jod die Methylglyoxalbildung, die nach NEUBERG als Inbegriff der Glykolyse aufzufassen ist, hemmt, und zwar durch Schädigung der Apozymase. Hierdurch werde die abnorm vermehrte Glykolyse eingedämmt, worauf der Grundumsatz abfalle.

Nach KUSCHINSKY (*186*) wird durch das anorganische Jod zumindest nicht nur eine direkte Wirkung auf die Schilddrüse erreicht, sondern auch die Sekretion des *thyreotropen Hormons* verändert. Es können die durch das thyreotrope Hormon erzielbaren Schilddrüsen- und Stoffwechselveränderungen, einschließlich der thyreogenen Leberschädigung, durch LUGOLsche Lösung fast vollkommen hintangehalten werden (*187, 188*).

LOESER und THOMPSON (*189*) sahen an hypophysenlosen Tieren keine Jodwirkung auf die Schilddrüse.

Zusammengefaßt ist zu sagen, daß die Jodwirkung wohl kaum auf einen Faktor allein zu beziehen ist. Hypophyse, Schilddrüse und Peripherie werden beeinflußt.

4. Dijodtyrosin. Neben dem anorganischen Jod ist in den letzten Jahren auch das *organische Dijodtyrosin* als eine die Wirkungen des Schilddrüsenhormons hemmend beeinflussende Substanz in die Therapie eingeführt worden. Bereits oben wurde seine Natur als Jodgorgosäure beschrieben. Da es im Thyroxinmolekül vertreten ist und aus dem Filtrat der Thyroxinfällung gewonnen wird, muß es chemisch als gewisse Vorstufe des Thyroxins aufgefaßt werden [ABELIN (*190*)]. Die Rolle des Dijodtyrosins im biologischen Geschehen ist noch weitgehend ungeklärt. Hier ist es nach ABELIN kein „Pro"-Hormon, sondern ein „Neben"-Hormon, das mit dem Hauptinkret, dem Thyroxin, in- und außerhalb der Schilddrüse aufs engste zusammenwirkt. Sein sicherer Nachweis im Blut ist bisher noch nicht gelungen. Auch muß bezweifelt werden, ob es hier chemisch rein vorkommt.

Neben Wirkungen, die dem Thyroxin gleichgerichtet sind, z. B. Beschleunigung der Metamorphose, gibt es aber auch *entgegengesetzte Wirkungen:* allem Anschein nach können durch Dijodtyrosin größere Mengen von Thyroxin entgiftet werden.

Hierfür sprechen Versuche von ABELIN, der mit Dijodtyrosin und den oben erwähnten Nährstoffgemischen Ratten monatelang mit großen Schilddrüsenmengen behandeln konnte, ohne daß besondere Stoffwechselausschläge eintraten. Gewisse Mengen von Dijodtyrosin schienen hierbei vom Organismus *gespeichert* zu werden.

Nach Untersuchungen mehrerer Autoren ist auch die durch Hypophysenvorderlappensubstanz erzielbare Hyperaktivität der Schilddrüse durch Dijodtyrosin zu dämpfen bzw. zu unterdrücken (*191, 192*). *Jedoch wird ein Leberschutz nicht ausgeübt,* kann eine reine Jodwirkung daher kaum angenommen werden. Hierin ist es dem anorganischen Jod unterlegen.

Wie die Dijodtyrosinwirkung zu erklären ist, ob lediglich das Jod wirkt oder das Molekül in toto, ist noch klarzustellen.

ABELIN erörtert die Frage, ob nicht auch die Wirkung des anorganischen Jods auf dem Wege über das Dijodtyrosin erfolge, womit der Schilddrüse ein organeigenes und direkt verwertbares Produkt zur Verfügung gestellt werde.

An die Anwesenheit der Schilddrüse ist die Wirkung nicht gebunden (*193*). Versuche von LOESER (*194*) sprechen dafür, daß der *Hypophysenvorderlappen Angriffspunkt des Dijodtyrosins* ist.

LOESER konnte in ihnen die Unterdrückung der nach Ausfall der Keimdrüsentätigkeit gewöhnlich auftretenden Hyperaktivität der Schilddrüse durch Dijodtyrosin nachweisen. Durch Untersuchung des Hormongehalts der Hypophysen kastrierter Tiere und solcher, die mit Dijodtyrosin behandelt wurden, ließ sich feststellen, daß die Abgabe des thyreotropen Hormons durch das Mittel vermindert wird.

Weitere Untersuchungen werden die Rolle des Dijodtyrosins im normalen und krankhaften Geschehen noch näher zu analysieren haben. Nur hingewiesen sei hier auf die Tatsache, daß *auch jodfreie Stoffe, wie Tyrosin, die Wirkung des Schilddrüsenhormons beeinflussen können* (*195, 196, 197*).

Literatur.

Physiologie und Biologie der Schilddrüse.

(*1*) GRAVES, R. J.: System of Clinical Medicine. Dublin 1843. — (*2*) BASEDOW, K. A. v.: Wschr. ges. Heilk. **1840 I**, 197. — (*3*) MOEBIUS, P. J.: Schmidts Jb. **210**, 237 (1886). — (*4*) SICK, P.: Württemberg. med. Korresp.bl. **1867**, Nr 25. — (*5*) GULL, W. W.: Brit. med. J.

1873 II, 518. — (*6*) Ord, W. M.: Med. chir. Transact. **61**, 57 (1878). — (*7*) Zunz, E.: Arch. internat. Physiol. **16**, 288 (1921). — (*8*) Trendelenburg, P.: Die Hormone, Bd. 2, S. 8. Berlin: Julius Springer 1934. — (*9*) Rein, H.: Med. Klin. **1932 I**, 882. — Klin. Wschr. **1932 II**, 1636. — (*10*) Sunder-Plassmann, P.: Dtsch. Z. Chir. **244**, 736 (1935). — (*11*) Reiss, M.: Die Hormonforschung und ihre Methoden. Berlin u. Wien: Urban & Schwarzenberg 1934. — (*12*) Baumann, E.: J. physiol. Chem. **21**, 319 (1895). — (*13*) Oswald, A.: Hoppe-Seylers Z. **27**, 14 (1899). — Pflügers Arch. **39**, 450 (1900). — (*14*) Kendall, E. C.: J. of biol. Chem. **20**, 501 (1915); **39**, 125 (1919). — (*15*) Harington, C. R. and G. Barger: Biochemic. J. **21**, 169 (1927). — (*16*) Leland, J. P. and G. L. Foster: J. of biol. Chem. **95**, 165 (1932). — (*17*) Abelin, I.: Wien. klin. Wschr. **1936 II**. — (*18*) Marine, D. and C. H. Lenhart: Atlantic med. J. **1922**. — (*19*) Oswald, A.: Hoppe-Seylers Z. **23**, 265 (1897). — (*20*) Grab, W.: Arch. f. exper. Path. **172**, 586 (1933). — (*21*) Kendall, E. C.: Endocrinology **3**, 156 (1919). — (*22*) Veil, W. H. u. A. Sturm: Dtsch. Arch. klin. Med. **147**, 166 (1925). — (*23*) Henschen, C.: Arch. klin. Chir. **167**, 415 (1931). — (*24*) Trendelenburg, P.: Die Hormone, Bd. 2, S. 170. Berlin: Julius Springer 1934. — (*25*) Guggenheim, M.: Die Chemie der Inkrete. M. Hirschs Handbuch der inneren Sekretion, Bd. 2, H. 1. 1929. — (*26*) Eggenberger, H.: M. Hirschs Handbuch der inneren Sekretion, Bd. 3, 1. Teil, S. 770. 1928. — (*27*) Schittenhelm, A. u. B. Eisler: Z. exp. Med. **68**, 487 (1929); **86**, 299 (1933). — (*28*) Pfeiffer, G.: Biochem. Z. **215**, 197 (1929). — (*29*) Mansfeld, G., L. Scheffer und F. v. Tynkody: Arch. exper. Path. **176**, 344 (1934). — (*30*) Eggenberger, H.: M. Hirschs Handbuch der inneren Sekretion, Bd. 3, 1. Teil, S. 769. 1928. — (*31*) Asher, L.: Physiologie der Schilddrüse. M. Hirschs Handbuch der inneren Sekretion, Bd. 2, H. 1. 1929. — (*32*) Magnus-Levy: Bei P. Trendelenburg, Die Hormone, Bd. 2, S. 118. Berlin: Julius Springer 1934. — (*33*) Schittenhelm, A. u. B. Eisler: Z. exper. Med. **86**, 299 (1933). — (*34*) Boothby, W. M. and L. G. Rowntree: J. of Pharmacol. **22**, 99 (1924). — (*35*) Schittenhelm, A. u. B. Eisler: Klin. Wschr. **1927 II**, 1935. — (*36*) Baur, H.: Dtsch. Arch. klin. Med. **160**, 212 (1928). — (*37*) Löhr, H.: Z. exper. Med. **53**, 599 (1927). — (*38*) Boothby, W. M. and Wilhelmy: Amer. J. Physiol. **97**, 506 (1931). — (*39*) Abelin, I.: Biochem. Z. **228**, 165 (1930); **242**, 385 (1931). — (*40*) Kuriyama, Sh.: Amer. J. Physiol. **43**, 481 (1917). — (*41*) Mark: Pflügers Arch. **211**, 523 (1926). — (*42*) Cramer, W. and R. McCall: Quart. J. exper. Physiol. **12**, 81 (1920). — (*43*) Marks, H. P.: J. of Physiol. **60**, 402 (1925). — (*44*) Magnus-Levy, A.: Z. klin. Med. **33**, 258 (1897). — (*45*) Eppinger, H.: Pathologie und Therapie des menschlichen Ödems. Berlin 1917. — (*46*) Hildebrandt, F.: Klin. Wschr. **1924 I**, 279. — (*47*) Fujimaki, Y. und F. Hildebrandt: Arch. f. exper. Path. **102**, 226 (1924). — (*48*) Benjamin E. u. A. v. Reuss: Jb. Kinderheilk. **67**, 261 (1908). — (*49*) Aub, J. C.: J. clin. Invest. **7**, 97 (1929). — (*50*) Gudernatsch, J. F.: Arch. Entw.mechan. **35**, 457 (1913). — (*51*) Romeis B.: Naturwiss. 8, 860 (1920). — Biochem. Z. **141**, 622 (1923). — (*52*) Gudernatsch, J. F., B. Romeis and C. C. Speidel: Amer. J. Anat. **43**, 103 (1929). — (*53*) Haffner, F.: Klin. Wschr. **1932 I**, 927. — (*54*) Zondek, H. u. H. Ucko: Klin. Wschr. **1924**, 1752, 2009. — (*55*) Zondek, H. u. Reiter: Klin. Wschr. **1923 II**, 1344. — (*56*) Romeis, B.: Biochem. Z. **141**, 500 (1923). — (*57*) Zawadowsky, M. M.: Arch. Entw.mechan. **107**, 329 (1926). — (*58*) Dieterle, Th.: Virchows Arch. **184**, 56 (1906). — (*59*) Hagenbach, E.: Beitr. klin. Chir. **11**, 441 (1894). — (*60*) Stoccada, F.: Beitr. path. Anat. **61**, 450 (1916). — (*61*) Albertoni, P.: Arch. internat. Physiol. **11**, 29 (1911—12). — (*62*) Zondek, H.: Dtsch. med. Wschr. **1930 I**, 344. — (*63*) Wislicki, L.: Z. exper. Med. **71**, 696 (1930). — (*64*) Natale, L. di e A. Midana: Policlinico, sez. chir. **38**, 1 (1931). — (*65*) Jaffé, R. H.: Z. exper. Med. **62**, 538 (1928). — (*66*) Goetsch: N. Y. State J. Med. **1918**, **1922**. — (*67*) Scarborough: J. of Pharmacol. **27**, 421 (1926). — (*68*) Hersfeld u. Klinger: Schweiz. med. Wschr. **1922 I**, 724. — (*69*) Reid Hunt and A. Seidell: Hyg. Labor. Washington Bull. **1909**, Nr 47. — Hunt, R.: Amer. J. Physiol. **63**, 257 (1923). — (*70*) Oehme, Paal u. Kleine: Klin. Wschr. **1932 II**, 1449. — Schittenhelm, A. u. B. Eisler: Klin. Wschr. **1932 II**, 1092. — (*71*) Streuli, H.: Z. Biol. **66** (1915). — (*72*) Duran, M.: Biochem. Z. **106**, 254 (1920). — (*73*) Graham, A.: J. of exper. Med. **24**, 345 (1916). — (*74*) Spatz, H.: Z. Biol. **87**, 41 (1928). — (*75*) Abelin, I.: Arch. f. exper. Path. **124**, 1 (1927). — (*76*) Fujimaki, Y. u. F. Hildebrandt: Arch. f. exper. Path. **102**, 226 (1924). — (*77*) Riml, O. u. H. G. Wolff: Arch. f. exper. Path. **157**, 178 (1930). — (*78*) Eppinger, H. u. G. Hofer: Mitt. Grenzgeb. Med. u. Chir. **31**, 12 (1919). — (*79*) Mansfeld, G.: Klin. Wschr. **1935 I**, 884. — (*80*) Oberdisse, K. u. E. Roda: Arch. f. exper. Path. **178**, 252 (1935). — (*81*) Schimazóno: Zit. nach Schittenhelm: Klin. Wschr. **1932 II**, 1092. (*82*) Pick, E. P.: Dtsch. med. Wschr. **1931 II**, 1533. — (*83*) Issekutz, B. v. u. B. v. Issekutz jun.: Klin. Wschr. **1934 I**, 1060. — (*84*) Meyer, H. H.: Dtsch. med. Wschr. **1931 II**, 1531. — (*85*) Enderlen, E. u. Bohnenkamp H.: Dtsch. Z. Chir. **200**, 129 (1927). — (*86*) Schittenhelm, A.: Klin. Wschr. **1935 I**, 401. — (*87*) Zawadowsky, B. M.: Z. Biol. **107**, 329 (1926). — (*88*) Clarke, J. A.: J. Labor. a. clin. Med. **11**, 846 (1926). — (*89*) Abelin, I. u. R. Vuille: Endokrinol. **2**, 248 (1928). — (*90*) Krayer, O.: Trendelenburg-Krayers Die Hormone, Bd. 2, S. 78. 1934. — (*91*) Schittenhelm, A. u. B. Eisler:

Z. exper. Med. **80**, 580 (1932); **86**, 299 (1933). — *(92)* Krayer, O.: Arch. f. exper. Path. **128**, 116 (1928). — *(93)* Abderhalden, E. u. E. Wertheimer: Pflügers Arch. **221**, 28 (1928). — *(94)* Romeis, B.: Arch. mikrosk. Anat. u. Entw.mechan. **98**, 579 (1923). — *(95)* Schittenhelm, A. u. B. Eisler: Klin. Wschr. **1932 I**, 9. — Z. exper. Med. **86**, 275, 294 (1933). — *(96)* Stoland, O. O. and M. Kinney: Amer. J. Physiol. **49**, 135 (1919). — *(97)* Vogt, M.: Arch. f. exper. Path. **162**, 129 (1931). — *(98)* Cramer, W.: J. of Physiol. **59**, 396 (1926). — *(99)* Adler, L.: Arch. f. exper. Path. **86**, 159 (1920). — *(100)* Verzár, F.: Pflügers Arch. **206**, 675 (1924); **212**, 240 (1926). — *(101)* Houssay, B. A.: C. r. Soc. Biol. Paris **108**, 914 (1931). — *(102)* Kahler, O. H.: Arch. f. exper. Path. **175**, 241 (1934). — *(103)* Schittenhelm, A. u. B. Eisler: Z. exper. Med. **95**, 121 (1935). — *(104)* Aron, M. et M. Klein: C. r. Soc. Biol. Paris **103**, 702 (1930); **105**, 585 (1930). — *(105)* Nielsen, H.: Klin. Wschr. **1933 I**, 508. — *(106)* Giedosz, B.: Klin. Wschr. **1934 II**, 1507. — *(107)* Loeser, A.: Arch. f. exper. Path. **176**, 697 (1934). — *(108)* Sturm, A.: Verh. 2. internat. Kropfkonf. Bern **1933**, 272. — *(109)* Loeb, L. and R. B. Bassett: Proc. Soc. exper. Biol. a. Med. **26**, 860 (1929); **27**, 490 (1930). — *(110)* Aron, M.: C. r. Soc. Biol. Paris **102**, 102, 682 (1929); **103**, 145, 148 (1930). — *(111)* Thurston: Arch. of Path. **15**, 67 (1933). — *(112)* Eitel, H. u. A. Loeser: Arch. f. exper. Path. **167**, 381 (1932). — *(113)* Junkmann u. Schoeller: Klin. Wschr. **1932 II**, 1176. — *(114)* Loeser, A.: Arch. f. exper. Path. **176**, 726 (1934). — *(115)* Loeser, A.: Arch. f. exper. Path. **163**, 530 (1931). — *(116)* Grab, W.: Arch. f. exper. Path. **167**, 413 (1932). — *(117)* Closs, K. u. Mitarb.: Proc. Soc. exper. Biol. a. Med. **29**, 170 (1931). — J. of biol. Chem. **96**, 585 (1932). — *(118)* Foster, G. L.: Proc. Soc. exper. Biol. a. Med. **30**, 1028 (1933). — *(119)* Closs, K.: J. of biol. Chem. **96**, 585 (1932). — *(120)* Grab, W.: Arch. f. exper. Path. **167**, 413 (1932). — *(121)* Schittenhelm, A. u. B. Eisler: Klin. Wschr. **1932 I**, 1092. — *(122)* Siebert, W. J. and R. S. Smith: Amer. J. Physiol. **95**, 396 (1930). — *(123)* Verzár, F. u. V. Wahl: Biochem. Z. **240**, 37 (1931). — *(124)* Eitel, H. u. A. Loeser: Arch. f. exper. Path. **167**, 381 (1932). — *(125)* Eitel, H., Krebs u. A. Loeser: Klin. Wschr. **1933 I**, 615. — *(126)* Demuth, F.: Arch. exper. Zellforsch. **13**, 329 (1932). — *(127)* Krayer, O.: Arch. f. exper. Path. **171**, 473 (1933). — *(128)* Hirschberger, G.: C. r. Soc. Biol. Paris **106**, 234 (1931). — *(129)* Houssay, B. A. u. Mitarbeiter: Rev. Soc. argent. Biol. **8**, 130 (1932). — *(130)* Anderson, E. M. and J. B. Collip: J. of Physiol. **82**, 11 (1934). — *(131)* Reiss, M., Hochwald u. Druckrey: Med. Klin. **1933 II**. — *(132)* Bruns, P.: Beitr. klin. Chir. **12**, 647 (1894); **16**, 521 (1896). — *(133)* McKinlay, C. A.: Arch. int. Med. **28**, 703 (1921). — *(134)* Tanberg, A.: J. of exper. Med. **24**, 547 (1915). — *(135)* Blum, F.: Studien über die Epithelkörperchen. Jena 1925. — *(136)* Quervain, de u. C. Wegelin: Der endemische Kretinismus. Berlin: Julius Springer 1936. — *(137)* Vincent, S. W. and J. S. Arnason: Endocrinology **4**, 199 (1920). — *(138)* Wegelin, C.: In Henke-Lubarsch Handbuch der speziellen pathologischen Anatomie, Bd. 8, S. 57. 1926. — *(139)* Shpiner, L. B.: Amer. J. Physiol. **83**, 134 (1927/28); **92**, 672 (1930). — *(140)* Ehrismann, O.: Arch. f. exper. Path. **121**, 299 (1927). — *(141)* König, W.: Klin. Wschr. **1929**, 634. — *(142)* Wegelin, C.: In Henke-Lubarsch Handbuch der speziellen pathologischen Anatomie, Bd. 8, S. 389. 1926. — *(143)* Webster, B. u. Mitarbeiter: Proc. Soc. exper. Biol. a. Med. **28**, 1021 (1931). — *(144)* Althausen, T. L. and E. Thoenes: Arch. int. Med. **50**, 46 (1932). — *(145)* Goetsch, E.: N. Y. State J. Med. **18**, 259 (1918). — Endocrinology **4**, 389 (1920). — *(146)* Herold, L.: Arch. Gynäk. **154**, 256 (1933). — *(147)* Wegelin, C.: Der endemische Kretinismus von de Quervain-Wegelin, S. 108. Berlin 1936. — *(148)* Korentschewsky, W. G.: Z. exper. Path. u. Ther. **16**, 68 (1914). — Biochemic. J. **22**, 491 (1922). — *(149)* Blum, F.: Dtsch. med. Wschr. **1932 II**, 1874. — *(150)* Anselmino u. Hoffmann: Klin. Wschr. **1933 I**, 99. — *(151)* Saegesser, M.: Klin. Wschr. **1933 I**, 672. — *(152)* Loeb: Klin. Wschr. **1932 II**, 2121, 2156. — *(153)* Paal u. Kleine: Beitr. path. Anat. **91**, 341 (1933). — *(154)* Eitel, H., G. Löhr u. A. Loeser: Arch. f. exper. Path. **173**, 207 (1933). — Loeser, A.: Arch. f. exper. Path. **176**, 714 (1934). — *(155)* Schneider, E. u. E. Widmann: Dtsch. Z. Chir. **241**, 28 (1933). — *(156)* Abelin, I.: Klin. Wschr. **1936 I**, 807. — *(157)* Collip u. Anderson: Lancet **1934 I**, 78. — *(158)* Eitel, H. u. A. Loeser: Klin. Wschr. **1934 II**, 1677, 1743. — Arch. f. exper. Path. **177**, 746 (1935). — *(159)* Herold, H.: Z. exper. Med. **90**, 684 (1933). — *(160)* Eitel u. Loeser: Klin. Wschr. **1934 II**, 1677, 1743. — *(161)* Scowen and Spence: J. of Physiol. **86**, 110 (1936). — *(162)* Scowen and Spence: J. of Physiol. **86**, 110 (1936). — *(163)* Herold, L.: Klin. Wschr. **1934 II**, 1242. — *(164)* Eitel, H. u. A. Loeser: Klin. Wschr. **1934 II**, 1742. — *(165)* Eitel H. u. A. Loeser: Arch. f. exper. Path. **177**, 750 (1935); **179**, 441 (1935). — Loeser, A.: Zbl. inn. Med. **1936**, 569. — *(166)* Oehme, C.: Klin. Wschr. **1936 I**, 512. — *(167)* Loeser, A.: Arch. f. exper. Path. **176**, 729 (1936). — *(168)* Marine, Baumann and Rosen: Proc. Soc. exper. Biol. a. Med. **31**, 870 (1934). — *(169)* Löhr, H.: Arch. f. exper. Path. **180**, 344 (1936). — *(170)* Loeser, A.: Zbl. inn. Med. **1936**, 576. — Arch. f. exper. Path. **181**, 173 (1936). — *(171)* Abelin, I.: Klin. Wschr. **1930 II**, 1759; **1931 II**, 2205. — Abelin, I. u. C. Wegelin: Klin. Wschr. **1932 II**, 2103. —

(*172*) SCHNEIDER, E. u. E. WIDMANN: Dtsch. Z. Chir. **241**, 15 (1933). — (*173*) EULER, v. u. KLUSSMANN: Hoppe-Seylers Z. **213**, 21 (1932). — (*174*) FELLENBERG, v.: Biochem. Z. **253**, 42 (1932). — (*175*) ABELIN, I.: Biochem. Z. **228**, 189 (1930); **242**, 385 (1931). — (*176*) EUFINGER u. GOTTLIEB: Klin. Wschr. **1933 II**, 1397. — (*177*) SCHNEIDER, E.: Dtsch. Z. Chir. **242**, 189 (1934). — (*178*) WENDT: Klin. Wschr. **1935**. — (*179*) SCHNEIDER, E.: Arch. klin. Chir. **181**, 575 (1935). — (*180*) NEISSER: Berl. klin. Wschr. **1920 I**, 461. — (*181*) LOEWY u. ZONDEK: Dtsch. med. Wschr. **1921 II**, 387. — (*182*) MARINE and LENHART: Arch. int. Med. **4** (1909). — (*183*) PLUMMER and BOOTHBY: Illinois med. J. **46**, 401 (1924). — (*184*) WILLIAMSON and J. H. PEARCE: J. of Path. **26**, **28**, **29**, **30**. — (*185*) SCHNEIDER, E.: Arch. klin. Chir. **167**, 380 (1931). — (*186*) KUSCHINSKY, G.: Arch. f. exper. Path. **170**, 510 (1933). — (*187*) SCHNEIDER, E. u. E. WIDMANN: Dtsch. Z. Chir. **241**, 15 (1933). — (*188*) LOESER, A.: Arch. f. exper. Path. **176**, 697. — (*189*) LOESER, A. u. K. W. THOMPSON: Endokrinol. **14**, 144 (1934). — LOESER, A.: Klin. Wschr. **1934 I**, 533. — (*190*) ABELIN, I.: Klin. Wschr. **1931 II**, 2205. — (*191*) ABELIN, I. u. C. WEGELIN: Klin. Wschr. **1932 II**, 2103. — (*192*) SCHNEIDER, E. u. E. WIDMANN: Dtsch. Z. Chir. **241**, 15 (1933). — (*193*) ABELIN, I. u. A. SCHÖNENBERGER: Z. exper. Med. **90**, 489 (1933). — (*194*) LOESER, A.: Klin. Wschr. **1935 I**, 4. — (*195*) ABELIN, I.: Klin. Wschr. **1935 II**, 1777. — (*196*) RAAB, W.: Wien. Arch. inn. Med. **23**, 321 (1932). — (*197*) OEHME, C.: Klin. Wschr. **1936 I**, 512.

II. Erkrankungen der Schilddrüse.

Wenn im Folgenden die den Chirurgen beschäftigenden Krankheiten der Schilddrüse abgehandelt werden, so kann und soll diese Darstellung in keiner Weise eine Systematik geben. Ihr Zweck ist vielmehr der, ausgehend von den Fragen der *Funktion,* die endokrinologischen Zusammenhänge der verschiedenen Schilddrüsenerkrankungen, ihre Verknüpfungen, nicht zum wenigsten auch ihre vielen ungelösten Fragen, zu untersuchen.

Die Problematik gerade der Schilddrüsenerkrankungen ist eine verwirrende. Schon die primäre Störung kann außerhalb der Drüse liegen. Die Einwirkungen der krankhaften Funktion der Schilddrüse auf die anderen Blutdrüsen und auf den Organismus im ganzen und die Rückwirkungen, die hiervon wieder auf die Drüse ausstrahlen, sind der Grund für die so überaus verwickelten pathogenetischen Beziehungen. Es konnte nicht ausbleiben, daß ein Wirrwarr von Hypothesen und Theorien sich wie Schlingpflanzen um das oft dürftige Tatsachengebäude legte und einen klaren Einblick verwehrte. Wir werden versuchen, nach Möglichkeit von künstlichem Beiwerk unbeeindruckt einen Einblick zu gewinnen.

Gleich die Einteilung des Ganzen könnte Widerspruch erwecken. Wenn wir unserer Darstellung das meist gebräuchliche Prinzip der Hypo- und Hyperfunktion der Drüse zugrunde legen, den Begriff der Dysfunktion mehr beiseite lassen, so geschieht das, um nicht in Unklarheiten hineinzugehen, denen gegenüber das quantitative Prinzip den großen Vorteil einer wenigstens teilweisen Richtigkeit besitzt.

Zwischen den Hypo- und Hyperthyreosen steht die umfangreichste Krankheitsgruppe, der euthyreote Kropf. Jedoch, keine der drei Krankheitsgruppen könnte für sich allein betrachtet oder gar geklärt werden. Die Fäden, die zwischen den verschiedenen Krankheitsbildern laufen, sind hierfür viel zu zahlreiche und innige. Oft kommen unmerkbare Übergänge der einen Gruppe in die andere vor. Klinisch, nicht weniger endokrinologisch, kommen wir nur weiter, wenn wir dies im Auge behalten, über die Grenzen zu sehen uns bemühen.

A. Die Hypothyreosen.

Eine Einteilung der Hypothyreosen hätte zu berücksichtigen einmal die Athyreosen, dann das durch Verlust oder Schädigung der Drüse erworbene Myxödem und schließlich das Krankheitsbild des Kretinismus.

1. Die Athyreosen (kongenitales Myxödem).

Bei den (kongenitalen) Athyreosen handelt es sich um eine vollständige *Aplasie des Schilddrüsengewebes.* Zweifellos ist dieser Zustand äußerst selten, seine Diagnose erst nach sorgfältiger anatomischer Untersuchung möglich. Von dieser krassen Form einer fehlenden Schilddrüsenanlage ziehen Übergänge verschiedener Art zu Entwicklungsstörungen, die klinisch kaum ein unterschiedliches Bild zur Aplasie bedingen, wenn sich auch anatomisch ein Rest von Schilddrüsengewebe nachweisen läßt. Es sind die Fälle von Aplasie oder hochgradigster Hypoplasie der Schilddrüse selbst, die aber heterotop, z. B. an der Zungenbasis, Schilddrüsengewebe aufweisen (dystopische Hypoplasie), oder solche mit halbseitiger Schilddrüsenanlage und ähnlichen Störungen der Entwicklung.

Man könnte diese Gruppe auch als *kongenitales Myxödem* bezeichnen.

Für unzweckmäßig halten wir die Bezeichnung „sporadischer Kretinismus", weil damit vom Krankheitsbegriff des eigentlichen Kretinismus etwas übernommen werden könnte, das nicht wesensgleich ist.

Das *klinische Bild* des kongenitalen Myxödems ist bekannt: die Verdickung der Haut und des Unterhautzellgewebes, der Zwergwuchs mit den übrigen Wachstumsstörungen, die ausgesprochenen, bis zur Verblödung führenden psychischen Veränderungen. Die Lebensdauer ist sehr begrenzt, die meisten Kranken gehen vor der Pubertät zugrunde. Daß differentialdiagnostisch die anderen Zwergwuchsformen, ferner der Mongolismus, die Chondrodystrophia foetalis und noch weitere Erkrankungen abzutrennen sind, sei kurz erwähnt.

Die *pathologisch-physiologischen* Verhältnisse, die sehr starke Herabsetzung des Stoffwechsels, die Untertemperaturen bedingenden Störungen der Wärmeregulation usw. sind eindeutig. Die anatomische Untersuchung der *übrigen innersekretorischen Drüsen* kann wechselnde Befunde ergeben. Wir werden beim erworbenen Myxödem hierauf eingehen.

Von diesen reinen oder fast reinen Athyreosen führen klinisch fließende Übergänge zum erworbenen Myxödem.

2. Das erworbene Myxödem.

Auch anatomisch gelingt nicht immer eine klare Abgrenzung zum kongenitalen. Ebenso wie dieses sieht auch das erworbene Myxödem, falls es sich um ein „infantiles" handelt, meist der Pädiater, weniger der Chirurg. Anders ist es bei dem erworbenen Myxödem der Erwachsenen, das zum Teil pathogenetisch dieselben Ursachen haben kann wie das infantile, zum anderen Teil aber als Ausdruck einer operativen Schädigung das klassische Bild der „Kachexia strumipriva" darbietet.

a) Das nicht operativ bedingte erworbene Myxödem. Sein *klinisches Bild* hängt in hohem Grade von dem *Zeitpunkt des Auftretens der Störung* ab. Bei der Bedeutung der Schilddrüsenfunktion für das Wachstum und die Differenzierung der Organe ist das verständlich. So finden wir die verschiedensten Abstufungen, angefangen vom allerschwersten Bild eines ausgesprochenen Zwergwuchses mit entsprechenden somatischen und psychischen Veränderungen bis hin zum sog. „spontanen" Myxödem des Erwachsenen, dessen Wachstum beendet ist, bei dem die Störung der reinen Stoffwechselfunktionen im Vordergrund steht.

Nach SIEGERT (*1*) ist bei Kindern im Gegensatz zum endemischen Kretinismus kennzeichnend das Verhalten des Längenwachstums, das vor demjenigen der Intelligenz und auch vor dem ausgesprochenen Myxödem der Weichteile früher versagt.

Wir können hier auf die einzelnen Formen nicht eingehen.

Für nicht glücklich halten wir die Bezeichnung solcher Myxödemerkrankungen als „erworbene oder spontane Athyreose“. Den Begriff der Athyreose sollte man lediglich dem kongenitalen Myxödem vorbehalten.

Die *Ätiologie* des nicht operativ bedingten erworbenen Myxödems kann eine überaus verschiedenartige sein. Alle möglichen *Infektionskrankheiten* des Kindesalters, Masern, Scharlach, Diphtherie, Keuchhusten können es bedingen und zwar bei bis dahin durchaus normalen Kindern. Auch die intrauterine luische Infektion ist als mögliche Krankheitsursache festgestellt. Später, im Erwachsenenalter, sind es ebenfalls Infektionskrankheiten, die zu dem Funktionsausfall der Schilddrüse mit ihren Wirkungen führen können: Gelenkrheumatismus, Typhus, Lues, Allgemeininfektionen, sehr viel seltener Aktinomykose und Tuberkulose (*2*). Solche akuten und chronischen Thyreoiditiden führen zu hochgradiger Atrophie und Sklerose des Drüsengewebes. In 80% [nach Ewald (*3*)] ist die Schilddrüse atrophisch, meist nicht deutlich zu fühlen.

Auch eine durch Trypanosomen hervorgerufene Erkrankung, die, wenn sie nicht akut zum Tode führt, schwere chronisch entzündliche Veränderungen der Schilddrüse hervorruft und klinisch u. a. das Bild des Myxödems aufweisen kann, fällt in dieses Gebiet: die in Südamerika vorkommende Chagassche Krankheit (*4*). Das sie verursachende Trypanosoma Cruzi wird durch einen Zwischenträger, eine große Wanze „Barbeiro“, übertragen.

Neben solchen entzündlichen, gelegentlich auch geschwulstigen Prozessen ist das *Trauma* als hin und wieder in Frage kommende Ursache des erworbenen Myxödems bezeichnet worden, wohl nicht immer mit Unrecht. In solchen Fällen kommt aber stets noch eine weitere Schädigung hinzu: Abszedierung, Narbenschrumpfung.

Von nicht geringer praktischer Bedeutung in der Ätiologie des erworbenen Myxödems sind die *Röntgenstrahlen*. Sowohl nach experimentellen Untersuchungen wie nach klinisch-röntgenologischen Beobachtungen muß es als sichergestellt gelten, daß die Röntgenstrahlen schädigend auf das Schilddrüsengewebe einwirken können und daß eine Reihe von Myxödemfällen (nach Strumabestrahlungen) so zu erklären ist. Sogar Umschläge von Basedowscher Krankheit in Myxödem sind beobachtet worden (*5*, *6*). Man darf aber wohl annehmen, daß bei der heute üblichen Dosierung das durch Röntgenstrahlen bedingte Myxödem recht selten noch entsteht. Immerhin ist es von Wert, die Frage bei Nachuntersuchungen und histologischen Untersuchungen bestrahlter Schilddrüsen im Auge zu behalten.

Von einer Reihe von Autoren ist die Vermutung ausgesprochen worden, daß bei der Entstehung des erworbenen Myxödems wenigstens zum Teil auch *endogene, konstitutionell bedingte Faktoren* mitspielen. Wieland (*7*) hat den Begriff der „*hypothyreotischen Konstitution*“ aufgestellt, will ihn aber mehr auf das Myxoedem fruste des Kindes bezogen wissen. Wohl mit Recht rückt er hierbei von den „verschwommenen klinischen Symptomenkomplexen der Pubertätsjahre“ ab. Curschmann (*8*) weist der Konstitution beim Myxödem des Erwachsenen im Gegensatz zu dem des Kindes und dem Kretinismus nur eine recht geringe Rolle zu.

Auffallend ist, daß sowohl das kongenitale wie das erworbene Myxödem das *weibliche* Geschlecht weit häufiger befällt als das männliche. Bei den engen Beziehungen der Schilddrüse zur Hypophyse und den Geschlechtsdrüsen der Frau und der bekannten Beteiligung der Schilddrüse an den cyclischen Vorgängen (Menstruation, weiter Gravidität) ist das nicht unverständlich. Nach Curschmann löst auch die *Menopause*, sowohl die physiologische wie die operative, das Myxödem aus, sogar weit häufiger als irgendeine andere Ursache.

Aber auch *exogene* Faktoren ganz *allgemeiner* Art können bei der Genese des Myxödems mitwirken, z. B. geographische Einflüsse, ferner ungenügende Ernährung usw.

So kommt das erworbene „spontane" Myxödem relativ häufig in England vor (CURSCHMANN). Bekannt ist die Steigerung des Myxödems in Deutschland während der Kriegsjahre, umgekehrt die Abnahme des Basedow in dieser Zeit.

Auf den sog. „*latenten Hypothyreoidismus*", einen noch etwas verschwommenen Begriff, werden wir in Teil III einzugehen haben (s. S. 114).

Gegenüber diesen reichlich verwickelten pathogenetischen Fragen, die das nicht operativ bedingte erworbene Myxödem aufwirft, ist

b) das operativ bedingte Myxödem (Kachexia strumipriva) in seiner Ätiologie seit REVERDIN und KOCHER klargestellt.

Ihm liegt zugrunde die totale Exstirpation der Schilddrüse, die ja in den Anfängen der Kropfchirurgie infolge Unkenntnis der Funktion des Organs oft ausgeführt wurde. So ungewollt und traurig die Folgen der Schilddrüsenexstirpation damals waren, so anregend und fördernd war ihre Kenntnis für die gesamte Schilddrüsenforschung. Heute kennen wir das Bild des ausgesprochenen postoperativen Myxödems kaum mehr. Nur hin und wieder sieht man, nach zu ausgedehnter Reduktion der Schilddrüse, myxödemartige Erscheinungen.

Bereits den ersten Beobachtern, u. a. KOCHER, war nicht entgangen, daß nur bei einem Teil der total exstirpierten Kranken die Kachexie sich entwickelte. *Etwa $^3/_4$ wiesen keine besonderen Symptome auf.* Erklärt wurde dieser Unterschied schon damals durch das Vorhandensein akzessorischen Schilddrüsengewebes bei den von der Kachexie nicht befallenen Operierten. Dieses vermag vikariierend einzutreten, eine kompensatorische Hypertrophie steigerte womöglich noch den Effekt. Auch die Hypertrophie etwaiger doch zurückgelassener kleiner Kropfreste mochte gelegentlich in Frage kommen.

KOCHER stellte auch schon fest, daß das Myxödem besonders früh und besonders ausgeprägt bei operierten *Kindern* sich entwickelte. Während im allgemeinen die ersten Erscheinungen erst 6 Wochen nach der Operation einzutreten pflegten, konnten die Ausfallssymptome bei Kindern bereits nach wenigen Tagen sich zeigen. Der Tod erfolgte nach KOCHER beim ausgebildeten Myxödem frühestens nach $3^1/_2$ und spätestens nach 20 Jahren. Bei diesen späten Fällen waren aber wiederholt Schilddrüsenextrakte gegeben worden, so daß nach KOCHER als durchschnittliche Lebensdauer nach der Totalentfernung der Schilddrüse 7 Jahre gelten müssen (*9*).

Nun ist das *Myxödem auch bei teilweiser Entfernung der Schilddrüse,* sogar bei halbseitigen Strumektomien beobachtet worden. Der Prozentsatz dieser Fälle ist aber ein äußerst geringer. KOCHER sah bei 1500 partiellen Strumektomien nur 4mal ein Myxödem (*10*). Bei diesen 4 Fällen handelte es sich um einen malignen Schilddrüsentumor, um eine kolloide Entartung der zweiten Schilddrüsenhälfte, um eine Strumitis, und bei dem letzten war eine Unterbindung aller 4 Arterien vorgenommen worden. Man geht wohl nicht fehl, hier gewisse schon vorher vorhandene hypothyreotische Komponenten, bei anderen Fällen auch Fehlbildungen der Schilddrüse, für das Auftreten des Myxödems in Rechnung zu stellen.

Dies führt uns nochmals zu der schon beim nicht operativ bedingten erworbenen Myxödem kurz berührten Frage *etwa mitwirkender hypothyreotischer konstitutioneller Momente.* Sie mögen mitspielen, sind aber recht schwer zu fassen, da verschiedenste andere Ursachen unterstützend mit in Frage kommen können, so geographische Einflüsse, Unterernährung usw.

Für den Chirurgen mag noch wichtiger die Frage sein, *ob nicht das Auftreten des Myxödems durch die endemische Thyreopathie begünstigt wird,* die ja häufig einen hypothyreotischen Charakter trägt. Genaues ist hierüber noch nicht bekannt. Gewisse Beobachtungen könnten dafür sprechen (*11*).

In diesem Zusammenhang sind auch die vorhandenen engen Beziehungen der oben erwähnten CHAGASschen Krankheit und dem endemischen Kropf in Brasilien von Interesse.

Wenn wir uns jetzt der Frage nach dem *Zustand der übrigen innersekretorischen Drüsen beim Myxödem* zuwenden, so können wir das für beide Formen gleichzeitig tun. Die faßbaren Veränderungen des inkretorischen Systems sind nicht besonders stark ausgesprochen [s. im einzelnen WEGELIN (*12*)]. Während im Experiment nach Entfernung der Schilddrüse deutlich und ziemlich regelmäßig eine Vergrößerung der *Hypophyse*, insbesondere ihres Vorderlappens, festzustellen ist, sind die Befunde beim Menschen nicht so einheitlich. Im allgemeinen kommt es aber auch hier zu Hyperplasien des Vorderlappens, zur Wucherung besonders der Hauptzellen, seltener der Eosinophilen.

Trotz der Uneinheitlichkeit der Befunde beim Menschen sind *die Veränderungen der Hypophyse von großer Bedeutung*. Sie erscheinen uns, nachdem wir in den letzten Jahren den Vorderlappen der Hypophyse als übergeordnetes und regulierendes Organ für die Schilddrüsensekretion kennen gelernt haben, in einem ganz anderen, klareren Licht als noch vor 10 Jahren. Der Wegfall oder die Reduktion des Schilddrüsengewebes führt zu kompensatorischer Hyperplasie, zu Stärkung der Funktion des übergeordneten Drüsenteils. Sind noch kleine Reste von funktionsfähigem Schilddrüsengewebe oder ist akzessorisches Schilddrüsengewebe vorhanden, so bewirkt die gesteigerte Funktion der Hypophyse eine vermehrte Sekretion und eine kompensatorische Hyperplasie dieser Schilddrüsenteile. Besitzt der Organismus aber nichts von Schilddrüsengewebe mehr, so ist die Hyperplasie des Hypophysenvorderlappens und die Ausschüttung des thyreotropen Hormons mehr oder weniger zwecklos. Man könnte sich denken, daß es dann allmählich wieder zu einer Reduktion des Vorderlappens kommt.

Es wäre wichtig, in Zukunft auf Veränderungen der Hypophyse und auf den Stoffwechsel des thyreotropen Hormons gerade auch im Vergleich zum klinischen Myxödembild zu achten.

Die *Epithelkörperchenbefunde* bei Schilddrüsenmangel des Menschen sind wenig untersucht. Sichere Veränderungen sind nicht bekannt und nach experimentellen Untersuchungen auch nicht zu erwarten. Hingegen ist der *Thymus* ziemlich regelmäßig verändert, und zwar im Sinn einer frühzeitigen Involution. Die *Nebennierenrinde* erfährt bei frühzeitigem Schilddrüsenausfall eine Wachstumshemmung, sie sklerosiert und atrophiert. Jedoch ist die Lipoidspeicherung nicht gestört, eher gesteigert. Veränderungen des *Markes* sind nicht bekannt. Kaum bekannt sind Nebennierenveränderungen beim erworbenen Myxödem. Der *Inselapparat* des Pankreas scheint nicht besonders zu reagieren.

Hingegen weisen die *Geschlechtsorgane* regelmäßigere Veränderungen auf. Sie entsprechen den stark ausgesprochenen Störungen klinischer Art, der fehlenden Libido beim Mann, dem Aufhören der monatlichen Blutungen bei der Frau. Oft sind die Hoden atrophisch, die Ovarien kleincystisch degeneriert. Ob diese Befunde direkt auf den Schilddrüsenausfall zu beziehen sind, ist wohl zu bezweifeln. Die chronische Kachexie mag hier stärker mitspielen.

Die mannigfachen *Veränderungen des Stoffwechsels* beim Myxödem können hier nur insoweit berührt werden, wie endokrinologische Zusammenhänge in Frage kommen.

Im Vordergrund steht die *starke Erniedrigung des Grundumsatzes*, der bis um 50—60% vermindert sein kann, in leichteren Fällen um 25—35%. Auch eine Verminderung des *Eiweißumsatzes* besteht, mit Neigung zu Stickstoffretention. Infolge der verminderten Eiweißverbrennung kommt Eiweißansatz zustande. Die *Zuckertoleranz* kann recht erhöht sein. Traubenzuckermengen, die den Blutzucker des Gesunden deutlich steigern, vermögen dies bei den meisten Myxödemkranken nicht (CURSCHMANN). Dementsprechend bleibt nach Adrenalininjektion die beim Basedow sehr starke und betonte Blutzuckersteigerung und Glykosurie aus. Die *Körpertemperaturen* liegen oft auf tieferem Niveau als normal. Auch der *Wasserstoffwechsel* ist schwer geschädigt; auf diese Tatsache weist schon das chronische Hautödem hin.

Der Herabsetzung des Stoffwechsels und der Körperfunktionen entsprechen auch die Störungen des *Kreislaufs* beim Myxödem: der langsame Puls, die herabgesetzte zirkulierende Blutmenge. Das „*Myxödemherz*" ist charakterisiert u. a. durch Erweiterung des linken und rechten Herzens, durch eine träge Herzaktion, durch Veränderungen des Elektrokardiogramms.

Das *Blut* selbst weist eine Herabsetzung der Erythrocyten und des Hämoglobins auf, der Färbeindex ist fast stets unter 1 (CURSCHMANN). Nicht selten ist eine ausgesprochene schwere Anämie festzustellen, meist makrozytären Charakters (*13*). Es besteht eine relative Lymphocytose, die nach DEUSCH (*14*) sowohl konstitutionell wie thyreogen zu erklären ist. Nach demselben Autor ist die Eiweißkonzentration des Serums und die Serumviscosität erhöht. Die Gerinnung soll beschleunigt sein. Starke Erhöhungen zeigt der *Cholesterinspiegel* des Blutes, der nach neuesten Untersuchungen amerikanischer Autoren (*15*) für die Beurteilung der Schilddrüsentätigkeit eine größere Bedeutung haben soll als der Grundumsatzwert. Nach denselben Untersuchern bleibt der Kalk- und Phosphorgehalt des Blutes bei Totalschilddrüsenexstirpierten in normalen Grenzen, schwankt aber beträchtlich.

Von besonderem Interesse ist der *Jodgehalt des Blutes* beim Myxödem. Er ist deutlich und anscheinend regelmäßig herabgesetzt. Statt 10—20 γ-% beim normalen Menschen finden sich beim Myxödem Werte von etwa 2—7 γ-% [DE QUERVAIN, EISLER und SCHITTENHELM (*16*) u. a.].

Die Frage der *Zulässigkeit der totalen Schilddrüsenexstirpation* und die Möglichkeit des *Ersatzes der Schilddrüsenfunktion* werden wir unten zu behandeln haben (S. 112ff.).

3. Der Kretinismus.

KOCHER hat 1892 zuerst die Parallele zwischen Kachexia strumipriva und Kretinismus gezogen. Heute ist wohl kein Zweifel mehr, daß dieser Erkrankung überwiegend eine Hypothyreose zugrunde liegt. Das Rätsel des Kretinismus ist zwar noch nicht gelöst. Aber wir sehen doch jetzt, im Gegensatz zu früher, die Krankheit in einem ganz bestimmten Licht, können sie einigermaßen abgrenzen, fassen ihre verschiedenen Formen, die mit Kropf und die ohne Kropf, zusammen. Auch dann bleibt noch viel Problematisches, dessen Lösung sicherlich ebensoviel zur Klärung unserer Kenntnisse der Schilddrüsenfunktion beitragen wird wie das Studium des Kropfes oder der BASEDOWschen Krankheit.

Wir stützen uns im folgenden besonders auf die neueste und auf sehr großer persönlicher Erfahrung beruhende Bearbeitung des Kretinismus durch DE QUERVAIN und WEGELIN (*17*). Wir können nur im Rahmen des Endokrinologischen auf das Krankheitsbild eingehen.

Zwei Faktoren sind es, die den Kretinismus bestimmen, einmal seine *Ortsgebundenheit* und zum anderen seine engen *Beziehungen zum endemischen Kropf*, besser gesagt zur endemischen Thyreopathie. Damit ist er gleich abgegrenzt gegenüber den oben besprochenen Formen der Athyreose und des erworbenen Myxödems, so nahe er ihnen auch im klinischen Bild kommen kann. DE QUERVAIN und WEGELIN betonen auch die fließenden Übergänge, die zum Normalzustand bestehen. Das reichgestaltige klinische Bild verlangt deshalb weitgehende persönliche Beobachtung und Erfahrung.

Ortsgebunden ist der Kretinismus, in dieser Ortsbedingtheit folgt er dem endemischen Kropf. Er ist infolgedessen über alle Länder verbreitet und bevorzugt, wie der Kropf, die mittleren Höhenlagen. An der Meeresküste findet er sich nicht. Hier erhebt sich gleich, ebenso wie beim Kropf, die Frage nach einem etwaigen Jodmangel als ätiologischem Moment. Daß aber ein Jodmangel nicht das Ausschlaggebende sein kann, erhellt u. a. daraus, daß nur *bestimmte* Kropfgegenden Kretins aufweisen, solche mit schweren Kropfendemien. Auch erkrankt nie ein älterer Organismus, immer ist es das frühe Kindesalter.

Eingangs wurde schon auf die beiden Formen des Kretinismus verwiesen, die mit und die ohne Kropf. Dieses Verhalten war es, das den Kretinismus für lange Zeit zu einem unlösbaren Rätsel gestaltete. So wesentlich die Unterscheidung der kropfigen und der nichtkropfigen Kretins für die Beurteilung der Entwicklung der Erkrankung und ihres klinischen Bildes ist und so starke Verschiedenheiten z. B. des Wachstums hierdurch bedingt werden, — pathogenetisch sind die beiden Formen nicht zu trennen. Bei den Kretins ohne Kropf haben wir eine *Frühatrophie der Schilddrüse* anzunehmen, bei denen mit Kropf eine *Spätatrophie*. Auch hier jedoch gibt es Übergänge.

Nach DE QUERVAIN besitzen etwa $^2/_3$ der Kretins einen deutlich erkennbaren Kropf. $^1/_3$ gehört der kropflosen Form an (Verhältnisse im Kanton Bern). Die weiblichen Kretins überwiegen, jedoch nicht stark. Bei den kleinkropfigen und nichtkropfigen Zwergkretins ist die Verzögerung der Ausbildung der Knochenkerne in den Epiphysen sehr kennzeichnend. Parallel geht mit ihr die Hemmung der enchondralen Ossifikation in den Diaphysen. Nach DE QUERVAIN und WIELAND (*18*) ist der Vergleich des Röntgenbildes des Handskelets mit dem eines gleichaltrigen normalen eine „unerläßliche diagnostische Maßnahme".

Wann setzt die Atrophie der Schilddrüse ein? Nachgewiesen ist sie an Schilddrüsen von Neugeborenen noch nicht. Auch für das 1. Lebensjahr ist sie fraglich, nach DE QUERVAIN aber möglich. Eindeutig wird der Befund erst beim Eintritt des Kindes in die Schule. Jetzt kann man feststellen, ob keine Schilddrüse tastbar oder ob eine diffus kropfige Vergrößerung vorhanden ist. DE QUERVAIN weist auf die Lücke in unserem Wissen um das makroskopische und histologische Verhalten der Schilddrüse des Kretins von der Geburt bis zum Eintritt in die Schule hin.

Frühe und starke Knotenbildung in der Schilddrüse erweckt im Gebiet schwerer Kropfendemien den Verdacht auf beginnenden kropfigen Kretinismus, besonders wenn auch die geistige Entwicklung verlangsamt ist.

Die Einwirkung des Funktionsausfalles der Schilddrüse beginnt beim Kretinen aber schon im intrauterinen Leben, sie dauert während des ganzen Lebens fort (DE QUERVAIN).

Der **histologische Befund an der Schilddrüse** selbst ist keineswegs spezifisch für Kretinismus, wie das auch E. BIRCHER (*19*) betont hat. Bei dem gewöhnlichen Kretinenkropf handelt es sich um den *parenchymatösen Knotenkropf*, der auch bei „Normalen" in solchen schweren Kropfendemiegebieten am häufigsten festzustellen ist. Alle Entartungen, die der Kropf des euthyreoten Kropfträgers aufweist, können sich auch in dem des Kretins finden, angefangen von der fibrösen Entartung bis zur echten Geschwulstbildung. Nicht oder „nur ganz ausnahmsweise" (WEGELIN) gibt es beim Kretin einen rein diffusen Kolloidkropf. Auch beim Knotenkropf sind wesentlich seltener als die parenchymatösen Knoten die kolloiden.

Von besonderem Interesse ist die *atrophische Kretinenschilddrüse,* die sowohl quantitative wie qualitative Veränderungen aufweist, eine Atrophie des Parenchyms und eine Vermehrung des Bindegewebes, sowie eine Degeneration der Zellen und Kerne. Regenerative Epithelwucherungen bilden Übergänge zu Adenomen und damit zu den kropfigen Formen. Diese und die rein atrophischen verbindet aber stärker etwas anderes, die Reaktion des zwischen den Knoten der kropfigen Schilddrüse liegenden *„Zwischengewebes"*, das nach WYDLER (*20*) und WEGELIN (*21*) dieselbe, wenn auch dem Grade nach wechselnde

Degeneration aufweist wie das Gewebe der atrophischen Kretinenschilddrüse, auch an Stellen, die keinem Druck ausgesetzt sind. *Dieser histologische Befund weist klar auf die Wesensgleichheit beider Formen und auf die funktionelle Minderwertigkeit der Kretinenschilddrüsen hin.*

Der Minderwertigkeit der Schilddrüse, die anatomisch festzustellen ist, entsprechen die bekannten klinischen Zeichen der *Hypothyreose,* die der Kretinismus aufweist. Auch die biologische Wertigkeit der Kretinenschilddrüse weist sie eindeutig nach, wie die Prüfungen in Kaulquappen- und im ASHER-STREULI-Versuch durch DUBOIS (*22*), HARA (*23*), BRANOVACKY (*24*) u. a. ergeben haben. Hier steht die atrophische Schilddrüse schlechter da als die kropfige.

BRANOVACKY glaubt aus seinen Befunden (Entwicklungshemmung durch Knotengewebe) auf eine qualitativ veränderte Schilddrüsenwirkung, eine *Dysfunktion,* bei der Kretinenstruma schließen zu dürfen.

Auf den Begriff der Dysfunktion werden wir noch unten und in anderem Rahmen eingehen.

Die **übrigen innersekretorischen Drüsen** verhalten sich ähnlich wie beim erworbenen Myxödem. Eine Hypoparathyreose gibt es beim Kretinismus nicht. Nach DE QUERVAIN liegen die Blutkalkwerte beim Kretinismus äußerst selten auch nur wenig unter 9,0 mg-%.

Nur MACCARRISON und SIMONS (*25*) haben im Gebiet des Himalaya bzw. in Sumatra einen „nervösen Kretinismus“, mit Zeichen der Tetanie usw., gefunden (sekundäre Schädigung der Epithelkörperchen?).

Der Thymus weist meist eine frühzeitige Involution auf. Doch beobachtet man auch Fälle von Thymuspersistenz (WEGELIN), so daß noch weitere Untersuchungen notwendig sind, um hier klarer zu sehen. Die Nebennieren sind kaum verändert. Die oft feststellbare Atrophie und Degeneration der Hoden und die kleincystische Degeneration der Ovarien entsprechen klinischen Symptomen des Kretinismus, wie beim Myxödem. Doch sind Schwangerschaften bei leichter erkrankten Kretins nicht ausgeschlossen.

Nach DE QUERVAIN ist sogar anzunehmen, daß Kinder von Halbkretinen eine normale Entwicklung zeigen können.

Hier wären genaue erbbiologische Untersuchungen von großer Wichtigkeit. Unter anderem vermöchten sie wohl auch zur Frage des Milieus als Krankheitsursache Material beizubringen.

Was von der Hypophyse beim Myxödem gesagt wurde, gilt im großen und ganzen auch für den Kretinismus. Es kommt hier zur Hyperplasie des Vorderlappens, vor allem der Hauptzellen. Über die Bedeutung dieses Befundes im Licht unserer neuen Erkenntnisse über das thyreotrope Hormon wurde bereits oben gesprochen. Auch beim Kretinismus dürften sorgfältige klinisch-biochemisch-anatomische Vergleichsuntersuchungen weitere Klarheit bringen.

Der **Stoffwechsel** des Kretins hängt in Grad und Umfang der Störung von der Schwere der Erkrankung ab. Der *Grundumsatz* ist im allgemeinen nicht so stark erniedrigt wie bei Kranken mit erworbenem Myxödem. Nach DE QUERVAIN beträgt der Durchschnittswert bei kropftragenden Kretinen —8%, bei kropffreien Kretinen —11%. Jedoch sind starke Streuungen vorhanden.

Es ist einleuchtend, daß die Untersuchung bei Kretinen recht erschwert sein kann und Einzelbefunde deshalb kritisch beurteilt werden müssen. Bei Kretinen 3. Grades ist die Bestimmung meist gar nicht möglich.

Weniger klar und wohl noch nicht genügend erforscht sind die Störungen des *Eiweiß-* und *Salzstoffwechsels.* Nach SCHOLZ (*26*) bestehen hier weitgehende Parallelen zum Myxödem. LAUTERBURG (*27*) untersuchte Fragen des *Kohlehydratstoffwechsels* bei Kretinen.

Nach Glucosezufuhr ließ sich ein typischer Blutzuckerkurvenverlauf feststellen, der Anstieg war verzögert, namentlich aber der Abfall verlangsamt. Nach gleichzeitiger

Injektion von Insulin erfolgte ein hypoglykämischer Shock, während die normalen Personen völlig wohl blieben. Die Erklärung ist nach LAUTERBURG in der Abstimmung des kretinen Organismus auf einen niedrigeren Insulinspiegel und in der Verminderung der kompensatorischen glykogenolytischen Wirkung der Schilddrüse auf die Leber zu suchen.

Die Verhältnisse des *Kreislaufs* bedürfen noch eingehenderer Untersuchungen. Das Herz ist im allgemeinen als klein zu bezeichnen. Recht deutliche Veränderungen weist das Capillarbild auf, auch wenn sie nicht als für den Kretinismus pathognomonisch bezeichnet werden können (DE QUERVAIN).

Nicht frei von den fast überall anzutreffenden Anomalien ist das *Blut*. Ebenso wie beim Myxödem findet sich eine relative Lymphocytose, die vor allem bei den kropfigen Kretins ausgesprochen ist [WYDLER (*28*)]. Nicht selten sind auch die Eosinophilen vermehrt. Nach Untersuchungen von F. STARLINGER (*29*) ist das Fibrinogen sowohl absolut wie relativ vermehrt. Die Blutgerinnung ist infolgedessen beschleunigt.

Oben wurde schon erwähnt, daß der Blutkalk nicht als herabgesetzt angesprochen werden darf. Anders verhält es sich nach SAEGESSER (*30*) mit dem Kaliumspiegel des Blutes. Er ist beim Kretinismus erniedrigt, ebenso wie auch beim euthyreoten Kropfträger.

Während beim Normalen das Serumkalium 18,0—22,45 mg-% beträgt, ist es beim Kretin auf 14,12—11,00 mg-% herabgesetzt.

Der *Jodhaushalt* des Kretinen ist von besonderer Wichtigkeit. In größeren Untersuchungsreihen, u. a. SAEGESSERS (*31*), konnte festgestellt werden, daß der Kretinenkropf viel jodärmer ist als der Kropf von Euthyreoten mit entsprechendem Bau, daß sich gelegentlich aber auch nichtunterschiedliche Werte finden. Eine Beurteilung der Funktion der Schilddrüse aus ihrem Jodgehalt ist nur bedingt möglich. Bessere Anhaltspunkte hierfür gewinnen wir aus der Bestimmung des *Blutjods*. Dieses ist nach Untersuchungen von SMITH (*32*) beim Kretin um die Hälfte gegenüber der Norm herabgesetzt.

DE QUERVAIN bringt den Jodspiegel mit dem Jodbedarf der Schilddrüse in Zusammenhang. Durch diesen werde der Jodspiegel automatisch reguliert. Da die Kretinenschilddrüse nur wenig jodhaltiges Sekret liefere, ihr Jodbedarf daher gering sei (im Gegensatz zum Basedow mit seinem großen Jodbedarf), werde auch der Blutjodspiegel auf den entsprechenden Bedarf eingestellt, ohne Rücksicht auf die dem Körper zugeführte Jodmenge.

Fassen wir das klinische Bild, die morphologischen, biologischen und biochemischen Untersuchungsbefunde zusammen, so kann nicht daran gezweifelt werden, daß *der Kretinismus unter die Hypothyreosen zu rechnen* ist. Besonders für die im Erwachsenenalter befindlichen Zwergkretinen würde die Annahme der Hypothyreose als Krankheitsursache ausreichen. Für die übrigen Formen ist das nicht ohne weiteres möglich. Hier gibt es besonders im klinischen Bild doch mancherlei Abweichungen von der Athyreose oder dem Myxödem, die noch nicht genügend erklärt werden können.

Es ist nicht möglich, hier die schwierigen Fragen der **Pathogenese** des Kretinismus näher zu untersuchen. Wir müssen dazu u. a. auf die Darlegungen DE QUERVAINS und WEGELINS verweisen. Die Problemstellung liegt letzten Endes darin: Können wir den Kretinismus lediglich als eine Schilddrüsenerkrankung im Sinne einer durch die noch unbekannte Kropfnoxe bedingten *Hypothyreose* betrachten (KOCHER, MÖBIUS, LANGHANS, VON EISELSBERG), oder wird der *Gesamtorganismus* durch die Kropfnoxe geschädigt, ist also der Kretinismus nur Folgeerscheinung einer allgemeinen Degeneration, wobei die Schilddrüse in verschieden schwerem Grade geschädigt wird (EWALD, H. und E. BIRCHER, SCHOLZ, VON KUTSCHERA)?

DE QUERVAIN und WEGELIN legen das Hauptgewicht auf die *pränatale* Entstehung des Kretinismus. Sie ist durch hirnhistologische Untersuchungen LOTMARS (*33*) recht wahrscheinlich gemacht. Da die Befunde der endokrinen

Drüsen beim Kretin *nicht* für eine parallel gehende Schädigung mit derjenigen der Schilddrüse sprechen, sondern als Folge und Anpassungserscheinungen der Hypothyreose aufgefaßt werden müssen (DE QUERVAIN-WEGELIN), *engt sich das Problem wohl doch auf die Schilddrüse ein.* Warum kommt es aber zu dieser intrauterin beginnenden Degeneration des Schilddrüsengewebes? Das wissen wir noch nicht.

Wichtig wäre hier die Kenntnis der kretinistischen Schilddrüsenveränderungen im *frühesten Lebensalter,* die wir noch nicht besitzen.

Ob und in welcher Weise der *elterliche Organismus* bei der Genese mitwirkt, ist noch nicht geklärt und bedarf wohl vorläufig auch noch der Sammlung und kritischen Sichtung

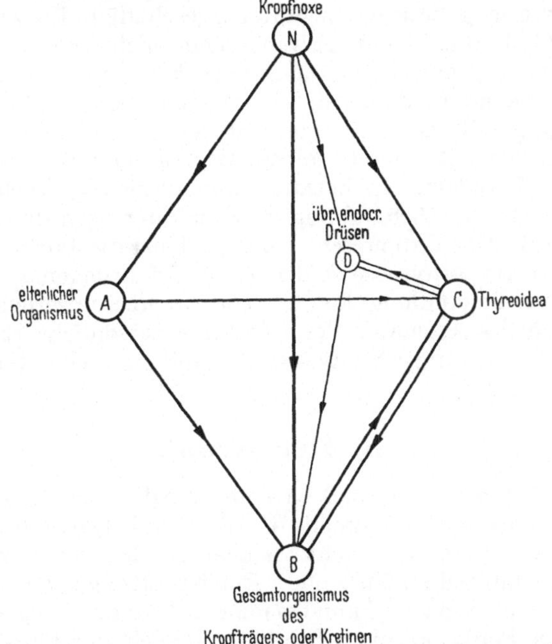

Abb. 3. Schematische Darstellung der Beziehungen zwischen Kropfnoxe und Kretinismus. (Nach DE QUERVAIN und WEGELIN: Der endemische Kretinismus. Berlin: Julius Springer 1936.)

weiteren Tatsachenmaterials. Allem Anschein nach ist eine genotypische Übertragung abzulehnen. Möglich wäre, daß zu der direkten Schädigung der Frucht durch die Kropfnoxe noch eine indirekte durch Schädigung des Keimplasmas tritt. Doch gibt es auch noch andere Möglichkeiten.

Hinzuweisen ist auf die jüngst erschienenen Untersuchungen EUGSTERs: Beobachtungen von Kretinismus an 24 *Zwillingspaaren.* EUGSTER (*33a*) lehnt eine besondere erbliche Anlage für den Kretinismus ab. Er mißt nur *für die Gestaltung des Einzelbildes* des Kretinismus konstitutionellen Momenten eine Bedeutung zu, insofern, „als anlagemäßig bedingte Empfindlichkeitsunterschiede gegenüber der äußeren Noxe innerhalb von Organsystemen mitspielen“.

Es sei hinsichtlich der Beziehungen zwischen Kropfnoxe und Kretinismus die übersichtliche schematische Darstellung DE QUERVAINs wiedergegeben (Abb. 3).

Mit dem Begriff der *Dysthyreose,* der von einigen Autoren ins Feld geführt wird, ist beim Kretinismus vorläufig wenigstens nicht viel gewonnen. Es sei aber auf die Ausführungen DE QUERVAINs verwiesen. Eine Dysthyreose ist bisher nicht zu beweisen, und wenn, so würde das die Fragestellung in pathogenetischer Hinsicht nur verschieben.

Zur **Prophylaxe** des Kretinismus einige wenige auf das eingangs Gesagte zurückgreifende Bemerkungen. Der Faktor der *Ortsgebundenheit*, den neuerlich wieder DIETERLE und EUGSTER (*34*) eindrücklich nachgewiesen haben, ist mit der Besserung der Lebensbedingungen der Bevölkerung in schweren Kropfendemiegebieten angreifbar. In der Tat hat sich die Verbesserung der Wohnungsverhältnisse (Sauberkeit, Aufenthalt im Freien, Licht und Sonne) schon nützlich ausgewirkt (DE QUERVAIN). Hinzu kommt die Jodprophylaxe, die, bei der schwangeren Mutter angewandt, die endemische Thyreopathie und damit auch den endemischen Kretinismus zurückzudrängen verspricht.

Eine **Therapie** des Kretinismus ist nur sehr bedingt möglich. Die Substitutionsbehandlung vermag die schon intrauterin geschädigte Entwicklung besonders beim älteren Kind und beim Erwachsenen nicht mehr zu beeinflussen. Nach ENDERLEN, E. BIRCHER, DE QUERVAIN kann durch Implantationen von Schilddrüsengewebe kaum Wesentliches erreicht werden. Etwas erfolgreicher ist die Behandlung mittels peroral zugeführter Schilddrüsenpräparate; jedoch ist auch sie längst nicht von derselben Wirksamkeit wie beim angeborenen oder erworbenen Myxödem. In Betracht kommt sie eigentlich nur für jugendliche Kretinen. — Die Jodbehandlung im Schulalter beeinflußt nach DE QUERVAIN jugendliche Kretinenkröpfe sehr günstig. Über die Wirkung auf die Grenzerscheinungen der Hypothyreose fehlen noch Erfahrungen.

Eine operative Behandlung kommt bei Atembeschwerden in Frage. Sie verlangt bezüglich des Ausmaßes der Resektion persönliche Erfahrungen. Von Interesse ist, daß nach DE QUERVAIN die Heilungsaussichten dieselben sind wie bei Nichtkretinen.

B. Der Kropf.

Bereits oben betonten wir, daß es nicht möglich ist, den Kropf, die sog. „euthyreote“ Struma, als Krankheit für sich zu betrachten. Die Übergänge schon zu den Hypothyreosen, nicht weniger zu den unten zu behandelnden Hyperthyreosen, sind viel zu fließende. Ein Kropfträger, der an sich den Eindruck eines Euthyreoten macht, kann bei feinerer Untersuchung eine ganze Anzahl Abweichungen der Funktion seiner Schilddrüse nach der Plus- oder Minusseite aufweisen. Es wird zur Grenzabsteckung, vor allem zu den Hyperthyreosen und zum eigentlichen Morbus Basedow hin, noch mancherlei Arbeit bedürfen.

Die Wichtigkeit der Beschäftigung mit dem Kropfproblem belegen folgende Zahlen: Nach EGGENBERGER (*35*) sind die Schilddrüsen von mehr als ein Viertel aller zivilisierten Erdbewohner hyperplastisch. 5% hiervon, oder 15 Millionen Menschen, weisen eine äußerlich sichtbare Halsschwellung oder einen eigentlichen Kropf auf. Es ist denn auch schon eine ungeheure Arbeit geleistet worden, dieses Leiden, das alle Rassen und Völker betrifft, zu klären. Die folgenden Ausführungen können nur eine sehr gedrängte Übersicht des jetzigen Standes der Forschung geben.

Zur *Namengebung:* Wir nennen die Erkrankung *„endemischen Kropf“*. Die Bezeichnung „epidemischer“ oder „sporadischer“ Kropf für gewisse Strumaformen dürfte nicht das Richtige treffen und zum Teil durchaus falsche ätiologische Vorstellungen erwecken. Ein epidemieähnliches gehäuftes Auftreten von Kropffällen kommt nur innerhalb endemischer Bezirke vor und hat wohl mit Sicherheit andere als etwa epidemiologische Ursachen. Der „sporadische“ Kropf ist aber nichts anderes als der letzte Ausläufer einer Endemie (WEGELIN).

Der Kropf, die Hyperplasie der Schilddrüse, ist nun, so eindeutig seine Erscheinungsform ist, durchaus nicht eine klar umschriebene Erkrankung. MAC-CARRISON (*36*) hat das — neben anderen Autoren — zum Ausdruck gebracht, wenn er den Kropf bezeichnet als „a generic term which includes a variety of diseases of diverse etiology“. Er ist aber nicht nur ätiologisch, kausalgenetisch, als nicht einheitliche Erkrankung aufzufassen, auch seine formale Genese ist verschiedenartig.

1. Formale Genese des Kropfes.

Wir müssen bei dem, was man klinisch „Kropf“ nennt, durchaus unterscheiden zwischen der *diffusen* und der *knotigen* Hyperplasie der Schilddrüse. *Formalgenetisch* liegt hier ein *Wachstumsproblem* vor, das eine verschiedenartige Behandlung erfordert. ASCHOFF (*37*) hat hierauf wiederholt hingewiesen. Er hat besonders die engen Beziehungen des pathologischen gutartigen Wachstums der Schilddrüsen zu ihrem physiologischen herausgestellt und uns die „*Lebenskurve*“ der Schilddrüse, d. h. ihre *physiologische Wachstumskurve*, gelehrt. Wir folgen weitgehend seiner Darstellung.

Eng mit den Periodizitäten des Lebens ist auch die Periodizität des Schilddrüsenwachstums verbunden.

Nach der Geburt sinkt das hauptsächlich durch Hyperämie und Ödem bedingte hohe Gewicht der Schilddrüse bald, im Laufe des ersten Monats, ab; es kommt zu einem Schwund des Sekretes. Bis zu der zweiten Dentition entsprechen Wachstum und Kolloidbildung etwa dem allgemeinen Wachstum. Erst in der Präpubertät und der Pubertät kommt es zu einer stärkeren Gewichtszunahme der Drüse, die einmal auf neugebildetes Gewebe, zum anderen auf vermehrte Kolloidbildung zurückgeführt werden muß. Nach der Pubertät geht diese Schwellung wieder zurück; das Sekret wird resorbiert und eingedickt. Die Erwachsenenschilddrüse nimmt nur ganz allmählich, erst im späteren Alter schneller, an Gewicht ab. Im Greisenalter ist keine Degeneration, aber eine senile Sklerose festzustellen.

Wie unterscheidet sich nun das Wachstum der kropfig vergrößerten Schilddrüse von dem eben gezeichneten der normalen Drüse kropffreier Gebiete? Nach ASCHOFF dadurch, daß *die Lebenskurve der Schilddrüse in endemischen Kropfgebieten auf einem weit höheren Niveau verläuft.* Das Gewicht der Drüse ist stets ein höheres, als es der Norm entsprechen würde. Alle Schwankungen prägen sich deutlicher aus.

Schon beim Neugeborenen ist das Gewicht der Schilddrüse kropfiger Gebiete ein höheres als das kropffreier. Oft findet sich ein ausgeprägter **Neonatenkropf,** der nicht selten bald nach der Geburt den Tod bedingt.

So stellte ASCHOFF (*38*) in Freiburg in 10 Jahren unter 186 Neugeborenensektionen 20 Erstickungsfälle lediglich infolge Kropfes fest.

Wann die Neugeborenenstruma entsteht, ist noch nicht bekannt. Über die Struma foetalis wissen wir noch kaum etwas.

Nach der Geburt sinkt auch das Gewicht der Schilddrüse kropfiger Gebiete ab. Im Gegensatz zu den Drüsen kropffreier Bezirke kommt es aber nach der zweiten Dentition zu einem sehr starken Wachstum der Drüse, es entsteht der sog. *Schul-* oder **Pubertätskropf,** der sehr umfangreich werden kann. Wichtig ist, daß es sich bei dieser Hypertrophie der Schilddrüse um einen *diffusen Kropf* handelt. Einmal werden bei ihm Follikel neu gebildet und weiter vergrößern sich diese. Im Gegensatz zu dem Neugeborenenkropf, der auf reine Hyperplasie zurückzuführen ist und eine *Struma parenchymatosa* darstellt, handelt es sich bei dem Pubertätskropf um eine *Struma diffusa colloides makrofollicularis*. Die mikroskopisch feststellbaren polsterartigen Vorwölbungen des Follikelepithels kennzeichnen ihn als *proliferierende* Struma. Aber trotz der übereilten Neubildung von Follikeln hat sich der physiologische Charakter des Wachstums nicht geändert.

Obwohl nun der Kropf über die ganze Erde verbreitet ist, kann er in seinem geweblichen Aufbau sehr unterschiedlich sein. Schon der Pubertätskropf weist solche Verschiedenheiten auf.

Das, was eben über die Pubertätsstruma gesagt wurde, gilt für die von Aschoff und seiner Schule besonders untersuchten Strumen Südwestdeutschlands, speziell des Schwarzwaldes und der Freiburger Gegend. Anders ist der Schweizer Pubertätskropf gestaltet, der nach Wegelin (*39*) häufiger den Charakter einer Struma diffusa *parenchymatosa* et *mikrofollicularis* aufweist, also eine echte Hyperplasie darstellt. Noch stärker schien dieser parenchymatöse Charakter in Wien ausgeprägt zu sein, bei der von Gold und Orator (*40*) beschriebenen Jugend- oder Adoleszentenstruma. Unbeeinflußt von einer Jodprophylaxe sind allerdings später in Wien mehr kolloide Adoleszentenstrumen beobachtet worden (*41*). Ein diffuser Kolloidkropf ist auch der Pubertäts- (und Schwangerschafts-) Kropf der Vereinigten Staaten [Hellwig (*42*)] und im allgemeinen der Rußlands [Arndt (*43*)].

Nicht unwichtig, aber schon in die kausale Genese hineinspielend, ist die Frage nach dem Grunde des hier kolloiden, dort mehr parenchymatösen Charakters der Pubertätsstruma (und anderer Strumen). Aschoff (*44*) denkt hier an exogene Faktoren, graduelle Verschiedenheiten des Jodmangels oder Gleichgewichtsstörungen zwischen Jod und anderen Substanzen. Hier ist noch vieles unklar.

Je nach dem Grad des Abklingens des Pubertätskropfes gestaltet sich der **Kropf des Erwachsenen,** der nach seinem häufigsten geographischen Vorkommen auch Gebirgskropf genannt wird. Das Wachstum der Schilddrüse ist, falls sich keine Knoten bilden, zur Ruhe gekommen; die beim Pubertätskropf vorkommenden polsterartigen Vorsprünge sind nicht mehr feststellbar. Infolgedessen handelt es sich jetzt um eine *Struma diffusa colloides makrofollicularis non proliferans*. Später wird auch noch das Kolloid eingedickt, und die Follikel verkleinern sich: Struma diffusa colloides *mikrofollicularis*.

In späteren Jahren nimmt der Gebirgskropf allmählich an Gewicht ab. Schließlich haben wir den **Greisenkropf** vor uns, nach Aschoff „*Struma diffusa atrophicans*". Aber es kommen auch Ausnahmen, Rückfälle in frühere Wachstumsperioden vor. Die Struma kann dann mikroskopisch dem Kropf der Pubertätszeit weitgehend ähneln: „*rekurrierende Kolloidstruma*" (Aschoff).

Von der Pubertät an sind die Durchschnittsgewichte sowohl der nichtkropfig wie der kropfig veränderten Schilddrüsen weiblicher Personen höher als die männlicher. Die *Menstruationsschwellungen der Schilddrüse* sind bekannt, die *Graviditätsstruma* desgleichen.

Bisher haben wir das Wachstum der *diffusen* Vergrößerungen der Schilddrüse im Vergleich zu dem der normalen Drüse betrachtet. Die „Lebenskurven" haben das gleiche Aussehen bei beiden, nur die Gewichte der Drüsen sind verschieden. Wir kommen jetzt zu den **knotigen** Vergrößerungen der Schilddrüse. So sehr nun für die Klinik, insbesondere die Chirurgie, der Knotenkropf im Mittelpunkt besonders therapeutischer Bemühungen steht, — für die formale und auch kausale Genese der Struma überhaupt, kurz gesagt für das „Kropfproblem", müssen wir ihm eine untergeordnete Rolle zuerteilen. Nach den sorgfältigen, gleich zu besprechenden Untersuchungen der Morphologen — sie kommen bei diesem Punkt besonders in Frage — ist der Kropfknoten als etwas *Sekundäres* anzusehen, das nicht das Wesen des Kropfes darstellt, aber in einer diffus kropfig entarteten Schilddrüse einen besonders günstigen Entwicklungsboden findet (Aschoff). Die Knoten sind als geschwulstartige Bildungen, als echte *Adenome* anzusprechen. Diffuse und knotige Schilddrüsenvergrößerungen sind zu trennen. Da die Knoten sekundären Charakter tragen, kann man das Kropfproblem mit Lubarsch (*45*) aber nicht als ein „Gewächsproblem" ansehen.

Wie entstehen die Kropfknoten? Histologisch fehlt ihnen völlig eine Läppcheneinteilung, wie sie beim normalen oder diffus vergrößerten Gewebe von Schilddrüsen vorhanden ist. Vielmehr sind ein oder mehrere Wachstumszentren feststellbar, von denen sich nach ASCHOFF in ähnlicher Weise wie von bösartigen Tumoren die Lehre vom „unizentrischen Wachstum der Geschwülste“ (RIBBERT) gut ableiten läßt. Weiter zeichnet diese Adenome der parenchymatöse Gewebscharakter aus, echte Follikel mit Kolloid werden nur kaum gebildet, wenn es auch Übergänge verschiedenster Art gibt. Schließlich entspricht auch die Gefäßversorgung nicht derjenigen normaler Drüsen. Sie ist unregelmäßig, an einige wenige Gefäßstämme gebunden, — eine Eigenschaft, die einen Grund für die häufig zu beobachtenden Kreislaufstörungen in den Knoten und die regressiven, degenerativen Veränderungen in ihnen abgibt: hämorrhagische, cystische, fibröse, verkalkte Knoten. Diese Entartungen sind sekundäre Erscheinungen, die in jedem Fall aus dem Kropfknoten, der *Struma nodosa,* hervorgehen. Nebensächlich ist nach ASCHOFF auch, ob die Knoten mehr unreif parenchymatös oder mehr reif kolloid aufgebaut sind. Sind Proliferationen nachzuweisen, so liegt ein besonderer Reizzustand vor.

Von ganz besonderer Wichtigkeit ist nun die Feststellung, daß die *Adenome auch in nichtkropfig veränderten Schilddrüsen kropffreier Gegenden zu finden* sind. ASCHOFF stellt diese *Adenomkeime* in Parallele zu den Adenombildungen besonders der Mamma und Prostata. Dieses Vorkommen auch in kropffreien Schilddrüsen beweist mit am stärksten ihre geringere Bedeutung bei der Erklärung des Wesens des Kropfes.

Die meisten Adenome, wenigstens die parenchymatösen, entstehen aus den sog. *Zentralkanälchen* (ASCHOFF), im Zentrum der Schilddrüsenläppchen übrig gebliebener Restkanälchen. — Die kolloidhaltigen Knoten sind schwieriger abzuleiten. Auch ist ihre Unterscheidbarkeit von einfacher Hyperplasie in der diffusen kolloidreichen Struma erschwerter. Nach WEGELIN ist es *überhaupt oft sehr schwer, scharf zwischen einfacher Hyperplasie und echter Geschwulstbildung zu unterscheiden.*

Der Zeitpunkt der Adenomentstehung kann verschieden sein. Er liegt selten vor der Pubertät, meist in oder nach dieser.

Da der wesentliche Unterschied der Adenome kropffreier und kropfiger Schilddrüsen eigentlich nur in der Größe liegt, muß es etwas anderes als ihr angeborener Geschwulstcharakter sein, das sie zum oft gewaltigen Wachstum anregt. ASCHOFF hat wohl recht, wenn er von einem „aufgerührten Boden“ spricht, in den die Knoten in der kropfigen Schilddrüse gesät worden sind. *Sie hängen also nur indirekt mit der Kropfnoxe zusammen.* Wohl vorstellbar aber ist, daß, wenn die Knoten einmal zum Wachstum angeregt worden sind, sie wenigstens zum Teil aus eigenen Wachstumsgesetzen heraus sich vergrößern können.

Schon hier sei gesagt, daß die Frage nach der Entstehung der besonderen Kropfformen (Neonaten-, Pubertäts-, Graviditätskropf usw.) anders zu beantworten ist als die nach der Entstehung des Kropfes überhaupt. Für die Erklärung der Genese der verschiedenen Formen müssen wir die Periodizitäten des Lebens, des Wachstums, also *endogene* Momente heranziehen, analog, wie sie in der Lebenskurve normaler Schilddrüsen aus kropffreien Gebieten zu erkennen sind. Es werden besonders *Stoffwechselvorgänge* sein, die den jeweiligen Reiz zur Vergrößerung in den verschiedenen Wachstumsperioden abgeben. Im einzelnen sehen wir hier noch nicht klar. Die endemische Thyreopathie aber muß andere als endogene Faktoren zur Voraussetzung haben. Auf sie wird später einzugehen sein.

Eine Besprechung des rein Morphologischen erübrigt sich. Es sei lediglich die ASCHOFFsche *Einteilung der Strumen* wiedergegeben (Tabelle 2), die außer der Gegenüberstellung zur Entwicklung auch der normalen Schilddrüse gewisse Vergleiche mit dem klinischen Bild bringt. Auch dieses ist im einzelnen hier nicht zu erörtern.

Tabelle 2. Einteilungsschema der Strumen.
(Nach L. ASCHOFF: Vorträge über Pathologie. Jena: G. Fischer 1925.)

Schilddrüsen in kropffreien Ländern	Schilddrüsen in Kropfländern	Strumen	
A. *Schilddrüse ohne Knoten*	A. *Hyperplasie der ganzen Schilddrüse*		
a) Neugeborenenschilddrüse	a) Neugeborenenkropf	Struma diffusa parenchymatosa neonatorum	
b) Kindliche Schilddrüse	b) Schulkropf	Struma diffusa colloides makrofollicularis	
		anatomisch	*klinisch*
c) Pubertätsschilddrüse	c) Pubertätskropf	a) proliferans	a) Hyperthyreoidismus (geringere und schwerere Grade) Formes frustes Basedowoid
		b) non proliferans	b) mehr indifferent, ohne Erscheinungen, leichter Hypothyreoidismus
d) Erwachsenenschilddrüse (Schwangerschaftsschilddrüse)	d) Gebirgskropf (WEGELIN)	Struma diffusa colloides mikrofollicularis (normale Gebirgsschilddrüse WEGELINS). Leichter Hypothyreoidismus	
e) Basedowschilddrüse	e) Basedowifizierter Kropf	Struma diffusa colloides basedowificata Dysthyreoidismus	
		anatomisch	*klinisch*
B. *Schilddrüse mit Knoten (Adenome)*	B. *Hyperplastisch-adenomatöse Form*	Struma diffusa et nodosa colloides (proliferans oder non proliferans)	Hyper- und Hypothyreoidismus
	C. *Adenomatöse Form*	Struma nodosa simplex	Hypothyreoidismus (selten Hyperthyr.)
		Struma nodosa basedowificata	Dysthyreoidismus

2. Zur pathologischen Physiologie des Kropfes.

a) Einleitende Bemerkungen.

Welche *Funktion* entspricht nun dem bunten morphologischen Bild der Kröpfe, mit ihrem Nebeneinander von diffusen und knotigen Hyperplasien, parenchymatösem und kolloidem Gewebe? Die Entdeckung des Vorkommens eines jodhaltigen Eiweißkörpers in der Schilddrüse durch BAUMANN 1895 und die Entdeckung von GUDERNATSCH im Jahre 1913, der durch Zufuhr von Schilddrüsensubstanz eine Beschleunigung der Metamorphose von Froschlarven erzielte, bedeuten Marksteine in der Entwicklung einer pathologischen Physiologie des Kropfes. Die biochemische und biologische Durchforschung der Strumen, die seitdem ihren eigentlichen Anfang nahm, zeigte sehr bald, daß mit einem im Morphologischen erkennbaren *Wachstumsproblem* die Frage des Kropfes nicht erschöpft sein konnte, daß sie nicht weniger ein *biochemisches* und *biologisches* Problem darstellt.

Die pathologische Physiologie des Kropfes steht nun zweifellos noch am Anfang ihrer Entwicklung, trotz vieler und sorgfältiger, an sie gewandter Arbeit. Schon die *Untersuchungsmethodik* ist noch nicht so weit, daß es möglich wäre, Befunde verschiedener Untersucher ohne weiteres miteinander zu vergleichen, wie wir dies doch auf vielen Gebieten zu tun gewohnt sind. Die Jodbestimmungsmethoden haben etwa ebensoviele Variationen und Abänderungen erfahren, wie sich Autoren mit ihnen beschäftigten. Die Resultate der Untersuchungen des Jodgehalts einer und derselben Blutprobe oder eines und desselben Gewebsstückes durch verschiedene Untersucher sind noch immer sehr unterschiedlich. Nicht sehr viel besser steht es um die reinen physiologisch-biologischen Methoden. Einmal sind sie von der Beobachtung einer ganzen Anzahl von Faktoren abhängig, und zum anderen können sie uns immer nur Teilantworten geben. Es ist das bei den vielfältigen Zusammenhängen der Schilddrüse mit den verschiedensten Stoffwechselprozessen auch gar nicht anders möglich. Aber es sind nicht die Schwierigkeiten der Methodik allein, die uns einen Vergleich der Befunde und damit eine umfassende Beurteilung so erschweren, hinzu kommen *regionäre Unterschiede.* Das morphologische und klinische Bild der Kröpfe in verschiedenen Ländern und Erdteilen kann sehr unterschiedlich sein. Das amerikanische Kropfmaterial ist ein anderes als das z. B. der Schweiz oder Rußlands, das eines Hochgebirgs- oder Tieflandsgebietes.

Die häufigste Form der nordamerikanischen Kropfendemie ist die diffuse Struma [Hellwig (*46*), Harms (*47*)], ganz im Gegensatz zu dem häufigsten Typ der süddeutschen und schweizerischen Endemie, dem oft gewaltig ausgebildeten Knotenkropf.

Die letzten Jahre haben uns eine ganze Anzahl dringend notwendiger, wertvoller geographisch-pathologischer Untersuchungen zur Kropffrage beschert. Sie bestätigten, mit welch außerordentlichen regionären Verschiedenheiten wir rechnen müssen.

Vergegenwärtigen wir uns dann die Schwierigkeiten der Abgrenzung rein des *klinischen Bildes.* Die Übergänge zur Hypo- und Hyperthyreose sind so fließend, daß verschiedene und erfahrene Beobachter die gleichen Kranken sicher nicht alle gleichartig einteilen würden. Und noch ein Letztes wäre zu erwähnen, das im besonderen den Vergleich von Funktion und histologischem Bau der Kröpfe betrifft. Dieser Vergleich wird überaus erschwert durch den Effekt der jetzt so verbreiteten Jodprophylaxe und Jodbehandlung des Kropfes. Das *Jod* verändert die ursprüngliche Struktur des Kropfgewebes weitgehend. Es gilt das besonders für die diffusen Formen und hier vor allem für thyreotoxische Strumen.

Trotz all dieser Schwierigkeiten möge ein gedrängter Überblick über unsere jetzigen Kenntnisse der pathologischen Physiologie des Kropfes gegeben werden, ohne uns in zuviel Einzelheiten, die ein Buch für sich füllen müßten, zu verlieren.

b) Einteilungsschema Breitners.

Es ist versucht worden, in der *Menge* des in der Schilddrüse vorhandenen *Kolloids* einen Gradmesser für die Funktion der Drüse zu erblicken. Es ist das aber nicht möglich. Die Menge des Kolloids hängt von 2 Faktoren ab, von der Bildung und von der Abfuhr. Sekretion und Resorption beeinflussen sie.

Breitner (*48*), Gold und Orator, die in der Art und Menge des jeweils in der Schilddrüse nachweisbaren Kolloids *einen* Faktor für die Funktion erblickten, glaubten durch Hinzufügung eines zweiten, des *Zellbildes,* die Tätigkeit der Drüse beurteilen zu können.

Bekanntlich soll ja das Kolloid von den Zellen gebildet und aus diesen ins Lumen ausgestoßen werden.

Mit Recht sagt Breitner, daß man auf diese Weise nur den in der Drüse vor sich gehenden Arbeitsprozeß erfassen könne, nicht die Auswirkung dieser Tätigkeit im Organismus, die von sehr viel verschiedenen Umständen abhängig sein kann. Er glaubt aber, daß diese biologisch-funktionelle Betrachtung dem Wesen der Schilddrüsenerkrankungen gerecht werde, das eine Änderung der spezifischen Tätigkeit der Drüse bedeute. Durch eine Analyse der Sekretproduktion und -abfuhr (Retention oder Ausscheidung) komme man zu einer Beurteilung von Tätigkeit und Leistung der Drüse.

Hyporhöe bedeutet BREITNER gehemmte, Hyperrhöe gesteigerte Sekretabfuhr; Eutrophie normal tätiges, Hypotrophie weniger leistungsfähiges, Hypertrophie gesteigert tätiges Drüsenepithel.

Nach BREITNER lassen sich so Form und Funktion der pathologischen Schilddrüsenvergrößerungen in vier Grundformen erfassen, im

1. eutrophisch-hyperrhöischen Typ. Hier besteht morphologisch eine mikrofollikuläre bzw. solide Epithelhyperplasie, Kolloid ist spärlich. Sekret wird lebhaft gebildet und rasch abgeführt. Typ der Struma parenchymatosa. Zugrunde liegt ein hoher Bedarf im Organismus (bekanntlich ist die Struma parenchymatosa der Kropf des Wachstumsalters) oder ein im Sinn eines Joddefizits ungenügend wertiges Sekret (deshalb Erfolg der Jodtherapie).

2. im eutrophisch-hyporhöischen Typ. Entwicklung aus dem ersten Typ: Stabilisierung der Sekretausschwemmung in Form von Kolloidspeicherung nach Aufhören der funktionellen Anforderungen des Wachstumsalters. Also rege Produktion, verminderte Abfuhr. Typ der Struma colloides diffusa. Jod soll Mobilisierung und Ausschüttung von Sekret und damit die Gefahr der Hyperthyreose bedingen.

Bei weiterem Sinken der Anforderung von Sekret nimmt die Kolloidanschoppung zu. Die Produktion von Sekret nimmt ab, das Kolloid dickt sich ein. Es kommt zum

3. hypotrophisch-hyporhöischen Typ mit hypothyreoten Merkmalen.

Steigerung der Tätigkeit der Schilddrüse eines diffus parenchymatösen Kropfes außerhalb von Endemien, — der in Zusammenhang mit konstitutionellen Eigenarten des Individuums zu bringen ist, — bedingt durch irgendwelche Gleichgewichtsstörungen, führt dann zum echten Basedowkropf, zum

4. hypertrophisch-hyperrhöischen Typ.

Die BREITNERsche Einteilung ist nicht nur wegen der Verbindung des Morphologischen mit dem Funktionellen von Interesse, mehr wohl noch wegen der Herausstellung der *Funktion* für die *Genese* der diffusen Kropfformen. Ohne hier im einzelnen näher auf diese Einteilung und ihre Begründung durch klinisch und experimentell erlangte Befunde eingehen zu können, ist ihr Wert als *Arbeitshypothese* zu betonen. Es lassen sich gegen eine solch enge, doch etwas schematische Verbindung von Funktion und Form ja mancherlei Einwände erheben. Der wohl wichtigste ist, daß auch die Zellform (neben dem Verhalten des Kolloids) durchaus nichts *Sicheres* über die Funktion auszusagen vermag (WEGELIN). Die eutrophisch-hyperrhöische Struma des Wachstumsalters z. B. ist nicht immer funktionell hochwertig. Es kann, wie WEGELIN betont, die Sekretproduktion oft beeinträchtigt sein, es können sich auch Degenerationen am Epithel finden. DE QUERVAIN (*49*) warnt vor Überschätzung des mechanischen Moments des Abflusses des Kolloids. Nach ihm ist die *Wertigkeit des Kolloids* in einer solchen Einteilung nicht berücksichtigt, — eine vorläufig allerdings schwer erfüllbare Forderung.

Ob es gelingen wird, die große Mannigfaltigkeit der Kropfformen und ihrer funktionellen Erscheinungen in einem auch noch so unterteilten Schema allgemeingültig zu erfassen, ist vorläufig zu bezweifeln. Schon die *regionären Unterschiede* bedingen große Schwierigkeiten. Wir sind für das erste noch auf das Sammeln von Bausteinen angewiesen.

c) Funktionelles Verhalten der verschiedenen Kropfarten.

1. Parenchymatöse Kröpfe. Über die *Funktion* der *Neugeborenenstruma,* die eine Struma parenchymatosa darstellt, fast ausschließlich ohne Kolloidbildung und -speicherung, ist noch wenig Sicheres bekannt. WEGELIN selbst rät zur größten Vorsicht bei der Deutung der histologischen Bilder. Er hält es für möglich, daß von dem wuchernden Epithel keine ausreichenden Sekretmengen produziert werden. Möglich ist auch eine sehr rasche Abgabe des Sekrets in die Blutbahn. DE QUERVAIN (*50*) nimmt für die Mehrzahl der Fälle von Neugeborenenkropf eine genügende Funktion an.

Nach RIETMANN (*51*) und ABELIN (*52*) findet sich in den Kröpfen der Neugeborenen fast ohne Ausnahme *kein Jod,* ein Befund, der bei dem fehlenden Kolloid zu erwarten war.

Dementsprechend ist auch im Metamorphoseversuch keine Wirkung festzustellen (WEGELIN und ABELIN).

Ob die Struma congenita auf eine mangelhaft funktionierende Schilddrüse der Mutter zurückzuführen ist, wie BREITNER meint, bleibe dahingestellt. Der Jodgehalt der mütterlichen Drüse ist aber anscheinend von großer Bedeutung (WEGELIN). Nordamerikanische Tierzüchter konnten durch Jodgaben bei Muttertieren das Auftreten der kongenitalen Struma verhindern, ähnliche Ergebnisse hatte EGGENBERGER am menschlichen Material (s. unten).

Wir erörterten oben, wie sehr, je nach der Landschaft, das histologische Bild des *Pubertäts-* oder *Adoleszentenkropfes* verschieden sein kann. In der Schweiz und in Österreich entspricht ihm die *diffuse kleinfollikuläre Struma parenchymatosa*. Beim Erwachsenen bleibt sie in dieser Form nur selten bestehen. Das vermehrte Wachstum des Epithels bedingt aber nun keineswegs immer eine gesteigerte Funktion oder gar eine Hyperthyreose. Letztere ist, wenn überhaupt vorhanden, meist nur angedeutet [DE QUERVAIN (*53*)]. Vor allem im Kindesalter ist ebensooft ein euthyreotes Verhalten feststellbar, in schweren Endemiegebieten, z. B. in Bern, nicht selten eine gewisse Hypothyreose (*54, 55*). Nicht immer ist also aus dem histologischen Bild eine funktionelle Diagnose zu stellen.

Wirksame Stoffe sind in der Struma parenchymatosa des Wachstumsalters nur sehr spärlich vorhanden, wie WEGELIN und ABELIN im Kaulquappenversuch zeigen konnten. Anders verhält sich nach denselben Autoren dieselbe Strumaform beim Erwachsenen. Hier kann sie im Metamorphoseversuch typisch wirksam sein. Ob man deshalb für das Erwachsenenalter, im Gegensatz zum Wachstumsalter, eine Speicherung wirksamer Substanzen in der Drüse annehmen muß, bleibe dahingestellt.

Dem geringen Kolloidgehalt der parenchymatösen Struma entspricht eine Verminderung oder ein Fehlen des Jodgehaltes (*56, 57*). In gleicher Weise gilt das auch für den Parenchymkropf des Hundes [MARINE und WILLIAMS (*58, 59*)].

2. Kolloidkröpfe. Den parenchymatösen Strumen stehen histologisch die *diffusen Kolloidkröpfe* gegenüber. Funktionell sind sie, zwar nicht immer, als *höherwertig* zu bezeichnen. Der gesteigerten Kolloidmenge entspricht im allgemeinen auch ein stärkerer Jodgehalt.

Betrachten wir zuerst die *proliferierenden* (makrofollikulären) Kolloidstrumen. Ihr Typ ist z. B. die Pubertätsstruma Südwestdeutschlands, im Gegensatz zu der parenchymatösen der Schweiz. Im allgemeinen entspricht ihr im Wachstumsalter eine normale Funktion. Trotz der lebhaften Wucherung des Epithels können aber auch hypothyreotische Symptome beobachtet werden [KLOSE und HELLWIG (*60*), STAHNKE (*61*)]. GOLD und ORATOR (*62*) berichten neben anderen Autoren auch von hyperthyreoten Zügen bei jugendlichen Trägern eutrophischer Kolloidstrumen. Häufiger aber finden sich solche Symptome, wenn der proliferierende Typ weiterhin beibehalten wird oder gar erst später entsteht. Hier haben wir Übergänge zu den Hyperthyreosen, auch wenn diese klinisch nicht immer nachgewiesen werden können. Regionäre Unterschiede sind hier sehr zu beachten. Die nordamerikanische Struma colloides diffusa neigt viel eher zur Hyperthyreose als z. B. die deutsche und schweizerische. HELLWIG (*63*) berichtete von Hyperthyreosen bei $^4/_5$ der proliferierenden diffusen Kolloidstrumen der Vereinigten Staaten.

DE QUERVAIN und HARA (*64, 65*) fanden proliferierende Kröpfe im ASHER-STREULI-Versuch (Sauerstoffmangel) stark wirksam. Auch für das Kropfvenen- und Armvenenblut der Träger galt dies. Es ist also für gewisse proliferierende Strumen eine Steigerung auch der Kolloidabfuhr anzunehmen. Nach BRANOVACKY (*66*) und WYDLER (*67*) ist eine nicht genügende Funktion kaum zu beobachten.

Über den Jodgehalt der proliferierenden diffusen Kolloidstruma liegen noch zu wenig sichere Angaben vor. Es ist aber wohl eine Vermehrung des Jodes anzunehmen.

Etwas anders wieder liegen die Verhältnisse bei den *nicht proliferierenden* (makrofollikulären) Kolloidstrumen und bei ihrem weiteren Entwicklungsstadium, dem mikrofollikulären diffusen Kolloidkropf. Dem zur Ruhe gekommenen Wachstum entspricht im allgemeinen ein normales funktionelles Verhalten. Zuweilen kommen auch leichte Hypothyreosen vor.

WEGELIN berichtet von solchen Beobachtungen, meist bei jugendlichen Individuen. Er stellte im Kaulquappenversuch gelegentlich eine recht schwache, zumindest unternormale Wirksamkeit fest. Trotz reichlichen Kolloids also funktionelle Unterwertigkeit, die möglicherweise mit einer ungenügenden Jodierung des Kolloids zusammenhängt. — Aber für die große Mehrzahl trifft ein normales funktionelles Verhalten zu, das der Metamorphoseversuch bestätigt (WEGELIN und ABELIN).

Auch für die nicht proliferierende diffuse Kolloidstruma gilt das, was für die proliferierende gesagt wurde. In Nordamerika weist sie nicht selten eine Überfunktion auf. Nach HELLWIG tritt in $^2/_3$ der Fälle eine Hyperthyreose auf.

Der absolute Jodgehalt der diffusen Kolloidstrumen ist vermehrt, er entspricht etwa dem Kolloidgehalt (*68*, *69*). Der relative Jodgehalt weist stärkere Schwankungen auf, er ist abhängig von der Jodzufuhr [MARINE und WILLIAMS (*70*)]. Wichtig wären genauere Angaben über den Jodgehalt der nicht proliferierenden Strumen im Vergleich zu den proliferierenden.

3. Knotenkröpfe. Für die Knotenkröpfe ist eine Funktionsaussage noch schwieriger als für diffuse Strumen. Zum großen Teil liegt das daran, daß hyperplastisches Schilddrüsengewebe und reines Adenomgewebe nicht genug gesondert untersucht wurden. Ohne eine solche Trennung ist aber eine einwandfreie Aussage nicht möglich.

Es liegt auf der Hand, daß Knoten, die starke regressive Veränderungen aufweisen, weitgehend hyalin entartet, verkalkt sind, so gut wie keine Funktion ausüben. Bei genügend differenzierten Adenomen ist das anders. Sie können sich in ihrer *biologischen Wirksamkeit,* z. B. im Kaulquappenversuch, wie normales Schilddrüsengewebe verhalten. Meistens erreichen sie diese Wirkung aber nicht. Auch kann man die Stärke derselben nicht proportional der Differenzierung des histologischen Zellbildes oder der Menge des Kolloids setzen, was BREITNER gegenüber betont werden muß. WEGELIN z. B. beobachtete trotz Epithelwucherungen bei den knotigen Strumen der Berner Gegend sehr oft Erscheinungen der Hypothyreose.

Bei der *Struma colloides nodosa* und bei der Struma colloides diffusa et nodosa sind fast ausschließlich eu- oder sekundär hyperthyreotische Funktionen anzunehmen. Nur sehr selten finden sich Insuffizienzerscheinungen (DE QUERVAIN (*71*)]. Nach HELLWIG (*72*) weisen 50% der *nicht* proliferierenden kleinknotigen Kolloidstrumen Nordamerikas Zeichen von Hyperthyreose auf.

Den knotigen Kolloidstrumen steht wieder die geringe Funktion parenchymatösen Gewebes bei der *Struma nodosa parenchymatosa* gegenüber. Mit DE QUERVAIN ist zu folgern, daß die Funktion eines solchen parenchymatösen Knotenkropfes wesentlich von Menge und Qualität des Restgewebes, im Gegensatz zum Kolloidkropf, abhängig ist. Ist dieses insuffizient, so haben wir zumindest *Übergänge* zum Kretinismus.

Das Jodvorkommen in Adenomen scheint stark von der Menge des Kolloids abhängig zu sein. Großfollikuläre, kolloidreiche Knoten enthalten viel Jod, kolloidfreie und kolloidarme Knoten können jodfrei sein [VON SINNER (*73*)].

Zusammenfassend können wir sagen: Eine Funktionsanalyse der verschiedenen Kropfarten ist noch keineswegs mit Sicherheit in jedem Fall durchführbar. Es ist nicht möglich, lediglich aus dem histologischen Bild den Grad der Wirksamkeit zu erschließen. Grobe Täuschungen würden sich sogleich einstellen. Um einigermaßen zuverlässige Aussagen über die Funktion des Kropfes machen zu können, muß einmal der klinische Befund nach jeder Richtung hin (Organe, Nervensystem, Blut, Stoffwechsel, Jodhaushalt) geklärt werden. Die histologische Untersuchung des Kropfgewebes folgt als zweites. Ihr schließt sich die Bestimmung der biologischen Wirksamkeit des Strumagewebes, unter Umständen (nach DE QUERVAIN) auch des Kropfvenen- und Armvenenblutes an (Metamorphose-Versuch, ASHER-STREULI-Versuch u. a.). Ergänzt wird die Untersuchung durch die Jodanalyse des Kropfes.

d) Zur Untersuchung des Jodhaushalts.

Zur Untersuchung des Jodhaushaltes beim Kropf noch einige besondere Bemerkungen. So wesentlich die Erfassung des gesamten Jodstoffwechsels des Organismus für das Verständnis besonders der Kropfgenese ist, so muß doch vor einer Überschätzung von Einzelbefunden gewarnt werden. Schon im physiologischen Teil haben wir auf die großen Schwankungen des Jodgehaltes *normaler* Schilddrüsen hingewiesen. Es folgt daraus, daß *bei pathologisch veränderten Schilddrüsen* nur auf Durchschnittswerte Gewicht gelegt werden darf, daß also ein großes Material für die Beurteilung vorliegen muß.

Auch scheint die Bestimmung des Gesamtjodes der Schilddrüse für eine Aussage über den Funktionszustand des Kropfes nicht zu genügen. Wir müssen die alkoholunlösliche und die alkohollösliche Jodfraktion *einzeln* bestimmen. Von Fellenberg (*74*) hat hier vor einigen Jahren eine neue Methode zur Bestimmung kleinster Jodmengen ausgearbeitet.

Saegesser (*75*) fand bei Strumen mit „unternormaler" oder unterwertiger Funktion einen erhöhten, bei Kröpfen mit überwertiger Funktion einen erniedrigten Anteil der alkohollöslichen „anorganischen" Fraktion. Letztere bewirkte im Asher-Streuli-Versuch eine deutliche Grundumsatzsteigerung. Er glaubt daher, daß das aktive Prinzip der Schilddrüse nicht — wie bisher angenommen — in der organischen, sondern in der „anorganischen" alkohollöslichen Fraktion enthalten sei.

Diese überraschenden Befunde verlangen eine Nachprüfung von anderen Stellen. — Leider besitzen wir noch keine direkten Thyroxin- bzw. Schilddrüsenhormonbestimmungsmethoden. Auch die zur Bestimmung des Thyroxins in der Schilddrüsen*substanz* angegebenen Methoden von Harington und Randall, weiter von Leland-Foster, bestimmen nur die Jodfraktion, in der das Thyroxin vorhanden ist (*76*).

Die Bestimmung des *Jodgehalts des Blutes* bei Kropfträgern vermag uns als Einzelbefund im allgemeinen weit mehr über die Funktion des jeweiligen Kropfes auszusagen als die Jodbestimmung in der Kropfsubstanz. Der Jodspiegel im Blut ist ja nicht abhängig von der Jodmenge, die in der Schilddrüse gespeichert ist, sondern von der Intensität ihrer Funktion [de Quervain (*77*)]. Jedoch, wollen wir klare Anschauungen über das Verhalten des Jodhaushalts gewinnen, so sind notwendigerweise beide Bestimmungen auszuführen.

Bei Besprechung der pathologisch-physiologischen Verhältnisse beim Kretinismus wiesen wir auf die starke Verminderung des Blutjods bei dieser Erkrankung hin. Umgekehrt finden wir bei den Hyperthyreosen oft eine erhebliche Erhöhung des Jodspiegels. Zwischen diesen Extremen liegt der *euthyreote Kropf.* Es liegt auf der Hand, daß den oft nur feinen Nuancen, die er in seinem Funktionsverhalten aufweist, meist keine deutlich faßbare Veränderung des Blutjods entspricht. Trotz stark wechselnden Jodvorrats im Kropf*gewebe* wird die Jodionenkonzentration im Blut möglichst konstant gehalten [Eggenberger (*78*)]. Erst wenn die Funktion stark nach der Plus- oder Minusseite ausschlägt, wird auch die Regulierung des Blutjodes stärker gestört. Die Untersuchungen des Jodgehalts des Blutes beim euthyreoten Kropf leiden, wie alle Jodbestimmungen, vorläufig auch noch an den Schwierigkeiten der Methode. Nur Befunde ein und desselben Untersuchers sind einigermaßen vergleichbar.

Weitere wesentliche Fortschritte dürfen wir erwarten, falls einmal genauere spezifische Methoden zur Bestimmung des Schilddrüsenhormons zur Verfügung stehen sollten.

e) Folgerungen.

Was können wir aber aus den bisherigen Erkenntnissen der pathologischen Physiologie des Kropfes entnehmen?

Die oft vorhandene *Inkongruenz zwischen histologischem Befund und klinischem Bild,* zwischen Form und Funktion des Kropfes, weist darauf hin, wie stark wir hier Faktoren in Rechnung setzen müssen, die *außerhalb der Schilddrüse* liegen. Die Ansprechbarkeit der Erfolgsorgane, die Zusammenhänge mit dem vegetativen Nervensystem, die Wirkungen auf den Kreislauf spielen im Verein mit der jeweiligen Konstitution, dem Lebensalter, der Ernährung usw. eine gewaltige Rolle. *Warum* die Kolloidmengen, die in einer bestimmten Wachstumsphase genügen, in einem anderen Alter Funktionsschwankungen nach der negativen oder positiven Seite bedingen, das wissen wir noch nicht. Wir können es höchstens in dem einen oder anderen Falle vermuten. Die Klärung dieser funktionellen Bedingungen ist eine Aufgabe der Zukunft.

In engem Zusammenhang hiermit stehen die Fragen nach den *Ursachen der regionären Verschiedenheiten.* Hier muß das, was schon für die Funktionsvariationen von Kropfträgern eines und desselben Gebietes im kleinen Rahmen in Betracht kommt, im großen beantwortet werden. Stärker als dort wird hier an *übergeordnete Umweltsfaktoren* zu denken sein, in erster Linie wohl an die Rolle des *Jodes.*

Es ist bekannt, daß die Basedowifizierung der endemischen Struma in den jodarmen Gebirgsländern bei den diffusen und kleinknotigen Kolloidkröpfen relativ selten ist (WEGELIN), häufig hingegen im jodreichen Norwegen [HOLST (*79*)].

Ohne schon hier auf die reichlich verwickelten Beziehungen zwischen Jod und Kropf eingehen zu wollen, möge doch auf einige Punkte bereits verwiesen werden.

Es wurde im physiologischen Teil erwähnt, daß *Zufuhr von Jod* auf Schilddrüsen gesunder Menschen nicht reizend wirkt. Das überschüssige Jod wird beschwerdefrei ausgeschieden. Anders beim Kropf.

Bei jodarmen, parenchymatösen Strumen regt es in kleinen Dosen die Sekretion an und bewirkt so eine Anreicherung von Kolloid. In mittleren und großen Dosen kann es, wenn dauernd gegeben, und bei hierzu disponierten Menschen, schädlich wirken (s. u. a. EGGENBERGER). In dem großfollikulären Kolloidkropf erleichtert es auch die Resorption des Kolloids. Infolgedessen werden größere Mengen des Sekrets den anderen Organen zugeführt (WEGELIN).

Man muß daher durchaus an das Jod als ursächliches Moment für die häufigere Basedowifizierung von Strumen in jodreichen Gegenden denken, auch wenn die individuelle Reaktionsweise von nicht zu unterschätzender Wichtigkeit, insbesondere auch für die weitere Entwicklung, ist.

Wir werden weiter unten, bei Besprechung der Hyperthyreosen, näher auf diese Beziehungen zu sprechen kommen (s. S. 73 ff.).

Kurz sei weiter die Frage nach den *Beziehungen zwischen Jodgehalt und biologischer Wirksamkeit des Kropfgewebes* erörtert. Hier müssen wir das *Kolloid* mit in die Betrachtung hineinnehmen. Wenn auch die Stärke der Wirkung nicht dem Kolloidgehalt der Drüse gleichgesetzt werden kann, da dieser außer von der Produktion auch von der Abfuhr abhängig ist, so ist doch aus dem funktionellen Verhalten der verschiedenen Kropfformen zu folgern, daß im allgemeinen [durchaus nicht immer — BRANOVACKY (*80*)] *die kolloidreiche Drüse eine stärkere Wirkung ausübt als die kolloidarme.* Die Untersuchungen vieler Autoren haben nun gezeigt, daß zwischen Kolloidmenge und Jodgehalt ein ziemlich weitgehender, wenn auch keineswegs ein vollkommener Parallelismus vorhanden ist. Ein solcher Parallelismus wäre daher auch für den Jodgehalt und die Stärke der biologischen Wirkung des Kropfgewebes zu folgern. Zweifellos ist das in gewissem Umfange der Fall (*81*), jedoch durchaus nicht ohne weiteres (*82*).

BRANOVACKY (*83*), auf dessen umfassende Untersuchungen zu diesen Fragen ausdrücklich verwiesen sei, stellte ein sehr deutliches Parallelgehen zwischen *relativem* Jodgehalt und biologischer Wirksamkeit der Kröpfe fest, hingegen eine vollkommene Inkongruenz zwischen *absolutem* Jodgehalt des gesamten Kropfes und biologischer Wirksamkeit.

Es kann der fehlende Parallelismus außer von anderen, oben bereits erwähnten Faktoren, insbesondere der Ansprechbarkeit der Organe, auch davon abhängig sein, daß die *Abfuhr des Sekrets* irgendwie behindert ist. Hierüber können uns

Untersuchungen des Venenblutes der Struma und des Armvenenblutes der Kropfträger mittels der ASHER-STREULI-Methode gewisse Aufschlüsse geben, wie DE QUERVAIN, HARA und BRANOVACKY gezeigt haben. *Warum* aber eine Hemmung der Abfuhr besteht, das ist eine Frage, die für den einzelnen Fall vorläufig nicht leicht zu beantworten sein wird. Daß für diese Möglichkeit so gut wie ausschließlich Kolloidstrumen in Frage kommen, liegt auf der Hand.

Kolloidkröpfe sind es auch, für die noch eine andere Möglichkeit zu erwägen wäre, die einer *verschiedenen Wertigkeit des Kolloids*. So leicht nun eine Dysfunktion des Schilddrüsensekrets zu behaupten ist, so schwer ist sie zu beweisen, und *bislang ist sie exakt noch nicht bewiesen*. Immerhin ist die Möglichkeit einer *Dysthyreose* nicht ganz zu bestreiten. Weiter werden wir wohl aber erst dann kommen, wenn wir die Möglichkeit haben, die verschiedenen Sekretanteile der Schilddrüse qualitativ und quantitativ exakter, spezifisch zu erfassen. Vorläufig ist uns das noch nicht möglich.

3. Verhalten der übrigen Organe beim endemischen Kropf.

a) Übrige innersekretorische Drüsen.

Betrachten wir nach diesem Überblick über die pathologisch-physiologischen Verhältnisse der Strumen das Verhalten der übrigen Organe, zuerst das der übrigen inneren Drüsen beim endemischen Kropf! Wir werden hier nicht dieselben Veränderungen erwarten dürfen wie bei der Athyreose, den Hypothyreosen oder umgekehrt, den Hyperthyreosen. Einer euthyreoten Funktion wird im allgemeinen auch ein geregeltes Verhalten der übrigen Drüsen entsprechen.

Veränderungen der *Epithelkörperchen* finden sich nicht. Auch der *Ca-Spiegel im Blutserum* ist bei der euthyreoten Struma nach Untersuchungen SAEGESSERS (*84*) kaum unterschiedlich gegenüber der Norm. Er bewegte sich an der oberen Grenze des Normalen. Eine besondere Tetaniedisposition war nicht festzustellen. Nur nach der Strumektomie verschob sich das Calcium-Phosphorgleichgewicht in tetanigener Richtung, ohne daß aber Tetaniesymptome klinisch nachgewiesen werden konnten.

Bereits oben wurde erwähnt, daß das *Serumkalium* auch beim euthyreoten Kropfträger etwas erniedrigt ist, stärker beim Kretin. Die Magnesiumwerte des Serums entsprechen bei allen Kropfformen (Hypo-, Eu- und Hyperthyreoten) etwa der Norm (SAEGESSER).

Der *Thymus* ist beim endemischen Kropf oft hyperplastisch, besonders bei der kindlichen Struma diffusa. WEGELIN (*85*) fand bei kongenitalen Strumen in 36% eine Vergrößerung des Thymus, wobei als Normalgewicht der Drüse 13 g angenommen wurde. Histologisch sind keine besonderen Veränderungen festzustellen. Nach der Geburt kommt bei der diffusen, aber auch in gewissem Umfang bei der knotigen Struma des Kindes- und Wachstumsalters nicht selten eine Thymushyperplasie vor (WEGELIN, E. BIRCHER, v. HABERER). Im Erwachsenenalter ist bei einer knotigen Struma ein vergrößerter Thymus nicht mehr zu beobachten (*86, 87*).

Betreffs der *Ursache* des häufigen Zusammentreffens einer Thymusvergrößerung mit einem angeborenen Kropf denkt WEGELIN an eine gleichsinnige Beeinflussung beider Drüsen, die in ihrer Funktion manches Gemeinsame haben (intrauteriner Funktionsreiz auf Schilddrüse und Thymus infolge Insuffizienz der mütterlichen Schilddrüse, die erforderlichen Wachstumsstoffe dem Fetus zur Verfügung zu stellen und hierdurch bedingte Arbeitshypertrophie der Drüse?).

Eine Anzahl von Untersuchern haben über Veränderungen der *Hypophyse* beim Kropf berichtet. Doch sind die Befunde zu uneinheitlich, um bestimmte Schlüsse aus ihnen ziehen zu können. Auch *Nebennieren*anomalien sind nicht genügend geklärt.

Die *Hoden* sind in Kropfendemiegebieten nicht selten unterentwickelt [in Bern nach Untersuchungen von DIAMANTOPOULOS (*88*) in fast $^2/_3$ aller Kinderhoden], ohne daß aber ein Zusammenhang zwischen Kropfgröße und Hodenhypoplasie zu finden wäre. Veränderungen der *Ovarien* sind noch zu wenig bekannt.

b) Übrige Organe.

Von den übrigen Organveränderungen beim endemischen Kropf sei auf den häufig zu beobachtenden *Status lymphaticus* hingewiesen, der aber ebenso wie die Thymusvergrößerung im allgemeinen nur bei den diffusen parenchymatösen Kröpfen des Wachstumsalters vorhanden ist.

Gröbere Veränderungen des *Blutes* finden sich beim euthyreoten Kropf nicht. Auch hier beobachten wir eine relative Lymphocytose, wie schon beim Myxödem, dem Kretinismus und, umgekehrt, beim Basedow. Irgendeine differentialdiagnostische Bedeutung ist daher der Lymphocytose abzusprechen. Die Blutgerinnung hat nach Untersuchungen von FONIO (*89*) hin und wieder eine geringe Tendenz zur Verlängerung.

Auf die Frage des *Kropfherzens,* die recht umstritten ist und sicher nicht einseitig, etwa in Beziehung zu einer Kropfnoxe, betrachtet werden darf, kann hier nicht näher eingegangen werden. Mechanisch bedingte Störungen des Herzens verbinden sich mit thyreotoxischen. Betreffs dieser sei auf die Ausführungen im Thyreotoxikosen-Kapitel verwiesen.

Das *Skeletsystem* weist nur dann stärkere Veränderungen auf, wenn entsprechende Funktionsabweichungen nach der Minus- oder Plusseite bei dem Kropfträger vorhanden sind. Bei der Hypothyreose finden wir ein vermindertes Längenwachstum der Knochen, das in Endemiegebieten mit verbreiteter Hypofunktion die geringere Körpergröße der betreffenden Kropfträger wenigstens zum Teil mitbedingt. Auch die Knochenkerne treten in solchen Bezirken verspätet auf. — Umgekehrt kann bei gut funktionierender Schilddrüse im Pubertätsalter eine Wachstumssteigerung beobachtet werden. Die Körperlänge ist dann eine größere, als es dem Durchschnitt entspricht.

4. Kausale Genese des Kropfes.

Wir kommen zur kausalen Genese des endemischen Kropfes. Es kann im Rahmen dieser Bearbeitung nicht ausführlich auf die Unzahl von Theorien und Untersuchungen eingegangen werden, die auf dieses noch immer nicht geklärte Problem angewandt wurden. Die große Bedeutung, die dem Kropfleiden in den meisten Ländern der Erde zukommt, die starken Auswirkungen, die es auf den Gesundheitszustand des einzelnen Trägers wie ganzer Bevölkerungsgebiete ausübt, haben immer wieder Ärzte, die zugleich Forscher waren, gefangen genommen und zur Mitarbeit verpflichtet.

a) Endemiologische Beobachtungen.

Aufs engste verknüpft mit dem ätiologischen Problem des Kropfes sind die endemiologischen Verhältnisse. Nicht umsonst gebrauchen wir die Bezeichnung „endemischer Kropf". In allen Erdteilen finden sich Gebiete, in denen der Kropf endemisch verbreitet ist. Wichtigste Kropfgebiete sind (nach TRENDELENBURG): die Alpen, die Karpathen, die Pyrenäen, Distrikte in Derbyshire und Norfolk, der Ural und Kaukasus, zahlreiche Gebiete Asiens, besonders das Himalayagebiet und große Teile Chinas, weiter das Gebiet der großen Seen in den Vereinigten Staaten von Amerika. Der Kropf kommt also *bei allen Rassen* und *unter allen Klimaten* vor, er bevorzugt aber gemäßigte und subtropische Zonen. *Hauptsächlich* sind die *Binnenländer* und hier wieder vor allem, doch nicht ausschließlich, Gebirgsländer betroffen. Küstengebiete sind aber nicht verschont (Norwegen, England, Indien, Ceylon, Tasmanien usw.), wenn auch die hier vorkommenden Endemien im allgemeinen leichterer Natur sind, sich auch hinsichtlich der Funktion der Strumen meist anders verhalten (Neigung zur Hyperthyreose).

Der endemische Kropf ist außerordentlich *lokal gebunden*. Oft kann er sich in seinem Ausbreitungsgebiet an bestimmte Täler und Flußgebiete halten, wobei nach MACCARRISON (*90*) ein verschiedenartiges Verhalten je nach dem Ufer möglich ist. Sumpfgebiete werden vom Kropf bevorzugt. Ländliche Bezirke weisen ein stärkeres Kropfvorkommen auf als Städte. Gewisse Dörfer und einzelne Häuser sind als direkte „Kropfherde" bezeichnet worden [DIETERLE und EUGSTER (*91*)]. Es finden sich zuweilen kropffreie Ortschaften in einem Kropfdistrikt und umgekehrt auch verkropfte Dörfer in einem sonst kropffreien Bezirk [HÖJER (*92*)].

Menschen, die aus kropffreien Gegenden in Kropfgebiete einwandern, können einen Kropf erwerben. Nach MACCARRISON (*93*) beträgt die „Inkubationszeit" für Jugendliche $1^1/_2$—6 Monate. Umgekehrt können kropfbehaftete Personen, falls sie in kropffreie Bezirke ziehen, ihren Kropf schon recht bald verlieren. Auch Knotenkröpfe können sich, wenn sie kleiner sind, zurückbilden. Der Kropf ist also *örtlich*, an das Endemiegebiet, gebunden.

Jahreszeitliche Schwankungen sind deutlich zu beobachten. Dem allgemeinen Wachstumsantrieb im Frühling und Vorsommer entspricht, in Europa, auch ein stärkeres Wachstum des Kropfes, besonders bei jugendlichen Individuen. Im Winter bleibt das Wachstum stationär, oder es kann zurückgehen.

Die *Lebenskurve* der Schilddrüse und der Kröpfe besprachen wir bei der formalen Genese. Auch wenn unsere Kenntnisse über den fetalen Kropf noch sehr geringe sind, so steht doch fest, daß die kongenitale Struma bereits intrauterin entsteht. In manchen Kropfgebieten ist die vorgeburtliche Entwicklung eines Kropfes fast die Regel. So findet sich nach WEGELIN in Bern der Neugeborenenkropf in 66—83% aller Geburten.

Daß bei dem *weiblichen Geschlecht* von der Pubertät an eine stärkere Kropfhäufigkeit beobachtet wird als beim männlichen, wurde schon erwähnt. Die cyclischen Perioden und weiter die Schwangerschaften mit ihrem starken Einfluß auf das innersekretorische Geschehen sind hierfür der Grund.

Nach WEGELIN und anderen Autoren ist für Endemiegebiete das *familiäre Auftreten* der Struma sehr kennzeichnend. Es können in mehreren Generationen fast alle Glieder der Familie vom Kropf ergriffen werden. Mit Kropf behaftete Eltern haben häufiger kropfige Kinder als gesunde Eltern. Hier erhebt sich die Frage nach der etwaigen Heredität des Kropfes, auf die gleich einzugehen sein wird.

Von Wichtigkeit für das Kropfproblem ist das *Parallelgehen tierischer Kropfendemien mit menschlichen*. Es werden fast ausnahmslos nur domestizierte Tiere ergriffen, wildlebende bleiben fast immer verschont. Die Kropfhäufigkeit bei den Haustieren ist je nach der Tierart etwas verschieden, doch spielt die Art der Ernährung keine ausschlaggebende Rolle. Auch in Fischzuchtanstalten kommen Kröpfe vor (Salmonidenkropf). Ebenso wie beim Menschen ist auch beim Tier der Kropf an das Endemiegebiet gebunden.

Histologisch handelt es sich bei den Kröpfen der Tiere meist um diffuse Strumen, weniger um Knotenbildungen (WEGELIN).

Aus dem, was uns endemiologische Beobachtungen zum Kropfproblem aussagen können, ist zu ersehen, daß bei der Ätiologie des Kropfes endogene und exogene Faktoren in Betracht kommen müssen. Doch können wir schon aus diesen Beobachtungen schließen, daß die endogenen Faktoren nicht die ausschlaggebenden sein können. Gewiß, sie müssen durchaus berücksichtigt werden, sie beeinflussen vielleicht besonders die Stärke und das Ausmaß des Wachstums des jeweiligen Kropfes. Aber es muß ein anderer, exogener Faktor sein, der es bewirkt, daß Menschen, die in kropffreien Gebieten vollkommen gesund waren, nach der Einwanderung in Kropfbezirke einen Kropf erwerben; ein anderer, der sich an wild lebenden Tieren nicht bemerkbar macht, aber domestizierte Tiere derselben Gegend ergreift.

Trotzdem *dürfen wir nicht den Kropf stets und überall genetisch auf einen einzigen Faktor zurückführen wollen.* Gerade Morphologen, wie der so erfahrene Strumakenner WEGELIN, betonen, daß die anatomisch oft gleich aussehende Schilddrüsenveränderung recht verschiedenartig bedingt sein kann. Am weitesten geht BREITNER (*94*), für den nicht die Frage nach der Ätiologie des Kropfes statthaft ist, „sondern nur mehr jene nach den verschiedenen Bedingungen, unter denen die verschiedenen Formen der Schilddrüsenveränderungen zustande kommen.“ Und zweifellos muß die Ätiologie des endemischen Kropfes eine *Vielheit von Ursachen und Bedingungen* berücksichtigen. — Daß auch bei der kausalen Genese die Entstehung der *diffusen* Struma zur Diskussion stehen muß, weniger die des Adenoms, mag im Anschluß an die Ausführungen zur formalen Genese nochmals betont werden.

b) Endogene Kropffaktoren.

1. Wachstumsantrieb. Unter den endogenen Kropffaktoren kommen wohl am stärksten die bereits besprochenen Wachstumsantriebe in Frage. Sie bedingen aber nicht den Kropf an sich, sondern seine verschiedenen *Formen* als Neonaten-, Pubertäts-, Schwangerschafts- und Greisenkropf. Diese Wachstumsantriebe sind es, die die Lebenskurve der Schilddrüse *in endemischen Gebieten* auf ein höheres Niveau führen, die Intensität und Extensität des Schilddrüsenwachstums bedingen. Wir wissen noch nicht, ob und welche Stoffwechselveränderungen diesen Wachstumsantrieben zugrunde liegen.

ASCHOFF (*95*) denkt bei der Entstehung des Neugeborenen- und Pubertätskropfes an vorübergehende physiologische Insuffizienzen der Schilddrüse, die durch irgendwelche Stoffwechselstörungen, vielleicht des Jodkalkstoffwechsels, bedingt sind. Es wäre die kropfige Vergrößerung der Schilddrüse dann eine Art von *Anpassungsvorgang*.

2. Einfluß der Geschlechtsdrüsen. Von seiten der anderen endokrinen Drüsen wird wohl nur von den Geschlechtsdrüsen aus, und hier vor allem beim weiblichen Geschlecht, ein mitwirkender Einfluß auf die Entstehung des Kropfes angenommen werden können. Er bedingt, wie erwähnt, die größere Häufigkeit des Kropfes beim weiblichen Geschlecht. Aber auch für den Pubertätskropf des männlichen Geschlechtes ist an Einflüsse von der Genitalsphäre aus zu denken.

Es ist nicht wahrscheinlich, daß noch andere innersekretorische Organe einen Wachstumsreiz auf die Schilddrüse ausüben. Die Thymushyperplasie ist kaum primär, sondern als der Schilddrüsenvergrößerung nebengeordnet aufzufassen.

3. Heredität. Ein drittes endogenes, viel erörtertes Moment ist die Heredität. Die bisher vorliegenden Untersuchungen haben aber noch nicht zu klaren Anschauungen geführt. Eine gewisse Rolle muß dem Erblichkeitsfaktor anscheinend zuerkannt werden. Das oft familiär gebundene Auftreten großer Kröpfe spricht in diesem Sinne. Die Kropfhäufigkeit in sog. „Kropfdörfern“ mag zum Teil auf durch Inzucht bedingter Schädigung der Erbmasse beruhen. Jedoch ist es nicht möglich, aus dem familiären Auftreten und aus der Häufigkeit der angeborenen Struma ohne weiteres auf echte genotypische Heredität zu schließen [SIEMENS (*96*), WEGELIN (*97*)]. Eher kann eine erbliche Disposition zum Kropf angenommen werden.

Stark wendet sich EGGENBERGER (*98*), der bekanntermaßen sehr große Erfahrungen in der Kropffrage besitzt, gegen die Überbewertung hereditärer Einflüsse. Nach ihm darf die Heredität weder phänotypisch noch genotypisch als Kropfursache angesehen werden.

Als schlagenden Beweis führt er den Erfolg seiner Kropfprophylaxe mit Jodsalz an. Diese bewirkte in Herisau eine vollkommene Änderung im Vorkommen des vorher so häufigen kongenitalen Kropfes. Während die Eltern 100%ig Kropfträger waren, wurden die Neugeborenen von Müttern, die in der Schwangerschaft Jodsalz genommen hatten, ohne Ausnahme (320 Beobachtungen) kropffrei geboren.

EUGSTER (*99*), der vor kurzem seine umfassenden Untersuchungen zur Erblichkeitsfrage des Kropfes niedergelegt hat, kommt zum Schluß: „Der endemische Kropf ist umweltbedingt, also nicht erblich". Vererbt wird nach ihm „nicht *ein* Merkmal, sondern eine Summe von Reaktionsmöglichkeiten". Es sei auf seine Beweisführung, vor allem seine Zwillingsuntersuchungen, verwiesen.

Sicher wird nur eine kritische, *alle* Faktoren in Betracht ziehende Bearbeitung der Hereditätsfrage uns auf diesem Teilgebiet des Kropfproblems die volle Klarheit bringen können.

Den endogenen Faktoren kann, darin stimmen alle Sachkenner überein, nur ein bedingter Einfluß auf die eigentliche Kropfentstehung zukommen. Es müssen andere, *exogene* Faktoren, hauptsächlich und spezifisch in Frage kommen. Es sind denn auch die verschiedenartigsten Ursachen angeführt worden.

c) Exogene Kropffaktoren.

1. Geologisch hydrotellurische Theorie. Die älteste Kropftheorie ist die hydrotellurische oder *Trinkwassertheorie,* die den Kropf von dem Genuß bestimmten Wassers herleitet. In manchen Gegenden gab es sog. „Kropfbrunnen". Doch ließ sich bei genauer Nachprüfung ihre kropferzeugende Wirkung nie nachweisen. Die örtliche Gebundenheit des endemischen Kropfes brachte man mit bestimmten *geologischen Formationen* in Verbindung. Nur auf marinen Sedimenten des paläozoischen Zeitalters, ferner der Trias und der Tertiärperiode, nicht auf anderen Formationen, sollte er sich bilden. Die außer von anderen Forschern besonders von H. und E. BIRCHER verfochtene Theorie ist von den verschiedensten Untersuchern auf ihre Richtigkeit nachgeprüft worden. Während sie von einigen bestätigt wurde, lehnte sie die Mehrzahl ab. Heute kann wohl kaum mehr ein *ausschließlicher, primärer* Zusammenhang zwischen geologischen Bodenformen und einer Kropfendemie behauptet werden.

Wie aber sollte die Kropfnoxe im Wasser beschaffen sein? Man dachte an *chemische Eigenschaften* und schuldigte in der Mitte des vorigen Jahrhunderts einen starken *Kalkgehalt des Wassers* an. TANABE (*100*) hat diesen Faktor in Verbindung mit einem relativen Jodmangel vor etwa 10 Jahren wieder zur Diskussion gestellt.

Andere Autoren brachten den Magnesiumgehalt des Wassers mit dem Kropf in Zusammenhang, wieder andere den Silicatgehalt, den Fluorgehalt usw., aber ohne daß sich diese Behauptungen exakt beweisen ließen.

Auch an *physikalische Eigenschaften* dachte man, so an *radioaktive Wirkungen* des Kropfwassers, die den Calciumionen das Eindringen in die Zellen erleichtern sollten. Die Hypercalcifikation des Organismus solle dann eine Hypertrophie der Schilddrüse bedingen. HESSE und E. BIRCHER (*101*) konnten einen erhöhten Radiumgehalt des Wassers und Bodens in Kropfgebieten nicht bestätigen. Jedoch müssen wir nach neueren Untersuchungen der *Radioaktivität* gewisser Kalkgesteine oder anderer Bodenformationen, auch des Wassers und der Luft, in der Kropfätiologie ernsthaftere Beachtung schenken [PIGHINI (*102*), LANG (*103*)]. — E. BIRCHER spricht dem Kropftoxin im Wasser eine kolloidale Natur zu. — HÖJER (*104*) denkt an noch nicht entdeckte physikalische Faktoren, Teilfaktoren des lokalen *Klimas.*

Nicht erst in neuerer Zeit wurde auch ein *lebender Erreger,* der sich im Wasser finden sollte, als kropferzeugend angeschuldigt. Wir kommen noch darauf zurück.

Einerlei, welcher Natur die Kropfnoxe im Wasser auch sein mochte, sie sollte durch Kochen desselben beseitigt werden können. Jedoch steht es fest, daß in Kropfbezirken auch bei Genuß gekochten oder destillierten Wassers oder nur Milch gleichartige Kröpfe auftreten wie bei Genuß ungekochten Wassers (WEGELIN). In kropffreien Gegenden ließ sich mit Kropfwassern aus Kropfbezirken nie Kropf erzeugen.

Nach all dem muß man mit WEGELIN u. a. die Trinkwassertheorie in ihrer *ausschließlichen* Form als *unhaltbar* erklären.

2. Infektions- und Intoxikationstheorie. Es ist kaum verwunderlich, daß auch beim Kropf die Infektionstheorie in der Genese verfochten wurde und noch heute behauptet wird. Sogar von sehr erfahrenen Strumakennern, wie von MACCARRISON, wird sie vertreten. MACCARRISON (*105*) führt den Kropf, besser gesagt, gewisse Formen des Kropfes, — denn auch er wehrt sich gegen eine einzige Entstehungsweise, — auf unhygienische Lebensweise und auf intestinale Infektionen zurück. Anaerobe, im Darm der Kropfträger lebende Bakterien, die mit den Abscheidungen in die Erde, in Trinkwasser oder Nahrungsmittel gelangen, sollen die Infektion bewirken. Die chronische Toxämie führe dann zur Hypertrophie der Schilddrüse. Nicht nur in Indien, wo MACCARRISON seine Beobachtungen anstellte, ist ein Zusammenhang verunreinigter Trinkwasserleitungen mit der Kropfverseuchung festgestellt worden. MESSERLI (*106*) fand ähnliche Verhältnisse in der Westschweiz, wenn er auch nicht das Trinkwasser als alleinige Infektionsquelle beschuldigt.

Nach anderen Autoren [GRASSI und MUNARON (*107*)] bilden Mikroben im Erdboden und Schmutz ein im übrigen rein hypothetisches „Kropfgift“.

Solche Anschauungen, die den Kropf letzten Endes als eine *Schmutzkrankheit* kennzeichnen würden, haben nun gewiß manches für sich. Es läßt sich nicht abstreiten, daß gewisse Zusammenhänge zwischen dem Grad der Kropfverseuchung und unhygienischen Lebensbedingungen bestehen, wie schlechte Trinkwasserversorgung, feuchte und dunkle Wohnungen in manchen verseuchten Kropfdörfern und Häusern und anderes derartige. Aber ausschlaggebend, *ausschließlich* kommen Infektionen, Intoxikationen und mit ihnen zusammenhängende Ursachen doch wohl kaum in Betracht. Auch in durchaus sauberen Dörfern und Städten ist die Kropfhäufigkeit eine große, und außerhalb der Endemiegebiete gibt es kaum weniger Bezirke mit unhygienischen Verhältnissen.

Die experimentellen Befunde MACCARRISONS, z. B. die Kropferzeugung bei Tieren durch Verfütterung oder Injektion von Faeces, konnten von anderen Untersuchern nicht bestätigt werden. Sodann ist einzuwenden, daß der so erhaltene experimentelle Kropf ein anderer ist als die endemische Struma des Menschen. Die Erfolge einer Desinfektion des Darmes wurden ebenfalls bestritten.

Auch ist nie ein Kropferreger in der Schilddrüse gefunden bzw. sein angebliches Vorkommen bestätigt worden (WEGELIN). Nie ist eine Übertragung auf Gesunde, auch nicht von Tier zu Tier, erfolgt [KOLLE (*108*)]. Eine Kontaktinfektion scheidet also von vornherein aus.

Nicht viel anders verhält es sich mit der Möglichkeit eines Zwischenwirtes (Insekten, Nematoden). Ob gewisse Formen des Kropfes, z. B. in Zentralafrika (*109*), so erklärt werden können, bleibe dahingestellt.

Wenn also auch abgelehnt werden muß, daß Infektionen und Intoxikationen ausschließliche Kropfursachen darstellen, so ist doch, ebenso wie bei gewissen endogenen Einflüssen (z. B. Erbfaktoren), nicht von der Hand zu weisen, daß sie eine Art *Disposition* zur Kropfentstehung bedingen können. *Man muß wohl der Disposition bei der Kropfgenese eine viel größere Bedeutung zuweisen, als das bisher geschehen ist.* Denn keine einzige Theorie kann erklären, warum nicht alle Menschen in Kropfendemiegebieten einen wirklichen Kropf erwerben, mögen sie auch alle eine „große Schilddrüse“ besitzen.

3. Einflüsse der Ernährung. Eine Disposition zur Kropfbildung bedingen auch gewisse Ernährungsfaktoren.

Daß schon Hunger und Nahrungszufuhr morphologisch nachweisbare Schilddrüsenveränderungen bewirken, ist nachgewiesen worden. Bekannt ist auch die *Eiweiß- und Fetthyperplasie der Schilddrüse* [siehe TRENDELENBURG (*110*)].

Besonders in neuerer Zeit ist noch auf andersartige Ernährungseinflüsse hingewiesen worden. So schreiben RHEIN (*111*) und MACCARRISON (*112*) dem *Mangel an gewissen Vitaminen* eine Rolle zu (Untersuchungen an Kaninchen und Ratten). Bei jungen Ratten wirkt die Rachitisdiät von STEENBOCK strumogen [bei ABELIN (*113*)]. Auch eine *chronische B_1-Hypovitaminose* ist neben anderen Faktoren für die Entstehung des endemischen Kropfes angeschuldigt worden. Die Ernährung der Bevölkerung in Endemiegebieten, z. B. der Schweiz, soll stark B_1-unterwertig sein [STEPP und KÜHNAU (*114*)].

Anderen Untersuchern gelang es, durch langdauernde Verfütterung bestimmter *Kohlarten* bei Kaninchen Schilddrüsenvergrößerungen zu erzeugen [CHESNEY (*115*), MARINE (*116*) u. a.], auch durch Injektionen von Acetonitril [MARINE (*117*)]. Wieder anderen gelang es, durch eine *calciumreiche und phosphorarme Kost* bei Ratten Kropf zu erzeugen [KRAUS und MONROE (*118*)]. Es kommt aber nur bei einer beschränkten Anzahl von Kaninchen zu richtiger Kropfbildung. TRENDELENBURG vermutet bei diesen Versuchen das Bestehen eines Jodmangels.

4. Der Jodmangelfaktor. Dieser, der Jodmangel, ist nun der exogene Faktor, der von vielen als der spezifische und alleinige, zumindest alle anderen überragende bei der Entstehung des Kropfes angesehen wird. Und in der Tat, nach all dem, was wir bislang wissen, muß die Jodmangeltheorie als die scheinbar am besten begründete bezeichnet werden. Scheinbar, denn es ist sicher einseitig und deswegen nicht richtig, auf den Jodmangel *ausschließlich* das Vorhandensein und die Entwicklung des Kropfes zu beziehen. Die vorangegangenen Erörterungen mögen das bereits gezeigt haben. Ferner spricht gegen eine solche Auffassung die Überlegung, daß Jod als Sekretionsreiz auf die Schilddrüse wirkt und daß nach dem Wegfall dieses Reizes eher eine Atrophie als eine Hypertrophie der Drüse zu erwarten steht (WEGELIN).

Es ist hier nicht der Ort, auf die augenblicklich noch stark umstrittene Jodfrage in breiter Ausführlichkeit einzugehen. Das ja auch praktisch, durch die Jodprophylaxe und Jodbehandlung des Kropfes, so wichtig gewordene Problem hat bereits mehrfach umfassende Bearbeitungen erfahren. Insbesondere sei auf die von EGGENBERGER (*119*) hingewiesen, der mit am stärksten die Jodmangeltheorie verficht.

Auch die Jodtheorie, die eine ungenügende Aufnahme von Jod in den Körper annimmt und daraus auf eine Erschwerung der Jodthyreoglobulinbildung schließt, ist keineswegs neu. FOURCAULT und CHATIN (*120*) stellten sie in den 50iger Jahren des vorigen Jahrhunderts zuerst auf.

CHATIN wies auf die Rolle des stärkeren Jodgehalts des Wassers als die Ursache *dessen* hin, daß von zwei nahe beieinander gelegenen Dörfern im Rhonetal, die eine verschiedene Wasserversorgung hatten, das eine kropffrei, das andere kropfverseucht war. Er stellte durch vergleichende Jodanalysen der Luft, des Wassers, sowie der Pflanzen und Tiere fest, daß in den Kropfgegenden der Alpen ein Jodmangel gegenüber Paris herrschte. Nach ihm war damit sichergestellt, daß der Kropf auf Jodmangel beruhe. Mit klarem, weitsehendem Blick trat er schon damals für die Kropfprophylaxe durch jodiertes Speisesalz ein.

Abgelehnt und bald vergessen wurde die Jodtheorie erst 1907 in den Vereinigten Staaten durch MARINE, in Europa erst 1915 durch HUNZIKER (*121*) wieder vertreten, ohne daß letzterer ihre frühere Geschichte kannte. MARINE, HUNZIKER, VON FELLENBERG, EGGENBERGER, MACCLENDON waren es, die in nicht nachlassender Aktivität für ihre Richtigkeit eintraten und die praktischen

Folgerungen besonders für die Prophylaxe des Kropfes forderten. Nach ihnen ist *die Vergrößerung der Schilddrüse ein kompensatorischer Vorgang an jodarme Nahrung.* Die Hypertrophie solle die Drüse befähigen, das im Organismus zu gering vorhandene Jod gänzlich zum Aufbau des Schilddrüsenhormons heranziehen und verwenden zu können.

HUNZIKER kam ohne chemische Analysen, auf Grund physikalisch-meteorologischer und klimatischer Überlegungen und vergleichender Untersuchungen, auf den Jodmangelfaktor. Er zeigte, daß vor allem Gebirge und sumpfige Ebenen infolge rascher Auslaugung der leicht löslichen Jodsalze jodarm sind.

Durch zahlreiche chemische Analysen in aller Welt ist seitdem für Kropfendemiegebiete ein Jodmangel festgestellt worden. VON FELLENBERG (*122*) hat ihn für die Schweiz, MACCLENDON (*123*) für Nordamerika und China, HERCUS (*124*) für Neuseeland nachgewiesen; viele andere haben über gleichartige Untersuchungsbefunde berichtet. Als ein Beispiel für die *umgekehrte Proportionalität zwischen Jodgehalt der Erde sowie des Gesteins und der Verkropfung* sei folgende Tabelle von VON FELLENBERG wiedergegeben.

Tabelle 3. (Nach v. FELLENBERG, bei P. TRENDELENBURG: Die Hormone, Bd. 2. Berlin: Julius Springer 1934.)

Kropfhäufigkeit	γ Jod in 1 kg	
	Erde	Gestein
Dorf A mit 1% Kropfträgern	11900	5400—9300
,, B ,, 12,1% ,,	4940	830
,, C ,, 56,2% ,,	620	320—1600
,, D ,, 61,6% ,,	820—1970	420—430

Nicht nur für Erde und Gestein, Trinkwasser und Luft, auch für Salz und Nahrungsmittel (Brot, Kartoffeln, Gemüse, Milch usw.) ist ein Joddefizit in mit Kropf behafteten Gegenden gegenüber kropffreien nachgewiesen worden. — Schulkinder und Rekruten waren für vergleichende Untersuchungen ein gut verwendbares Beobachtungsgut. Eine Tabelle EGGENBERGERS möge die Verhältnisse hier zeigen (Tabelle 4).

Tabelle 4. Die graduelle Zunahme des Kropfes bei Abnahme des Nahrungsjodes. (Nach EGGENBERGER: M. HIRSCHS Handbuch der inneren Sekretion, Bd. 3, 1. H. Leipzig: Curt Kabitzsch 1928.)

Mikrogramm Jod im Tag γ	Zonen vom Jodoptimum zum Jodminimum fortschreitend	Schulkinder mit Schilddrüsenschwellung %	Rekruten wegen Kropf untauglich %
80—250	I. Ganz kropffreie Zonen, Kretinismus und Basedow fehlen vollständig: Bordeaux, Florenz	0	0
50—80	II. Kropf selten, kein Kretinismus (Basedow relativ häufig): Norddeutschland	weniger als 30	weniger als 1
30—50	III. Leichte Kropfendemie, Kretinismus wenig ausgeprägt: Mitteldeutschland, Jura . . .	30—50	1—5
20—30	IV. Kropfgebiete mit allgemeiner kretinischer Degeneration mittleren Grades, viele Halbkretinen: Schwarzwald, Schweiz	50—80	5—15
10—20	V. Schwer belastete Kropfzentren, viele Vollkretinen und Idioten: einzelne Teile des Algäu und der Schweiz	80—100	15—40

Nach EGGENBERGER (*125*) ist eine normale Schilddrüsenfunktion beim Menschen nur bei einer mittleren täglichen Jodaufnahme von 50—80 γ Jod (= 0,00005—0,00008 g) möglich. Sinke das „Jodniveau" einer Gegend so stark, daß im jodarmen Winter und Frühjahr die tägliche Nahrung weniger als 50 γ Jod enthält, so werde der Kropf endemisch. In den Kropfbezirken der Schweiz werde den Bewohnern zeitweise noch nicht einmal 20 γ Jod täglich geliefert.

Die Mitteilungen von Kropfvorkommen trotz genügender Jodbilanz können wohl nicht alle einer strengen Kritik standhalten. Genaue, besonders methodisch einwandfreie Nachuntersuchungen bestätigten dieses angeblich genügende Jodvorkommen sehr oft nicht [FISCHLER (*126*)]. Jedoch gibt es auch Mitteilungen, die unbedingt ernst genommen werden müssen, wie z. B. die Befunde LUNDES (*127*). Nach UCKO (*128*) soll keine direkte Proportionalität zwischen Jodgehalt der Umwelt und Kropfhäufigkeit bestehen. Auch Untersuchungen SCHNEIDERS und WIDMANNS (*129*) konnten eine solche nicht feststellen.

Wenn nun auch so absolute Verfechter der Jodmangeltheorie wie EGGENBERGER die Ursache des Kropfes primär und in jedem Fall auf zu geringe Jodaufnahme durch Nahrung, Trinkwasser und Luft zurückführen, in ihm, wie oben gesagt, eine Ausgleichsbestrebung erblicken, so sehen selbst sie damit die Kropffrage nicht als restlos geklärt an. Die relative Jodknappheit allein kann keine einzige Zelle in der Schilddrüse neu bilden (EGGENBERGER). Hier sei an verwickelte endogene, uns noch nicht bekannte Vorgänge, die durch die Jodknappheit nur angeregt werden, zu denken.

Aber auch noch ein anderer Weg ist möglich, auf den PIGHINI (*130*) und andere hingewiesen haben. Nicht der Mangel an Jod in der Nahrung oder in der Umwelt an sich sei die Ursache des Kropfes, sondern der durch ein positives kropferzeugendes Agens verursachte *Hunger* des Organismus nach Jod oder jodhaltigem Schilddrüsenhormon. Würde sich diese Theorie als richtig erweisen, — sie hat einiges für sich —, so würde der Jodmangel nur die *scheinbare,* indirekte Kropfursache bilden. Die oben erörterten Faktoren, chemische Substanzen mineralischer oder organischer Natur, Substanzen in gewissen Vegetabilien, auch radioaktive Substanzen, könnten das Primäre sein. Sie würden im Organismus einen erhöhten Bedarf an zirkulierendem jodhaltigem Schilddrüsenhormon erfordern.

Noch auf eine andere Weise wurde die Jodtheorie des Kropfes in ihrer sicherlich großen Bedeutung bewiesen. Die *Kropfprophylaxe mittels jodierten Speisesalzes* diente als Massenexperiment. Zuerst von MARINE in New York an Schulkindern begonnen, auf Grund seiner Auffassung des Kropfes als „deficiency disease", wurde sie in den Jahren nach dem Weltkrieg in bestimmten Kantonen der Schweiz, dann auch in gewissen Teilen Österreichs und Bayerns durchgeführt. Speisesalz nahm man, weil dieses einen unentbehrlichen Nahrungszusatz darstellt. Jodkalium mischte man ihm zu, weil es das beständigste und auch billigste der Jodsalze ist und im Darm völlig resorbiert wird. Daß äußerst kleine Mengen, pro Tag 50—80 γ Jod, genügen, wurde schon gesagt.

Wie war der Erfolg? Jetzt, über ein Jahrzehnt nach dem Beginn der Durchführung der Jodprophylaxe, läßt sich immerhin ein gewisses Urteil fällen, wenn auch die Erörterungen um die Zulässigkeit und die Erfolge der Jodsalzprophylaxe noch immer im Gange sind. Um ein abwägendes, durchaus kritisches Urteil eines unserer besten Kropfkenner zu gebrauchen, „verspricht die Jodzufuhr in physiologischer Breite auf dem Wege des Kochsalzes tatsächlich die endemische Thyreopathie und ihre Folgen in einem gewissen Umfang einzudämmen" [DE QUERVAIN (*131*), 1936].

EGGENBERGER (*132*) hat ausführlich über seine Erfahrungen berichtet. Nach ihm ist die Schilddrüsenhyperplasie der Erwachsenen langsam zurückgegangen, sind vor allem aber die Schulkinderkröpfe rasch kleiner geworden und die Neugeborenenkröpfe völlig ausgeblieben. Im Zusammenhang damit wurde auch die „thyreogene Lebensschwäche" behoben. WEGELIN (*133*) hat ebenfalls das normale histologische Schilddrüsenbild von Neugeborenen, deren Mütter in der Schwangerschaft Jodkochsalz erhalten hatten, festgestellt.

Damit dürfte die Richtigkeit des Jodmangelfaktors für die Entstehung des Kropfes, besser gesagt einer sehr verbreiteten Kropfform, im großen und ganzen bewiesen sein. EGGENBERGER (*134*) führt gegen die von PIGHINI geäußerte Vermutung eines erhöhten *Jodbedarfs* im Kropforganismus die Tatsache an, daß in den schwersten Endemiegebieten nicht mehr als 100 γ Jod täglich zur Erlangung eines kropffreien Nachwuchses benötigt werden, nicht mehr, als das Minimum in den kropffreien Bezirken beträgt.

Es liegt auf der Hand, daß die Prophylaxe das ganze Leben hindurch durchzuführen ist. Daß vor allem *diffuse* Strumen auf das Jod reagieren, Knoten sehr viel weniger oder kaum, ist bekannt. Wie steht es mit den *Gefahren*? Nach EGGENBERGER (*135*) ergaben genaue Nachuntersuchungen, daß die so oft behaupteten Schädigungen durch Jodsalz praktisch nicht bestanden. Nach ihm ist seit Einführung des Vollsalzes eher eine Abnahme der Jodschäden eingetreten. F. v. MÜLLER (*136*) schätzt die schädigende Wirkung des Jodes bis zum 20. Lebensjahr sehr gering ein, danach würde sie aber häufiger. Besonders im 4. Lebensjahrzehnt könne man nach länger dauernder Darreichung schon minimaler Jodmengen nicht selten ausgesprochene Schäden beobachten.

Es wird dieser Frage noch weitere und volle Aufmerksamkeit geschenkt werden müssen. In biologischen Dosen gegeben scheint das Jodsalz wenigstens bei Jugendlichen nicht schädlich zu wirken. Im Verein mit Jodtabletten, Jodsalben und anderen jodhaltigen Medikamenten ist jedoch eine toxische Wirkung durchaus möglich. Man muß zugestehen, daß in solchen Fällen nicht die Jodprophylaxe an sich anzuschuldigen ist. Ob es zweckmäßig sein wird, das Jodsalz generell einzuführen, oder ob nicht besser die Jodprophylaxe Sache des erfahrenen Arztes sein soll, ist hier nicht zu erörtern.

Zusammenfassend ist zu sagen, daß sicherlich nach all dem ein Jodmangel mit an erster Stelle bei der Entstehung vieler Kröpfe in Betracht kommt, in gleicher Weise wie eine Jodzufuhr bei ihrer Verhütung. Daß das Jod nicht ausschließlich und in jedem Fall die Ursache sein kann, wurde mehrfach betont. Die Rolle der *Disposition* übernehmen andere exogene, aber wohl auch endogene Faktoren. Die verschiedenen *Formen* und den *Grad* der Entwicklung eines Kropfes beeinflussen weitgehend endogene Momente, wie die Periodizitäten des Lebens, der Einfluß der Geschlechtsdrüsen usw., aber daneben auch exogene Bedingungen. Nur bei Betrachtung und Wertung aller nur möglichen Ursachen für eine Vergrößerung der Schilddrüse werden wir dem Kropfproblem gerecht, werden wir in seiner so notwendigen Klärung weiter kommen. Wir haben es nicht mit *einem* Kropf, sondern mit verschiedenen Formen von Schilddrüsenvergrößerungen zu tun. Das hat besonders BREITNER klar ausgesprochen.

Hier noch ein Wort zum *experimentellen Kropf*. Sicher haben wir der experimentellen Erforschung der Kropfätiologie gerade auch in den letzten Jahren viele wichtige Erkenntnisse zu verdanken. Aber man muß sich vor einer Überbewertung hüten. *Der Kropf der Laboratoriumstiere ist ein anderer als der des Menschen, als der* **endemische** *Kropf.*

Die *Anzeigestellungen zur Behandlung der endemischen Strumen* sind meist einfach; sie sollen hier nicht ausführlich dargestellt werden (*136a*). Als *absolute operative* Indikationen haben Verdrängungserscheinungen zu gelten. Absolute *Kontraindikationen* gegen die Operation gibt es kaum. Eine *medikamentöse* Therapie ist nur bei gewissen Formen diffuser Kröpfe, besonders des Jugendalters, sinnvoll; Knotenkröpfe werden, wie wir das angeführt haben, kaum beeinflußt. — Über postoperative Zufuhr von *Schilddrüsenstoffen* s. unten (S. 113).

C. Die Thyreotoxikosen: Der Morbus Basedow, die sog. Hyperthyreosen.

Während wir bei den Athyreosen und Hypothyreosen sowie beim euthyreoten Kropf wenigstens im großen gesehen klare und überall gleichartig verstandene Krankheitsbilder vor uns haben, ist das bei den Thyreotoxikosen keineswegs der Fall. Gewiß, der eigentliche Begriff „Thyreotoxikose" oder „Hyperthyreose" = „gesteigerte Funktion der Schilddrüse" ist ebenso gut umschrieben wie der einer Hypothyreose oder einer Euthyreose. Aber welche Krankheitsbilder umschließt er? In welcher Beziehung steht der Morbus *Basedow* zu den sog. Hyperthyreosen? Darf man überhaupt einen Trennungsstrich zwischen diesen beiden Formen ziehen? Jeder, der sich mit diesen Problemen praktisch und theoretisch beschäftigt hat — und welcher Chirurg müßte das nicht —, weiß, wie schwierig diese Fragen zu beantworten sind.

Was rein klinisch gilt, gilt auch pathogenetisch, weniger vielleicht pathophysiologisch. Dabei gehören aber der Morbus *Basedow* und die sog. Hyperthyreosen zu den Erkrankungen, bei denen *das Fragen nach der Entstehung des Leidens auch für rein praktisch klinische Zwecke von ganz außerordentlicher Bedeutung* ist. Ohne eine Beantwortung solcher genetischer Fragen in jedem einzelnen Fall ist ein verantwortungsvolles ärztliches Handeln kaum möglich.

Bei einer eitrigen Appendicitis oder bei einem akut stenosierenden Kropf ist das Fragen nach der Genese für das Handeln im einzelnen Fall mehr oder weniger belanglos. Der Krankheitsherd muß entfernt, die Behinderung der Atmung behoben werden. Welch schwere Entscheidung aber gilt es zu treffen, wenn ein akuter, durch ein psychisches Trauma entstandener *Basedow* mit beängstigenden Symptomen von seiten des Herzens in die Behandlung des Chirurgen oder Internisten kommt! Der Chirurg, der hier unbedingt operieren würde, auch nach Jodvorbereitung, könnte arge Enttäuschungen erleben. Ruhe und die Behebung eines etwa noch vorhandenen psychischen Traumas können nicht selten allein die Heilung herbeiführen. Auf der anderen Seite kann allerdings gerade in solchen Fällen und bei Versagen der inneren Therapie leicht der geeignete Zeitpunkt für eine Operation versäumt werden. Ohne eine Berücksichtigung der Pathogenese ist eine Therapie der BASEDOWschen Erkrankung nicht möglich.

Der Morbus *Basedow* und die Hyperthyreosen sind *Grenzgebiete der inneren Medizin und Chirurgie.* Und wie viele andere Fächer der praktischen Medizin berühren sich hier! Grenzgebiete erfordern stets eine umfassende, niemals einseitige Betrachtung und Behandlung. Es braucht hier nicht besonders betont zu werden, welch segensreiche Erfolge die Therapie der *Basedow*schen Krankheit bei verständnisvollster Zusammenarbeit innerer Mediziner und Chirurgen aufzuweisen hat.

Gerade die notwendige Verbindung klinischer, pathogenetischer und pathophysiologischer Betrachtungsweisen schon in der Praxis verleiht der Beschäftigung mit dem Morbus *Basedow* und den Hyperthyreosen einen ganz besonderen Reiz. Wenn irgendwo, so ist hier eine rein organ-pathologisch orientierte Chirurgie unmöglich. SAUERBRUCH hat das in seinem Basedow-Referat 1931 vor der Deutschen Gesellschaft für Chirurgie klar zum Ausdruck gebracht. In den Verhandlungen der 2. internationalen Kropfkonferenz 1933, die besonders dem Hyperthyreoseproblem gewidmet waren, spiegelte sich diese notwendige ganzheitliche Betrachtung nicht minder wieder.

Das Fragengebiet des Morbus *Basedow* und der Hyperthyreosen ist ein sehr großes. Nicht weniger umfangreich ist denn auch die Beantwortung, die es im Laufe der Zeit erfahren hat. Wir können in diesem Rahmen nur einen kurzen Überblick geben, der mehr auf Tatsachen als auf Hypothesen beruhen möge. Auf die umfangreichen Darstellungen, die von den Vertretern verschiedenster Fächer gegeben worden sind, sei für viele im folgenden nicht berührten

Fragen verwiesen. Von chirurgischer Seite hat das Basedowproblem zuletzt durch KLOSE eine umfassende Bearbeitung erfahren (1929), auf die wir uns in vielem stützen können, wenn auch die Entwicklung seitdem stark fortgeschritten ist.

1. Begriffsbestimmung.

Aus welchem Grunde stellen wir den Morbus *Basedow* und die Hyperthyreosen *nebeneinander?* Die Frage kann erst im folgenden beantwortet werden. Gewiß, beide Begriffe verbindet etwas Gemeinsames, das Übergeordnete einer gesteigerten Schilddrüsenfunktion. Und doch sehen wir Unterschiede, nicht allein morphologischer, auch klinischer und ätiologischer Art. Sie *ermöglichen* uns nicht nur eine gewisse gesonderte Betrachtung, aus praktischen Gründen erscheint diese vielmehr *gefordert* werden zu müssen.

Unter *Basedowscher Krankheit* verstehen wir ein Leiden, bei dem neben einer bestimmten Disposition zur Erkrankung klinisch eine vermehrte oder auch veränderte Funktion der bis dahin unveränderten Schilddrüse im Vordergrund steht, deren Ursache aber nicht primär in der Schilddrüse, sondern in Störungen des gesamten vegetativ-hormonalen Systems zu suchen ist.

Die gleichen Ursachen, aber auch andere (Jod), falls sie auf eine schon vorher veränderte (kropfige) Schilddrüse einwirken, rufen eine sekundäre *Hyperthyreose* hervor. Doch kann den Hyperthyreosen auch eine rein lokale Erkrankung der Schilddrüse zugrunde liegen, gleichgültig ob diese bis dahin verändert war oder nicht. Von Wichtigkeit für das Auftreten der Erkrankung erscheint aber auch hier eine geänderte Funktionslage des vegetativen Systems.

Es wird unsere Aufgabe sein, diese Definition, die keineswegs etwas anderes als eine vorläufige Arbeitshypothese sein will, zu begründen. Daß zwischen dem genuinen *Basedow* und den sog. Hyperthyreosen innigste Verbindungen bestehen, ist sicher. Zweifellos ist es bei der verwirrenden Fülle der klinischen Bilder oft auch gar nicht möglich zu entscheiden, ob im einzelnen Fall ein *Basedow,* ob eine Hyperthyreose vorliegt. Doch möchten wir glauben, daß eine Unterscheidung theoretisch und praktisch von Wichtigkeit ist und angebracht erscheint.

2. Das morphologische Schilddrüsenbild (Struma basedowiana und Struma basedowificata).

Obwohl nun gerade beim Morbus *Basedow* und den sog. Hyperthyreosen eine funktionell-klinische Betrachtungsweise auch in der Pathogenese unbedingt im Vordergrunde stehen muß, so gewinnen wir doch durch eine Zugrundelegung des *geweblichen Bildes der Schilddrüse und der formalen Genese des Basedowkropfes* einen Pol, nach dem wir uns im folgenden sehr gut richten können. Es sei darum eine kurze Besprechung dieser mehr morphologischen Fragen vorausgeschickt, zumal wir durch sie auch einige ätiologisch wichtige Daten erhalten.

Als die wichtigste Tatsache sei gleich die erwähnt, daß schon nach anatomischen Untersuchungen *der Basedowkropf mit der endemischen Struma nicht in Zusammenhang* gebracht werden darf. Das ist bereits aus der regionären Verteilung des Basedowkropfes und des gewöhnlichen endemischen Kropfes zu entnehmen. Während der letztere sich an gewisse bekannte Gebiete hält, kommt der Basedowkropf überall vor, unabhängig vom Vorhandensein einer Kropfendemie.

Ein gutes Beispiel hierfür liefert Japan. Dieses Land besitzt keine oder so gut wie keine endemischen Kropfgebiete. Die Basedowschilddrüse findet sich aber, wie auch ASCHOFF (*137*) feststellen konnte, dort in der gleichen Häufigkeit wie in der übrigen Welt.

Das „*gewebliche Bild des Basedowkropfes, der* **„Struma basedowiana“** (TH. KOCHER), ist bekannt. Es handelt sich bei ihr um eine diffuse Struma.

Nach ASCHOFF (*138*) ist sie zustande gekommen durch die Umwandlung einer bis zum Ausbruch der Erkrankung normalen Schilddrüse mit kolloidhaltigen Follikeln in eine Schilddrüse mit epithelialer Hypertrophie innerhalb der Follikel. *Die Größenzunahme des Schilddrüsengewebes spielt hierbei keine Rolle* (ASCHOFF), es handelt sich mehr um eine *Umstimmung* der Follikelepithelien.

Dies ist zu dem im Schrifttum entbrannten Streit, ob es einen *Basedow ohne Schilddrüsenvergrößerung* gibt, zu sagen. Klinisch ist diese Frage überhaupt nicht zu entscheiden. Bei stärker entwickeltem Fettpolster des Halses kann eine leicht vergrößerte Schilddrüse wohl der Palpation entgehen. Kliniker, wie TROELL und RAHM (*139*), haben auf Grund von Operationsbeobachtungen angegeben, daß Basedowfälle ohne Struma in 4 bzw. 2% ihres Basedowmaterials vorkämen. KLOSE (*140*) hält den Satz TH. KOCHERS: „Ohne Vergrößerung der Schilddrüse kein Basedow" für bewiesen. Nur sorgfältigste vergleichende Untersuchungen an der Leiche und an nicht irgendwie vorbehandeltem Material könnten die Frage endgültig klären. Sie ist aber ziemlich belanglos. Einmal ist fast immer eine Vergrößerung der Drüse, meist auf das Drei- bis Vierfache [WEGELIN (*141*)], nachzuweisen, wozu beim Lebenden noch die starke Hyperämie tritt, und zum anderen ist die Größenzunahme gar nicht das Wesentliche, sondern die *Umstimmung der Follikelepithelien.*

An diesen kann man denn auch die feineren Veränderungen ablesen: Sie vergrößern sich, werden zylindrisch, können mehrschichtig und papillenartig ins Lumen vorspringen, wodurch die Polymorphie der Follikel bedingt wird. Oft ist eine weitgehende Desquamation der Follikelepithelzellen festzustellen. Auch die Ungleichheit der Kerne — nicht selten treten Riesenkerne auf — ist zu erwähnen. Das Kolloid ist vermindert oder wenigstens verflüssigt, oft fehlt es ganz. Im Stroma treten, jedoch in wechselnder Häufigkeit und manchmal spärlich, lymphatische Knötchen auf.

Eine richtige Neubildung von Follikeln läßt ASCHOFF für den einzelnen Fall offen. Auch WEGELIN spricht mehr von einer Vergrößerung, weniger einer Vermehrung der Schilddrüsenläppchen.

Es ist nicht verwunderlich, daß bei leichten und beginnenden Basedowfällen die histologisch nachweisbaren Veränderungen nicht in der gesamten Drüse nachzuweisen sind, sondern oft nur in einzelnen Läppchen. Trotz anfänglicher multipler Wachstumszentren haben wir *am Schluß* aber doch *die diffuse Hyperplasie* (WEGELIN).

Nach HOTZ, STAHNKE und KLOSE (*142*) gibt es nun *im frühen Kindesalter* gelegentlich Schilddrüsen mit Basedowstruktur ohne klinische Erscheinungen von Thyreotoxikose, ja sogar bei klinisch nachweisbarem Myxödem. Weitere Untersuchungen müssen zeigen, ob hier nicht *doch* an Beziehungen zu der *proliferierenden Pubertätsstruma* gedacht werden muß.

Das Bild der Struma basedowiana konnten wir hier nur ganz kurz zeichnen. Auf seine neuerliche, ausführliche und anregende Beschreibung durch DE JOSSELIN DE JONG (*143*) sei ausdrücklich hingewiesen.

Ihm steht ein anderes gegenüber, das der **Struma basedowificata,** die meist eine Struma diffusa colloides basedowificata ist, viel seltener eine Struma nodosa basedowificata (mit Veränderungen an den Knoten oder an diesen und dem übrigen Schilddrüsengewebe). Bei diesen basedowifizierten Strumen handelt es sich um basedowähnliche Veränderungen in vorher schon veränderten, kropfig entarteten und vergrößerten Drüsen. Man wird sie daher *nur in Zusammenhang mit Kropfendemien* beobachten können. An sich sind die feineren histologischen Veränderungen ähnlicher Natur wie bei der Struma basedowiana. Nur sind sie viel unregelmäßiger. Auch Lymphocyteninfiltrate finden sich viel seltener als in der genuinen Basedowstruma (nach WEGELIN in 43% statt in 91%).

Die Veränderungen können auch in weitgehend degenerierten *Adenomen,* z. B. verkalkten Hochgebirgsknoten, auftreten. WEGELIN (*144*) mahnt hier mit Recht zu Vorsicht, da derartige Veränderungen auch in Adenomen ohne jegliche Zeichen von *Basedow* vorkommen. Besteht allerdings klinisch eine Hyperthyreose und tritt nach alleiniger Entfernung eines solchen basedowifizierten Knotens Heilung ein (*145*), so wird man sie auch bei tatsächlichem Fehlen von entsprechenden Veränderungen im übrigen Schilddrüsengewebe auf Basedowifikation zurückführen dürfen.

Dem basedowifizierten Adenom entspricht das *toxische Adenom* der Amerikaner. Die Bezeichnung hat eine unglückliche Entwicklung hinter sich und sollte fallen gelassen werden. Ursprünglich rein pathologisch-anatomisch, im Sinne basedowifizierter Adenome oder auch einfacher Adenome mit thyreotoxischen Symptomen verstanden (*146*), wurde sie später klinisch viel weiter gefaßt und auf fast alle Hyperthyreosen mit Ausnahme des echten *Basedow,* des „exophthalmic goiter", angewandt, unter Umständen also auch auf reine diffuse Strumen (*147*).

Wir müssen an dieser Stelle späteren Ausführungen etwas vorwegnehmen und die Frage stellen: **„Welche klinischen Bilder entsprechen diesen morphologisch unterscheidbaren Typen, der Struma basedowiana einerseits und der Struma basedowificata andererseits?"** Die Antwort sei, um uns nicht mit der Unzahl von Klassifikationen näher auseinander setzen zu müssen, kurz gefaßt: *Die Struma basedowiana entspricht klinisch dem echten Vollbasedow* [= primärer *Basedow* (Moebius), primäre Thyreotoxikose (Holst), exophthalmic goiter (amerikanische Autoren)]. Sie stellt die Reaktion einer bis zum Krankheitsbeginn *normalen* Schilddrüse auf die „Basedownoxe" dar. *Die Struma basedowificata entspricht den sog. Hyperthyreosen* [= sekundärer *Basedow* (Moebius), sekundäre Thyreotoxikose (Holst), toxic goiter bzw. adenoma (amerikanische Autoren)]. Sie ist die Reaktion einer beim Krankheitsbeginn schon krankhaft veränderten, *kropfigen* Drüse. Wir müssen im Sinne Kochers und Sauerbruchs (*148*) dem *Zustand der Drüse beim Beginn der Erkrankung* viel, ja oft wohl Entscheidendes für die Entwicklung der Krankheit zuschreiben. Kocher sah eine Kolloidstruma als geradezu schutzverleihend gegen das Auftreten eines echten *Basedow* an. Der Kolloidkropf paßt sich nach Sauerbruch als degeneriertes Organ der notwendigen Umstellung nur schwer an.

Die „umgekehrte Proportionalität" im Vorkommen des genuinen Basedow und endemischer Strumen ist oft betont worden. Für das norddeutsche Tiefland gilt das z. B. im Vergleich zum süddeutschen Mittelgebirge oder zur Schweiz. Nach Wegelin (*149*) stammen die von ihm beobachteten Fälle von genuinem *Basedow* mehr aus den Randgebieten der schweizerischen Kropfendemie. De Quervain und Merke (*150*) machten als Kliniker dieselben Erfahrungen. De Josselin de Jong (*151*) führt für die Gegensätzlichkeit im Vorkommen von Morbus *Basedow* und endemischen Kropf seine Erfahrungen in Holland und die Erfahrungen anderer Autoren in Niederländisch-Indien an. Nach Holst (*152*) ist allerdings der genuine Basedowkropf und das Bild des klassischen *Basedow* in Norwegen von geographischen Einflüssen ziemlich unabhängig. Ob Küste oder Gebirge, Kropfendemiegebiet oder kropffreier Bezirk, überall sei der *Basedow* in etwa derselben Häufigkeit zu beobachten, er sei also ubiquitär. — Weitere geographisch-pathologische Untersuchungen mögen eine endgültige Klärung bringen. Uns scheint die *Intensität* der jeweiligen Kropfendemie mitzuspielen. In Gebieten quantitativ und qualitativ intensiver Verkropfung findet sich der Morbus *Basedow* in seiner klassischen Form sicher recht selten.

Die *Hyperthyreosen* umfassen aber nicht allein die Erkrankungen, die sich sekundär durch Einwirkung der „Basedownoxe" oder durch bestimmte exogene Intoxikationen (Jod) bei primären Kropfträgern entwickeln. Hinzukommen noch andersartig bedingte thyreotoxische Erscheinungen, solche, die durch *lokale Schilddrüsenerkrankungen,* wie die Thyreoiditis, luische oder tuberkulöse Erkrankung der Schilddrüse und durch Schilddrüsengeschwülste hervorgerufen werden, gleichgültig ob die Schilddrüse vorher verändert war oder nicht. Auch im Anschluß an Infektionskrankheiten kann sich eine Hyperthyreose entwickeln.

Rahm (*153*) meint aus klinischen Gründen nicht zwischen primärem und sekundärem *Basedow* unterscheiden zu können, da die Anamnese in vielen Fällen versage. Er weist unter anderem auf Hellwig (*154*) hin, nach dem die Struma diffusa basedowiana fast stets aus einer diffusen Kolloidstruma hervorgehe.

Hierzu ist zu sagen, daß jede Einteilung, auch die oben gegebene, ihre Schwächen hat. Die fließenden Übergänge werden nicht alle erfaßt. Sicher ist

z. B. in Randbezirken von Kropfendemien der Zustand der Schilddrüse, auf den wir an sich Wert legen, bei einem ganz leicht Strumösen wenig unterschiedlich gegenüber einem Nichtstrumösen. Die Entscheidung, ob die „Basedownoxe" hier einen echten primären *Basedow* bedingt oder eine Hyperthyreose, einen sekundären *Basedow,* ist dann natürlich kaum zu treffen. Aber im großen gesehen sind wir sicherlich berechtigt, zu unterscheiden. *Faßt man Anamnese, Krankheitsverlauf, pathologisch-anatomisches Bild, die therapeutischen Indikationen und die Erfolge zusammen, so tritt immer wieder der besondere Charakter des genuinen Basedow hervor* [de Josselin de Jong (*155*)].

3. Klinische Erscheinungsformen und Pathogenese.

Wir werden diese nicht ganz unwichtigen Einteilungsfragen im folgenden mehrmals berühren müssen. Zweifellos lassen sie sich nicht auf Grund unterschiedlicher pathologisch-anatomischer Schilddrüsenbefunde entscheiden, wir brauchen ja eine Einteilung für die Klinik. Führend sind deshalb die *klinischen Erscheinungsformen.* Ohne nun hier irgendwie näher auf die bunte Mannigfaltigkeit des Basedowbildes und der Hyperthyreosen eingehen zu wollen, seien doch die kennzeichnenden und unterscheidenden Symptome hervorgehoben. Die Klinik hat uns auch die Erkenntnis wichtiger ätiologischer Momente und Zusammenhänge vermittelt.

a) Morbus Basedow.

Schon Basedow selbst hat die charakteristischen **Erscheinungen** der echten primären, nach ihm benannten **Krankheit** in der sog. *Merseburger Trias* zusammengefaßt. Wir müssen sie heute als Grundlage des Vollbasedow aufrecht erhalten. Es sind die Struma, der Exophthalmus und der gewaltige „Erethismus" des Herzens und der Gefäße. Meist akut und bei jugendlichen Menschen entstanden, führt die Erkrankung schnell zu einer Steigerung und völligen Unordnung aller Lebensfunktionen. Höchste Spannung und Überspannung des vegetativen Nervensystems löst eine gewaltige und hyperakute Mehrleistung des Hypophysenvorderlappens und der Schilddrüse, sowie sekundär anderer innersekretorischer Drüsen aus. Die Überschwemmung des Organismus mit möglicherweise auch qualitativ andersartigem Schilddrüsensekret bedingt eine völlig unphysiologische Steigerung des bereits schon vorher nervös gereizten Stoffwechsels und Kreislaufs. In einem ungehemmten Circulus vitiosus beeinflussen sich Nervensystem, Schilddrüse und Kreislauf weiter, bis entweder in einigen Fällen eine Spontanheilung eintritt, meist aber ein pathologisches Gleichgewicht erreicht wird, aus dem heraus jedoch der Kranke jederzeit zugrunde gehen kann.

Was ist das Primäre, das Auslösende dieses oft dramatischen Krankheitsgeschehens? Charcot und Trousseau haben schon früh und am nachhaltigsten die überragende ursächliche Bedeutung *nervöser Störungen* verfochten, wenn sie auch wohl zu einseitig den Sympathicus in den Vordergrund stellten. In Deutschland konnte diese als neurogene Theorie des *Basedow* bezeichnete Auffassung wenig Boden gewinnen. Moebius baute hier die Lehre vom thyreogenen Ursprung der Basedowschen Erkrankung mächtig aus. Die Erfolge der operativen, an der Schilddrüse angreifenden Behandlung, begonnen von Tillaux und L. Rehn, schienen ihm Recht zu geben. Ihnen gegenüber waren die Ergebnisse der Grenzstrangresektion nach Jaboulay und Jonnescu enttäuschend.

Die Moebiussche Theorie hat Jahrzehnte geherrscht und zweifellos viel zur weiteren Klärung der ganzen Verhältnisse beigetragen. Nur von wenigen wurde sie nicht ganz anerkannt. So sah von Mikulicz die primäre Noxe im

Nervensystem, die Schilddrüse multipliziere allerdings diese Störungen und habe dadurch auch ihrerseits einen großen Einfluß auf das ganze Geschehen.

Erst seit CHVOSTEK (*156*) trat noch ein anderer Gesichtspunkt in den Vordergrund, die *Konstitution.* Mit K. H. BAUER (*157*) müssen wir streng zwischen primärer und sekundärer Basedowkonstitution unterscheiden, nur die erstere kommt hier in Frage. Schnell hat sich die Anschauung von der großen Bedeutung konstitutioneller Faktoren für die Entstehung des echten Morbus *Basedow* Geltung verschafft.

Auch KLOSE (*158*), ein Vertreter der thyreogenen Theorie, sieht in dem Vorhandensein einer primären konstitutionellen Disposition beim echten *Basedow* einen grundlegenden Unterschied zu den Hyperthyreosen im allgemeinen.

Zweifellos haben wir einer besonderen, in dieser Art nur beim echten Morbus *Basedow* vorkommenden Konstitution eine ganz erhebliche Bedeutung zuzuschreiben, einmal für die Entstehung der Erkrankung, und zum anderen für die Reaktionsform der Erfolgsorgane auf die Überschwemmung mit Schilddrüsensekret.

SAUERBRUCH (*159*) hat in seinem *Basedow*-Referat 1931 in überzeugender Weise die Eigenart des „*nervösen Vollbasedow*“ gezeichnet, indem er die primäre überragende Beteiligung des Nervensystems und die schon vor Ausbruch des Leidens bestehende konstitutionelle Abwegigkeit zusammenfaßte. Wir dürfen die Mehrleistung der Schilddrüse nur als Glied in der ganzen Krankheitskette betrachten, hervorgerufen durch nervöse Störungen bei besonders disponierten Menschen. Ein Glied allerdings, das sehr bald das ganze Krankheitsgeschehen beherrscht. Ohne Schilddrüse kein *Basedow!* L. REHN (*160*) hatte dies schon früh erkannt, wenn er sagte: „Könnten wir die ganze Schilddrüse entfernen, was nicht erlaubt ist, so würden wir jeden *Basedow* heilen.“

Unsere jetzige Anschauung erkennt nun zwar den nervös-konstitutionellen Faktoren die überragende Rolle im Krankheitsgeschehen des echten *Basedow* zu. Sie verbindet sie aber aufs engste mit der Mehrleistung einer bis dahin unveränderten Schilddrüse. Wir werden nachher die Berechtigung dieser Anschauung auch auf Grund experimentell erlangter Befunde zu prüfen haben.

SAUERBRUCH unterscheidet zwei Formen des Morbus *Basedow,* einmal den oben erwähnten „nervösen Vollbasedow“ und zum anderen *eine zweite Art,* die er *primär mit Veränderungen im innersekretorischen Apparat oder im Zellstoffwechsel in Zusammenhang* bringt. Hier mißt er Störungen in den Sexualorganen der Frau eine überragende Rolle zu. Eine abwegige Tätigkeit der Geschlechtsdrüsen wirke steigernd auf die Funktion der Schilddrüse. Von Grad und Dauer der primären Störung hänge es ab, ob eine vorübergehende Hyperthyreose oder ein *Basedow* sich entwickle. Im letzten Fall könne das Krankheitsbild dem nervösen Vollbasedow ähneln. Es fehle jedoch meist der Exophthalmus, auch das Nervensystem sei gewöhnlich gering beteiligt.

Außer der Bedeutung der weiblichen Geschlechtsdrüsen betont SAUERBRUCH auch die anderer innersekretorischer Störungen für die Genese dieser zweiten Basedowform, so die der Hypofunktion der Nebennieren, des Thymus, der Hypophyse und des Pankreas. Wir werden auf diese wichtigen Fragen der Beteiligung anderer innersekretorischer Organe, des sog. *Blutdrüsenbasedow,* noch in einem besonderen Kapitel eingehen.

Auch Störungen im Elektrolytengleichgewicht, die einen abwegigen Zellstoffwechsel bedingen und möglicherweise durch vermehrte Zufuhr innersekretorischer Stoffe, insonderheit der Schilddrüse, ausgeglichen werden müssen, sollen genetisch in Frage kommen. Auf sie hatte schon ZONDEK (*161*) hingewiesen. SAUERBRUCH konnte die Einflüsse eines krankhaften Stoffwechsels auf die Schilddrüse auch experimentell darlegen: bei Parabiosetieren bekommt das eine Tier eine auffallende Vergrößerung der Schilddrüse.

Kehren wir zu der wichtigsten Form, dem nervösen Vollbasedow zurück! Der so bedeutsame *konstitutionelle Faktor* ist uns in seinem Wesen noch nicht sicher bekannt. Auch hier liegt der Konstitutionsforschung noch ein weites Feld zur Bearbeitung offen. Es ist noch nicht endgültig geklärt, ob neuropathische Menschen eine besondere Bereitschaft zur Basedowerkrankung besitzen. Vor allem ist auch die Art dieser neuropathischen Konstitution noch näher zu erfassen. SIEBECK (*162*) spricht von hysterischen, sowie manisch-depressiven und paranoiden Zügen. Daß degenerative Merkmale, sowohl psychischer wie somatischer Natur, von Wichtigkeit sein können, geht auch aus Tierexperimenten hervor.

KLOSE (*163*) wies auf solche für das Zustandekommen sowohl des spontanen wie des experimentellen Tierbasedow nachdrücklich hin. Er spricht direkt von einer „tierisch-basedowianischen Disposition". Bekannt ist, daß der degenerierte Terriertyp für Basedowexperimente das Tier der Wahl ist. Wir werden diesen Tatsachen eine nicht geringe Bedeutung zuerkennen müssen, verläuft doch der tierische und menschliche *Basedow* in allen wesentlichen Punkten gleichartig (KLOSE).

Sicher scheint zu sein, daß auch Menschen, bei denen keine neuropathische Veranlagung bestand bzw. nachzuweisen ist, einen *Basedow* bekommen können. Bei ihnen kann durch die Erkrankung selbst eine abwegige Konstitution vorgetäuscht werden. KLOSE bemerkt allerdings, daß die zum *Basedow* disponierende Konstitution vor Ausbruch der Krankheit nicht wahrnehmbar zu sein braucht. — EPPINGER (*164*) mißt der Konstitution beim *Basedow* nicht die Rolle zu wie andere Autoren. Nach HOLST (*165*) kommt familiäres Auftreten des Vollbasedow nur in 6% der Fälle vor. In 4% seien andere Konstitutionskrankheiten (Diabetes, Epilepsie, Asthma) in der Familie zu beobachten.

Ob für den Basedow eine *echte Vererbung* anzunehmen ist, muß ebenfalls noch geklärt werden. KLOSE (*166*) spricht die Vererbung der Basedowdisposition als sehr fraglich an. WEITZ (*167*) hat übereinstimmende Thyreotoxikosen bei eineiigen Zwillingspaaren beobachtet; dem steht eine andere Beobachtung von RISAK (*167*) entgegen. BRUGSCH (*168*) hält eine erbliche Anlage beim Morbus *Basedow* für zweifellos vorhanden.

Wenn er aber meint, daß die Verhältnisse ähnlich lägen wie beim einfachen Kropf, der ebenfalls vererbt würde, so können wir ihm hier nicht folgen. Einmal ist der *Basedow* ätiologisch etwas gänzlich anderes als der endemische Kropf. Und zweitens ist eine Vererbung der endemischen Struma nach den gründlichen, oben erwähnten Untersuchungen EUGSTERS sehr unwahrscheinlich.

Die Frage verdient eine umfassende und kritische Bearbeitung. Wir versprechen uns von einer solchen auch Ergebnisse für die Abgrenzung des echten *Basedow* von den sog. Hyperthyreosen.

Auf die vielen Möglichkeiten der *nervösen Auslösung* des *Basedow*-Geschehens können wir hier nicht näher eingehen. Bekannt ist der nervöse „*Schreckbasedow*". RAHM (*169*) betont mit Recht, daß ein großer Schreck, ein furchtbares Erlebnis auch einzelne Symptome der Krankheit hervorrufen kann. Man denke an die vorstehenden Augen, das Zittern, den Angstschweiß, die Durchfälle, das Herzklopfen usw. Hierbei braucht es nicht zur Ausbildung eines Vollbasedows zu kommen. Trotzdem müssen wir wohl sicherlich auch für diese Einzelsymptome eine Mitbeteiligung der Schilddrüse, eine plötzliche Mehrausschüttung ihres Sekrets, auch wohl eine Adrenalinausschwemmung, annehmen. Würden solche Erscheinungen länger andauern, so könnte man berechtigt sein, von einer *Hyperthyreose* zu sprechen. Es ist daraus zu erkennen, wie bedingt all unsere Einteilungsprinzipien sind. Doch wurde oben schon betont, daß wir sie für die Ordnung des Ganzen brauchen.

Ein Vollbasedow setzt jedenfalls im allgemeinen eine besondere Disposition voraus. Die Seltenheit des sog. „*Kriegsbasedow*", der ja nur ein Sonderfall des Schreckbasedow ist, beweist das ebenfalls.

Nach KLOSE (*170*) war der klassische *Basedow* bei den Truppen der vordersten Linie höchst selten zu beobachten. Trotz der Schrecken des Krieges sind nur 18 durch Kriegserlebnisse bedingte Basedowfälle mitgeteilt worden.

Sicher ist ein plötzlicher Schreck nicht allein die Ursache eines nervösen *Basedow*. Nach KLOSE sind psychische Traumen nur ausnahmsweise die Ursache für einen *Basedow*. *Seelische Konflikte*, Kummer, Sorgen, Enttäuschungen, können ihn in gleicher Weise und gewiß häufiger auslösen. Sexuelle Konflikte spielen besonders bei der Frau eine große Rolle, wie SAUERBRUCH und SIEBECK (*171*) betonen.

Das *weibliche Geschlecht* wird ganz zweifellos besonders befallen. Nach der SATTLERschen (*172*) Sammelstatistik kommt auf 11—15 Frauen ein Mann (unter 3800 Fällen von Basedow 3210 weibliche). Wir werden nicht fehl gehen, den Grund hierfür in den von den Geschlechtsdrüsen ausgehenden Einflüssen zu suchen. Die Einwirkung schon physiologischer cyclischer Schwankungen auf die Schilddrüse ist ja bekannt.

Kinder erkranken nur selten an *Basedow*. In der SATTLERschen Statistik befanden sich unter 3477 Fällen nur 184 Kinder unter 15 Jahren.

Auf welchem Wege kommt es nun zu einer Beeinflussung der Schilddrüsensekretion vom vegetativen Nervensystem aus? Die Frage ist noch keineswegs geklärt, ihre sichere Beantwortung wird noch viel experimentelle Arbeit erfordern. Wir erwähnten bereits im physiologischen Teil, daß die bisherigen Ergebnisse physiologischer Versuche noch zu uneinheitlich sind, um mit Gewißheit eine nervöse Beeinflussung der Schilddrüsentätigkeit behaupten zu können. *Daß* aber eine Beeinflussung möglich ist, möchten wir trotz der noch ausstehenden experimentellen Bestätigung als sicher annehmen. *Das vegetative Nervensystem bildet mit dem hormonalen Apparat eine biologische Einheit.* Es ist *nicht* denkbar, daß vom vegetativen System keine Wirkungen auf das hormonale ausgehen sollten. Die Schilddrüse ist das Erfolgsorgan für das vegetative System, umgekehrt aber auch das Nervensystem peripheres Organ der Schilddrüse (SAUERBRUCH).

Die enge Verbindung des neuro-vegetativen und hormonalen Systems konnte SUNDER-PLASSMANN (*173*) auch an der Schilddrüse morphologisch nachweisen. Das vegetative Terminalreticulum verbindet alle Drüsenzellen zu einer funktionellen Einheit. Nach demselben Autor läßt sich auch durch faradische Reizung des Sinus caroticus mit seinen neurovegetativen Receptorenfeldern eine Beeinflussung der Schilddrüsentätigkeit bzw. -sekretion erzielen.

Nach SUNDER-PLASSMANN ergibt sich auch eine Erklärung für den beherrschenden Einfluß der Schilddrüse auf das Krankheitsgeschehen des Morbus *Basedow:* Ist es zu einem ausgeprägten *Basedow* gekommen, so fallen die zentralnervösen Regulationsmechanismen weg, weil infolge des degenerierten Terminalreticulums die Steuerung der Schilddrüse nicht mehr möglich ist.

Dieser Auffassung widerspricht allerdings die Möglichkeit einer Spontanheilung selbst einer ausgeprägten Basedowerkrankung (SAUERBRUCH u. a.).

Diese verwickelten Fragen bedürfen noch eingehender Untersuchungen. Bis zu ihrer Lösung sind wir berechtigt, rein aus unseren *klinischen* Erkenntnissen heraus die enge und kausale Verbindung zwischen Erschütterungen des vegetativen Nervensystems und einer gesteigerten Tätigkeit der Schilddrüse zu folgern. Die von EPPINGER und HESS (*174*) vorgenommene Einteilung des *Basedow* in eine vago- und eine sympathicotonische Form ist nicht durchführbar und auch im ganzen belanglos. Es ist das *gesamte* vegetative System in Unordnung geraten; ob bei demselben Kranken bald die, bald jene Symptome mehr im Vordergrund stehen, ist irrelevant.

Mit der Anschauung einer nervös-konstitutionell bedingten Auslösung des Vollbasedow stehen auch unsere pathologisch-anatomischen Erkenntnisse in Übereinstimmung, wie WEGELIN ausdrücklich betont. Nach ihm läßt sich die Gesamtheit aller anatomischen Veränderungen beim Morbus *Basedow* auf keinen Fall restlos auf die Formel einer Hyperthyreose bringen, auch wenn die letztere die wichtigste Störung ist.

Von besonderer Wichtigkeit erscheinen uns in diesem Zusammenhang jedoch *experimentelle Untersuchungen* der letzten Jahre zu sein. Die Tätigkeit und Sekretion der Schilddrüse wird beim normalen Organismus durch einen von dem Vorderlappen der Hypophyse abgegebenen Stoff, das sog. *thyreotrope Vorderlappenhormon,* in maßgebendster Weise geregelt. Was für das Tierexperiment galt, wurde auch für den Menschen nachgewiesen. Wir sind im physiologischen Teil auf diese bereits sehr ausgedehnten Untersuchungen des näheren eingegangen. Es findet durch das thyreotrope Inkret eine weitgehende Anregung und Beeinflussung, ja Steuerung der Schilddrüsentätigkeit statt. Die zeitliche Begrenzung dieser Wirkungen sowohl nach der morphologischen wie der pathologisch-physiologischen Seite hin *gestattet es aber nicht, diese experimentelle Hyperthyreose dem menschlichen Basedow gleichzustellen.*

Von großer Bedeutung versprechen weiterhin die Untersuchungen über die *antithyreotrope Substanz des Blutes* unter verschiedenen experimentellen Bedingungen zu werden. Wie ebenfalls oben besprochen, gelang es, diese Substanz im Blut von mit thyreotropem Hormon vorbehandelten Tieren, sowie im Serum normaler Tiere und auch im Serum gesunder Menschen nachzuweisen. Sie schützt die Meerschweinchenschilddrüse gegen eine Aktivierung durch den Extrakt des Hypophysenvorderlappens. Nach HEROLD, SCOWEN und SPENCER, sowie SAEGESSER soll sie sich im Serum von Basedowkranken nicht finden. Doch bedarf es hier noch genauer Nachuntersuchungen, die in verschiedener Hinsicht wichtige neue Erkenntnisse versprechen. Auf die möglichen Zusammenhänge mit dem Cholesterinstoffwechsel wiesen wir bereits hin.

Wenn wir die bisherigen Ergebnisse dieses noch nicht abgeschlossenen Arbeitsgebietes auf die Genese der menschlichen Basedowerkrankung anwenden wollen, so mit aller, durchaus gebotenen Zurückhaltung. Sicherlich müssen wir der Anregung des Hypophysenvorderlappens durch die „Basedownoxe“, unserer Ansicht nach also durch Störungen vor allem des vegetativen Nervensystems und anderer endokriner Drüsen, einen überragenden Einfluß auf die Schilddrüse und auf das ganze Krankheitsgeschehen zuschreiben. Wir haben damit einen neuen, wichtigen und unerläßlichen Faktor kennengelernt.

Engste *Beziehungen* bestehen nun *zwischen Hypophyse und Zwischenhirn.* Klinische Beobachtungen der letzten Jahre weisen auf die Bedeutung organischer Erkrankungen des Zwischenhirns, wie einer Encephalitis lethargica und anderer Schädigungen, für die Entstehung eines *Basedow* hin.

So berichtete RISAK (*175*) über 3 Fälle von Encephalitis lethargica, die in das klassische Bild eines echten *Basedow* ausliefen. GEYER (*176*) teilte eine ähnliche Beobachtung mit, eine Kranke mit einem Vollbasedow, in deren Vorgeschichte mehrfache Schädeltraumen und eine Encephalitis vorkamen.

Die Bedeutung des Zwischen-Mittelhirns schon für den physiologischen Ablauf mancher somatischer und psychischer Funktionen ist in letzter Zeit besonders hervorgehoben worden. Für krankhafte Zustände gilt sie nicht minder [„Zwischenhirnsyndrom“ von STERTZ (*177*), BRAUN (*178*)]. SCHARRER und GAUPP (*179*) konnten außer beim Tier auch beim Menschen sekretorisch tätige Ganglienzellen in der Zwischenhirnsubstanz nachweisen: „Zwischenhirndrüse“.

Bedeutungsvoll erscheinen in diesem Zusammenhang weiter Untersuchungen SCHITTENHELMS (*180*) und seiner Mitarbeiter über die *Jodverteilung im Gehirn.*

Bei zwei an BASEDOWscher Krankheit verstorbenen Kranken wies die chemische Untersuchung einen vermehrten Jodgehalt des Zwischenhirns und der Hypophyse nach, in anderen Hirnteilen war er normal. Experimentelle Untersuchungen nach Verabreichung von Thyroxin bestätigten die kennzeichnende Jodverteilung und Anreicherung im Gehirn immer wieder. Das Schilddrüsenjod besitzt eine elektive Neigung zu bestimmten Gehirnteilen. — Wie früher erwähnt, ist von SCHITTENHELM-EISLER das thyreotrope Hormon außer in der Hypophyse auch im Zwischenhirn und Liquor gefunden worden.

Es steht also fest, daß klinisch und experimentell-biochemisch enge Verbindungen zwischen Hypophyse, Zwischen-, Mittelhirn und Schilddrüse bestehen. GEYER und SCHITTENHELM sehen in den vegetativen Zentren des Zwischenhirns möglicherweise den Punkt, von dem auch der nervös, psychisch-traumatisch bedingte *Basedow* ausgeht. Wie nun die Beziehungen im einzelnen sind, ob das Zwischenhirn der Hypophyse übergeordnet ist, auf sie ihren Reiz weiterleitet, der dann sekundär die Schilddrüse beeinflußt, oder ob das Zwischenhirn auch direkt die Schilddrüse anzuregen vermag, das muß noch weiter geklärt werden. Möglicherweise findet eine Wirkung auf die Peripherie, auch die Schilddrüse, außer auf solchem humoralen Wege auch durch die Vermittlung des sympathischen Nervensystems [Voss (*181*)], besser gesagt wohl des ganzen vegetativ-nervösen Apparats, statt.

Man darf aber diese Beziehungen Gehirn — Schilddrüse nicht zu einseitig sehen. *Auch die Schilddrüse kann ihrerseits einen Einfluß auf das Gehirn ausüben.* Voss erinnerte vor kurzem wieder an diese Tatsache. Die Beschreibungen von Gehirnsymptomen im Verlauf eines *Basedow* durch manche Autoren lassen an der schilddrüsenbedingten Genese solcher „toxischen Encephalopathien“ oder eines „Coma basedowicum“, einer „thyreotoxic crisis“ wohl keinen Zweifel. Auch experimentell sind solche toxischen Wirkungen der Schilddrüsensubstanz auf das Gehirn nachgewiesen worden. E. P. PICK (*182*) zeigte die spezielle Affinität des Thyroxins zu den vegetativen Zentren des Hirnstammes. Bekräftigt werden diese Befunde durch die von KEESER festgestellte antagonistische Wirkung von Barbitursäurepräparaten. Aus diesem Grunde ist ja auch klinisch das Luminal als direkt kausales Mittel bei gesteigerter Schilddrüsentätigkeit zu bezeichnen.

Zwischenhirnstörungen, organisch oder funktionell bedingt, hierdurch *Anregung des Hypophysenvorderlappens* und dadurch *Mehrfunktion der Schilddrüse,* das ist wohl ein Weg, der zum *Basedow* führt. Ein anderer mag der einer direkten humoralen Beeinflussung der Schilddrüse durch die „*Zwischenhirndrüse*“ sein. Nicht minder in Betracht kommen mag der durch *Vermittlung des vegetativen Nervensystems.* Doch alle diese Glieder bilden eine Kette, die in sich geschlossen ist, und die wir nicht lösen dürfen. Auf der einen Seite greifen in dieses Spiel dann noch *übergeordnete Gehirnzentren* (Hirnstamm und Hirnrinde), auf der anderen das *gesamte endokrine System* und die *peripheren Erfolgsorgane* ein.

Der echte *Basedow* ist also nicht neurogen oder thyreogen *allein* bedingt. *Nervensystem, endokriner Apparat und Zellstoffwechsel, sie sind nicht voneinander zu trennen.* Nur eine Betrachtung des Ganzen kann uns in der Pathogenese weiter führen. Ob wir berechtigt sind, neben dem nervösen und dem Blutdrüsenbasedow schon jetzt eine rein cerebral-organisch bedingte Form zu unterscheiden, möge hier nicht erörtert werden.

b) Die sog. Hyperthyreosen.

Im Gegensatz zum echten Morbus *Basedow* müssen wir den sog. Hyperthyreosen, also den Erkrankungen, die wohl eine gesteigerte Funktion der Schilddrüse erkennen, jedoch die Geschlossenheit des Vollbasedowbildes vermissen lassen, eine nicht so einheitliche Entstehungsmöglichkeit zuschreiben.

Vorausgeschickt sei, daß die klinisch solchen Hyperthyreosen oft ähnelnden Bilder sog. „*vegetativer Neurosen*“ durchaus und grundsätzlich abzutrennen sind, selbst wenn sie eine Struma und eine Tachykardie aufweisen. Hier ist uns die Erhöhung des Grundumsatzes ein wichtiges differentialdiagnostisches Symptom. Nach MORAWITZ (*183*), GRAFE und anderen Autoren ist die Bestimmung des Grundumsatzwertes heute der brauchbarste Test, um thyreotoxische Zustände von vegetativ-nervösen Störungen zu unterscheiden.

Wir stimmen mit KLOSE (*184*) durchaus überein, daß *diese Abtrennung vegetativ-neurotischer Zustandsbilder von echten Thyreotoxikosen für die Klinik und für das ganze Krankheitsproblem wichtiger ist als die Aufteilung der letzteren im einzelnen.*

Überblicken wir nun die große Menge der hyperthyreotischen Krankheitsbilder, so ist gegenüber dem Vollbasedow das Hervorstechendste die *völlige Unregelmäßigkeit und Variabilität der Symptome.* Wir können auf diese klinischen Verschiedenheiten nicht im einzelnen eingehen. Neben Bildern, die einem echten *Basedow* äußerst nahe kommen, sehen wir andere, die nur einzelne thyreotoxische Symptome aufweisen. Alle aber verbindet eben dieses Thyreotoxische, die gesteigerte Funktion der Schilddrüse. Wir wiesen schon mehrmals auf die *Schwierigkeit* hin, *im einzelnen Fall zwischen einem echten Basedow und einer Hyperthyreose zu unterscheiden.* Die Natur kennt kein Schema, die Übergänge sind fließend.

Manche Kliniker, wie KREHL, KRECKE, EPPINGER, BÉRARD und PEYCELON, J. BAUER, MEANS reißen denn auch mehr oder weniger alle Grenzen zwischen einem *Basedow* und einer sog. Hyperthyreose nieder und sehen nur graduelle Unterschiede. Eine *gewisse* Berechtigung dazu mag nicht abgestritten werden. Schon aus praktischen, aber auch aus tiefer liegenden Gründen heraus glauben wir dennoch den Wert einer Unterscheidung betonen zu müssen. SAUERBRUCH (*185*) hat das als Kliniker in dem lapidaren Satze ausgesprochen: „Basedowkranke haben immer eine Hyperthyreose, aber nicht jede Hyperthyreose ist ein *Basedow*“. BREITNER, KLOSE, HOLST und SIEBECK stehen auf demselben Boden, auf dem auch die meisten pathologischen Anatomen, wie ASCHOFF, WEGELIN, DE JOSSELIN DE JONG und ROUSSY sich befinden. MORAWITZ (*186*) spricht wenigstens von einem „Basedowsyndrom“ und einem „thyreotoxischen Syndrom“. Hinsichtlich des einzelnen müssen wir besonders auf die anregenden Verhandlungen der 2. internationalen Kropfkonferenz in Bern, 1933, verweisen.

DE JOSSELIN DE JONG (*187*) unterteilt als Pathologe die Hyperthyreosen einmal in die diffusen und nodösen Kröpfe, weiter in die Struma basedowificata und 3. in das toxische Adenom. Die Einteilung geht weitgehend vom Zustand der Schilddrüse beim Beginn der Erkrankung aus, zweifellos mit einer gewissen Berechtigung, wie wir bereits hervorhoben. Jedoch, so sehr wir beim Vollbasedow die unveränderte Schilddrüse voraussetzen, die Einteilung der Hyperthyreosen durch DE JOSSELIN DE JONG erscheint uns nicht alle Formen zu erfassen. Sie beachtet zu sehr lediglich *strumöse* Schilddrüsenveränderungen. Gewiß bilden diese die Hauptdomäne für die Entwicklung hyperthyreotischer Zustandsbilder. Nach DE JOSSELIN DE JONG war in 95% der Fälle von Hyperthyreose das Vorhandensein einer früheren euthyreoten Struma, bis 16 Jahre vorher, festzustellen. Aber zweifellos können Schädigungen auch eine vorher *normale* Schilddrüse treffen und hierdurch eine Toxikose bedingen. Wir denken an plötzlich wachsende maligne Geschwülste der Schilddrüse, an lokale und allgemeine Infektionen verschiedenster Art, an Enterotoxine u. dgl. Ohne nun von einer morphologischen Einteilung auf eine ätiologische abschweifen zu wollen, möchten wir doch als 4. Unterform die Hyperthyreosen durch lokale und allgemein bedingte Erkrankungen einer bis dahin normalen Schilddrüse nicht missen.

Allen diesen Hyperthyreosen gemeinsam ist eines, der *rein thyreogene Charakter der Erkrankung. Dies ist uns das Entscheidende, Unterschiedliche zu dem nervösen, zu dem cerebral-organischen, zu dem Blutdrüsenbasedow.*

Eine *klinische* Einteilung der sog. Hyperthyreosen ist nach dem eben Gesagten kaum möglich. Wir haben eine ganze Stufenleiter vor uns, von den „Formes frustes" bis zu den schwersten basedowähnlichen Zuständen.

Die Bezeichnung „Formes frustes" kann in keiner Weise als klar umrissen gelten. Es wurden von CHARCOT und PIERRE MARIE hierdurch Formen bezeichnet, die den Exophthalmus vermissen ließen. Noch weniger berechtigt ist die Bezeichnung „Basedowoid", mit der STERN die auf neuropathischer Grundlage entstandenen Krankheitsformen vom echten *Basedow* abtrennte [DEUSCH (*188*)]. Im allgemeinen wird sich dahinter eine vegetative Neurose verstecken.

Der **klinische Verlauf der sog. Hyperthyreosen** ist meist ein langsamer und chronischer. Besonders gilt dies für die Formen mit schon vorhandener Struma, während z. B. die durch akute Infektionskrankheiten bedingten naturgemäß schneller ablaufen. Auch die Intensität der Erkrankung entspricht zumeist nicht der Schwere des Bildes beim echten *Basedow.* Der beim Vollbasedow regelmäßig vorkommende Exophthalmus ist bei den sekundären Thyreotoxikosen viel seltener anzutreffen. HOLST (*189*) z. B. sah ihn in seinem norwegischen Material auch bei den schwersten toxischen Adenomen niemals. Doch gilt dies sicher nicht überall.

KLOSE (*190*) erwähnt klinisch leicht verlaufende Hyperthyreosen mit exorbitanter, jedoch bei ein und demselben Kranken wechselnder Protrusio bulbi.

Die kardiovasculären Erscheinungen sind gemäßigter, die Tachykardie ist nicht so ausgesprochen; die Grundumsatzerhöhung erreicht viel weniger häufig solch enorm hohe Werte wie beim Vollbasedow. Ein letaler Ausgang ist relativ selten. Die Prognose ist jedoch hinsichtlich einer Ausheilung keineswegs günstig (DEUSCH).

Neben diesen meist zu beobachtenden Fällen mit chronischem Verlauf und geringergradig entwickelten Symptomen sind aber auch die zu nennen, die, nicht so gutartig, in ihrer stürmischen Entwicklung einem echten *Basedow* sehr nahe kommen. So kann vor allem der Jodbasedow gelegentlich recht schwer verlaufen.

Gehen wir auf die **Genese der Hyperthyreosen** ein, so ist zu sagen, daß es im Gegensatz zum echten Vollbasedow, bei dem wir wenigstens einigermaßen brauchbare ätiologische Unterlagen besitzen, bei den Hyperthyreosen in dieser Hinsicht schlecht bestellt ist. Gewiß, wir kennen einzelne Formen von Hyperthyreosen und können sie genetisch erklären, aber eine klare und erschöpfende Darstellung der genetischen Verhältnisse ist bislang noch nicht möglich.

Wir gaben oben die morphologische Einteilung der Hyperthyreosen durch DE JOSSELIN DE JONG wieder. In ätiologischer Hinsicht können wir sie kaum brauchen. Die verschiedenartigsten Störungen können eine Hyperthyreose bei einem vorher vorhandenen Kropf bedingen. SAUERBRUCH (*191*) betont mit anderen Autoren, daß eine kropfige Schilddrüse bereits **bei physiologisch geforderter Mehrleistung** versagen könne. Es kommt zur Bildung neuen sekretorischen Epithels und damit zu einer dem Bedarf entsprechenden Sekretion. Wird nach gewisser Zeit wieder ein Durchschnittsbedarf gefordert, so kann trotzdem die Schilddrüse bei der Mehrsekretion verharren. Bei ausbleibender Kompensation durch den Organismus tritt allmählich ein krankhafter Zustand, eben eine Thyreotoxikose, auf. Wir haben dann nicht mehr eine Proliferation vor uns, sondern eine Basedowifikation. Dabei können die morphologischen Schilddrüsenveränderungen durchaus wechselnder, unregelmäßiger Natur sein. Sie entsprechen in ihrem Umfang nicht allein der Intensität des klinischen Bildes.

Die Reizbarkeit des Nervensystems spielt nach SAUERBRUCH auch hier, wie beim echten *Basedow*, die „beherrschende Rolle“.

Die Bedeutung nervöser Faktoren in der Genese der sog. Hyperthyreosen ist nun allerdings sehr schwierig festzulegen. Der Begriff „Reizbarkeit“ läßt gleich an konstitutionelle Faktoren denken. Schon beim Vollbasedow ist die Natur der konstitutionellen Abwegigkeit noch in keiner Weise geklärt. Als viel vager ist vorläufig der Begriff der sog. „einfachen primären hyperthyreoten Konstitution“ anzusehen.

KLOSE (*192*) sieht in dem konstitutionellen Unterschied zwischen den allgemeinen Hyperthyreosen und dem klassischen *Basedow* das diese beiden Formen Trennende. Nach ihm gibt es aber eine einfache hyperthyreote Konstitution bei beiden. Beim *Basedow* trete jedoch der spezifische extrathyreoidale Faktor, die charakteristische Reaktionsform der Erfolgungsorgane, hinzu und bilde so die „primäre Basedowkonstitution“.

Uns scheint es geraten zu sein, in der Aufstellung einer besonderen hyperthyreoten Konstitution eine gewisse Zurückhaltung zu bewahren. Die Verhältnisse sind noch zu ungeklärt. Das schließt aber nicht aus, daß konstitutionelle Faktoren im einzelnen Fall sehr wohl ursächlich mitspielen können.

Eine etwas andere Frage ist die, ob **Erschütterungen des vegetativen Nervensystems,** wie wir sie von der Basedowgenese kennen, auch Hyperthyreosen hervorrufen können. Es kann daran wohl nicht gezweifelt werden. Nur über den Umfang, in dem solche nervösen Störungen für die Allgemeinheit der Hyperthyreosen in Betracht kommen, ist wenig bekannt. Weshalb aber bedingen sie eine im allgemeinen mildere Thyreotoxikose, als sie der primäre Vollbasedow darstellt? Hier muß zweierlei beachtet werden, auf das wir immer wieder zurückkommen: Einmal fehlt solchen Kranken das charakteristisch Konstitutionelle des echten Basedowikers, das nervösen Einflüssen bei diesem eine ganz besondere Wucht und Durchschlagskraft verleiht. Und zum anderen kann die Schilddrüse, da sie meist schon verändert ist, gar nicht so reagieren wie die vorher normale Drüse des am Vollbasedow Erkrankenden. Möglicherweise ist dieser letztere Faktor sogar noch wichtiger als derjenige der Konstitution.

Auf das sog. *toxische Adenom* sind wir schon oben kurz eingegangen. Wir erachten die Aufrechterhaltung dieses an vieler Verwirrung schuldigen Begriffs für nicht geraten, zumindest nicht für unsere europäischen Verhältnisse.

Eine sehr wichtige und relativ gut umschriebene Form der Hyperthyreosen ist der sog. **Jodbasedow.** Wollte man streng schematisch sein, so müßte man diese alt eingeführte, von KOCHER geprägte Bezeichnung durch eine andere ersetzen, etwa durch Jodthyreotoxikose oder Jodhyperthyreose. Doch dürfte gerade in der Endokrinologie jeder Schematismus unangebracht sein.

Der Jodbasedow entsteht auf dem Boden eines vorher bestehenden Kropfes. Es ist durchaus *thyreogen* bedingt, auch wenn im Verlauf der Erkrankung infolge mannigfacher Wechselwirkungen nervöse Symptome weitgehend in den Vordergrund treten können. Nach SAUERBRUCH (*193*) handelt es sich bei ihm um die am häufigsten zu beobachtende Form der Hyperthyreose. Auch EPPINGER (*194*) weist dem Jod eine „ganz große Rolle“ zu. Er meint, daß man auf Zusammenhänge Jod—Basedow viel aufmerksamer achten müssen als bisher, und daß hier geographische Momente von größter Bedeutung seien (s. hierzu S. 50).

Der früher gebräuchliche Ausdruck „Krankheit der vertriebenen Kröpfe“ und der jetzt übliche „Jodbasedow“ weist auf die auslösende Ursache der Erkrankung hin, die Jodmedikation aus therapeutischen Gründen. Ein *normaler*, schilddrüsengesunder Organismus ist nun in der Lage, ziemlich große Mengen Jod zu sich zu nehmen, ohne eine Schädigung zu erleiden; der Überschuß an Jod wird ausgeschieden. In kropffreien Gegenden soll nach EGGENBERGER (*195*) die schädliche Wirkung großer Jodgaben wegfallen. Anders kann das Bild werden, wenn *Kropfträger* auch schon *kleine* Mengen Jod aufnehmen. Zwar braucht es hier, selbst bei größeren Gaben, zu keiner Schädigung zu kommen. Die gegenüber der normalen Drüse größeren Jodspeicher eines Kropfes, die die meiste Zeit fast leer sind (EGGENBERGER), können sich auf Jodmedikation füllen, ohne daß weitere Folgen zu beobachten sind. In manchen Fällen aber tritt eine mehr oder weniger schwere Thyreotoxikose auf. Es besteht also sicherlich eine verschiedene Empfindlichkeit gegenüber dem Jod. Worauf diese *Jodidiosynkrasie* beruht, ist noch nicht aufgeklärt. Mit dem gewöhnlichen Jodismus, der auch Kropffreie befallen kann, hat sie nichts zu tun [DE QUERVAIN (*196*)]. KLOSE (*197*) nimmt eine *konstitutionelle Disposition* an. Wenn er aber meint, daß ein Moment dieser Disposition eine hyperplastische Schilddrüse sei, so ist damit wohl ebensowenig erklärt. Eher werden wir sagen können, daß *verschiedene Funktionszustände des vegetativen Nervensystems* hier mitspielen. Sicher sind auch Einflüsse des *Lebensalters* vorhanden, auf die F. v. MÜLLER (*198*) u. a. hingewiesen hat. Besonders das 4. Lebensjahrzehnt scheint gefährdet zu sein. KLOSE betont die Gefährdung *klimakterischer* Frauen mit kolloidreichen Knotenkröpfen.

Welche Dosen führen zu schädlichen Wirkungen? Mit ziemlicher Sicherheit können wir sagen, daß die bei der *modernen* Kropfprophylaxe üblichen biologischen, allerkleinsten Dosen (etwa 40 γ täglich) nicht schaden können. Nur bei Überschreitung dieser physiologischen Breite können Vergiftungserscheinungen auftreten. Die im schweizerischen Vollsalz befindlichen minimalen Jodmengen sind also harmlos, nicht hingegen die recht großen im amerikanischen vorhandenen. Jodschädigungen bei Genuß von Vollsalz müssen anders erklärt werden, durch Aufnahme *zusätzlicher* Jodmengen, in Form von Tabletten, Salben usw., die ja heutzutage reichlich vertrieben werden. Daß die toxischen Dosen sehr verschieden groß sein können, wurde schon erwähnt. Unter Umständen können bereits 100 γ Jod toxische Erscheinungen auslösen, während andere Fälle auch durch 10 Mill. γ Jod nicht geschädigt werden sollen [STURM (*199*)].

Aber nicht nur das anorganische Jod führt zur Thyreotoxikose, *auch eine Überdosierung mit Schilddrüsenpräparaten kann einen Jodbasedow auslösen.* Bei Entfettungskuren ist das schon des öfteren vorgekommen. Das schädigende Moment stellt allerdings auch hier das in den Präparaten enthaltene Jod dar.

Daß dem Wesen des Jodbasedow wirklich eine krankhaft gesteigerte Tätigkeit der Schilddrüse zugrunde liegt, geht vor allem aus den klinischen Symptomen hervor. Der bis zum Beginn der Jodmedikation gesunde Kropfträger bekommt auf das Jod meist nach 2—3 Wochen Tremor, Herzklopfen, Schwitzen. Er wird nervös, kann nicht mehr schlafen, magert ab. Der Grundumsatz ist deutlich erhöht. Sind die Erscheinungen noch nicht zu weit fortgeschritten, so können sie sich restlos nach Aussetzen des Jodes zurückbilden. In schweren Fällen aber kommt es zu ausgesprochenster Kachexie, zu Erscheinungen, die denen beim genuinen *Basedow* kaum nachstehen. Nur der Exophthalmus und die übrigen Augensymptome fehlen häufig [KLOSE, DE QUERVAIN (*200*)].

Welche Kropfformen sind besonders gefährdet? Es scheinen hier keine deutlichen Unterschiede zu bestehen. Sowohl rein diffuse Kröpfe, wie solche mit Adenomen können zum Jodbasedow Anlaß geben. Im allgemeinen werden wir, bei der Häufigkeit knotiger Strumen, histologisch mehr das Bild des basedowifizierten Kropfes zu sehen bekommen. Schwierig sind die Fälle zu erklären, bei denen histologisch eine genuine Struma basedowiana vorliegt. Die Entscheidung, ob hier das Jod der ursächliche Faktor ist oder nicht, kann dann recht schwer fallen.

Die histologische Untersuchung von Jodbasedowschilddrüsen ist oft enttäuschend. Eine gesteigerte Drüsentätigkeit läßt sich in der Mehrzahl nicht nachweisen [SAEGESSER (*201*).

Auch der *Entstehungsmechanismus des Jodbasedow* ist im einzelnen noch wenig aufgeklärt. Nach BREITNER wird gespeichertes Kolloid durch Jod mobilisiert. DE QUERVAIN (*202*) wirft aber mit Recht die Frage auf, *wieso* dies kommt, warum durch das Jod bei euthyreoten Kröpfen bisweilen für lange Zeit eine Funktionssteigerung der Schilddrüse hervorgerufen wird, während umgekehrt in den meisten Fällen von genuinem *Basedow* nach Jodmedikation eine Kolloidstauung und damit eine Eindämmung der thyreotoxischen Erscheinungen erreicht wird.

Gerade der Jodbasedow legt uns manche Rätsel auf. Ihre Aufdeckung verspricht aber auch besondere Früchte hinsichtlich der Klärung mancher *physiologischer* Schilddrüsenfragen. Wichtig sind hier Untersuchungen des gesamten Jodstoffwechsels, die u. a. von SAEGESSER (*201*) angestellt wurden.

Haben wir bei den bisher behandelten Formen der sog. Hyperthyreosen die Thyreotoxikose auf dem Boden einer vorher veränderten, einer *kropfigen* Schilddrüse betrachtet, so müssen wir zwischen ihnen und der jetzt zu besprechenden letzten Gruppe einen gewissen Trennungsstrich ziehen. **Die durch lokale Erkrankungen der Schilddrüse bedingte Hyperthyreose** braucht nicht eine *strumös* entartete Drüse zur Voraussetzung haben, sie kann auch bei einem bisher vollkommen *Schilddrüsengesunden* auftreten.

Ätiologisch kommen hier hauptsächlich in Betracht akute und chronische Entzündungen, sowie bösartige Geschwülste der Schilddrüse und außerdem Einwirkungen extrathyreoidaler, meist allgemeiner Infekte. Auf das Einzelne können wir ausführlich nicht eingehen, nur einige wichtige Punkte seien herausgegriffen.

Die Hyperthyreosen durch eine *Thyreoiditis, Strumitis, Tuberkulose und Syphilis,* sowie die durch *bösartige Geschwülste* sind im allgemeinen recht selten, nicht häufig auch, wenn sie zu dem Vorkommen dieser verschiedenen Erkrankungen an sich in Beziehung gesetzt werden. WEGELIN (*203*) und andere Autoren erblicken den Grund hierfür, ähnlich wie beim echten *Basedow,* in dem Vorliegen einer konstitutionellen neuropathischen Anlage bei den an Thyreotoxikose Erkrankten. Ob das richtig ist, müßten daraufhin gerichtete besondere Untersuchungen zeigen. Das häufige Vorkommen von „Formes frustes" (Basedowoid) gerade bei dieser rein lokal bedingten Hyperthyreose können wir, entgegen WEGELIN (*203*), nicht als beweisend ansehen. Ähnlich wie beim Jodbasedow möchten wir hier eher an *verschiedene Funktionszustände des vegetativen Nervensystems* denken. Auch *grundsätzlich* erscheint uns dies wichtig, denn gerade das Konstitutionelle trennt ja den echten *Basedow* von den Hyperthyreosen.

Die Angaben über die Häufigkeit des Vorkommens einer Schilddrüsenüberfunktion bei *malignen Geschwülsten* der Schilddrüse sind recht unterschiedlich. Nach einigen Autoren sollen nahezu 50% der bösartigen Strumen Zeichen eines Hyperthyreoidismus aufweisen. CRILE (*204*) berichtete vor kurzem über 249 Fälle von bösartigem Kropf. Er konnte dabei nur zweimal hyperthyreoide Erscheinungen beobachten. Auf Grund der normalen Blut-, Jod- und Cholesterinwerte nimmt er an, daß die durch die gefäßreichen Metastasen bedingte Mehrbeanspruchung des Herzens die Ursache der Steigerung des Grundumsatzes bilde.

Weshalb aber ist der Grundumsatz nur bei so wenigen Fällen gesteigert? Das läßt, wie gesagt, doch an die Rolle vegetativer Funktionsstörungen denken.

Neben den Entzündungen und Geschwülsten müssen wir bei dieser Thyreotoxikoseform aber auch an *Infekte allgemeiner Art* denken, *ohne* daß diese eine nachweisbare akute oder chronische Schädigung des Schilddrüsengewebes, eine Proliferation des Epithels, wie z. B. bei der Thyreoiditis, hervorzurufen brauchen. Es liegt auf der Hand, daß der pathologische Anatom solche Fälle weniger sieht als beispielsweise der Internist. Eine vermehrte Kolloidresorption, meist wohl eine vermehrte Sekretion infolge toxischer Reize kommt im Verlauf von Infektionskrankheiten sicher vor. Fieber steigert die Ansprechbarkeit des vegetativen Systems (OSWALD). Wenig bekannt ist aber über die Häufigkeit des Vorkommens solcher Thyreotoxikosen. Hier hat es auch der Kliniker nicht leicht. Die differentialdiagnostische Abgrenzung einer echten Thyreotoxikose von Symptomen, die auch ohne Mitwirkung von Schilddrüsensekret bei fieberhaften Erkrankungen auftreten können, wie Tachykardie, Schwitzen, Abmagerung usw., ist nicht immer einfach.

Sehr umstritten waren besonders früher die Beziehungen Tuberkulose—Hyperthyreose. Man kann hier nicht kritisch genug sein. Jedenfalls ist ein typischer *Basedow* bei einer Lungentuberkulose recht selten [WEGELIN (*205*), HOLST]. Auch die ursächliche Rolle einer Lues ist stärker diskutiert worden.

EPPINGER (*206*) weist unter anderem auf den Rheumatismus und auf Enterotoxine als mögliche auslösende Momente einer Hyperthyreose hin. Auch nach Kampfgasvergiftungen hat man im Krieg Thyreotoxikosen beobachtet.

Alle diese extrathyreoidalen Infektionen und Toxine werden nach unserer Anschauung im allgemeinen nur dann einen Einfluß auf die Schilddrüse ausüben und eine Thyreotoxikose hervorrufen, *wenn die Funktionslage des vegetativen Systems hierfür günstig liegt.* Die EPPINGERsche Erklärung, der Komplex Schilddrüse — vegetatives Zentrum könne von den verschiedensten Seiten her aus dem Gleichgewicht gebracht werden, scheint uns nicht zu genügen. Denn weshalb nur bei dem einen und nicht bei dem anderen Kranken? Man muß hier doch wohl vegetativ-nervösen Bedingungen die *übergeordnete* Rolle zuerteilen, wie auch OSWALD (*207*) annimmt.

So gibt es auch unter den sog. Hyperthyreosen wohl zu umschreibende, wenn auch sehr verschiedene und zahlreiche Möglichkeiten der Entstehung. Wenn wir hier doch eine ätiologische Betrachtung und Einteilung gewagt haben, so sind wir uns bewußt, daß sie unvollständig und auch anfechtbar ist. Aber nur auf diesem Wege einer genetischen Betrachtung kommen wir weiter, gerade auch in der Abtrennung der Hyperthyreosen vom echten *Basedow.*

4. Auswirkungen und Wechselwirkungen der Thyreotoxikosen auf die übrigen endokrinen Drüsen und Organe.

a) Endokrinologische Zusammenhänge.

Die Erörterung der klinischen und pathogenetischen Probleme muß unseres Erachtens im Vordergrund einer Betrachtung der Thyreotoxikosen stehen. Sie bildet den Schlüssel für das Verständnis. Das rein Endokrinologische und das Pathologisch-Physiologische sind darum nicht weniger wichtig. An sich hängen auch sie mit dem klinischen Bild aufs engste zusammen, das sich ja aus zwei Komponenten zusammensetzt, der im Vordergrund stehenden Schilddrüsenerkrankung und der Reaktion der extrathyreoidalen Organe. Ihre *gesonderte* Behandlung erscheint jedoch notwendig, um die so sehr verwickelten Fragen, die das Basedowproblem aufwirft, einigermaßen übersichtlich behandeln zu können.

Die Auswirkungen der Thyreotoxikosen auf die übrigen endokrinen Drüsen und Organe des Körpers und ihre Wechselwirkungen seien für alle Thyreotoxikosen im Zusammenhang betrachtet. Wir dürfen das, wenigstens vorläufig, da wir uns der Unregelmäßigkeiten solcher Wirkungen auch beim echten *Basedow* bewußt sind. Die Ansprechbarkeit der Blutdrüsen und der Erfolgsorgane, insbesondere der Leber, ist durchaus nicht immer die gleiche. Wohl gibt es hier bestimmte Zusammenhänge, aber keine festen Regeln. Möglicherweise wird uns die weitere Erkenntnis und Materialsammlung zu noch klareren Anschauungen kommen lassen, die dann auch auf diesem Gebiet eine Abgrenzung des echten *Basedow* von den sog. Hyperthyreosen gestatten werden.

Die Verhältnisse sind nicht einfach. Die Frage, was primär, was sekundär ist, muß ständig gestellt werden. Sie ist durchaus nicht immer eindeutig zu beantworten. Konstitutionelles und Konditionelles spielen weiterhin in den ganzen Komplex hinein.

1. Epithelkörperchen. Irgendwelche kennzeichnenden Veränderungen finden sich bei ihnen nicht, ein weiterer Beweis für die Unabhängigkeit der Funktion der Nebenschilddrüsen von der der Schilddrüse.

2. Thymus. Um so verwickelter liegen die Verhältnisse beim Thymus. Schon beim euthyreoten endemischen Kropf wiesen wir auf das gar nicht seltene Zusammentreffen einer Thymushyperplasie mit einer kindlichen Struma diffusa hin. Man muß hier an eine gleichsinnige Beeinflussung beider Drüsen denken.

Eine *Thymusvergrößerung* ist nun *beim echten Basedow so häufig, daß wir an ihrer Bedeutung nicht zweifeln können.* Nach KLOSE (*208*) kann das Organ auch bei der Struma basedowificata vergrößert sein. Gerade hier ist aber eine weitere Materialsammlung dringend erforderlich. Bei den stark wechselnden Angaben über die normale Größe und das normale Gewicht eines Thymus ist es notwendig, die Angaben im Schrifttum über Vergrößerungen des Organs durchaus mit Kritik zu betrachten. Aber auch die sorgfältigen Untersuchungen HAMMARS (*209*) bestätigen die Häufigkeit einer Hyperplasie der Drüse in weitgehendem Umfang (unter 43 Fällen 27mal übernormale Thymusgewichte). *Regionale Verschiedenheiten* scheinen stark in Betracht zu kommen.

So konnte KLOSE in Frankfurt in etwa 80% vergrößerte Thymusdrüsen auf dem Operationstisch feststellen, in seinem Danziger Material war eine operativ feststellbare Thymusvergrößerung „ganz außerordentlich selten". Allerdings fand sich unter 4 Danziger Fällen, die zur Sektion gelangten, dreimal eine erhebliche Thymushyperplasie. — v. HABERER (*210*) beobachtete in Innsbruck oft, etwas weniger in Graz, vergrößerte Thymusdrüsen bei Operationen wegen Morbus *Basedow*. Im Rheinland schien ihm der Thymus erheblich seltener ausschlaggebende Bedeutung zu besitzen. Er ist von der Bedeutung der Thymusdrüse bei der BASEDOWschen Erkrankung überzeugt und geht auch operativ dementsprechend vor. — Ähnlich urteilt ein Internist, J. BAUER, der auf die schon aus früheren Statistiken (CAPELLE usw.) stammende Zahl von 75% von Thymushyperplasien bei Morbus *Basedow* hinweist.

Wichtig sind besonders die pathologisch-anatomischen Befunde, betreffs deren nur 2 kompetente Autoren aus der neuesten Zeit angeführt seien. WEGELIN (*211*) sah bei seinen Berner *Basedow*-Fällen die Thymusdrüse fast regelmäßig hypertrophisch (6mal Gewichte von 40—75 g) oder nicht involviert (6mal Gewichte von 10—27 g). Nur einmal fand er bei einer 49 Jahre alten Frau lediglich Reste von Thymusgewebe. 10mal war daneben ein partieller oder totaler Status lymphaticus feststellbar. — HOLST (*212*), der über norwegisches Material berichtete, beobachtete bei 17 Basedowsektionen 6mal übernormale Thymusgewichte. 5mal lagen die Gewichte nicht über den entsprechenden HAMMARschen Maximumziffern, 6mal war kein Thymus oder es waren nur Reste von Thymusgewebe nachzuweisen.

Überblicken wir diese wie gesagt neuesten Befunde von Chirurgen und pathologischen Anatomen, so geht aus ihnen trotz der an sich kleinen Zahl wohl doch zweierlei hervor: einmal, daß die Thymusvergrößerung *keinen regelmäßigen Befund* beim Morbus *Basedow* bildet, und zum anderen, daß die Häufigkeit der Thymushyperplasie *regionär stark verschieden* ist. Worauf diese regionären Unterschiede beruhen, muß noch geklärt werden. Wenn man die Angaben KLOSES und v. HABERERS, ferner die WEGELINS und HOLSTS vergleicht, so könnte es den Anschein haben, als ob die Thymusvergrößerung in ausgesprochenen Tieflandgebieten relativ seltener wäre als in Gebirgsgegenden. Doch wäre dies ein durchaus verfrühter Schluß. Wir brauchen hier unbedingt ein größeres und exakt bearbeitetes Material.

Histologisch scheint nach HAMMAR (*213*) das Rindengewebe gegenüber dem Mark stärker hyperplastisch zu sein. Nach diesem Autor ist auch die Gesamtmenge der HASSALschen Körperchen absolut und relativ supranormal. KLOSE (*214*) spricht besonders von einer Vermehrung der epithelialen Strukturen der Marksubstanz und einer oft normalen Involution der lymphoiden Rindenteile. SCHRIDDE (*215*) betont ebenfalls die Markhyperplasie der Thymusdrüse. — Auch die histologischen Verhältnisse sind also noch nicht ganz geklärt.

Über die *Entstehung* und die *pathogenetische Bedeutung der Thymushyperplasie beim Basedow* gibt es ein ganzes Schrifttum für sich. So interessant und auch wichtig die Frage ist, wir können hier nicht ausführlich auf sie eingehen. Sie ist noch keineswegs endgültig geklärt. Ob die Thymushyperplasie bzw. -persistenz bei der Genese des *Basedow* eine *primäre, der Schilddrüse ebenbürtige* oder sie sogar übertreffende Rolle spielt, ist noch zweifelhaft. Für einzelne, im ganzen aber seltene Fälle erscheint der primäre, der Schilddrüsenveränderung gleichgeordnete Charakter der Hyperplasie festzustehen. HART (*216*), KLOSE (*217*), E. BIRCHER (*218*) haben sogar das Vorkommen eines echten *thymogenen Basedow* behauptet. WEGELIN (*219*) wendet sich gegen diese Bezeichnung. Er ist dafür, die Zustände, die allein auf gestörter Thymusfunktion beruhen, als Hyper- oder Dysthymismus zu bezeichnen. Nach ihm gehört die Struma zum *Basedow* „wie das Rad zum Wagen". Zukünftige Befunde und Untersuchungen werden uns wohl endgültige Klarheit bringen. Die Ansicht KLOSES und ASCHOFFS (*220*), es fände unter dem Einfluß einer Erkrankung des vegetativen Nervensystems eine Art Epithelisierung sowohl der Schilddrüse wie des Thymus statt, steht jedenfalls durchaus zur Debatte. ROTH (*221*) ist ähnlicher Meinung. Hier wären auch etwaige Beziehungen des Hypophysenvorderlappens zum Thymus zu klären. In eigenen Versuchen konnten wir allerdings keine deutlichen Veränderungen des Thymusgewebes durch das thyreotrope Hormon feststellen (*222*).

Für die Mehrzahl der Fälle ist vorläufig anzunehmen, daß die Vergrößerung des Thymus *im Verlauf der Basedowerkrankung* eintritt, also *sekundärer* Art ist. Doch ist die Entstehung im einzelnen keineswegs geklärt. Gehen thymusexzitatorische Reize von der veränderten Schilddrüse aus, spielen mittelbare Einflüsse von den hypoplastischen Keimdrüsen oder vom chromaffinen System aus mit (WEGELIN)? Das sind offene Fragen.

Konstitutionelle Faktoren können bei der Thymushyperplasie bzw. -persistenz nach WEGELIN mitwirken, nur ist ihr Vorhandensein nicht so gesichert wie die Annahme der sekundären Hyperplasie.

Nun die *Bedeutung der Thymushyperplasie* im einzelnen! Hier bestehen noch sehr gegensätzliche Ansichten. Von Chirurgen sind u. a. KLOSE, CAPELLE, v. HABERER für die der Schilddrüse gleichsinnige, d. h. also schädigende Wirkung der gesteigerten Thymusfunktion beim *Basedow* eingetreten. HOLST (*223*) schreibt auf Grund seines operativen norwegischen Materials der Thymusvergrößerung keine besondere Rolle zu. Scharf gegen die „Thymustheorie des *Basedow*" hat sich MELCHIOR (*224*) gewandt. Nach ihm hat eine Thymusvergrößerung oder umgekehrt eine Thymusinvolution keinerlei Einfluß auf den Ausgang einer Basedowoperation. Die sehr eindrucksvollen Operationsbeobachtungen, die VON HABERER (*225*) vor 2 Jahren mitteilte, sprechen jedoch durchaus gegen diese Ansicht.

Wir können an dieser Stelle die sehr komplexen Beziehungen Thymus—Schilddrüse nicht im einzelnen erörtern. Sicherlich gibt es gleichsinnige und auch gegensätzliche Wechselwirkungen, sowohl bei der normalen Drüsenfunktion, wie bei der gesteigerten oder womöglich auch andersartigen Funktion einer oder beider hyperplastischen Drüsen. WEGELIN (*226*) erkennt mit vielen anderen Autoren der Thymushyperplasie zumindest hinsichtlich der Kreislaufstörungen den Charakter einer verstärkenden, schädigenden Organveränderung zu. ASCHOFF (*227*) tritt ebenfalls für den ungünstigen Einfluß der Thymusvergrößerung bei gewissen letal verlaufenden Basedowfällen ein, FALTA (*228*) desgleichen. Die Erfahrungen vieler Chirurgen, auch unserer Klinik, bekräftigen diese Ansichten durchaus.

Der Befund ganz erheblicher Thymushyperplasien bei besonders schweren und nach der Operation zum Tode führenden Basedowfällen ist mit der von einigen Autoren, besonders Internisten, geäußerten Vermutung einer kompensatorischen Bedeutung der Thymushyperplasie nicht vereinbar. Die guten Erfolge der Thymektomien [v. HABERER (*229*) u. a.] und die so günstig sich auswirkenden präoperativen Bestrahlungen des Thymus, die eine gewollte schwere Schädigung des Thymusgewebes und seiner Funktion erzielen [u. a. HANKE (*230*)], sprechen absolut gegen eine solche hypothetische antagonistische Funktion des vergrößerten Thymus.

Zur Klärung der sicher nicht einfachen Verhältnisse sind nicht wenige *experimentelle Untersuchungen* angestellt worden. Sie kranken alle mehr oder weniger daran, daß der tierische *Basedow,* dessen Existenz zwar nicht bestritten werden kann, sehr schwer experimentell hervorzurufen ist. Was im allgemeinen erzielt wird, ist basedowähnlich, aber doch kein echter *Basedow.* Das gilt besonders auch für die experimentelle Hyperthyreose durch das thyreotrope Hypophysenvorderlappenhormon, obgleich diese noch die reinste und basedowähnlichste Form aller bisher erzielten experimentellen Hyperthyreosen ist.

Auf Grund eigener Untersuchungen mit dem thyreotropen Hormon und mit dem ASHERschen Thymocrescin konnten wir der Ansicht MELCHIORS, auch die experimentelle Thymusforschung gelange immer mehr dahin, in dem Hyperthymismus ein hinsichtlich des Basedowkomplexes antagonistisches Moment zu erblicken, nicht beipflichten (*231*). Auch die experimentellen Befunde NITSCHKES, der einen Antagonismus der Schilddrüse einerseits und der „lymphatischen Organe (Thymus, Milz, Lymphdrüsen)“ andererseits behauptete, erscheinen uns in keiner Weise stichhaltig. Wir müssen hier auf frühere eigene Ausführungen verweisen (*232*).

Wir fassen zusammen:

Sicherlich ist der häufig festzustellenden Thymuspersistenz bzw. -hyperplasie beim Morbus *Basedow* eine Bedeutung zuzuerkennen. Ihre primäre Entstehung ist für gewisse Fälle möglich, die Veränderungen der Schilddrüse sowohl wie des Thymus könnten durchaus von einem übergeordneten Dritten (Störungen des vegetativen Nervensystems) abhängen. Das Vorkommen eines reinen thymogenen Basedow, ohne Schilddrüsenbeteiligung, ist mehr als zweifelhaft. Für die Mehrzahl der Fälle scheint nach unseren bisherigen Kenntnissen die Thymushyperplasie im Verlauf der Erkrankung zu entstehen, also sekundärer Natur zu sein. Die Thymushyperplasie hat den Charakter einer verstärkenden, schädigenden Organveränderung. Eine kompensatorische Bedeutung müssen wir nach unseren chirurgischen Erfahrungen ablehnen. Im Gegenteil kommt eine aktive, gegen die Thymushyperplasie gerichtete Therapie in Frage (präoperative Thymusbestrahlung, unter Umständen auch Thymusoperation). Die ganzen Verhältnisse bedürfen aber noch sehr weiteren kritischen Studiums.

3. Hypophyse. Die Hypophyse ist uns durch die experimentell gewonnenen Erkenntnisse der letzten Jahre für die Genese des *Basedow* besonders wichtig geworden. Jedoch haben die wenigen vorliegenden Untersuchungen beim Menschen noch kein einheitliches Bild ergeben. Nach HOLST (*233*) ist eine Vergrößerung der Hypophyse in einem *reinen* Basedowfalle noch niemals beobachtet worden. WEGELIN (*234*) jedoch fand unter 11 Fällen 8mal ein Gewicht, das über dem Durchschnittsgewicht von 0,6 g lag (0,7—1,2 g). Es gelang aber auch ihm nicht, histologisch etwas Charakteristisches zu entdecken. Anhaltspunkte, auf Grund deren eine Überproduktion thyreotropen Hormons angenommen werden könnte, ergaben die pathologischen Befunde nicht, eher erwiesen sie das Gegenteil (HOLST).

Auch hier muß wohl eine weitere Materialsammlung gefordert werden. Daß nur genaueste und sehr feine vergleichende Zelluntersuchungen etwas aussagen können, liegt auf der Hand.

4. Geschlechtsorgane. Hingegen sehen wir etwas klarer bei den Geschlechtsdrüsen. Vor allem die *weiblichen Geschlechtsdrüsen* weisen in einer nicht unbeträchtlichen Zahl von Fällen Abweichungen gegenüber der Norm, und zwar im Sinne einer *Hypoplasie*, auf. Die Ovarien sind wechselnd groß, gelegentlich auffallend klein, auch cystisch. Primitivfollikel sind sehr gering vorhanden. Der Uterus ist oft ungenügend ausgebildet. WEGELIN (*235*) betrachtet diese Hypoplasie als eine *primäre konstitutionelle Anomalie*. Er sieht sie nicht als Folge einer gesteigerten Schilddrüsenfunktion an. Daß zwischen veränderter Tätigkeit der Keimdrüsen und der Schilddrüsensekretion innige Zusammenhänge bestehen, ist sicher. Schon physiologisch sind sie ja nachzuweisen, in der Pubertät, zur Zeit der Menses usw. Klinisch sind beim *Basedow* sehr häufig Genitalstörungen vorhanden (Unregelmäßigkeiten der Regel, Dysmenorrhöen, verminderte Fruchtbarkeit usw.). HOLST (*236*) betont den vorübergehenden Charakter dieser klinischen Genitalsymptome. Nach ihm soll diese Tatsache entschieden gegen eine primäre Hypoplasie sprechen. Falls anatomische Befunde vorhanden und auf eine Thyreotoxikose zu beziehen seien, so handle es sich um sekundäre Folgen von vorgeschrittenen Stadien der Erkrankung.

Ob man so weit gehen kann, neben einem „thyreogenen“ und „neurogenen“ von einem *ovariogenen Basedow* zu sprechen (TROUSSEAU, ARAN, PINARD, VON GRAFF, NOVAK), erscheint sehr zweifelhaft. WEGELIN führt mit Recht an, daß lange nicht alle Hypoplasien der weiblichen Genitalien einen *Basedow* bedingen. Auch von einem *Schwangerschaftsbasedow* hat man gesprochen. Jedoch muß man hier in der Diagnose eines echten Vollbasedow kritisch sein. Zu häufig sind nur Einzelsymptome vorhanden, die lediglich die Diagnose vielleicht einer Hyperthyreose oder einer vegetativen Neurose ermöglichen.

Daß aber eine veränderte Tätigkeit der Geschlechtsdrüsen irgendwie verstärkend bei der Genese, vielleicht mehr noch bei der Entwicklung eines Basedow mitwirken kann, ist nicht zu bezweifeln. Die oben erwähnte vermehrte Tätigkeit der Schilddrüse in der Pubertät, zur Zeit der Menstruation, bei der Gravidität, weist ja ohne weiteres darauf hin. Die engen Beziehungen der Sexualfunktion zum vegetativen Nervensystem lassen aber auch sehr an indirekte Einflüsse denken. In diesem ganzen Zusammenhang wäre noch einmal an das über 10mal häufigere Vorkommen eines echten *Basedows* bei der Frau gegenüber dem Vorkommen beim Mann zu erinnern.

Aber auch auf umgekehrtem Wege, bei *Ausfall* der Funktion der Geschlechtsdrüsen, können Thyreotoxikosen hervorgerufen werden. Die *klimakterische Hyperthyreose* ist ein bekanntes Krankheitsbild. Jedoch dürfen wir hier nicht einseitig sehen. Sehr oft kommen im Klimakterium Unterleistungen der Schilddrüse, ein richtiges Myxödem, vor. Wir haben hierauf schon bei Besprechung der Hypothyreosen hingewiesen. Gelegentlich schlägt sogar ein hyperthyreotischer Typ in einen hypothyreotischen um. KLOSE (*237*) weist mit Recht darauf hin, daß uns hier noch viele Vorgänge völlig dunkel sind. J. BAUER (*238*) glaubt, daß sich bei der klimakterischen Hyperthyreose der Ausfall der Ovarialfunktion auf dem Umwege über die *Hypophyse* auswirke, also durch Überproduktion des thyreotropen Hormons.

Experimentelle Untersuchungen von LOESER (*239*) sprechen durchaus in diesem Sinne. Entfernung der Keimdrüsen bei weiblichen Meerschweinchen bewirkte eine morphologisch nachweisbare Hyperaktivität der Schilddrüse, die durch Mehrproduktion von thyreotropem Hormon bedingt war. Durch perorale Zufuhr von Dijodtyrosin konnten diese sekretorische Mehrleistung der Vorderhypophyse sowie die durch sie ausgelösten Zeichen der Schilddrüsenhyperaktivität unterdrückt werden. Klinisch hatte schon vorher SEHRT (*240*) bei klimakterischen Beschwerden, besonders bei Wallungen, mit Dijodtyrosin Erfolge erzielt.

Aber auch bei diesen klimakterischen Hyperthyreosen ist der Zusammenhang, sind die Wechselwirkungen Ovarien—Hypophyse—Schilddrüse mit dem vegetativen Nervensystem niemals aus dem Auge zu verlieren.

Über Veränderungen der *männlichen Keimdrüsen* beim *Basedow* ist wenig Sicheres bekannt. Anscheinend sind sie, wenn vorhanden, geringfügig.

Beziehungen zwischen Keimdrüsen und Basedowthymus sind ebenfalls zu beachten [Klose (*241*), Wegelin (*242*)]. Nach diesen beiden Autoren sollen es die Eigentümlichkeiten der Ovarien wahrscheinlich machen, daß gerade von hier aus ein Einfluß auf den Thymus im Sinn einer Hyperplasie oder Subinvolution ausgehen kann. Die Erfahrungen bei der Kastration sollen diesen Zusammenhang als gesichert erscheinen lassen.

Zusammenfassend ist zu sagen, daß sehr wichtige Beziehungen zwischen veränderter Keimdrüsenfunktion und dem Auftreten bzw. der Entwicklung eines echten *Basedow* oder einer sog. Hyperthyreose bestehen. Die Wege, auf denen es zu solchen Einflüssen kommt, können sehr verschiedenartig sein. Niemals sind bei diesen Wechselwirkungen die Zusammenhänge mit dem vegetativen Nervensystem zu vernachlässigen. Ob man, wie es Sauerbruch (*243*) tut, neben dem nervösen Vollbasedow eine zweite Art des *Basedow* aufstellen kann, die sich an Krankheitsvorgänge anschließt, die primär im innersekretorischen Apparat, vor allen Dingen in den Sexualorganen der Frau, entstehen, bleibe dahingestellt. Sauerbruch selbst sagt, daß dieser Art „*Basedow*“ meist gewisse Symptome (Exophthalmus) fehlen.

5. Pankreas. Anatomische Veränderungen der Bauchspeicheldrüse beim *Basedow* sind nach Holst (*244*) und Wegelin nicht konstant vorhanden. In etwa der Hälfte der Fälle ist ein völlig normales Pankreas festzustellen. Jedoch fand Holst in 8 von seinen 19 Basedowfällen deutliche Veränderungen, in erster Linie eine *Atrophie,* dann auch eine fibröse Umwandlung des ganzen Organs. Auch andere Autoren (Pettavel, Kraus, Wegelin, Landau, von Haberer) beobachteten eine Atrophie so häufig, daß sie nicht zufällig bedingt sein kann, sondern als ein nicht konstanter Folgezustand vorgeschrittener und schwerer Formen des Morbus *Basedow* angesehen werden muß (Holst). — Immerhin wird man vorläufig für gewisse Fälle auch noch die Möglichkeit einer kongenitalen *Hypoplasie* nicht ganz von der Hand weisen können.

Die Befunde an den Langerhans*schen Inseln* sind unsicherer. Man hat von Degeneration und Nekrose der Zellen, Lymphocyteninfiltration, fibröser Umwandlung und Verminderung der Inselzahl berichtet (u. a. Holst). Klinisch ist gelegentlich in solchen Fällen ein komplizierender *Diabetes* festgestellt worden, der nach manchen Autoren *thyreogen* bedingt sein soll.

In diesem Zusammenhang sei etwas Pathologisch-Physiologisches vorweggenommen. *Kohlehydratstoffwechselanomalien bei Basedowkranken* sind gar nicht selten. Sie finden sich in 50% der Thyreotoxikosen jeden Grades und stellen hier zunächst eine „unschuldige Herabsetzung der Kohlehydrattoleranz“ (Holst) mit folgender Hyperglykämie und unter Umständen auch Glykosurie dar. Nach der Strumektomie bessern sich diese Symptome immer, meist heilen sie aus [Hatlehol (*245*)]. — Die zweite Art einer Kohlehydratstoffwechselstörung beim *Basedow* ist der eben erwähnte komplizierende echte Diabetes. Ist er wirklich thyreotisch zu erklären?

Die bisherigen Statistiken können einer strengen Kritik nicht standhalten. Es ist nicht genügend zwischen einer gewöhnlichen thyreotoxischen Hyperglykämie und einem echten Diabetes unterschieden worden (Hatlehol). Nach dem Material der Holstschen Klinik ist die Häufigkeit *sicherer* Diabetesfälle bei Basedowkranken gering. Mit 1,5% entspricht sie etwa der Häufigkeit des Diabetes (1,2%) bei nicht thyreotoxischen chirurgischen Kranken (Statistik von Joslin und Lahey). — Während nun wie gesagt die unschuldigen thyreotoxischen Hyperglykämien und Glykosurien sich nach der Strumektomie bessern bzw. ausheilen, ist dies beim echten Diabetes nicht der Fall.

Aus diesem Grunde zieht Holst das Vorkommen eines thyreogenen Diabetes in Zweifel, er denkt mehr an *zufälliges Zusammentreffen.* Auch die Pathogenese der gewöhnlichen thyreotoxischen Kohlehydratstoffwechselanomalien und des echten Diabetes soll wesensverschieden sein. Nach HOLST hängen die ersteren irgendwie mit dem Glykogenmangel der thyreotoxischen Leber zusammen.

Über Veränderungen der *äußeren Sekretion* der Bauchspeicheldrüse beim *Basedow* und über mögliche Zusammenhänge mit den thyreotoxischen Diarrhöen ist noch wenig bekannt.

Auch beim Pankreas sind also die Verhältnisse noch keineswegs sicher geklärt. Wenn auch experimentell-pathologische Befunde für einen gewissen Antagonismus Schilddrüse—Pankreas zu sprechen scheinen, so muß man doch die verwickelten Zusammenhänge klinischen Geschehens jedesmal sorgfältig analysieren. Direkt scheinende Einwirkungen sind allzuoft nur indirekt bedingt.

6. Nebennieren. Hier sind nach WEGELIN (*246*) die *Minusvarianten* entschieden in der Überzahl. Die Rinde, die weniger untersucht ist, wird als schmal und fettarm geschildert. Das Nebennierenmark ist deutlicher hypoplastisch, die Chrombräunung der Markzellen sehr schwach. HOLST (*247*) hingegen berichtet von einer Hypoplasie der Nebennieren nur bei $^1/_3$ seiner Fälle. In drei seiner schwersten obduzierten Fälle waren die Nebennieren sogar deutlich *vergrößert*.

Wenn auch ein erhöhter Gehalt des Blutes an Adrenalin beim Morbus *Basedow* nicht nachgewiesen worden ist [nach TRENDELENBURG (*248*)], so besteht doch sicherlich eine *Überempfindlichkeit des Hyperthyreotikers gegenüber adrenalinähnlichen Stoffen* [ABELIN (*249*)].

Die angebliche Regel von dem reziproken Gewichtsverhältnis zwischen *Nebennieren und Thymus* (PETTAVEL, RAUTMANN, WEGELIN) ist wohl doch keine Regel. In dem Material von HOLST fanden sich sehr viele Ausnahmen.

So sind auch die Nebennieren in ihrer Bedeutung für das Basedowgeschehen noch weitgehend unaufgeklärt. In jüngster Zeit wird dem Schilddrüsen-Nebennierensystem eine Bedeutung für die Kontrolle der Wärmeregulation zugeschrieben. Fieberzustände beim Morbus Basedow sollen mit Störungen in diesem Apparat zusammenhängen [CRAMER (*249a*)].

b) Wirkungen auf die übrigen Organe.

Im Anschluß an die Besprechung dieser endokrinologischen, recht verwikkelten Zusammenhänge haben wir noch die wichtigsten *Veränderungen der übrigen Körperorgane und gleichzeitig ihrer Funktionen* zu erörtern. Sie sind ja gerade für die Klinik von oft ausschlaggebender Bedeutung. Der verantwortungsbewußte Chirurg wird die funktionellen Befunde voll und ganz in seine Indikationsstellung und in seine Behandlung einbauen müssen.

1. Leber. An erster Stelle steht als wichtigstes Erfolgsorgan die Leber. Schon *experimentell* ist die toxische Wirkung zugeführter Schilddrüsensubstanz auf die Leber bekannt, das Leberglykogen schwindet, die Leberzellen verfetten. Auf die Ursachen des Glykogenschwundes, ihre möglichen Zusammenhänge mit einer Mehrabgabe von Adrenalin, gingen wir bereits im physiologischen Teil ein. Ebenso führt, wie besprochen, die durch das thyreotrope Vorderlappenhormon bedingte Hyperthyreose zu einer zeitweiligen Glykogenfreiheit der Leber.

Auch *klinisch* ist bei Thyreotoxikosen oft eine latente Leberinsuffizienz nachzuweisen. Basedowfälle mit Ikterus sind als besonders schwer anzusehen [ASSMANN (*250*) u. a.]. Wir kommen nachher noch auf die klinische Seite zurück.

Was findet sich pathologisch-anatomisch? Die makroskopischen Veränderungen scheinen uneinheitlicher Natur zu sein. Die *Kleinheit* des Organs wird von den meisten Untersuchern hervorgehoben. Die öfter angeführte Lebercirrhose ist nach RÖSSLE (*251*) nur ausnahmsweise zu beobachten. Die Ansicht HOLSTs (*252*), es handelte sich bei solchen Cirrhosen um kennzeichnende Folgeerscheinungen der schweren Formen des *Basedow,* muß danach in den Hintergrund treten. Auch die oft behauptete Stauungsleber des Basedowikers ist nach Rössle eine irrtümliche Annahme. *Nach ihm ist der Tod bei der* Basedow*schen Krankheit in vielen Fällen ein Lebertod infolge Versagens der nötigen Entgiftung der Thyreotoxine,* bedingt durch die eigenartige, der akuten gelben Atrophie in etwa verwandte *Atrophie der Leber,* mit der ja auch die makroskopische Kleinheit und der Gewichtsschwund des Organs übereinstimmt, und weiter bedingt durch die oft sehr verbreitete, manchmal aber nur fleckige oder streifige *Dissoziation der Leberepithelien.* Nach Rössle sind gerade die Dissoziationen erster Ausdruck der spezifischen Leberzellvergiftung durch die Capillarwand hindurch, wobei aber wohl eher die *Capillarwand* und erst in zweiter Linie die eigentliche Leber*zelle* geschädigt wird. Dementsprechend finden sich in der Basedowleber noch vor dem Auftreten der Dissoziationen eigenartige *Zirkulationsstörungen des Capillarkreislaufs,* wie herdförmig auftretende Hyperämien, daneben stärkste Blutleeren, wohl Sperrungen der Capillarräume, die oft nur Plasma enthalten. Weiter kommt es zu hochgradigen Ödemen, seltener Blutungen. Als Folge des Ödems entwickeln sich feinste Fibrillen, anscheinend unabhängig von Fibroblasten. In End- und Heilungsstadien ist eine deutliche *Sklerose,* keine Cirrhose zu beobachten. Rössle, auf dessen Befunde im einzelnen verwiesen werden muß (*253*), stellt den Begriff der *serösen Hepatitis* des Capillargebietes auf, wobei er jedoch die Capillarwandschädigung in der Leber in Analogie setzt zu den Myokard-, Muskel-, Nebennieren- und Knochenschädigungen. Es ist also falsch, in dem Schilddrüsengift ein rein hepatocelluläres oder auch nur ein rein hepatotropes Gift zu erblicken. Die Capillarwände im gesamten Organismus werden geschädigt, wenngleich die Leber vorwiegend betroffen wird.

Verfettungen der Zellen fehlen nach Rössle häufiger, als daß sie vorhanden sind. Die Lebern schwerer Basedowfälle können ebenso fettarm wie glykogenfrei sein. Wegelin (*254*) allerdings fand in allen Fällen eine mehr oder weniger starke Verfettung der Zellen. Er sieht sie als toxisch bedingt an und verweist auch auf das analoge Schwinden der Fettablagerungsmöglichkeit in der Leber bei Zufuhr von Thyroxin an Tiere (Abelin).

Wie können wir klinisch die Schwere der Leberveränderungen im jeweiligen Fall erfassen? Das Problem ist noch nicht gelöst. Die *Blutzuckerbelastungsproben* und auch andere Proben genügen nicht, um genaue Grade der *thyreogenen Leberschädigung* anzugeben, die Glykogenabnahme quantitativ zu bestimmen. Einfache Blutzuckerbestimmungen sagen noch weniger aus, da der Blutzuckerspiegel zentralnervös reguliert und konstant gehalten wird, trotz dauernder Abnahme des Glykogenvorrates der Leber. Schneider und Widmann (*255*) erwies sich hier die isolierte *Natriumbestimmung im Serum* von Wert. Die thyreogene Leberschädigung ist außer dem Glykogenabfall gekennzeichnet durch einen der Glykogenabnahme parallel gehenden Abfall des Natriumspiegels bei Gleichbleiben des Chlor- und Kaliumspiegels.

Während der Natriumspiegel im Durchschnitt 281 mg-% beträgt, sinkt er bei der experimentellen Hyperthyreose und beim menschlichen *Basedow* deutlich ab. In dem schwersten von Schneider beobachteten Fall trat ein Absturz auf 53 mg-% ein. Die Natriumbestimmung ist besonders bei den Fällen wertvoll, die trotz Jodvorbehandlung kein deutliches Absinken des Grundumsatzes aufweisen (wie z. B. beim häufig jodrefraktären Jodbasedow). Hier kann uns ein Natriumwert über 100 mg-% den Entschluß zur dennoch vorzunehmenden Operation erleichtern.

Möglicherweise ist auch eine chronische starke *Ausscheidung von Kreatin im Harn* beim Basedow als Ausdruck einer thyreogenen Leberschädigung zu werten. Diese Kreatinurie ist die Folge eines Schwundes des Muskelglykogens [siehe u. a. Versuche von Vanoli (*256*) aus unserer Klinik]. *Vorübergehende* Kreatinurien sind prognostisch nicht zu verwerten; sie kommen auch aus anderen Gründen häufig vor.

Von Wichtigkeit auch für die Klinik versprechen weiter die Untersuchungen über die Beziehungen der *Vitamine,* insbesondere des Vitamin A, zu dem thyreogenen Leberschaden zu werden. Der Vitamin-A-Umsatz ist an den Glykogenumsatz der Leber gekoppelt. Das Vitamin A bremst die Vergiftung mit Schilddrüsensubstanz. Thyroxin hebt die Wachstumswirkung des Vitamin A auf und verhindert seine Speicherung in der Leber. Es kommt zu Entleerung der Vitaminreserven in der Leber. Bei länger bestehender thyreogener Leberschädigung tritt ein Vitamin-A-Verlust ein, der auf einen stark erhöhten Umsatz und Verbrauch zurückzuführen ist [STEPP und Schüler (*257*), SCHNEIDER-WIDMANN (*257a*)]. Wir haben also deutliche antagonistische Wirkungen zwischen Schilddrüsenhormon und Vitamin A. Sie sind auch in der Klinik zu beachten und haben hier bereits zur therapeutischen Verwendung von Vogan beim *Basedow* geführt.

Auch wenn die bisherigen Methoden noch nicht ausreichen, *exakt* das Vorhandensein und die Schwere des Leberschadens beim *Basedow* anzugeben, so darf dies kein Grund sein, in der Indikation und der Behandlung, besonders auch der operativen Vorbehandlung, die Bedeutung der Leberschädigung zu unterschätzen. Wir müssen die so wichtige Rolle der Leber stets im Auge behalten.

2. Herz. Nicht weniger bedeutsam als die Veränderungen der Leber sind die des *Herzens.* Über die Regelmäßigkeit *klinisch* zu beobachtender kardiovasculärer Störungen beim echten *Basedow* und deren Wichtigkeit ist nach dem oben Gesagten kein Wort zu verlieren. Auch für den Chirurgen ist ihre Beachtung unumgänglich. Die Basedowkranken leiden und sterben nach MOEBIUS durch das Herz.

Die *Tachykardie* ist ja eines der Symptome der Merseburger Trias. Nach MORAWITZ (*258*) handelt es sich hier, wenigstens anfänglich, um eine regelmäßige Sinustachykardie, die teilweise durch *Acceleransreizung* erklärbar ist. Daneben sollen aber auch direkte *hormonale Einflüsse* auf das Myokard mitspielen. Es besteht eine gewisse Beziehung zwischen Pulsbeschleunigung und Grundumsatz. Die Blutdruckamplitude ist groß, der systolische Druck meist normal, der diastolische vermindert (PENDEsches Zeichen).

Die Herzaktion ist nach MORAWITZ auffallend gewaltsam, erregt. Die T-Zacke, meist auch die P-Zacke des *Elektrokardiogramms* sind auffallend hoch. Bei eintretender Dekompensation soll sich die T-Zacke aber wieder abflachen.

Bei längerer Dauer der Erkrankung und entsprechend ihrer Schwere treten weitere Kreislaufstörungen hinzu: *Arrhythmien* und *Kompensationsstörungen.* Bei der Arrhythmie handelt es sich um eine absolute vom schnellen Typ, mit Vorhofsflattern oder -flimmern. Nach MORAWITZ soll sie beim toxischen Adenom früher als beim echten *Basedow* auftreten. Das Herz ist dann meist erweitert, röntgenologisch mitralkonfiguriert. Extrasystolen, allein oder zusammen mit Arrhythmia absoluta, sind zu beobachten.

Diese Störungen sind noch zu beseitigen. Anders kann es sein, wenn *Dekompensationen* hinzutreten: Leberschwellung, etwa mit Ikterus, Ödeme, Staungsharn. Der Zustand ist dann sehr gefahrdrohend.

Es besteht beim Basedowiker wahrscheinlich auch für den Herzmuskel ein verminderter Nutzeffekt der Muskelarbeit. Das *Schlagvolumen* ist gewaltig gesteigert [FULLERTON und HARROP (*259*)], ähnlich etwa wie der Grundumsatz. Wie dieser fällt es nach gelungener Operation ab. Auch das Minutenvolumen ist erhöht [ZONDEK (*260*)].

Die Tatsache, daß alle Herzstörungen mit der Heilung der Grundkrankheit wieder schwinden können, spricht dafür, daß *mehr funktionelle als grob anatomische Herzmuskelveränderungen* ursächlich in Frage kommen. Es ist der übergroße Sauerstoffhunger des Organismus, der sie bedingt. *Pathologisch-*

anatomisch ist denn auch oft ein Mißverhältnis zwischen anatomischer Veränderung und klinisch nachweisbarer Schädigung festzustellen. Immerhin sind in einem großen Prozentsatz der Fälle von *Basedow* und auch bei sog. Hyperthyreosen morphologisch Schädigungen des Herzmuskels in Form degenerativ-entzündlicher Herde nachweisbar, die als thyreotoxisch bedingt aufgefaßt werden müssen (Nekrosen, Blutungen, Infiltrate, Schwielen). Auch im Tierversuch gelang es, mit Thyroxin ganz analoge Veränderungen zu erzielen [FAHR (*261*), BOYKSEN u. a. (*262*)]. FAHR mißt, wohl mit Recht, dem Zusammenwirken zweier Komponenten, der Tachykardie und der Toxikose, eine besondere Bedeutung für das Zustandekommen der Schädigungen zu.

Experimentell hat BÜCHNER bei anämisch gemachten Ratten, die er im Tretrad laufen ließ, Schädigungen des Myokards erhalten. BOYKSEN (*263*) sah ähnliches, wenn er Thyroxintiere im Tretrad laufen ließ. Das Thyroxin wirkte dann viel schneller und stärker, während bei alleinigem Laufen im Tretrad nichts gefunden wurde.

WEGELIN (*264*) fand fast regelmäßig eine, wenn auch nicht immer gleiche, Verfettung der Muskelfasern des Myokards, in seltenen Fällen sogar Nekrose. Eine Herzhypertrophie ist nur ausnahmsweise vorhanden und dann geringgradig. Meist ist das Herzgewicht gering (HOLST).

Anatomische Veränderungen der *Gefäße* sind bei Thyreotoxikosen nicht nachgewiesen. Kaum jemals erlebt man nach HOLST (*265*) und KLOSE (*266*) bei Basedowkranken eine postoperative Venenthrombose, hingegen wohl gelegentlich arterielle Embolien, die aus Venenthromben stammen.

3. Nervensystem. Von besonderem Interesse mußten Veränderungen des Nervensystems beim *Basedow* sein. Die anatomischen Befunde aber waren enttäuschend, sowohl was das zentrale, das vegetative Nervensystem, wie auch die peripheren Nerven angeht. Es sind zwar positive Befunde beschrieben worden, besonders in Sympathicusganglien (u. a. SUNDER-PLASSMANN, s. oben); ihnen stehen aber weit mehr negative gegenüber [WEGELIN (*267*)]. Hinzu kommt, daß Ganglienzellveränderungen sehr schwer abzugrenzen sind gegenüber unspezifischen Degenerationsbildern, daß die Frage „primär oder sekundär?“ überhaupt nicht histologisch entschieden werden kann. Aber diese negativen Ergebnisse können an sich gar nicht enttäuschen. Wir haben es bei den für die Genese eines echten *Basedow* so ausschlaggebenden nervösen Störungen im vegetativen System mit *funktionellen* Erkrankungszuständen zu tun.

Die *übrigen Organe* treten, sowohl was ihre funktionellen wie organischen Veränderungen betrifft, gegenüber den bisher besprochenen in den Hintergrund. Jedoch bestehen auch hier Wirkungen und Wechselwirkungen.

4. Atmungsorgane. Die ausgeprägte Disposition des Basedowikers zu Bronchopneumonien ist oft betont worden [HOLST (*268*)]. Lungenveränderungen sollen beim postoperativen und nicht operativen Basedowtod zur Regel gehören. Jede leichte „Grippe“ bedroht den Basedowkranken. Die Pneumonie kann die Thyreotoxikose steigern und diese wieder die Pneumonie verschlimmern. Postoperative Lungenkomplikationen sind im Material von HOLST ein konstanter Befund beim postoperativen Basedowtod. Jedoch gehören sie nicht zu dem Bilde der gewöhnlichen postoperativen Reaktion, sie sind *Komplikationen*.

Lungenphthise ist bei echtem *Basedow* selten (WEGELIN, HOLST). Wir wiesen bereits darauf hin.

5. Nieren. In den Nieren wurden degenerative Veränderungen, wie besonders Verfettung, beschrieben. Ob man berechtigt ist, von einer thyreogenen Parenchymdegeneration (keineswegs von einer Nephritis!) zu sprechen, bleibe dahingestellt. Klinisch sind Nierenstörungen (Albuminurie) kaum zu beobachten. Das läßt mehr an einen terminalen Charakter der Nierenveränderungen denken [HOLST (*269*)]. SATTLER (*270*) fand in 11% aller Basedowfälle Albuminurie. — Noch nicht geklärt ist ferner die anscheinend auch an klinischem Material öfters feststellbare Vergrößerung der Nieren. HOLST sieht sie als eine unmittelbare Folge der Thyreotoxikose an (kompensatorischer Vorgang infolge erhöhten Stoffwechsels, Polyurie?), da McKAY, SMITH und CLOSS bei experimentellem Hyperthyreoidismus Nierenvergrößerungen erzielt haben wollen.

6. Blutbereitende Organe. Über Veränderungen des *Knochenmarkes* ist bis jetzt wenig Sicheres bekannt. Vor allem ist das Material klein. Die Blutbildung beim *Basedow* soll lebhaft sein, ähnlich wie bei der experimentellen Hyperthyreose. Nach HEILMEYER (*271*) geht die Hyperthyreose mit vermehrter, Hypothyreose mit verminderter Knochenmarksfunktion einher.

Die *Milz* ist nach SIMMONDS, MARINE und LENHART regelmäßig geschwollen. Nach WEGELIN (*272*) und HOLST (*273*) ist jedoch eine Milzvergrößerung durchaus nicht immer feststellbar. Es fragt sich, ob bei solchen Milzschwellungen nicht prämortale Infektionen (Bronchopneumonien) mitspielen. Nach HOLLER (*274*) soll der Milztumor spodogener Natur sein.

Besonders früher wurde beim *Basedow* das Vorhandensein eines *Status lymphaticus* betont, der aber nicht immer mit einem Status thymicus vergesellschaftet ist (nach WEGELIN in $^1/_3$ der Fälle nicht). Auch bei älteren Leuten, zwischen 45 und 55 Jahren, ist er oft ausgeprägt festzustellen [WEGELIN (*275*)]. Ist er primär konstitutionell oder sekundär, durch die Erkrankung, bedingt? Bestehen vielleicht gewisse Zusammenhänge mit der Hypoplasie der Nebennieren (WEGELIN)? Wir wissen es noch nicht. Bemerkenswert ist, daß HOLST (*276*) in seinem norwegischen Material in den letzten 10 Jahren in keinem Fall einen wirklichen Status lymphaticus beobachten konnte. Überhaupt ist ein solcher Status in Norwegen selten. Das spricht doch dafür, daß noch andere als konstitutionelle oder thyreotoxisch bedingte Faktoren bei der Entstehung der Lymphknotenhyperplasie mitspielen, nämlich äußere, regionär wechselnde Einflüsse.

7. Blut. Das Blut ist beim *Basedow* oft untersucht worden. Die *roten Blutkörperchen* sind in der Regel hinsichtlich Zahl und Form nicht verändert. Eine Anämie besteht nicht, im Gegenteil öfters eine leichte Erhöhung der Zahl der roten Blutkörperchen und auch des Hämoglobins [A. KOCHER, DEUSCH (*277*)]. Nach HOLLER soll die Tendenz zu einer hyperchromen Erythropoese für Morbus *Basedow* charakteristisch sein (Zeichen einer Erythrotoxikose, geringster Grad einer hämolytischen Anämie). Gelegentlich sind echte Polycythämien beobachtet worden. Auch über Poikilocytose ist berichtet. HEILMEYER (*278*) schreibt der Schilddrüse eine wichtige Stellung im Rahmen der Erythrocytenregulierung zu. Sie beherrsche gleichsinnig Neubildung und Zerfall und beeinflusse damit die Lebensdauer der roten Blutkörperchen.

Viel regelmäßiger sind die *weißen Blutkörperchen* verändert. Die Lymphocyten können 50—60% der Gesamtmenge an Leukocyten betragen, in schweren Fällen sollen sie auch absolut vermehrt sein. Eine Eosinophilie soll nach EPPINGER und HESS (*279*) Ausdruck einer Vagotonie sein. Die schon von KOCHER festgestellte relative Lymphocytose hat unseres Erachtens aber nur einen sehr bedingten differentialdiagnostischen Wert. Auch beim Myxödem und Kretinismus sowie beim euthyreoten Kropf findet sich eine oft nicht geringe Lymphocytose. Aus diesem Grunde ist es wohl nicht berechtigt, in der Lymphocytose den Ausdruck einer vermehrten Schilddrüsenfunktion zu sehen. Ob sie auf die Thymushyperplasie bezogen werden darf, bleibe ebenfalls dahingestellt.

Die *Blutplättchen* sollen nach FONIO (*280*) vermehrt und hochaktiv sein. Andere Autoren konnten dies nicht bestätigen. Auch der Fibrinogengehalt wird uneinheitlich beurteilt. Nach FONIO (*281*) ist in der Mehrzahl der Fälle von *Basedow* eine *verlängerte Gerinnungszeit* festzustellen, aber es gibt auch recht viele Fälle mit verkürzten Gerinnungszeiten. Die Ursache der Gerinnungsverzögerung bei der BASEDOWschen Krankheit ist bis jetzt noch ungeklärt. Die Serumviscosität ist infolge Verminderung der Eiweißkonzentration des Serums herabgesetzt (*282*).

8. Knochen und Gelenke. Ob die von einigen Autoren beschriebene Schlankheit der *Knochen* und die abnorme Körpergröße bei jugendlichen Basedowikern wirklich etwas Charakteristisches sind, muß bezweifelt werden. *Regressive Veränderungen* sind anscheinend kennzeichnender. Durch die sorgfältigen Untersuchungen ASKANAZYs und RUTISHAUSERs (*283*), die bei allen daraufhin untersuchten Basedowfällen eine *latente Osteodystrophia fibrosa* aufdecken konnten, sind sie uns bekannt geworden.

Schon makroskopisch waren solche Strukturumwandlungen erkennbar, besonders an der Rinde des Oberschenkelknochens: rote Marmorierung, Löchelchen und längs gerichtete Spältchen in der Substanz. Mikroskopisch fanden sich besonders an mechanisch stark in Anspruch genommenen Knochen und Knochenteilen (Femur, Kiefer, Knochenansätze) ostoklastische Resorptionen und Atrophien, daneben Knochenanbau.

Diese Knochenveränderungen sind weder auf eine (nicht immer vorhandene) Thymusvergrößerung zu beziehen, noch auf eine Funktionsstörung der Epithelkörperchen, die beim *Basedow*, wie erwähnt, nicht vorliegt. ASKANAZY sieht sie als *direkte Wirkung der Hyperthyreose* an, wofür ihm auch die Ergebnisse der von ihm angestellten Tierversuche (Thyroxininjektionen, Schilddrüsenfütterung) sprachen. Hier fanden sich dem menschlichen *Basedow* analoge Knochenveränderungen. Fraglich ist, ob der gesteigerte Stoffwechsel, ob toxische Rückwirkungen oder ob eine Azidose das letzte ursächliche Moment hierbei bilden. ASKANAZY hebt die *Azidose* besonders hervor, — bei der Bedeutung, die der Azidose bei der Genese bestimmter fibröser Osteodystrophien zukommt, wohl nicht mit Unrecht.

Auch *klinisch* scheinen gewisse Störungen beobachtet werden zu können, die auf eine Schwäche der Knochen hindeuten. So hat KOCHER (*284*) von einem besonderen „*Basedowgang*" gesprochen, der demjenigen bei beidseitiger kongenitaler Hüftgelenksluxation ähnele, nur viel weniger ausgesprochen sei. — In diesem Zusammenhang sei noch auf die *Muskelschwäche* der Basedowiker verwiesen, deren morphologisches Substrat uns ebenfalls durch ASKANAZY bekannt geworden ist (lipomatöse Muskelatrophie).

Auch die *Gelenke* scheinen in einzelnen Fällen von Hyperthyreoidie krankhaft verändert zu sein. Nach DUNCAN (*285*) und VIERSMA (*286*) ist dann ein *Gelenksyndrom* mit besonderen Kennzeichen vorhanden. Die Schultergelenke werden bevorzugt, es kommt zu hochgradiger Muskelatrophie. Klinisch sind heftige, in die Arme ausstrahlende Schmerzen vorhanden. Die subtotale Strumektomie führt meist zur Heilung. Versagt die Therapie, so entsteht eine progressive ankylosierende Polyarthritis mit Kontrakturen.

Überblicken wir diese zahlreichen Veränderungen und Funktionsabweichungen der extrathyreoidalen Organe beim *Basedow* und bei den Hyperthyreosen, so können wir feststellen: Von einer Regelmäßigkeit kann im allgemeinen nicht gesprochen werden. Es weist dies auf die große Bedeutung rein funktioneller Störungen hin. Oft ist nur die Arbeit, die die Organe leisten, abnorm (HOLST). Die anatomischen Veränderungen sind dann, wenn vorhanden, rein *sekundärer* Natur. Jedoch gibt es auch viele Störungen und Veränderungen, die auf die gesteigerte Funktion der Schilddrüse *direkt* bezogen werden müssen. Von dem weiteren Studium dieser schwierigen, verwickelten Zusammenhänge und Wechselwirkungen werden auch für die Klinik wertvolle Früchte zu erwarten sein.

5. Pathologische Physiologie.

Bei Besprechung der extrathyreoidalen Organveränderungen haben wir bereits einige pathologisch-physiologische Befunde vorweggenommen, so die *Störungen des Kohlehydratstoffwechsels* (beim Pankreas), den sog. *thyreogenen Leberschaden* (bei der Leber), die *veränderten Verhältnisse des Kreislaufs* (beim Herzen) und schließlich die *Veränderungen in der Blutzusammensetzung*. Wir müssen auf diese, aus ihren engeren Zusammenhängen nicht gut lösbaren Ausführungen verweisen.

a) Respiratorischer Stoffwechsel. Neben der Merseburger Trias ist uns für den Vollbasedow ein Symptom ganz besonders wichtig und ebenso unerläßlich, die *Steigerung des Grundumsatzes*. Auch für die sog. Hyperthyreosen können wir es nicht entbehren. Ist doch dieses Zeichen eines der unmittelbarsten der Thyreotoxikosen, vermittelt es uns doch das Wesen dieser Erkrankungen, die gesteigerte Funktion der Schilddrüse, und die aus dieser folgende *Steigerung aller Stoffwechselprozesse* am ursprünglichsten. F. v. MÜLLER und MAGNUS-LEVY waren die ersten, die auf die Stoffwechselsteigerung hinwiesen. Wir haben schon erwähnt, wie wichtig uns die Gasstoffwechseluntersuchung für die *Abgrenzung von Thyreotoxikosen gegenüber sog. vegetativen Neurosen* ist. Besteht keine eindeutige Erhöhung des Grundumsatzes, so dürfen wir nach MORAWITZ, GRAFE u. a. nicht von Thyreotoxikosen sprechen. Der ganze Heilplan wird dann ein anderer.

Die Steigerung des Gesamtstoffwechsels bei erhöhter Schilddrüsenfunktion bedingt einen vermehrten Sauerstoffverbrauch. Diese Vermehrung messen wir bei der Gasstoffwechseluntersuchung. Die Steigerung der Oxydationen hängt aber außerdem noch von Störungen des intermediären Stoffwechsels ab. Vor allem ist es die *Milchsäure*, die nicht mehr in richtiger Weise zu Glykogen umgebaut wird. Das Blut des Basedowkranken weist bei Körperruhe Milchsäurewerte auf, die an der oberen Grenze des Streuungsbereiches der Werte gesunder Menschen liegen (*287, 288*). Aus der Notwendigkeit, die mehr gebildete und nicht resynthetisierbare Milchsäure zu verbrennen, resultiert ein erhöhter Sauerstoffverbrauch.

Der *Grad* der Grundumsatzsteigerung ist uns direkt zu einem Gradmesser der Schwere des klinischen Bildes geworden. Jedoch, hier ist vor einer Überschätzung mit Nachdruck zu warnen! Zweifellos ist die Grundumsatzerhöhung eines der konstantesten Symptome, und sicherlich entspricht im allgemeinen auch der Erhöhung des Wertes die Schwere der Erkrankung, fallen dementsprechend die Werte bei fortschreitender Heilung ab, sogar rascher noch als die übrigen Symptome [MERKE (*289*)]. Aber es ist nicht immer so. Nicht alle Symptome gehen in ihrer Schwere mit der Steigerung des Grundumsatzes parallel, z. B. nicht immer der Exophthalmus und gewisse nervöse „sympathicotonische" Erscheinungen (Tremor), eher schon die Tachykardie und die Abmagerung [MORAWITZ (*290*)]. Falsch ist es, die Grundumsatzbestimmung einzig und allein zu bewerten, nach ihr die Diagnose zu stellen und lediglich von ihr sich das Handeln vorschreiben zu lassen. *Nur die Erfassung des gesamten klinischen Bildes im Verein mit den pathologisch-physiologischen Befunden und unter Berücksichtigung der genetischen Bedingungen gestattet eine verantwortungsbewußte Therapie.* Von großem Wert ist uns aber die Gasstoffwechseluntersuchung für die Beurteilung des Krankheits*verlaufes* und für die Indikationsstellung zur Operation. Das Verhalten des Pulses gibt hier zwar gewisse Anhaltspunkte. Doch ist es nicht ganz richtig, wenn man meint, aus der Pulszahl den zu erwartenden Grundumsatz vorhersagen zu können. RAHM (*291*) und HAAS haben festgestellt, daß in 50% ihrer Fälle Puls- und Grundumsatzkurve nicht konform gingen. Man darf also die READsche Formel nur approximativ werten (*292*). Im einzelnen ist auf einige Punkte besonders aufmerksam zu machen.

Die *Technik* der Gasstoffwechseluntersuchung ist zwar für den Eingearbeiteten nicht schwierig, aber sie verlangt Übung. Es dürfen keine Irrtümer entstehen. „Schlecht gestoffwechselt ist schlechter als nicht" (MORAWITZ). Nur ein Grundumsatz über + 15% und unter — 10% ist mit Sicherheit als krankhaft anzusehen (KLOSE). — Sodann müssen die Fehlermöglichkeiten beachtet werden. Basedowiker mit ihrer oft hochgradigen Erregung erfüllen nicht immer die Vorbedingungen für eine einwandfreie Gasstoffwechseluntersuchung. Man erhält leicht zu hohe Werte. Eine Wiederholung der Untersuchung ist dann angezeigt. Ambulante Bestimmungen dürfen nur bei normalen Resultaten gewertet werden. — Ferner kommen *differentialdiagnostisch* bei erhöhtem Grundumsatz auch andere Erkrankungen als lediglich eine Thyreotoxikose in Frage: Leukämie, Hodgkin, Carcinomträger, gewisse Fälle von Hyperpituitarismus, manchmal Hypertoniker, vor allem Jugendliche und Kranke mit Herzklappenfehler, auch solche mit subfebrilen Krankheitszuständen, z. B. bei der Anfangsphthise, endlich gelegentlich Diabetiker (*293*). Hier wird aber zumeist schon die klinische Untersuchung Klarheit gebracht haben.

Die *Höhe* der Grundumsatzsteigerung beim genuinen *Basedow* ist verschieden. BRÜTT und KNIPPING (*294*) sahen viele typische Fälle von Morbus *Basedow* mit einer Grundumsatzerhöhung von nur 30%. Nach MORAWITZ (*295*) muß man bei einer Steigerung über 50% von schweren Fällen sprechen, bei 70—100% ist fast stets ein schweres Gesamtbild vorhanden. Grundumsatzsteigerungen über 100% sind extrem selten.

TROELL (*296*) hat über solche Steigerungen, bis + 140%, aus seinem schwedischen Material berichtet. — RAHM (*297*) will sogar bei einem Mann die wirklich „phantastische Steigerung" von + 195% beobachtet haben.

Um Basedowfälle von sog. Hyperthyreosen abgrenzen zu können, genügt die Grundumsatzbestimmung nicht (BRÜTT und KNIPPING, SAUERBRUCH u. a.). Ein *Vergleich* der Grundumsatzsteigerung mit der Stärke der Veränderungen im histologischen Bild ist kaum möglich, besonders nicht in unserer Zeit der Jodvorbehandlung.

b) Hyperthermie. Die im Grundumsatz indirekt gemessene Steigerung des Energieumsatzes bei Basedowikern, die Steigerung also der Calorienproduktion, läßt sich auch direkt feststellen. Die vermehrte Schweißsekretion beim *Basedow* ist bekannt. Reicht diese Wärmeregulation nicht mehr aus, so beobachten wir eine *Hyperthermie*. Sie kann sehr wohl nur durch die Erkrankung selbst bedingt sein. Die Temperaturen können zwischen 37 und 38^0 schwanken. Ob die *Störungen der Wärmeregulierung* allerdings allein thyreogen, ob sie nicht auch zentral bedingt sind, ist fraglich. Die vegetativen Zentren des Zwischenhirns beeinflussen sicher eine große Anzahl von Körperfunktionen, wie gerade auch die Wärmeregulierung.

c) Eiweißstoffwechsel. Der Eiweißumsatz ist beim Morbus Basedow wie jeder andere Stoffwechsel gesteigert. Die Stickstoffbilanz ist oft negativ. Zur Erhaltung des Stickstoffgleichgewichts wird eine hohe Calorienzufuhr benötigt, besonders durch Kohlehydrate und Fette [DEUSCH (*298*)]. Im einzelnen ist das Verhalten des Eiweißumsatzes noch nicht geklärt. Bestehen direkte Beziehungen zur vermehrten Schilddrüsenfunktion, oder liegt eine Unterernährung infolge vermehrter Fett- und Kohlehydratverbrennung vor? Das letztere scheint fast wahrscheinlicher zu sein. Die Ausscheidung des Harnstoffes und des Ammoniaks im Harn ist nicht wesentlich gegenüber der Norm verändert.

d) Fett- und Cholesterinstoffwechsel. Auch die Fettkonsumption ist erhöht. Das Gewebsfett und das Fett der Nahrung nehmen in hohem Maße an der allgemeinen Umsatzsteigerung teil (DEUSCH). Störungen der Fettspaltung und Fettresorption im Darm können Durchfälle mit Fettstühlen bedingen. Doch kommen hier auch Kohlehydratstoffwechsel-Störungen und Funktionsveränderungen des Pankreas in Betracht. Die nach H. CURSCHMANN in etwa 40—60% beim schweren *Basedow* vorkommenden Durchfälle beruhen nicht sämtlich auf Fettstoffwechselstörungen. Sie sind zum Teil durch Achylie, zum Teil parasympathisch, durch Steigerung der Darmperistaltik, bedingt.

Von Bedeutung auch für Diagnose und Indikationsstellung können vielleicht die Verhältnisse des Lipoidstoffwechsels, insbesondere des *Cholesterinstoffwechsels,* werden. Sie sind vor allem in den letzten Jahren untersucht und hervorgehoben worden. Die weitaus meisten Untersucher fanden *bei Hyperthyreosen eine deutliche Erniedrigung der Cholesterinwerte im Blutserum* und sogar ein *Parallelgehen der Cholesterinverminderung mit der Schwere der Symptome.*

So berichtet SCHALLY (*299*) aus der NONNENBRUCHschen Klinik über Befunde, die er mit einer modifizierten BLOOR-Methode erhielt. Als Normalwert sind 180—220 mg-% anzusehen. Schwerste Basedowfälle zeigten die niedrigsten Werte, meist unter 100 mg-%, „Formes frustes" etwas höhere, etwa zwischen 130 und 160 mg-%. Nach Strumektomie stieg der Cholesterinwert oft über den Normalwert hinaus. — Nach SCHNITKER, VAN RAATLE und CUTLER (*300*) sollen bei der operativ bedingten Athyreose die Cholesterinwerte des Blutes stark erhöht sein.

Ob uns, wie bereits behauptet worden ist, die Cholesterinbestimmung bei den Hyperthyreosen und Hypothyreosen direkt die Grundumsatzbestimmung *ersetzen* und auch larvierte Fälle klären kann, ja sogar betreffs der Schilddrüsentätigkeit *mehr aussagt* als der Grundumsatzwert, müßte noch in weiteren Kontrolluntersuchungen geprüft werden.

Durch welches Organ wird der Cholesterinstoffwechsel reguliert? SCHALLY und andere Autoren messen der *Leber* einen maßgebenden, vielleicht hormonal erklärbaren Einfluß zu. Durch die *Schilddrüse* werde der Cholesterinstoffwechsel gesteuert. — Die tieferen Zusammenhänge zwischen veränderter Schilddrüsenfunktion und Änderungen des Cholesterinspiegels sind noch nicht geklärt. Wir besprachen bereits im physiologischen Teil die Schutzwirkung des normalen Serums gegenüber der Schilddrüsenwirkung. SAEGESSER (*301*) wies hier auf den Lipoidcharakter des Schutzstoffes hin, der im Basedowserum nur gering vorhanden sei. Er denkt an das Cholesterin als den oder einen der Schutzstoffe. Möglicherweise könnte uns also die Cholesterinbestimmung quantitative Anhaltspunkte über die *Reserven des Organismus an Schutzstoffen* liefern.

e) Kohlehydratstoffwechsel. Der vermehrte Kohlehydratumsatz beim *Basedow* entspricht den übrigen Stoffwechselerhöhungen. Auf die *Störungen* des Kohlehydratstoffwechsels gingen wir bereits bei Besprechung der Pankreasveränderungen ein.

f) Wasser- und Salzhaushalt. Infolge der Steigerung der Oxydationsvorgänge werden nicht unerhebliche Wassermengen bereitgestellt, die auf verschiedenen Wegen den Körper verlassen (DEUSCH). Es kommt daher zu *beträchtlichen Wasserverlusten.* Meist ist die Harnmenge nicht excessiv gesteigert; auch durch die Schweißdrüsen, Magen und Darm (Erbrechen und Durchfälle), wird Wasser abgegeben. Wir wiesen schon im physiologischen Teil auf die *vermehrte Diurese* durch Thyroxin hin. Sie ist wohl hauptsächlich peripher bedingt.

Die Veränderungen des *Salzhaushalts* beim *Basedow* sind noch weniger untersucht. Das Kochsalz wird wie das Wasser vermehrt ausgeschieden. Der Kochsalzspiegel im Blut sinkt zunächst ab, erreicht jedoch bald wieder normale Werte. Aber dies trifft nach SCHNEIDER und WIDMANN (*302*) nur für das Chlorion zu, nicht für das Natrium. Wir gingen bei Besprechung der Leber bereits auf das Verhalten des Natriumspiegels im Blutserum ein. Die thyreogene Leberschädigung ist u. a. durch Abfall des Natriumspiegels gekennzeichnet. — Das Serumkalium ist bei genuinem Basedow etwas erniedrigt, stärker bei Jodbasedow [SAEGESSER (*303*)]. — Nach FALTA (*304*) ist eine gesteigerte Kalkausscheidung durch den Darm festzustellen. Der Serumkalkspiegel ist beim genuinen *Basedow* normal mit einer leichten Tendenz zur Verschiebung nach der unteren Grenze der Norm (SAEGESSER).

g) Säure-Basengleichgewicht. MAJOR (*305*) hat über häufiges Auftreten von *Azidose* berichtet; Aceton und Acetessigsäure sollen im Urin bis zum acidotischen

Coma ausgeschieden werden. KÖNIGS (*306*) Untersuchungen an Basedowkranken und an thyroxinvergifteten Tieren zeigten, daß im thyreotoxischen Organismus die Pufferfähigkeit der Gewebe gegenüber Säuren und die Resynthese der Milchsäure gestört sind (s. auch oben). Bei Hyperthyreose steht weniger Alkali zur Verfügung als normal. Jedoch gilt das nur für die Gewebe. Die Alkalireserve des Blutes weist beim Basedowkranken *keine* Verminderung auf (*307*). — In vereinzelten Fällen mit schwerem und länger bestehendem Erbrechen kann sich eine Hungerazidose entwickeln (DEUSCH).

h) Körpergewicht. Die Steigerung des gesamten Stoffwechsels beim Basedowkranken bedingt seine häufige und oft hochgradige *Abmagerung,* trotz ausreichender Aufnahme von Nahrung. Der Gewichtsverlust geht allmählich oder in Stürzen und Schüben vor sich. Neben der Stoffwechselsteigerung spielen aber auch die Verdauungsstörungen eine Rolle, das Erbrechen, die Durchfälle. Infolge der vermehrten Schweißsekretion und der erhöhten Diurese verlassen nicht unbeträchtliche Wassermengen den Organismus. Nach GRAFE (*308*) ist der Wasserverlust sogar in erster Linie an der Gewichtsabnahme beteiligt. Die schwersten Grade der Abmagerung führen zum Bild der „Cachexie thyreoidienne". Besonders bei Jugendlichen kann aber bei Besserung der Allgemeinsymptome der Gewichtsverlust bald wieder eingeholt werden, ja, es kann sich sogar eine Fettsucht ausbilden. KLOSE (*309*) denkt hier an stärkere vegetative Störungen. Bei solchen Kranken ist er mit der operativen Indikation besonders zurückhaltend.

i) Jodstoffwechsel. Die Thyreotoxikosen sind zum großen Teil ein *biochemisches Problem.* Vor allem ist es der Jodstoffwechsel, der gestört ist. Bei der BASEDOW*schen Krankheit* sind Gleichgewicht und normaler Typ des Jodstoffwechsels nicht mehr vorhanden. Der Basedowkranke gibt mehr Jod ab als er aufnimmt, die Jodausscheidung geht vorwiegend auf dem Wege der Nieren vor sich. Demgegenüber ist nach SCHEFFER (*310*) bei den sog. *Hyperthyreosen* der Jodstoffwechsel im Gleichgewicht; jedoch weicht er von der Norm ab, der größte Teil des Nahrungsjodes wird mit dem Kot eliminiert. Weitere Untersuchungen müssen zeigen, ob wir auch im Jodstoffwechsel eine begründete Möglichkeit besitzen, *Basedow* und Hyperthyreosen zu trennen.

Die Überschwemmung des Organismus mit jodhaltigem Schilddrüsensekret, wie sie beim *Basedow* und auch bei den sog. Hyperthyreosen vorliegt, bedingt theoretisch eine *Hyperjodämie.* Es ist denn auch die Formel aufgestellt worden: BASEDOWsche Krankheit = Hyperjodämie. Inwiefern ist das richtig? Die verwickelten klinischen und genetischen Verhältnisse, die wir beim *Basedow* vor uns haben, lassen schon von vorneherein vermuten, daß wir die Sachlage nicht zu einfach ansehen dürfen. *Die Schwere des jeweiligen Krankheitsbildes geht nicht parallel mit der Höhe des Blutjodspiegels,* wenn auch beim unbehandelten *Basedow* fast immer eine Hyperjodämie nachzuweisen ist, eine Erhöhung der alkoholunlöslichen organischen Jodfraktion bis auf 250 γ-% und noch höhere Werte [v. FELLENBERG, VEIL, STURM (*311*), LUNDE, CLOSS, PEDERSEN (*312*), SCHNEIDER-WIDMANN (*313*), HENSCHEN (*314*)]. Die alkohollösliche Fraktion ist herabgesetzt [s. SAEGESSER (*315*)].

Nach STURM zeigt der jugendliche, noch kräftige Vollbasedowkranke mit guter Prognose eine beträchtliche Steigerung des Blutjodes. Hingegen sinken beim kachektischen, schwer ringenden Basedowpatienten die Blutjodwerte wieder ab. STURM erklärt dies durch eine Retention des Thyroxins in den Geweben. — HÖJER (*316*) berichtete über sehr niedrige Blutjodwerte bei mehreren Basedowkranken, sogar unter 4 γ-%! SCHITTENHELM (317) vermißte ebenfalls bei sicheren Fällen von *Basedow* eine Erhöhung des Blutjodes.

Wir haben schon wiederholt auf die noch bestehenden großen *methodischen Schwierigkeiten* der Jodbestimmung hingewiesen. Sie erschweren vor allem einen Vergleich der Analysenergebnisse *verschiedener* Untersucher. Hinzu kommt ein anderes. Die Erhöhung des Blutjodspiegels ist nicht pathognomonisch für eine Thyreotoxikose. *Auch bei vegetativ Stigmatisierten findet sich ein hoher organischer Blutjodspiegel,* ohne daß bei solchen Personen der Grundumsatz erhöht ist (SCHNEIDER). Es ist das bei den engen Korrelationen von Schilddrüse und vegetativem Nervensystem ja auch ganz verständlich (siehe u. a. die früher erwähnten Untersuchungen SCHITTENHELMS und seiner Mitarbeiter). Erblickt man, wie es meist geschieht, in dem organisch bedingten Blutjodanteil das aktiv wirksame Schilddrüsenprinzip, so ist es nicht möglich, die Erhöhung des organischen Blutjodspiegels allein als kennzeichnend für eine Hyperthyreose zu bezeichnen. Und noch ein drittes ist zu beachten. *Auch bei einer Thyreotoxikose bestehen zwischen Grundumsatzerhöhung und Höhe des Blutjodes keine direkten Beziehungen* [EISLER und SCHITTENHELM (*318*)]. Die nebenstehende Abb. 4 nach SCHNEIDER gibt die Verhältnisse übersichtlich wieder.

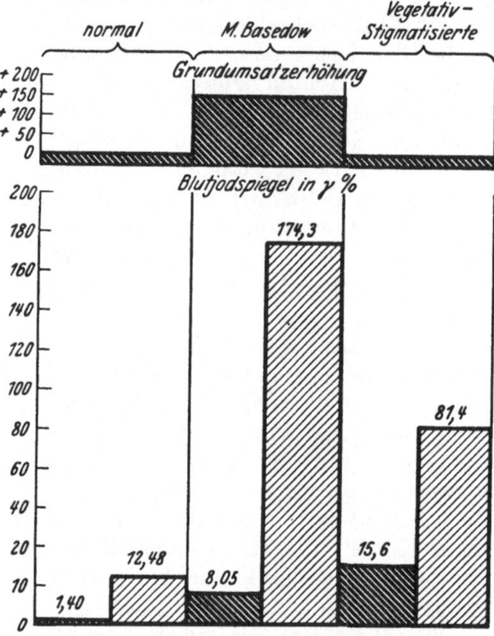

Abb. 4. Vergleich von Grundumsatzerhöhung und Steigerung der Blutjodanteile. (Nach SCHNEIDER, E.: Arch. klin. Chir. **167**, 381 [1931].)

Im einzelnen ist der Jodstoffwechsel bei den Thyreotoxikosen noch weitgehend ungeklärt. Die Befunde der verschiedenen Untersucher schwanken stark, selbst wenn man nur die Analysenergebnisse jedes einzelnen Untersuchers vergleicht. Ja, es ist noch nicht einmal Klarheit vorhanden über grundlegende Begriffe. So erblickt neuerdings SAEGESSER (*319*) in der alkohol*löslichen* Fraktion das schilddrüsenaktive Prinzip (nach ihm ist die Bezeichnung „anorganische" Fraktion irreführend). Von dem weiteren Studium und der Klärung der ganzen Verhältnisse dürfen wir wohl auch für ein tieferes Verständnis der physiologischen Schilddrüsenfunktion Ergebnisse erwarten. Es wäre das gegenseitige Verhalten der beiden Jodfraktionen im Verlauf der Erkrankung und bei den verschiedenen Formen der Thyreotoxikosen noch viel ausgedehnter als bisher zu untersuchen.

EPPINGER (*320*) möchte in dem Wesentlichen eines jeden *Basedow* bzw. eines jeden Hyperthyreoidismus die *vermehrte Anwesenheit von Thyroxin im Blut* erblicken. Und zweifellos würde uns ein erhöhter Thyroxinspiegel viel mehr aussagen können als eine Hyperjodämie, das ganze Problem wäre enger gefaßt. Vorläufig sind wir leider noch nicht so weit. Wir besitzen noch nicht die Möglichkeit, die Menge des im Blut kreisenden Schilddrüsenhormons zu bestimmen, ja wir kennen noch nicht einmal seine Zustandsform. Freies Thyroxin kreist nach der Ansicht von LUNDE und CLOSS (*321*) überhaupt nicht im Blut.

In engem Zusammenhang mit dem Jodspiegel des Blutes steht der *Jod- bzw. Thyroxingehalt der thyreotoxischen Struma.* Nach SAEGESSER (*322*) handelt es sich sogar beim genuinen wie beim Jodbasedow in erster Linie um eine Störung der Speicherungsfähigkeit für Jod. Entsprechend der Kolloidarmut der Basedowdrüse ist auch der absolute und relative Jodgehalt gering. Das ist verständlich, denn bei der Basedowschilddrüse ist nach BREITNER die Produktion vermehrt und die Abfuhr gesteigert (hypertrophisch-hyperrhöische Struma). Nach den Untersuchungen von HOLST, LUNDE u. a. finden sich etwa 10mal so kleine relative Jodmengen wie in normalen Schilddrüsen.

Bei „primären" Thyreotoxikosen waren in den norwegischen Fällen LUNDES (*323*) 4,2—8,8 mg Jod pro 100 g frische Drüse enthalten (Normalwerte 43,0 mg pro 100 g). Bei „sekundär-toxischen" Kröpfen erhielt HOLST (*324*) viel höhere Werte, 20—122 γ-%. Er führt sie deshalb großenteils auf Jodintoxikationen zurück.

SAEGESSER (*325*) betont die *Notwendigkeit der Bestimmung der verschiedenen Jodfraktionen.* Der Gesamtjodwert gibt keinen Aufschluß über den Funktionszustand der Drüse. Strumen mit überwertiger Funktion weisen einen erniedrigten prozentualen Anteil der alkohol*löslichen* Fraktion auf. Je höher die Grundumsatzsteigerung, um so niedriger dieser prozentuale Anteil der alkohollöslichen Fraktion. — Wir verweisen auf das oben Gesagte. Hier ist noch viel Grundlegendes zu klären.

Die genaue quantitative Bestimmung des *Thyroxingehalts von Basedowschilddrüsen* ist eine Zukunftsaufgabe. Hier bedarf es in erster Linie einer Verbesserung der chemischen Methoden, die jetzt noch weit davon entfernt sind, ideal zu sein (BOMSKOV). Nach EPPINGER (*326*) ist der beträchtliche Thyroxingehalt der Basedowschilddrüse sichergestellt. Doch ist hier der Einwand zu erheben, daß aus dem Thyroxingehalt der Schilddrüse allein kein zuverlässiges Urteil über deren physiologische Leistung möglich ist [ABELIN (*327*)].

k) Der Basedow eine Hyperthyreose oder eine Dysthyreose? Die genaue Aufdeckung und Klärung der im Blut und in den Geweben des Basedowikers kreisenden bzw. vorhandenen Schilddrüsenhormonsubstanzen wird wohl auch erst endgültig die oft erörterte Frage klären, ob wir es beim *Basedow* lediglich mit einer *Hyperthyreose oder* mit einer *Dysthyreose* zu tun haben. Trotz vieler biologischer, biochemischer und experimenteller Untersuchungen ist eine exakte Entscheidung bisher noch nicht möglich. Unserer Ansicht nach ist diese Frage aber auch gar nicht von so übermäßiger Bedeutung. Eine Unterscheidung, ob Hyperthyreose oder Dysthyreose, würde dem Wesen der Erkrankung doch nicht gerecht werden. Wir sind schon ausführlich auf die klinischen und genetischen Verhältnisse eingegangen. Der *Basedow* ist sicherlich nicht rein thyreogen bedingt, infolgedessen auch keine ausgesprochene reine Hyperthyreose. Er braucht aber auch keine Dysthyreose zu sein. Etwas anderes ist beim genuinen *Basedow* viel wichtiger: die Einwirkungen des vegetativen Nervensystems auf die Schilddrüse und ihre Wechselwirkungen, und weiter die Reaktionen und Gegenreaktionen dieser Störungen im gesamten Organismus. Das Problem liegt gar nicht so einfach, als daß es nur mit den von der Schilddrüsenfunktion her genommenen Begriffen Hyperthyreose oder Dysthyreose erklärt werden könnte. Nur bei Berücksichtigung der *gesamten* Bedingungen des Basedowgeschehens kann eine Erörterung, ob Hyperthyreose oder Dysthyreose, fruchtbar sein.

Bis jetzt ist noch nicht einmal der biologische Nachweis des beim *Basedow* vermehrten Gehalts an Schilddrüsenhormon im Blut endgültig erbracht. Noch viel weniger ist es vorläufig möglich, *exakt* zu entscheiden, ob bei dieser Erkrankung im Blut ein qualitativ andersartiges Schilddrüsensekret kreist als beim gesunden Menschen. Ein zureichender Beweisgrund gegen die Annahme einer Hypersekretion des qualitativ *unverändert* wirkenden Schilddrüsenhormons beim Morbus *Basedow* besteht nicht [TRENDELENBURG (*327a*), ASHER (*328*)].

Die *biologischen Versuche* haben, wie gesagt, bisher keine Klärung gebracht. Mit der Kaulquappenmethode ist ein vermehrter Gehalt des *Basedowblutes* an Schilddrüsenhormon nicht nachgewiesen (*329, 330*). Auch die Versuche HARAS (*331*) mit der ASHER-STREULI-Methode (an Schilddrüsenvenenblut) sind nach TRENDELENBURG nicht voll beweisend. Dasselbe gilt für Versuche anderer Autoren (*332*) mittels der Acetonitrilreaktion REID HUNTS.

Uneinheitlich sind auch die Ergebnisse der Untersuchungen über die biologische Wirksamkeit der *Basedowstrumen*. Diese erwiesen sich bei der Kaulquappenmethode teils wirksam, teils unwirksam.

Nach WEGELIN und ABELIN (*333*) zeigt der Basedowkropf zwar eine verschieden starke, aber qualitativ normalem Drüsengewebe gleichartige Wirkung. Nach den Untersuchungen BRANOVACKYS ist die Wirksamkeit des Basedowkropfes im Kaulquappen- und im Rattenversuch die stärkste unter den verschiedenen Kropfarten. Die biologische Wirkung hänge nicht nur vom Kolloid- und Jodgehalt, sondern auch von den sezernierenden Zellen und den in diesen vorhandenen Schilddrüsenstoffen ab.

Untersuchungen mit der ASHER-STREULI-Methode (Empfindlichkeit der Ratte gegen Sauerstoffmangel), die DE QUERVAIN (*335*) anstellte, ergaben eine starke Wirkung sowohl der Schilddrüsenvenen- und Armvenen*blutes* wie der Basedow*struma* selbst.

Manche Autoren haben gemeint, aus der *histologisch* verschiedenen Beschaffenheit des Sekrets Schlüsse ziehen zu können. Aber nach WEGELIN (*336*) ist die Annahme einer qualitativ veränderten Funktion „histologisch noch ungenügend begründet". DE JOSSELIN DE JONG (*337*) steht auf demselben Standpunkt.

Klinisch ist ebenfalls der Beweis für einen Dysthyreoidismus schwer zu erbringen. MORAWITZ (*338*) hält mit OSWALD (*339*) die von manchen Autoren behauptete Koexistenz von Basedow und Myxödem, die ja dafür sprechen würde, für nicht bewiesen. Wohl hat er Kranke mit einer *scheinbaren* Mischung von Symptomen gesehen, immer aber dominierte die eine Erkrankung.

Die durch das thyreotrope Vorderlappenhormon zu erzeugende *experimentelle Hyperthyreose* dürfen wir nicht als einen gültigen Beweis für das Wesen der menschlichen Basedowerkrankung ansehen. Wir gingen bereits darauf ein.

Fortschritte vor allem auf biochemischem Gebiet werden vielleicht die Frage, ob bei dem Basedowgeschehen lediglich eine Hyperthyreose vorhanden ist oder ob auch eine Dysthyreose mitspielt, entscheiden können. *Das Wesen der Erkrankung erschöpft sich weder in einer reinen Hyperthyreose noch in einer Dysthyreose.*

6. Therapeutische Folgerungen.

Zum Schluß der Betrachtung der Thyreotoxikosen sei auf einige Fragen der *Therapie* in Kürze eingegangen. Es ist in diesem Rahmen nicht möglich, die chirurgische Therapie im einzelnen zu behandeln. Aber gewisse Fragen und gewisse pathologisch-physiologische Erscheinungen hängen so innig mit den eben besprochenen zusammen, daß die Darstellung ohne ein Eingehen auf sie unvollständig sein würde. Schon eingangs betonten wir die Notwendigkeit einer niemals organgebundenen Therapie. Die Behandlung kann nur dann die größtmöglichen Erfolge erzielen, wenn sie sich von einer umfassenden Schau des ganzen Geschehens leiten läßt.

Auf dem Grenzgebiet, das die Thyreotoxikosen, insbesondere der *Basedow*, darstellen, ist, wie schon oben gesagt, jede einseitige Behandlung verfehlt. Nur die verständnisvollste Zusammenarbeit der für die Behandlung ja besonders in Frage kommenden inneren Mediziner und Chirurgen kann die so schweren therapeutischen Aufgaben befriedigend lösen.

a) Indikationen beim Vollbasedow.

SAUERBRUCH (*340*) hat 1931 den *Indikationsbereich* einer chirurgischen Behandlung der Thyreotoxikosen klar umrissen. Die Eigenart des *nervösen Vollbasedow* und die ihn auslösenden Störungen im vegetativen Nervensystem werden im allgemeinen eine *zuerst interne,* vor allem auf die Beruhigung und das Abklingen der nervösen Erscheinungen gerichtete *Therapie* erfordern. Durch sie kann viel erreicht werden. Unterstützt wird die psychische Behandlung durch Faktoren verschiedenster Art, Sedativa, Milieu- und Klimawechsel, und nicht minder durch andere Mittel, von denen man sich eine Eindämmung der gesteigerten Schilddrüsensekretion verspricht, so durch vorsichtige Jod- und Dijodtyrosin-, unter Umständen auch Gynergengaben, durch Tierblut, Tyronorman, gewisse Vitamine, wie besonders das Vitamin A, usw. Sehr wichtig ist neben der Ruhe eine geeignete Diät. Mittelschwere Basedowiker lassen sich nach MORAWITZ allein mit *Diät* und *Ruhe* günstig beeinflussen. Über die beste Art der Kost ist jedoch noch keine volle Einigkeit erzielt.

MORAWITZ (*341*) empfiehlt Perioden knapper Ernährung, die sich günstig auf Körpergewicht und Grundumsatz auswirken. Der Basedowiker muß stickstoffarm und kohlehydratreich ernährt werden, um so der beim *Basedow* oft besonders großen und verderblichen spezifisch-dynamischen Wirkung der Eiweißzufuhr zu begegnen. Auch die Fettzufuhr ist einzuschränken. Eine vegetärische Kostform mit viel Obst, Mehlspeisen, Zucker, ist nach MORAWITZ am geeignetsten. Zufütterung von Quark (ABELIN) ist von Wert.

KÖNIG (*342*) empfiehlt vor- und nachoperativ eine basische Kost und Darreichung basischer Mineralien, um so der Beeinträchtigung der Abwehr des Basedoworganismus gegen Säurewirkungen zu begegnen. MORAWITZ allerdings steht den Resultaten solcher Bemühungen einer Beeinflussung des Säurebasengleichgewichts im Organismus zurückhaltend gegenüber.

Die innere Therapie des *Basedow* hat dann weiter die gefahrvollen vasculären Störungen zu beseitigen oder hintanzuhalten und manch andere mehr.

In den Fällen nun, in denen diese konservative Behandlung keine Wendung zum Besseren bringt, vielleicht gar eine Verschlechterung eintritt, muß *operativ* eingegriffen werden. Es ist einleuchtend, daß es hier vor allem auf die Wahl des richtigen Zeitpunktes zur Operation ankommt. *Er darf nicht versäumt werden!* SAUERBRUCH rät, im allgemeinen nicht mehr als 2—3 Monate verstreichen zu lassen. Wird der günstige Augenblick verpaßt, so wird das Operationsrisiko ein viel größeres. Wird aber die Operation rechtzeitig vorgenommen, so führt sie schlagartig in einem überragenden Prozentsatz zur Heilung und die Mortalität ist gering. Nach PETRÉN (*343*) wird in 73,3% der Kranken ein voller Erfolg erzielt. Die geringste Mortalitätsziffer des Kontinents bewegt sich nach RAHM (*344*) um 2%.

Es kann hier nur verwiesen werden auf die so notwendige und ständige *klinische Beobachtung des Kranken in allen Phasen der Behandlung.* Die Beobachtung des Gesamteindrucks, der Gewichtskurve und des Pulses sind einfachste und dabei wichtigste Handhaben. Immer ist, wenn die Möglichkeit dazu vorhanden ist, der *Grundumsatz* zu verfolgen, dieses „Thermometer der Schilddrüse“, wie MORAWITZ treffend sagte. Andere Laboratoriumsuntersuchungen können gerade auch dem Chirurgen wertvolle Fingerzeige geben. So ist der sog. thyreogene Leberschaden weitgehend zu berücksichtigen. Wir verweisen auf oben Gesagtes. Das Verhalten des Blutjodspiegels verspricht in der Zukunft, nach weiterer Verbesserung der Methodik und gesammelten Erfahrungen, nicht unwesentliche Aufschlüsse zu geben.

Wie wirkt nun die Operation? Sie kann an sich unmittelbar nur den Teil im ganzen Basedowgeschehen treffen, der schilddrüsenbedingt ist. Aber gerade dieser Teil ist ja zu dem beherrschenden geworden. Wenn auch beim nervösen Vollbasedow erst sekundär bedingt, so steht doch die Mehrfunktion der Schilddrüse mit all ihren Einflüssen auf den Stoffwechsel und damit auf die Organe des Körpers absolut im Brennpunkt. Sie wird durch die Strumaresektion weitgehend eingeschränkt.

Die Heilung des Morbus *Basedow* geht nach L. REHN und KOCHER parallel mit der Menge des entfernten Schilddrüsengewebes. Ja, bei ganz vereinzelten und bestimmten schweren Basedowfällen ist sogar die totale Exstirpation der Schilddrüse durch SUDECK (*345*), GILMAN und KAY (*346*) als indiziert angesehen und ausgeführt worden.

Auf die Zulässigkeit einer solchen Totalexstirpation beim *Basedow* wird unten zusammenfassend eingegangen (s. S. 112). SUDECK hält sie, da die Möglichkeit eines vollen biologischen Ersatzes des Schilddrüsenhormons besteht, für *grundsätzlich* erlaubt.

Nach SAUERBRUCH entlastet man durch ein frühzeitige Operation aber auch mittelbar das überreizte Nervensystem, so daß es sich wieder erholen kann. Gerade bei schwerst Basedowkranken des nervösen Typs wird auch diese indirekte Wirkung bei der Indikationsstellung beachtet werden müssen.

Die *Methode der Wahl* ist die beidseitige subtotale Resektion der Basedowstruma nach dem bekannten Vorgehen von ENDERLEN und HOTZ. Die meisten Chirurgen neigen der einzeitigen Operation zu. Nach SAUERBRUCH sind die Gefahren der Arterienligatur kaum geringer als die der Resektion. Das schließt nicht aus, daß für einzelne Kranke, besonders jodrefraktäre Fälle, mehrzeitige Eingriffe das beste sind.

Über die Art der *Anästhesie* besteht noch keine volle Einigkeit. Die Gefahren der Narkose, sowohl der Inhalationsnarkose mit Äther wie der Darmvollnarkose mit Avertin, sind hinlänglich bekannt. Die Vollnarkose führt beim Basedowkranken zu der für ihn so schädlichen erhöhten Azidosegefahr. Das Avertin kann in der oft schwer geschädigten Leber des Kranken nicht entgiftet werden. Die Kombination von Avertin*basis*narkose mit Sauerstoff-Lachgas wird von BREITNER, STARLINGER und anderen als ideale Methode angesehen. Die meisten Kliniken, auch die Freiburger Klinik, bevorzugen die *örtliche Betäubung* als im allgemeinen völlig ausreichend und ungefährlich.

Für die von SAUERBRUCH unterschiedene *zweite Art des Basedow,* die er primär mit Funktionsstörungen innersekretorischer Organe oder des peripheren Stoffwechsels in Zusammenhang bringt, werden mehr allgemeine als lokale chirurgische Maßnahmen in Frage kommen. Nur bei Versagen dieser (Eingriffe an anderen Organen, z. B. Thymus, Gaben von Tierblut, Röntgenbestrahlung u. a.) kann die Strumektomie angezeigt sein und sich bewähren. SAUERBRUCH erblickt ihre Wirkung nicht allein in der Eindämmung der Schilddrüsenfunktion, sondern in postoperativer grundsätzlicher Änderung der gesamten innersekretorischen Stoffwechselvorgänge.

b) Indikationen bei den sog. Hyperthyreosen.

Hingegen ist mit SAUERBRUCH und vielen anderen Chirurgen bei den Formen der *sog. Hyperthyreosen,* die als basedowifizierte Kröpfe, toxische Adenome usw. anzusprechen sind, eine wirklich *kausale Therapie* möglich. Hier sind die Aussichten auf Heilung durch die operative Verkleinerung der thyreotoxischen Struma, durch die Wegnahme krankhaft veränderter Knoten, ganz besonders günstig, selbst dann, wenn das klinische Bild einem echten *Basedow* ähnelte (SAUERBRUCH). Oft bedingt schon die mechanische Einengung der Luftröhre durch den großen Kropf die Operation.

Im einzelnen gilt auch für diese Kranken all das, was an Richtlinien bei der Behandlung des Vollbasedow ausgeführt wurde.

Wie ist die Indikationsstellung beim *Jodbasedow*? Ist er nur leichter Natur, so wird Absetzen des Jodes oft allein zur Heilung oder wesentlichen Besserung führen. Bei schwerer Erkrankung ist die Operation dringend angezeigt. Sie führt nach SAUERBRUCH meist zur Heilung, ja, nach KLOSE (*347*) sind die therapeutischen Erfolge „ganz ausgezeichnet“.

Die früher und besonders von französischen Chirurgen (JABOULAY) ausgeführten *Operationen am Sympathicus* bei Vollbasedowkranken haben enttäuscht. Die Erfolge sind sehr uneinheitlich und stehen denen der Strumektomie weit nach. Die Mortalität ist eine größere. Durch die Operation wird ein HORNERscher Symptomenkomplex erzeugt. Heute sind wohl derartige Eingriffe als kaum berechtigt anzusprechen.

c) Präoperative Vorbereitung (Jod).

Die richtige präoperative Vorbereitung des Basedowkranken ist, wie oft gesagt, „der Schlüssel zum Erfolg der Operation". Zum großen Teil besteht sie in der schon geschilderten internen Therapie. Ruhe, Sedativa (besonders das Hirnstammnarkoticum *Luminal,* das die Oxydationen hemmt), eine vegetarische, kohlehydratreiche Diät (auch Quarkfütterung), weiter größere Gaben von Vitamin A und Gaben von Tyronorman, das sind die Grundsätze einer vorbereitenden Behandlung. Mit ihr *allein* ist in manchen Fällen das Ziel, eine hinreichende Senkung des Grundumsatzes, erreichbar. Versagt sie aber, so tritt als gewaltigster Helfer das *Jod* hinzu. PLUMMER und BOOTHBY haben bald nach dem Krieg die Jodprophylaxe mit hohen präoperativen Gaben LUGOLscher Lösung begründet. Heute hat sie sich wohl in allen Kliniken eingebürgert. Ihr vor allem ist die Möglichkeit einer *einzeitigen* Operation, ist die Herabdrückung der Mortalität [von 3,27% in der „Vorjodzeit" auf 0,82% — Statistik der MAYO-Klinik (*347a*)], sind die schönen postoperativen Resultate zu danken. Vieles ist noch im Fluß. Auf die Einzelheiten der Technik kann hier nicht näher eingegangen werden.

Betreffs der *Wirkungsweise des anorganischen Jodes* beim *Basedow* verweisen wir auf frühere Ausführungen. Sie ist noch nicht ganz geklärt. Sicher kommt nicht allein eine direkte Wirkung auf die Schilddrüse in Betracht, die aus einer kolloid- und jodarmen zu einer *jod-* und *kolloidreichen* Drüse wird und deren Durchblutung abnimmt. Auch in einer peripheren, in den Geweben angreifenden Wirkung, die dort das Schilddrüsenhormon inaktiviert, erschöpft sich die Jodwirkung nicht. Wir müssen nach begründeten experimentellen Untersuchungen annehmen, daß eine hervorragende Rolle die Wirkung des Jods auf die Sekretion des thyreotropen Vorderlappenhormons der *Hypophyse* spielt. Sie wird eingedämmt und hierdurch, zum großen Teil also sekundär, auch die Mehrfunktion der Schilddrüse. Aber auch noch andere Faktoren kommen in Betracht. Jod wirkt nicht nur auf das Schilddrüseneiweiß, auch noch auf andere Stoffe des Körpers, vor allem auf solche, die das vegetative Nervensystem beeinflussen oder in diesem gebildet werden, wie also auf Adrenalin und verwandte Stoffe. Experimentelle Untersuchungen ABELINS (*348*) haben das gezeigt. Das Jod wird also auch von dieser Seite her eine gewisse Entlastung bringen können.

Die *Jodspeicherung* in der Schilddrüse nach Jodmedikation geht nicht parallel mit der Menge des gespeicherten Kolloids. Wahrscheinlich ist das Jod nicht nur in der Form des Kolloids in der Schilddrüse vorhanden [RAHM (*349*)]. Wichtig ist, daß auch histologisch der bekannte Jodeffekt nachzuweisen ist: die papillären Polster gehen zurück, das hohe Epithel flacht sich ab.

Im Verlauf der präoperativen Jodtherapie mit anorganischem Jod kommt es zu einem *Abfall des erhöhten Grundumsatzes und des alkoholunlöslichen organischen Anteils des Blutjodes.* Dieser kann bis zum Normalwert herabgedrückt werden. Hingegen ist die alkohollösliche, „anorganische" Blutjodkomponente sehr hoch infolge der Überschwemmung des Blutes mit anorganisch gebundenem Jod [LUNDE (*350*), CLOSS, HOLST). Es wird also wohl das organische Jod aus dem Blut verdrängt und in der Schilddrüse als inaktives Jod gespeichert. Das *Gesamtjod* im Blut bleibt *erhöht.*

Dieses Verhalten des Blutjodes bei Gaben von anorganischem Jod hat ja mit dazu geführt, in dem organischen, alkoholunlöslichen Anteil des Blutjodes das schilddrüsenaktive Prinzip zu erblicken. Jedoch, die Zusammenhänge sind noch nicht geklärt. Auf die Einwände besonders SAEGESSERS haben wir hingewiesen.

Die anorganischen präoperativen hohen Joddosen erzwingen nach all dem eine Art Remissionsstadium des *Basedow*. Auch klinisch ist das ganz offensichtlich: die Pulsfrequenz sinkt, das Körpergewicht nimmt zu, die anderen Symptome bessern sich, der Kranke wird viel ruhiger. *Nur muß auf der Höhe dieses Remissionsstadiums, das durch regelmäßige Grundumsatzbestimmungen festzustellen ist, auch operiert werden!* Die Dauer der präoperativen Jodvorbehandlung wird bei der üblichen Dosierung etwa 8—10 Tage betragen. Doch darf man hier nicht zu schematisch vorgehen.

Morawitz (*351*) gab 5%ige Jodkalilösung, täglich 5 Tropfen, 8—10 Tage lang. Auch er betont, daß einheitliche Angaben über die Dosierung nicht möglich sind. Saegesser (*352*) u. a. empfehlen eine Gamma-Dosierung statt der meist üblichen mit Milligramm.

Wird nach 8—10 Tagen Jodmedikation nicht operiert, so kommt nach den Erfahrungen vieler Chirurgen und auch Internisten stets der *Umschlag*, gleichgültig, ob Jod weitergegeben oder abgesetzt wird (*353*, *354*). Rahm betont dies ausdrücklich gegenüber Holst, nach dem Jod lange Zeit ohne Schaden bei „primärer Thyreotoxikose" gegeben werden dürfte. Nach Brugsch führt man durch Verabreichung größerer Mengen anorganischen Jodes an leichtere oder schwerere Fälle von Morbus *Basedow* diese zur „sog. Thyreotoxikose". Mag auch dieser Punkt noch nicht *ganz* geklärt sein, sicher ist, daß sich nach Absetzen des Jodes der frühere Zustand schnell wiederherstellt.

Schneider (*355*) meint, daß innerhalb der kurzen Zeit der Jodvorbehandlung die erkrankte Schilddrüse noch nicht in der Lage sei, auf die überreichliche Jodzufuhr mit Regulationsmechanismen zu antworten. Wohl aus diesem Grunde gehe bei übermäßig langer oder nicht genügend hoch dosierter Vorbehandlung die günstige Wirkung verloren.

In den letzten Jahren hat man statt des anorganischen vielfach auch *organisches Jod*, vor allem in der Form des *Dijodtyrosins*, zur präoperativen Vorbereitung, auch allgemein zur Behandlung, benutzt. Besonders Abelin (*356*) ist auf Grund physiologischer Versuche hierfür eingetreten. Es ist fraglich, ob das Dijodtyrosin eine reine Jodtherapie darstellt oder ob nicht noch spezifische antagonistische Eigenschaften mitwirken. Wie im physiologischen Teil näher ausgeführt, hat das Dijodtyrosin u. a. dem Thyroxin entgegengesetzte Wirkungen. Größere Mengen Thyroxin können allem Anschein nach durch Dijodtyrosin entgiftet werden. Wahrscheinlich wirkt das Dijodtyrosin über den Hypophysenvorderlappen, es dämmt die Sekretion des thyreotropen Inkrets ein. Jedoch beeinflußt es, wenigstens im Experiment, die sekundären Erscheinungen, den thyreogenen Leberschaden, nur wenig. Hier ist es dem anorganischen Jod nach Plummer unterlegen.

Abelin erörtert allerdings die Frage, ob nicht auch das anorganische Jod über das Dijodtyrosin seine Wirkung entfalte. Wir stehen noch mitten im Fluß der Bearbeitung dieser Fragen.

Zahlreiche klinische Erfahrungen haben gezeigt, daß die präoperative Therapie mit Dijodtyrosin derjenigen mit Lugolscher Lösung zumindest nicht nachsteht, eher überlegen ist. Auch nach Dijodtyrosin kommt es zu starker Kolloidansammlung in der Schilddrüse. Diese Wirkung des Jodes geht völlig unabhängig von der chemischen Bindung vor sich, in der es dem Organismus zugeführt wird [Schneider und Widmann (*356a*)]. Anscheinend kommt ihm auch eine gewisse Nachwirkung zu. Der *größte Vorteil der organischen Jodmedikation* aber scheint der zu sein, daß man durch sie keinen Schaden anrichtet, auch wenn die geplante Operation aus irgendeinem Grunde nicht stattfindet oder nicht stattfinden kann [Brugsch (*357*, *358*)]. Im Gegenteil, man kann sich durch „Dijodtyrosinstöße" den geeignetsten Zeitpunkt für eine Operation gleichsam heraussuchen. Wichtig ist eine nicht zu geringe Dosierung.

Morawitz (*359*) empfahl 0,1—0,2 g Dijodtyrosin täglich. Brugsch verordnet in verteilter Dosis täglich für je 25% Steigerung des Grundumsatzes über die Norm 0,1 Dijodtyrosin. — Der Zeitpunkt der vorzunehmenden Operation ist bei Dijodtyrosinvorbereitung nach dem eben Gesagten noch weniger schematisch festsetzbar als bei Vorbehandlung mit anorganischem Jod. Die Grundumsatzkontrolle ist führend.

Wie erwähnt, fehlt dem Dijodtyrosin anscheinend eine stärkere Wirkung auf die beim Basedowiker oft so erheblich geschädigte Leber. *Hier tritt ergänzend das Vitamin A ein,* das ja direkt an der Leber angreift. WENDT (*360*) will sogar mit Vogan allein eine günstige Beeinflussung auch des erhöhten Grundumsatzes und erhebliche Gewichtszunahme erreicht haben. Er empfiehlt große Dosen Vogan (3mal 30 Tropfen täglich).

Wann nun ist Jod indiziert? Nach HOLST ist der „primäre Basedow“ jodempfindlich, der „sekundäre“ jodunempfindlich. Im großen und ganzen wird man sich an diese Unterscheidung der Ansprechbarkeit des echten *Basedows* gegenüber den sog. Hyperthyreosen halten können. Der frische, nicht jodvorbehandelte Vollbasedow spricht ganz anders auf Jod an als etwa ein basedowifizierter, unter Umständen schon jodvorbehandelter Kropf. Jedoch bestehen sicherlich *regionäre Unterschiede.* Nach RAHM (*361*) bleibt nichts anderes übrig, als für das jeweilig vorliegende Krankengut die Jodansprechbarkeit festzustellen.

In Deutschland hat man von einer „Jodmainlinie“ gesprochen (MORAWITZ). Südlich des Mains ist man mißtrauischer, Versager sind berichtet; die Jodtherapie ist als gefährlich und unberechenbar abgelehnt worden. Nördlich des Mains ist man warm *für* die Jodtherapie eingetreten. Es gibt nach RAHM hier keinen Unterschied in der Jodansprechbarkeit eines *Basedow* mit Exophthalmus gegenüber der einer toxischen Knotenstruma ohne Exophthalmus.

Eine *Indikationsstellung* zur Jodtherapie in Abhängigkeit vom *Blutjodspiegel* oder von *Jodbelastungsversuchen* wird möglicherweise für die Zukunft in Betracht kommen.

SAEGESSER (*362*) richtet sich hiernach. Er sieht jede Jodzufuhr als schädlich in den Fällen an, in denen die alkohollösliche Fraktion im Blut stark erhöht, die organische dagegen normal oder sogar unternormal ist. Hier handle es sich um reine Hyperthyreosen. In allen Fällen aber, in denen die organische Jodfraktion erhöht sei, käme Jod in Frage. — Für STURM (*363*) gilt als Richtlinie für die Jodtherapie beim *Basedow* der Jodbelastungsversuch. Er gibt einmalig peroral 0,1 g Natriumjodid. An der am ersten Tag ausgeschiedenen Jodmenge sei festzustellen, ob Jod retiniert werde, also Jodbedürftigkeit vorliegt, oder ob vermehrt Jod ausgeschwemmt wird, der Organismus also jodüberladen ist. Das Jod wird mit einer einfachen Methode quantitativ im Harn bestimmt.

Immer wird es nun Fälle geben, die *jodrefraktär* sind, auch bei genuinem, nicht jodvorbehandeltem *Basedow.* Der Grund hierfür ist uns noch nicht bekannt. Vielleicht werden wir bei weiterer Aufdeckung der Verhältnisse des Blutjodspiegels hier klarer sehen. — Bezüglich der Operationsindikation in solchen Fällen wird uns unter Umständen die Natriumbestimmung im Blut weiterhelfen können (s. oben). Daß für jodrefraktäre Kranke die Verteilung des Eingriffs auf mehrere Sitzungen in Frage kommt, erwähnten wir. PAYR (*364*) sieht Fälle, die durch lange Jodbehandlung „jodrefraktär“ geworden sind, oft für jeden Eingriff als ungeeignet an.

d) Die postoperative Basedowreaktion.

Auch die Operation kann nicht alle Fälle retten. Der katastrophale Ablauf durch die Operation nicht zu beeinflussender Fälle prägt sich jedem, der auch nur einmal einen solchen Kranken gesehen hat, unauslöschlich ein. Die außerordentliche Unruhe, das Delirium cordis, die Cyanose weisen auf den gefährlichen Zustand hin. Die Temperatur steigt oft zu außerordentlicher Höhe an. Der Organismus „jagt wie eine ihrer Bremsvorrichtung beraubte Maschine in rasender Fahrt der Katastrophe zu“ (MELCHIOR). Oft kommt es unter Herzflimmern zum Tode. Diese gewöhnlich am ersten, mehr noch am zweiten postoperativen Tag auftretende Reaktion ist in ihrem *Wesen* noch nicht ganz geklärt.

Viele Chirurgen sehen den Grund in einer *plötzlichen gewaltigen Mehrsekretion der Schilddrüse infolge des psychischen Traumas der Operation* [L. Rehn, Klose (*365*) u. a.)]. Hierbei besteht anscheinend kein Parallelismus zwischen der Schwere der Reaktion und der Größe des vorausgegangenen Eingriffs.

Gegen die von Kocher vertretene Annahme, die Ursache der Reaktion sei in einer Resorption von Blut- und Wundsekret zu suchen und gegen die Annahme anderer Autoren, sie sei in einer von der Wunde ausgehenden, plötzlichen *Überschwemmung* des Organismus mit resorbiertem Schilddrüsensaft begründet, spricht, daß ebenso schwere Reaktionen auch nach Operationen von Basedowikern beobachtet werden, die sich *fern* von der Schilddrüse abspielen (bei Klose). Auch nach Unterbindung nur einer einzigen Schilddrüsenarterie ist die Reaktion beobachtet worden, also bei unverletzter Schilddrüse.

Mit der Art der *Anästhesie*, ob Narkose oder lokale Betäubung, hängt die Reaktion nicht zusammen. Natürlich kann aber die durch eine Narkose bedingte Azidose den ganzen Zustand verschlimmern.

Ob die Grundumsatzbestimmungen als hinreichender Beweis für die Auffassung der postoperativen Reaktion als Hyperthyreoidismus angesehen werden dürfen, wie es z. B. Klose und andere Autoren tun, möchten wir bezweifeln. In einem derartigen Zustand sind Grundumsatzuntersuchungen mit größten Fehlerquellen behaftet. Auch können sicherlich Steigerungen des Grundumsatzes bei nervösen Menschen nach einem derartigen Eingriff auch ohne die Annahme einer Überschwemmung mit Thyroxin erklärt werden [Sauerbruch (*366*), siehe auch die Untersuchungen von Rahm (*367*)].

Sauerbruch (*366*) sieht vielmehr in der durch die Operation bedingten *plötzlichen Erschütterung der Pseudoharmonie,* die sich beim Basedowiker entwickelt hat, den Grund für die Reaktion. Die nervöse und innersekretorische Steuerung gehe verloren. Die erneute Beanspruchung des Herzens und des vegetativen Systems führe zu dem unglücklichen Ausgang. Nur in dem Maße, wie es dem Kranken gelänge, die Angleichung an die plötzlich *herabgesetzte* Leistung der verkleinerten Drüse zu finden, sei Heilung oder Besserung zu erwarten. Der Tod trete durch plötzliche Entziehung des übermäßig gebildeten Sekrets ein.

Für diese von klinischen Überlegungen ausgegangene Ansicht Sauerbruchs sprechen auch die Untersuchungen über das Verhalten des *postoperativen Blutjodspiegels* durch Artur Bier und Roman (*368*).

Bei nicht jodvorbehandeltem *Basedow* fanden sich auf der Höhe der Reaktion die niedrigsten Jodwerte. Infolge der Einstellung der Gewebe auf einen hohen Blutjodspiegel komme es zu der schweren postoperativen Reaktion. — Bei kurz mit Lugolscher Lösung vorbehandelten Kranken sinke das Blutjod geringer ab. Die postoperative Reaktion sei leichter.

Artur Bier deutet seine Befunde als *hypothyroxämischen Shock.*

So ansprechend diese Theorie ist und so gut sie viele Fälle erklärt, *alle* Reaktionen sind durch sie nicht aufgedeckt. Wir sagten schon, daß lediglich nach Schilddrüsenarterienligaturen und auch nach schilddrüsenfernen Operationen die Reaktion auftreten kann. Nach Rahm (*369*) ist deshalb die postoperative Basedowreaktion Ausdruck eines „*vegetativen Chaos*", mit einem Ausschlagen bald nach der hyper-, bald nach der hypothyreotischen Seite. *Und sicherlich müssen wir wohl in der plötzlichen, gewaltigen Störung der Korrelationen des vegetativen Nervensystems und der Schilddrüse die Hauptursache der Reaktion erblicken. Sie ist nicht einheitlich erklärbar.* Das dürfte bei den verwickelten Verhältnissen des Basedowgeschehens wohl auch nicht verwundern. Die Basedowerkrankung ist keine lokale Krankheit. Sie umfaßt wirklich den ganzen Körper und die „Seele". Die einzelnen Reaktionsformen können durchaus verschieden sein. Deshalb wird für gewisse, nicht für alle Fälle von postoperativer Reaktion auch an den *Thymus* gedacht werden müssen. Die meisten der typisch verstorbenen Basedowkranken weisen einen vergrößerten Thymus auf [u. a. Wittels (*370*)]. Wir verweisen auf frühere Ausführungen.

Klose (*371*), der im übrigen für manche Fälle die Bedeutung des Thymus durchaus anerkennt, sagt, der postoperative Basedowtod auf der Höhe der Reaktion sei kein Thymustod. Dieser sei momentan und trete beim Status thymicolymphaticus als plötzlicher Herzkollaps auf. Ganz abgesehen von der Berechtigung der Aufstellung des Begriffes „Thymustod" müssen wir sagen, daß wir diesen Sonderbegriff kaum nötig haben. Der hyperplastische Thymus wirkt beim Basedow mit der Schilddrüse *gleichsinnig*.

Gleichgültig, wie die postoperative Basedowreaktion im einzelnen bedingt sein mag, die Häufigkeit ihres Vorkommens ist durch eine sorgsame präoperative Behandlung stark eingeschränkt worden. Besonders die Jodvorbehandlung hat die Mortalität herabgedrückt (s. oben). Aber auch die *Nachbehandlung* ist wichtig, und zwar schon *vor* dem Auftreten der Reaktion. Ruhe und Sedativa (jedoch kein Morphium, Azidose!) sowie weitere Verabreichung hoher, langsam abfallender Joddosen nicht nur am Operationstag, auch in den folgenden Tagen, sind notwendig. Zur Hebung der Leberfunktion dienen Traubenzuckerinfusionen, deren Wirkung oft „fabelhaft" ist (Rahm). Auch Nebennierenrindenpräparate hat man jüngst versucht. Zwecks Unterstützung des Herzens wird Chinidin bzw. parenteral Chinin-Urethan gegeben, unter Umständen auch digitalisiert. Denn *letzten* Endes ist *der Basedowtod ein Leber- und Herztod, bedingt durch die thyreogenen Schädigungen dieser Organe.*

e) Zur Strahlenbehandlung.

Nur ganz kurz sei auf den *Indikationsbereich zur Strahlenbehandlung der Thyreotoxikosen* eingegangen. Es muß hier auf die Ausführungen kritischer und vorurteilsloser Sachkenner verwiesen werden. Morawitz (*372*) ist der Meinung, daß viele „Pseudobasedowfälle" als günstige Erfolge der Strahlenbehandlung gebucht worden sind. Eigene Erfahrungen zeigten ihm, daß nur bei etwas mehr als der Hälfte der bestrahlten Kranken ein guter Erfolg, aber nur in wenigen Fällen eine Heilung zu verzeichnen war. Er hält *die Behandlung mit strahlender Energie,* trotzdem er sie als die wirksamste interne Behandlungsmethode des *Basedow* ansieht, *für im Enderfolg der Operation nicht gleichwertig.* Es gibt *viele Versager.* Auch die soziale Indikation erfordere oft eine Operation. Die Röntgenbestrahlung dauert *zu lange,* oft Monate, unter Umständen Jahre. Auch ist sie „*nicht immer ganz gefahrlos*". Es kommen Todesfälle, die als akute Hyperthyreosen erklärt werden müssen, vor.

Man wird die Grundsätze dieses überaus erfahrenen inneren Klinikers überall beachten müssen. Auch die Erfahrungen der chirurgischen Strahlentherapeuten sprechen dafür, daß nur gewisse „leichtere bis höchstens mittelschwere, arbeitsfähige oder sozial günstig gestellte Kranke (Morawitz) für eine „nach Möglichkeit stationäre" Strahlenbehandlung in Frage kommen. *Bei ausbleibendem Erfolg ist zu operieren.* Auf der anderen Seite sind ganz schwere Fälle, bei denen eine Operation nicht angezeigt erscheint, unter Umständen einer Bestrahlung zu unterziehen. Manche können nach Morawitz hierdurch operationsreif (!) gemacht werden.

Nur hingewiesen sei auf die in letzter Zeit geübte Methode der *Röntgenbestrahlungen der Hypophyse* von Thyreotoxikosekranken [Habs (*372a*)]. Hier müssen erst weitere Erfahrungen gesammelt werden.

Daß bei den Formen von *Hyperthyreosen,* die als basedowifizierte Kröpfe, toxische Adenome usw. aufzufassen sind, die Operation wahrhaft *kausal* wirkt und deswegen wohl allein berechtigt ist, erwähnten wir.

Zwei besondere Arten der Röntgenbestrahlung müssen auch vom chirurgischen Standpunkt aus gutgeheißen werden. Einmal ist das die *präoperative Bestrahlung des Thymus beim Basedow,* um so vielleicht die Fälle mit starker Thymusbeteiligung zu erfassen (s. oben), zum anderen ist es die *Bestrahlung von Basedowrezidiven* nach vorausgegangener Operation.

Auch in der *Therapie* des *Basedow* und der sog. Hyperthyreosen ist noch Vieles problematisch. Die Thyreotoxikosen sind ein Grenzgebiet. Sie erfordern ein von umfassender klinischer, pathogenetischer und patho-physiologischer Betrachtung ausgehendes ärztliches Handeln. Nur einem solchen sind die so großen Erfolge der chirurgischen Basedowkenner zu danken.

Literatur.

Erkrankungen der Schilddrüse.

(*1*) Siegert, F.: Siehe M. Hirschs Handbuch der inneren Sekretion, Bd. 3, H. 1. 1928. — (*2*) Wegelin, C.: Henke-Lubarschs Handbuch der speziellen pathologischen Anatomie, Bd. 8, S. 342. — (*3*) Ewald: Zit. nach H. Curschmann: M. Hirschs Handbuch der inneren Sekretion, Bd. 3, 1, S. 75. — (*4*) Chagas, C.: Handbuch von Mohr-Staehelin, Bd. 1, Teil 2, S. 1367. — (*5*) Siehe H. Klose u. G. Büttner: M. Hirschs Handbuch der inneren Sekretion, Bd. 3, 1. Teil. 1928. — (*6*) Siehe H. Curschmann: M. Hirschs Handbuch der inneren Sekretion, Bd. 3, 1. Teil, S. 75. 1928. — (*7*) Wieland, E.: M. Hirschs Handbuch der inneren Sekretion, Bd. 3, 1. Teil. 1928. — (*8*) Curschmann, H.: M. Hirschs Handbuch der inneren Sekretion, Bd. 3, 1. Teil, S. 75. 1928. — (*9*) Siehe H. Klose u. G. Büttner: M. Hirschs Handbuch der inneren Sekretion, Bd. 3, 1. Teil, S. 615. 1928. — (*10*) Siehe H. Klose u. G. Büttner: M. Hirschs Handbuch der inneren Sekretion Bd. 3, 1. Teil, S. 638. 1928. — (*11*) Siehe H. Klose u. G. Büttner: M. Hirschs Handbuch der inneren Sekretion, Bd. 3, 1. Teil, S. 636f. 1928. — (*12*) Wegelin, C.: Henke-Lubarschs Handbuch der speziellen pathologischen Anatomie, Bd. 8. 1926. — (*13*) Boros, J. v. u. G. Czoniczer: Klin. Wschr. **1935 I**, 573. — (*14*) Deusch, G.: Siehe H. Curschmann: M. Hirschs Handbuch der inneren Sekretion, Bd. 3, 1. Teil, S. 78. — (*15*) Schnitker, M. T., L. H. van Raatle and of E. C. Cutler: Arch. int. Med. **57**, 857 (1936). — (*16*) Siehe P. Trendelenburg: Die Hormone, Bd. 2, S. 48. — (*17*) Quervain, F. de u. C. Wegelin: Der endemische Kretinismus. Berlin: Julius Springer 1936. — (*18*) Quervain, F. de u. C. Wegelin: Der endemische Kretinismus, S. 44. Berlin: Julius Springer 1936. — (*19*) Bircher, E.: Frankf. Z. Path. **11** (1912). — (*20*) Wydler, A.: Mitt. Grenzgeb. Med. u. Chir. **39**, 467 (1926). — (*21*) Wegelin, C.: Nach de Quervain-Wegelin: Der endemische Kretinismus. Berlin: Julius Springer 1936. — (*22*) Dubois, M.: Mitt. Grenzgeb. Med. u. Chir. **39**, **543** (1926). — (*23*) Hara, Y.: Mitt. Grenzgeb. Med. u. Chir. **36**, 537 (1923). — (*24*) Branovacky, M.: Mitt. Grenzgeb. Med. u. Chir. **39**, 563 (1926). — (*25*) Siehe Quervain-Wegelin: Der endemische Kretinismus, S. 99. Berlin: Julius Springer 1936. — (*26*) Scholz: Kretinismus. Kraus-Brugschs Spezielle Pathologie und Therapie innerer Krankheiten. Berlin u. Wien 1919. — (*27*) Lauterburg, W.: Mitt. Grenzgeb. Med. u. Chir. **41**, 715 (1928/30). — (*28*) Wydler: Nach de Quervain-Wegelin: Der endemische Kretinismus, S. 158. Berlin: Julius Springer 1936. — (*29*) Starlinger, F.: Arch. klin. Chir. **155** (1929). — (*30*) Saegesser, M.: Mitt. Grenzgeb. Med. u. Chir. **43**, 32 (1932/34). — (*31*) Saegesser, M.: Mitt. Grenzgeb. Med. u. Chir. **43**, 55 (1932/34). — (*32*) Quervain, de-Smith: Endocrinology **28** (1928). — (*33*) Lotmar: Z. Neur. **119**, **136**, **146** (1929, 1931, 1933). — (*33*a) Eugster, J.: Erbarzt **1937**, 69 (im Deutschen Ärzteblatt). — (*34*) Dieterle u. Eugster: Arch. f. Hyg. **111** (1933). — (*35*) Eggenberger, H.: Kropf und Kretinismus. M. Hirschs Handbuch der inneren Sekretion, Bd. 3, H. 1. 1928. — (*36*) McCarrison, R.: Ver. 1. internat. Kropfkonf. Bern **1927**, 304. — (*37*) Aschoff, L.: Vorträge über Pathologie. Jena: Gustav Fischer 1925. — Verh. 1. internat. Kropfkonf. Bern **1927**, 1. — (*38*) Aschoff, L.: Verh. 1. internat. Kropfkonf. Bern **1927**, 7. — (*39*) Wegelin, C.: Schilddrüse. Henke-Lubarschs Handbuch der speziellen pathologischen Anatomie, Bd. 8. 1926. — (*40*) Gold, E. u. V. Orator: Virchows Arch. **252** (1924). — (*41*) Siehe Aschoff: Verh. 1. internat. Kropfkonf. Bern **1927**, 10. — (*42*) Hellwig, C. A.: Surg. etc. **55**, 35 (1932). — (*43*) Arndt, H. J.: Der Kropf in Rußland. Veröff. Gewerbe- u. Konstit.-path. **4**, 30, 31 (1931). — (*44*) Aschoff: Verh. 1. internat. Kropfkonf. **1927**, 24, 25. — (*45*) Lubarsch, O.: Verh. 1. internat. Kropfkonf. Bern **1927**, 127. — (*46*) Hellwig, C. A.: Arch. klin. Chir. **154**, 1 (1929). — (*47*) Harms, E.: Arch. klin. Chir. **159**, 317 (1930). — (*48*) Breitner, B.: Die Erkrankungen der Schilddrüse. Wien: Julius Springer 1928. — (*49*) Quervain, F. de: Mitt. Grenzgeb. Med. u. Chir. **39**, 415 (1926). — (*50*) Quervain, F. de: Verh. 1. internat. Kropfkonf. Bern **1927**, 134. — (*51*) Rietmann, C.: Inaug.-Diss. Zürich 1921. — (*52*) Wegelin, C. u. I. Abelin: Arch. f. exper. Path. **89** (1921). — (*53*) Quervain, F. de: Verh. 1. internat. Kropfkonf. Bern **1927**, 153. — (*54*) Wegelin, C.: Schilddrüse. Henke-Lubarschs Handbuch der speziellen pathologischen Anatomie, Bd. 8, S. 160. 1926. — (*55*) Quervain, F. de: Mitt. Grenzgeb. Med. u. Chir. **39**, 452 (1926). — (*56*) Wegelin, C.: Schilddrüse. Henke-Lubarschs Handbuch der speziellen pathologischen Anatomie, Bd. 8, S. 161. 1926. — (*57*) Kocher, A.: Verh. 1. internat. Kropfkonf. Bern **1927**, 183. —

(58) Marine, A. and W. W. Williams: Arch. int. Med. **1**, 349 (1908). — (59) Siehe C. Bomskow: Methoden der Hormonforschung, Bd. 1, S. 312. Leipzig: Georg Thieme 1937. — (60) Klose, H. u. C. A. Hellwig: Arch. klin. Chir. **124** (1923). — (61) Stahnke, E.: Arch. klin. Chir. **125** (1923). — (62) Gold, E. u. V. Orator: Mitt. Grenzgeb. Med. u. Chir. **36**, 401 (1923). — (63) Hellwig, C. A.: Arch. klin. Chir. **154**, 1 (1929). — (64) Hara, Y.: Mitt. Grenzgeb. Med. u. Chir. **36**, 537 (1923). — (65) Wegelin, C.: Schilddrüse. Henke-Lubarschs Handbuch der speziellen pathologischen Anatomie, Bd. 8, S. 169. 1926. — (66) Branovacky, M.: Mitt. Grenzgeb. Med. u. Chir. **37**, 488 (1924); **39**, 563 (1926). — (67) Wydler, A.: Mitt. Grenzgeb. Med. u. Chir. **39**, 467 (1926). — (68) Aeschbacher, S.: Mitt. Grenzgeb. Med. u. Chir. **15**, 269 (1906). — (69) Kocher, A.: Verh. 1. internat. Kropfkonf. Bern **1927**, 183. — (70) Marine, D. and W. W. Williams: Arch. int. Med. **1**, 349 (1908). — (71) Quervain, F. de: Verh. 1. internat. Kropfkonf. Bern **1927**, 153. — (72) Hellwig, C.: Arch. klin. Chir. **154**, 1 (1929). — (73) Sinner, v.: Siehe C. Wegelin: Schilddrüse. Henke-Lubarschs Handbuch der speziellen pathologischen Anatomie, Bd. 8, S. 229. 1926. — (74) Fellenberg, v.: Mitt. Lebensmittelunters. **11** (1930). — (75) Saegesser, M.: Mitt. Grenzgeb. Med. u. Chir. **43**, 55 (1932—34). — (76) Siehe C. Bomskov: Methoden der Hormonforschung, Bd. 1, S. 339. 1937. — (77) Quervain, F. de: Verh. 1. internat. Kropfkonf. Bern **1927**, 159. — (78) Eggenberger, H.: M. Hirschs Handbuch der inneren Sekretion, Bd. 3, 1. Teil. 1928. — (79) Holst: Untersuchungen über die Pathogenese des Morbus Basedow. Stockholm-Kristiania 1923. — (80) Branovacky, M.: Mitt. Grenzgeb. Med. u. Chir. **37**, 488 (1924); **39**, 563 (1926). — (81) Siehe u. a. M. Krogh u. A. L. Lindberg: Acta path. scand. (Stockh.) **9**, 21 (1932). — (82) Siehe C. Wegelin: Schilddrüse. Henke-Lubarschs Handbuch der speziellen pathologischen Anatomie, Bd. 8, S. 417. 1926. — (83) Branovacky, M.: Mitt. Grenzgeb. Med. u. Chir. **37**, 488 (1924). — (84) Saegesser, M.: Mitt. Grenzgeb. Med. u. Chir. **43**, 32 (1932/34). — (85) Wegelin, C.: Schilddrüse. Henke-Lubarschs Handbuch der speziellen pathologischen Anatomie, Bd. 8, S. 421. 1926. — (86) Wegelin, C.: Schilddrüse. Henke-Lubarschs Handbuch der speziellen pathologischen Anatomie, Bd. 8, S. 421. 1926. — (87) Poensgen: Med. Klin. **1913 II**. — (88) Diamantopoulos: Z. Konstit.lehre **8** (1921). — (89) Fonio, A.: Verh. 1. internat. Kropfkonf. Bern **1927**, 190. — (90) Siehe C. Wegelin: Schilddrüse. Henke-Lubarschs Handbuch der speziellen pathologischen Anatomie, Bd. 8, S. 432. 1926. — (91) Dieterle u. Eugster: Verh. 2. internat. Kropfkonf. Bern **1933**, 495. — (92) Höjer, J. A.: Verh. 2. internat. Kropfkonf. Bern **1933**, 437. — (93) Siehe C. Wegelin: Schilddrüse. Henke-Lubarschs Handbuch der speziellen pathologischen Anatomie, Bd. 8, S. 433. 1926. — (94) Breitner, B.: Klin. Wschr. **1933**, 1475. — (95) Aschoff, L.: Verh. 1. internat. Kropfkonf. Bern **1927**, 1. — (96) Siemens: Münch. med. Wschr. **1924 I/II**. — (97) Wegelin, C.: Schilddrüse. Henke-Lubarschs Handbuch der speziellen pathologischen Anatomie, Bd. 8, S. 444. 1926. — (98) Eggenberger, H.: M. Hirschs Handbuch der inneren Sekretion, Bd. 3, 1. Teil, S. 775. — (99) Eugster, J.: Zur Erblichkeitsfrage der endemischen Struma. Zürich: Orell-Füssli 1935. — Dtsch. med. Wschr. **1936**. — (100) Tanabe: Beitr. path. Anat. **73** (1925). — (101) Wegelin, C.: Schilddrüse. Henke-Lubarschs Handbuch der speziellen pathologischen Anatomie, Bd. 8, S. 437. 1926. — (102) Pighini, G.: Verh. 2. internat. Kropfkonf. Bern **1933**, 404. — (103) Lang, Th.: Verh. 2. internat. Kropfkonf. Bern **1933**, 567. — Radiol. Rdschr. **1935**, 119. — (104) Höjer, J. A.: Verh. 2. internat. Kropfkonf. Bern **1933**, 435. — (105) MacCarrison, R.: Verh. 1. internat. Kropfkonf. Bern **1927**, 304. — (106) Messerli: Siehe C. Wegelin: Schilddrüse. Henke-Lubarschs Handbuch der speziellen pathologischen Anatomie, Bd. 8, S. 438. 1926. — (107) Grassi u. Munaron: Siehe C. Wegelin: Schilddrüse. Henke-Lubarschs Handbuch der speziellen pathologischen Anatomie, Bd. 8, S. 440. 1926. — (108) Kolle, W.: Verh. 1. internat. Kropfkonf. Bern **1927**, S. 421. — (109) Bouillez: Siehe C. Wegelin: Schilddrüse. Henke-Lubarschs Handbuch der speziellen pathologischen Anatomie, Bd. 8, S. 439. 1926. — (110) Trendelenburg, P.: Die Hormone, Bd. 2, S. 172. 1934. — (111) Rhein, M.: Verh. 1. internat. Kropfkonf. Bern **1927**, 444. — (112) McCarrison, R.: Indian J. med. Res. **18**, 577 (1930/31). — (113) Abelin, I.: Wien. klin. Wschr. **1936 II**. — (114) Stepp, W. u. Mitarbeiter: Die Vitamine. Stuttgart: Ferdinand Enke 1936. — (115) Chesney, A. M. u. Mitarbeiter: Bull. Hopkins Hosp. **43**, 261 (1928). — (116) Marine, D.: Proc. Soc. exper. Biol. a. Med. **26**, 822 (1929); **27**, 1025 (1930). — (117) Marine, D.: Proc. Soc. exper. Biol. a. Med. **29**, 772, 967 (1932); **32**, 803 (1934/35). — (118) Kraus, W. E. and C. F. Monroe: J. of biol. Chem. **89**, 581 (1930). — (119) Eggenberger, H.: M. Hirschs Handbuch der inneren Sekretion, Bd. 3, 1. Teil. 1928. — (120) Siehe P. Trendelenburg: Die Hormone, Bd. 2, S. 56. — (121) Hunziker-Schild, H.: Der Kropf, eine Anpassung an jodarme Nahrung. Bern: Francke 1915. — (122) Fellenberg, Th. v.: Erg. Physiol. **25**, 176 (1926). — (123) MacClendon, J. F.: J. of biol. Chem. **60**, 289 (1924). — Physiologic. Rev. **7**, 189 (1927). — Münch. med. Wschr. **1933 II**, 1039. — (124) Hercus, C. E., Benson and Carter: J. of Hyg. **24**, 321 (1925); **31**, 493 (1931); **33**, 55 (1933). — (125) Eggenberger, H.: Handbuch der inneren Sekretion, Bd. 3, 1. Teil, S. 800. — (126) Fischler, F.: Münch. med. Wschr. **1934 I**, 316. — (127) Lunde, G.: Verh. 2. internat. Kropfkonf. Bern **1933**, 585. — (128) Ucko, H.: Erg. inn. Med. **43**, 366 (1932). — (129) Schneider, E.

u. E. Widmann: Dtsch. Z. Chir. **231**, 305 (1931). — (*130*) Pighini, G.: Verh. 2. internat. Kropfkonf. Bern **1933**, 404. — (*131*) Quervain, F. de u. C. Wegelin: Der endemische Kretinismus, S. 187. 1936. — (*132*) Eggenberger, H.: M. Hirschs Handbuch der inneren Sekretion, Bd. 3, 1. Teil. 1928. — (*133*) Quervain, F. de u. C. Wegelin: Der endemische Kretinismus, S. 187, 1936. — (*134*) Eggenberger, H.: Verh. 2. internat. Kropfkonf. Bern **1933**, 456. — (*135*) Eggenberger, H.: M. Hirschs Handbuch der inneren Sekretion, Bd. 3, 1. Teil, S. 810. 1928. — (*136*) Müller, F. v.: Verh. 1. internat. Kropfkonf. Bern **1927**, 221. — (*136*a) Siehe u. a. B. Breitner: Münch. med. Wschr. **1937 I**, 410. — (*137*) Aschoff, L.: Münch. med. Wschr. **1934**, 902. — (*138*) Aschoff, L.: Verh. 1. internat. Kropfkonf. Bern **1927**, 1. — (*139*) Rahm, H.: Erg. Chir. **25**, 564 (1932). — (*140*) Klose, H.: Die Chirurgie der Basedowschen Krankheit. Neue Deutsche Chirurgie, Bd. 44, S. 308. 1929. — (*141*) Wegelin, C.: Henke-Lubarschs Handbuch der speziellen pathologischen Anatomie, Bd. 8. 1926. — (*142*) Klose, H.: Die Chirurgie der Basedowschen Krankheit. Neue Deutsche Chirurgie, Bd. 44, S. 320. 1929. — (*143*) Josselin de Jong, R. de: Verh. 2. internat. Kropfkonf. Bern **1933**, 1. — (*144*) Wegelin, C.: Schilddrüse. Henke-Lubarsch: Handbuch der speziellen pathologischen Anatomie, Bd. 8, S. 380. 1926. — (*145*) Klose, H.: Die Chirurgie der Basedowschen Krankheit. Neue Deutsche Chirurgie, Bd. 44, S. 345. 1929. — (*146*) Siehe hierzu C. Wegelin: Schilddrüse. Henke-Lubarschs Handbuch der speziellen pathologischen Anatomie, Bd. 8, S. 380. 1926. — (*147*) Harms, E.: Arch. klin. Chir. **159**, 317 (1930). — (*148*) Sauerbruch, F.: Arch. klin. Chir. **167**, 339 (1931). — (*149*) Wegelin, C.: Verh. 2. internat. Kropfkonf. Bern **1933**, 243. — (*150*) Merke, F.: Verh. 2. internat. Kropfkonf. Bern **1933**, 254. — (*151*) Josselin de Jong, R. de: Verh. 2. internat. Kropfkonf. Bern **1933**, 343. — (*152*) Holst, J.: Verh. 2. internat. Kropfkonf. Bern **1933**, 246. — (*153*) Rahm, H.: Erg. Chir. **25**, 582 (1932). — (*154*) Hellwig, C. A.: Arch. klin. Chir. **154**, 1 (1929). — (*155*) Josselin de Jong, R. de: Verh. 2. internat. Kropfkonf. Bern **1933**, 33. — (*156*) Chvostek, F.: Z. f. Konstit.lehre **1**, 27 (1914). — (*157*) Bauer, K. H.: Handbuch der allgemeinen und speziellen Konstitutionslehre, Bd. **3**, Lief. 9. 1927. — (*158*) Klose, H.: Die Chirurgie der Basedowschen Krankheit. Neue Deutsche Chirurgie, Bd. 44, S. 74. 1929. — (*159*) Sauerbruch, F.: Arch. klin. Chir. **167**, 332 (1931). — (*160*) Siehe H. Klose: Die Chirurgie der Basedowschen Krankheit. Neue Deutsche Chirurgie, Bd. 44, S. 308. 1929. — (*161*) Zondek, H.: Die Krankheiten der endokrinen Drüsen. 2. Aufl. Berlin: Julius Springer 1926. — (*162*) Siebeck, R.: Dtsch. med. Wschr. **1937**, 2. — (*163*) Klose, H.: Die Chirurgie der Basedowschen Krankheit. Neue Deutsche Chirurgie, Bd. 44, S. 59. 1929. — (*164*) Eppinger, H.: Verh. 2. internat. Kropfkonf. Bern **1933**. — (*165*) Holst, J.: Verh. 2. internat. Kropfkonf. Bern **1933**, 90. — (*166*) Klose, H.: Die Chirurgie der Basedowschen Krankheit. Neue Deutsche Chirurgie, Bd. 44, S. 75. 1929. — (*167*) Weitz u. Risak, siehe H. Siebeck: Dtsch. med. Wschr. **1937 I**, 2. — (*168*) Brugsch, H.: Münch. med. Wschr. **1935**, 1909. — (*169*) Rahm, H.: Erg. Chir. **25**, 596 (1932). — (*170*) Klose, H.: Die Chirurgie der Basedowschen Krankheit. Neue Deutsche Chirurgie, Bd. 44, S. 386. 1929. — (*171*) Siebeck, H.: Dtsch. med. Wschr. **1937 I**, 2. — (*172*) Sattler, H.: Die Basedowsche Krankheit. Handbuch von Graefe-Saemisch (Augenheilk.) Leipzig 1911. — (*173*) Sunder-Plassmann, P.: Dtsch. Z. Chir. **244**, 736 (1935). — (*174*) Eppinger, H. u. Hess: M. Lewandowskys Handbuch der Neurologie, Bd. 4. Berlin: Julius Springer 1913. — (*175*) Risak, E.: Z. klin. Med. **127**, 96 (1934). — (*176*) Geyer, H.: Z. klin. Med. **124**, 168 (1933). — (*177*) Stertz, G.: Dtsch. Z. Nervenheilk. **117—119** (1931). — (*178*) Braun, E.: Die vitale Person. Leipzig: Georg Thieme 1933. — (*179*) Scharrer, E. u. R. Gaupp: Z. Neur. **148**, 766 (1933); **153**, 327 (1935). — Klin. Wschr. **1935 II**, 1651. — Gaupp, R.: Klin. Wschr. **1934 I**, 1012. — Z. Neur. **154**, 314 (1935). — (*180*) Schittenhelm, A.: Klin. Wschr. **1935 I**, 401. — (*181*) Voss, H.: Klin. Wschr. **1935 I**, 881. — (*182*) Pick, E. P.: Dtsch. med. Wschr. **1931 II**, 1532. — (*183*) Morawitz, P.: Arch. klin. Chir. **167**, 359 (1931). — (*184*) Klose, H.: Verh. 2. internat. Kropfkonf. Bern **1933**, 208. — (*185*) Sauerbruch, F.: Arch. klin. Chir. **167**, 346 (1931). — (*186*) Morawitz, P.: Arch. klin. Chir. **167**, 366 (1931). — (*187*) Josselin de Jong, R. de: Verh. 2. internat. Kropfkonf. Bern **1933**, 1, 343. — (*188*) Deusch, G.: M. Hirschs Handbuch der inneren Sekretion, Bd. 3, 1. Teil. 1928. — (*189*) Holst, J.: Verh. 2. internat. Kropfkonf. Bern **1933**, 91. — (*190*) Klose, H.: Verh. 2. internat. Kropfkonf. Bern **1933**, 211. — (*191*) Sauerbruch, F.: Arch. klin. Chir. **167**, 344 (1931). — (*192*) Klose, H.: Die Chirurgie der Basedowschen Krankheit. Neue Deutsche Chirurgie, Bd. 44, S. 75. 1929. — (*193*) Sauerbruch, F.: Arch. klin. Chir. **167**, 345 (1931). — (*194*) Eppinger, H.: Verh. 2. internat. Kropfkonf. Bern **1933**, 118. — (*195*) Eggenberger, H.: M. Hirschs Handbuch der inneren Sekretion, Bd. 3, 1. Teil. 1928. — (*196*) Quervain, F. de: Verh. 2. internat. Kropfkonf. Bern **1933**, 267. — (*197*) Klose, H.: Die Chirurgie der Basedowschen Krankheit. Neue Deutsche Chirurgie, Bd. 44, S. 392. 1929. — (*198*) Müller, F. v.: Verh. 1. internat. Kropfkonf. Bern **1927**, 221. — (*199*) Sturm, A.: Verh. 2. internat. Kropfkonf. Bern **1933**, 288. — (*200*) Quervain, F. de: Verh. 2. internat. Kropfkonf. Bern **1933**, 265. — (*201*) Saegesser, M.: Helvet. med. Acta **3**, 116 (1936). — (*202*) Quervain, F. de: Verh. 2. internat. Kropfkonf. Bern **1933**, 269. — (*203*) Wegelin, C.:

HENKE-LUBARSCHS Handbuch der speziellen pathologischen Anatomie, Bd. 8, S. 409 (1926). — (*204*) CRILE, jr., G.: Surg. etc. **62**, 995 (1936). — (*205*) WEGELIN, C.: HENKE-LUBARSCHS Handbuch der speziellen pathologischen Anatomie, Bd. 8, S. 410. 1926. — (*206*) EPPINGER, H.: Verh. 2. internat. Kropfkonf. Bern **1933**, 119. — (*207*) OSWALD: Verh. 2. internat. Kropfkonf. Bern **1933**, 216. — (*208*) KLOSE, H.: Die Chirurgie der BASEDOWschen Krankheit. Neue Deutsche Chirurgie, Bd. 44, S. 349. 1929. — (*209*) HAMMAR: Siehe J. HOLST: Verh. 2. internat. Kropfkonf. Bern **1933**, 68. — (*210*) HABERER, H. v.: Dtsch. Z. Chir. **242**, 77 (1934). — (*211*) WEGELIN, C.: Verh. 2. internat. Kropfkonf. Bern **1933**, 245. — (*212*) HOLST, J.: Verh. 2. internat. Kropfkonf. Bern **1933**, 62. — (*213*) HAMMAR: Siehe C. WEGELIN: Verh. 2. internat. Kropfkonf. Bern **1933**, 386. — (*214*) KLOSE, H.: Die Chirurgie der BASEDOWschen Krankheit. Neue Deutsche Chirurgie, Bd. **44**, S. 352. 1929. — (*215*) SCHRIDDE, A.: L. ASCHOFFS Lehrbuch der pathologischen Anatomie, 6. Aufl., Bd. 2, S. 176. 1923. — (*216*) HART: Arch. klin. Chir. **104** (1914). — (*217*) KLOSE, H.: Die Chirurgie der BASEDOWschen Krankheit. Neue Deutsche Chirurgie, Bd. 44, S. 357. — (*218*) BIRCHER, E.: Dtsch. Z. Chir. **182** (1923). — (*219*) WEGELIN, C.: HENKE-LUBARSCHS Handbuch der speziellen pathologischen Anatomie, Bd. 8, S. 388. 1926. — (*220*) ASCHOFF, L.: Klin. Wschr. **1935 I**, 395. — (*221*) ROTH, ST.: Endokrinol. **10**, 58 (1932). — (*222*) HANKE, H. u. E. WIDMANN: Dtsch. Z. Chir. **243**, 772 (1934). — (*223*) HOLST, J.: Verh. 2. internat. Kropfkonf. Bern **1933**, 62. — (*224*) MELCHIOR, E.: Zbl. Chir. **1931**, 717. — (*225*) HABERER, H. v.: Dtsch. Z. Chir. **242**, 77 (1934). — (*226*) WEGELIN, C.: HENKE-LUBARSCHS Handbuch der speziellen pathologischen Anatomie, Bd. 8, S. 387. 1926. — (*227*) ASCHOFF, L.: Klin. Wschr. **1935 I**, 395. — (*228*) FALTA, W.: Die Erkrankungen der Blutdrüsen, S. 248. Wien u. Berlin: Julius Springer 1928. — (*229*) HABERER, H. v.: Dtsch. Z. Chir. **242**, 77 (1934). — (*230*) HANKE, H.: Klin. Wschr. **1935 I**, 395, 396. — (*231*) HANKE, H. u. E. WIDMANN: Dtsch. Z. Chir. **243**, 772 (1934). — (*232*) HANKE, H.: Klin. Wschr. **1935 I**, 395, 396. — (*233*) HOLST, J.: Verh. 2. internat. Kropfkonf. Bern **1933**, 62. — (*234*) WEGELIN, C.: Verh. 2. internat. Kropfkonf. Bern **1933**, 245. — (*235*) WEGELIN, C.: HENKE-LUBARSCHS Handbuch der speziellen pathologischen Anatomie, Bd. 8, S. 391. 1926. — (*236*) HOLST, J.: Verh. 2. internat. Kropfkonf. Bern **1933**, 85. — (*237*) KLOSE, H.: Die Chirurgie der BASEDOWschen Krankheit. Neue Deutsche Chirurgie, Bd. 44, S. 410. 1929. — (*238*) BAUER, J.: Verh. 2. internat. Kropfkonf. Bern **1933**, 254. — (*239*) LOESER, A.: Klin. Wschr. **1935 I**, 4. — (*240*) SEHRT, E.: Med. Klin. **1933 II**. — (*241*) KLOSE, H.: Die Chirurgie der BASEDOWschen Krankheit. Neue Deutsche Chirurgie. Bd. 44, S. 365. 1929. — (*242*) WEGELIN, C.: HENKE-LUBARSCHS Handbuch der speziellen pathologischen Anatomie, Bd. 8. S. 391. 1926. — (*243*) SAUERBRUCH, F.: Arch. klin. Chir. **167**, 342 (1931). — (*244*) HOLST, J.: Verh. 2. internat. Kropfkonf. Bern **1933**, 80. — (*245*) Siehe J. HOLST: Verh. 2. internat. Kropfkonf. Bern **1933**, 81. — (*246*) WEGELIN, C.: HENKE-LUBARSCHS Handbuch der speziellen pathologischen Anatomie, Bd. 8. S. 389. 1926. — (*247*) HOLST, J.: Verh. 2. internat. Kropfkonf. Bern **1933**, 83. — (*248*) TRENDELENBURG, P.: Die Hormone, Bd. 2, S. 52. 1934. — (*249*) ABELIN, I.: Wien. klin. Wschr. **1936 II**. — (*249*a) CRAMER: Thyroid-adrenal-Apparatur. London 1936. — (*250*) ASSMANN: Siehe R. RÖSSLE: Verh. 2. internat. Kropfkonf. Bern **1933**, 223. — (*251*) RÖSSLE, R.: Verh. 2. internat. Kropfkonf. Bern **1933**, 223. — (*252*) HOLST, J.: Verh. 2. internat. Kropfkonf. Bern **1933**, 78. — (*253*) R. RÖSSLE: Virchows Arch. **291**, 1 (1933). — (*254*) WEGELIN, C.: Verh. 2. internat. Kropfkonf. Bern **1933**, 244. — (*255*) SCHNEIDER, E. u. E. WIDMANN: Dtsch. Z. Chir. **241**, 15 (1933); **241**, 778 (1933). — SCHNEIDER, E.: Verh. 2. internat. Kropfkonf. Bern **1933**, 326. — (*256*) VANOLI, G.: Experimentelle Untersuchungen über die Kreatinausscheidung im Harn bei Zufuhr von thyreotropem Hormon. Inaug.-Diss. Freiburg 1935. — (*257*) STEPP, W., J. KÜHNAU u. H. SCHROEDER: Die Vitamine. Stuttgart: Ferdinand Enke 1936. — (*257*a) SCHNEIDER, E. u. E. WIDMANN: Klin. Wschr. **1934 II**, 1497. — (*258*) MORAWITZ, P.: Arch. klin. Chir. **167**, 359 (1931). — (*259*) FULLERTON and HARROP: Bull. Hopkins Hosp. **46**, Nr 2, 203 (1930). — (*260*) ZONDEK: Siehe H. KLOSE: Verh. 2. internat. Kropfkonf. Bern **1933**, 210. — (*261*) FAHR: Verh. 2. internat. Kropfkonf. Bern **1933**, 202. — (*262*) HEINLEIN, H. u. J. DIECKHOFF: Virchows Arch. **297**, 252 (1936). — (*263*) BOYKSEN: Siehe FAHR: Verh. 2. internat. Kropfkonf. Bern **1933**, 207. — (*264*) WEGELIN, C.: Verh. 2. internat. Kropfkonf. Bern **1933**, 244. — (*265*) HOLST, J.: Verh. 2. internat. Kropfkonf. Bern **1933**, 74. — (*266*) KLOSE, H.: Die Chirurgie der BASEDOWschen Krankheit. Neue Deutsche Chirurgie, Bd. 44, S. 501. 1929. — (*267*) WEGELIN, C.: HENKE-LUBARSCHS Handbuch der speziellen pathologischen Anatomie, Bd. 8, S. 397. 1926. — (*268*) HOLST, J.: Verh. 2. internat. Kropfkonf. Bern **1933**, 71. — (*269*) HOLST, J.: Verh. 2. internat. Kropfkonf. Bern **1933**, 84. — (*270*) SATTLER, siehe H. KLOSE: Die Chirurgie der BASEDOWschen Krankheit. Neue Deutsche Chirurgie. Bd. 44. S. 228. 1929 — (*271*) HEILMEYER, L.: Verh. 2. internat. Kropfkonf. Bern **1933**, 307. — (*272*) WEGELIN, C.: HENKE-LUBARSCHS Handbuch der speziellen pathologischen Anatomie, Bd. 8, S. 392. 1926. — (*273*) HOLST, J.: Verh. 2. internat. Kropfkonf. Bern **1933**, 87. — (*274*) HOLLER, siehe G. DEUSCH: M. HIRSCHS Handbuch der inneren Sekretion, Bd. 3, 1. Teil, S. 21. 1928. — (*275*) WEGELIN, C.: HENKE-LUBARSCHS Handbuch der speziellen pathologischen Anatomie, Bd. 8, S. 393. 1926. — (*276*) HOLST, J.: Verh. 2. internat. Kropfkonf. Bern **1933**, 87. — (*277*) DEUSCH, G.: M. HIRSCHS Handbuch der inneren Sekretion, Bd. 3, 1. Teil. 1928. — (*278*) HEILMEYER, L.: Verh. 2. internat. Kropfkonf. Bern **1933**, 307. — (*279*) Siehe G. DEUSCH: M. HIRSCHS Handbuch der inneren Sekretion, Bd. 3, 1. Teil. S. 21. 1928. — (*280*) Siehe G. DEUSCH: M. HIRSCHS Handbuch der inneren Sekretion, Bd. 3, 1. Teil, S. 23. 1928. — (*281*) FONIO, A.: Verh. 1. internat. Kropfkonf. Bern **1927**, 190. — (*282*) DEUSCH, G.: M. HIRSCHS Handbuch der inneren Sekretion, Bd. 3, 1. Teil, S. 23. 1928. — (*283*) ASKANAZY, M. u. E. RUTISHAUSER: Virchows Arch. **291**, 653 (1933). — (*284*) Siehe H. KLOSE: Die Chirurgie der BASEDOWschen Krankheit. Neue Deutsche Chirurgie. Bd. 44, S. 370. 1929. — (*285*) DUNCAN: J. amer. med. Assoc. **99**, 1239 (1932). — (*286*) VIERSMA, H. J.: Z. klin. Med. **130**, 660 (1936). — (*287*) Siehe W. KÖNIG: Arch. klin. Chir. **156**, 1 (1930). — (*288*) FREUND, H.: Arch. klin. Chir. **167**, 96 (1931). — (*289*) MERKE, F.: Dtsch. Z. Chir. **210**, 36. — (*290*) MORAWITZ, P.: Arch. klin. Chir. **167**, 362 (1931). — (*291*) RAHM, H.: Erg. Chir. **25**, 606 (1932). — (*292*) Siehe auch O. ODÉN: Arch. klin. Chir. **187**, 571 (1936). — (*293*) Siehe auch H. KLOSE: Die Chirurgie der BASEDOWschen Krankheit. Neue Deutsche Chirurgie. Bd. 44, S. 249. 1929. — (*294*) BRÜTT, H. u. H. W. KNIPPING: Erg. Chir. **21**, 1 (1928). — (*295*) MORAWITZ, P.: Arch. klin. Chir. **167**, 362 (1931). — (*296*) TROELL, A.: Arch. klin. Chir. **155**. — Klin. Wschr. **1930 II**, 1373. — (*297*) RAHM, H.: Erg. Chir. **25**, 605 (1932). — (*298*) DEUSCH, G.: M. HIRSCHS Handbuch der inneren Sekretion, Bd. 3, 1. Teil, S. 26. 1928. — (*299*) SCHALLY, A. O.: Z. klin. Med. **128**, 376 (1935). — (*300*) SCHNITKER, M. T., L. H. VAN RAATLE and E. C. CUTLER: Arch. int. Med. **57**, 857 (1936). — (*301*) SAEGESSER, M.: Klin. Wschr. **1933 I**, 672. — (*302*) SCHNEIDER, E. u. E. WIDMANN: Dtsch. Z. Chir. **241**, 15 (1933). — (*303*) SAEGESSER, M.: Mitt. Grenzgeb. Med. u. Chir. **43**, 32 (1932/34). — (*304*) FALTA, W.: Die Erkrankungen der Blutdrüsen. Berlin: Julius Springer 1928. — (*305*) MAJOR: Siehe G. DEUSCH: Handbuch der inneren Sekretion, Bd. 3, 1. Teil, S. 28. 1928. — (*306*) KÖNIG, W.: Arch. klin. Chir. **156**, 1 (1930). — (*307*) SKÖLD, E. G. V.: Arch. klin. Chir. **151**, 600 (1928). — (*308*) GRAFE: Siehe G. DEUSCH: M. HIRSCHS Handbuch der inneren Sekretion, Bd. 3, 1. Teil, S. 29. 1928. — (*309*) KLOSE, H.: Die Chirurgie der BASEDOWschen Krankheit. Neue Deutsche Chirurgie, Bd. 44, S. 227. 1929. — (*310*) SCHEFFER, L.: Biochem. Z. **259**, 11 (1933). — Klin. Wschr. **1933 II**, 1285; **1934 II**. 1570. — (*311*) STURM, A.: Verh. 2. internat. Kropfkonf. Bern **1933**, 274. — (*312*) HOLST, LUNDE, CLOSS, PEDERSEN: Klin. Wschr. **1928 II**, 2287. — (*313*) SCHNEIDER, E.: Arch. klin. Chir. **167**, 380 (1931). — (*314*) HENSCHEN, C.: Arch. klin. Chir. **167**, 413 (1931). — (*315*) SAEGESSER, M.: Mitt. Grenzgeb. Med. u. Chir. **43**, 55 (1932 bis 1934). — (*316*) HÖJER: Verh. 2. internat. Kropfkonf. Bern **1933**, 302. — (*317*) SCHITTENHELM, A.: Klin. Wschr. **1935 I**, 401. — (*318*) EISLER u. A. SCHITTENHELM: Z. exper. Med. **68**, 487. — (*319*) SAEGESSER, M.: Mitt. Grenzgeb. Med. u. Chir. **43**, 55 (1932—34). — Helvet. med. Acta **3**, 116 (1936). — (*320*) EPPINGER, H.: Verh. 2. internat. Kropfkonf. Bern **1933**, 104. — (*321*) Siehe J. HOLST: Verh. 2. internat. Kropfkonf. Bern **1933**, 315. — (*322*) SAEGESSER, M.: Helvet. med. Acta **3**, 116 (1936). — (*323*) LUNDE, G.: Verh. 2. internat. Kropfkonf. **1933**, 295. — (*324*) Siehe H. RAHM: Erg. Chir. **25**, 613 (1932). — (*325*) SAEGESSER, M.: Helvet. med. Acta **3**, 116 (1936). — (*326*) EPPINGER, H.: Verh. 2. internat. Kropfkonf. Bern **1933**, 108. — (*327*) ABELIN, I.: Wien. klin. Wschr. **1936 II**. — (*327*a) TRENDELENBURG, P.: Die Hormone, Bd. 2, S. 52. 1934. — (*328*) ASHER, L.: Verh. 2. internat. Kropfkonf. Bern **1933**, 262. — (*329*) ROGOFF, J. M. and H. GOLDBLATT: J. of Pharmacol. **17**, 473 (1921). — (*330*) SHARPEY-SCHAFER, E.: Quart. J. exper. Physiol. **13**, 132 (1923). — (*331*) HARA, Y.: Mitt. Grenzgeb. Med. u. Chir. **36**, 537 (1923). — (*332*) BERGMANN, G. v. u. M. GOLDNER: Z. klin. Med. **108**, 100 (1928). — (*333*) WEGELIN, C. u. I. ABELIN: Arch. f. exper. Path. **89** (1921); **105** (1924). — (*334*) BRANOVACKY, M.: Mitt. Grenzgeb. Med. u. Chir. **39**, 563 (1926). — (*335*) QUERVAIN, F. DE: Schweiz. med. Wschr. **1923 I**. — Erg. Physiol. **24**, 701 (1925). — (*336*) WEGELIN, C.: HENKE-LUBARSCHS Handbuch der speziellen pathologischen Anatomie, Bd. 8, S. 383. 1926. — (*337*) JOSSELIN DE JONG, R. DE: Verh. 2. internat. Kropfkonf. Bern **1933**, 2. — (*338*) MORAWITZ, P.: Arch. klin. Chir. **167**, 365 (1931). — (*339*) OSWALD, A.: Mitt. Grenzgeb. Med. u. Chir. **41**, 187 (1928/30). — (*340*) SAUERBRUCH, F.: Arch. klin. Chir. **167**, 332 (1931). — (*341*) MORAWITZ, P.: Arch. klin. Chir. **167**, 371 (1931). — (*342*) KÖNIG, W.: Arch. klin. Chir. **156**, 1 (1930); **164**, 218 (1931). — (*343*) Siehe F. SAUERBRUCH: Arch. klin. Chir. **167**, 355 (1931). — (*344*) RAHM, H.: Erg. Chir. **25**, 623 (1932). — (*345*) SUDECK, P.: Arch. klin. Chir. **167**, 400 (1931). — (*346*) GILMAN and KAY: Amer. J. med. Sci. **175**, 350 (1928). — (*347*) KLOSE, H.: Die Chirurgie der BASEDOWschen Krankheit. Neue Deutsche Chirurgie, Bd. 44, S. 393. 1929. — (*347*a) PEMBERTON, J. DE J.: Ann. Surg. **104**, 507 (1936). — (*348*) ABELIN, I.: Wien. klin. Wschr. **1936 II**. — (*349*) RAHM, H.: Erg. Chir. **25**, 614 (1932). — (*350*) LUNDE, G.: Verh. 2. internat. Kropfkonf. Bern **1933**, 295. — (*351*) MORAWITZ, P.: Arch. klin. Chir. **167**, 374 (1931). — (*352*) SAEGESSER, M.: Helvet. med. Acta **3**, 116 (1936). — (*353*) RAHM, H.: Erg. Chir. **25**, 634 (1932). — (*354*) BRUGSCH, H.: Münch. med. Wschr. **1935 II**, 1909. — (*355*) SCHNEI-

DER, E.: Arch. klin. Chir. **167**, 380 (1931). — (*356*) ABELIN, I.: Klin. Wschr. **1931 II**, 2201, 2205. — (*356* a) SCHNEIDER, E. u. E. WIDMANN: Dtsch. Z. Chir. **241**, 778 (1933). — (*357*) BRUGSCH, H.: Münch. med. Wschr. **1935 II**, 1909. — (*358*) Siehe auch A. SCHÜRMEYER u. E. WISSMANN: Klin. Wschr. **1932**, 673. — (*359*) MORAWITZ, P.: Arch. klin. Chir. **167**, 374 (1931). — (*360*) WENDT, H.: Münch. med. Wschr. **1935 II**, 1160. — (*361*) RAHM, H.: Erg. Chir. **25**, 635 (1932). — (*362*) SAEGESSER, M.: Helvet. Med. Acta **3**, 116 (1936). — (*363*) STURM, A.: Med. Klin. **1936 I**, 59. — (*364*) PAYR: Arch. klin. Chir. **167**, 85 (1931). — (*365*) KLOSE, H.: Die Chirurgie der BASEDOWschen Krankheit. Neue Deutsche Chirurgie, Bd. 44, S. 494. 1929. — (*366*) SAUERBRUCH, F.: Arch. klin. Chir. **167**, 354 (1931). — (*367*) RAHM, H.: Arch. klin. Chir. **174**, 651 (1933). — (*368*) BIER, ARTUR: Klin. Wschr. **1930 I**, 819. — Arch. klin. Chir. **167**, 105 (1931). — BIER, ARTUR u. W. ROMAN: Z. klin. Med. **118** (1931). — (*369*) RAHM, H.: Arch. klin. Chir. **174**. 652 (1933). — (*370*) WITTELS, J.: Mitt. Grenzgeb. Med. u. Chir. **43**, 393 (1932—34). — (*371*) KLOSE, H.: Die Chirurgie der BASEDOWschen Krankheit. Neue Deutsche Chirurgie. Bd. 44, S. 496. 1929. — (*371* a) PEMBERTON, J. DE J.: Ann. Surg. **104**, 507 (1936). — (*372*) MORAWITZ, P.: Arch. klin. Chir. **167**, 375 (1931). — (*372* a) HABS: Dtsch. med. Wschr. **1936 II**, 1125.

III. Chirurgische Anzeigestellungen zur Herabsetzung, zum Ersatz und zur Steigerung der Schilddrüsenfunktion.

Bei der Behandlung der verschiedenen Schilddrüsenerkrankungen ist die Chirurgie seit langem maßgeblich beteiligt. Insbesondere gilt das für den euthyreoten Kropf, in großem Umfang sodann für die Thyreotoxikosen. Aber auch die Krankheiten, die mit herabgesetzter Schilddrüsenfunktion einhergehen, wie die Athyreosen und Hypothyreosen, beschäftigen nicht selten den Chirurgen. Er muß mit den Möglichkeiten eines Ersatzes der fehlenden Funktion vertraut sein.

Während die chirurgische Anzeigestellung beim *euthyreoten Kropf* relativ einfach, meist aus mechanischen Bedingungen, abzuleiten ist, verlangt diejenige der *Thyreotoxikosen* eine eingehende und umfassende Beurteilung des Krankheitsgeschehens, soll der bestmögliche Erfolg erzielt werden. Wir versuchten ihre Grundlagen im Vorhergehenden zu geben. Es bleibt uns übrig, auch für die Krankheitsgruppe der *Hypothyreosen* die Indikations- und Behandlungsmöglichkeiten zu erörtern.

Diese haben sich gegenüber früher, entsprechend den in den Forschungslaboratorien und in der chemischen Industrie erzielten Fortschritten, entschieden gebessert. Bei den Mißerfolgen eines dauernden Ersatzes der Schilddrüsenfunktion in Form von transplantiertem Schilddrüsengewebe und bei den Unbequemlichkeiten der Verabreichung frischer Schilddrüsen mußte gerade der Chirurg diese Möglichkeiten einer Therapie mit fabrikmäßig hergestellten Schilddrüsenstoffen dankbar begrüßen. Weniger durch die synthetische Herstellung des Schilddrüsenhormons als durch die Standardisierung sind wir weiter gekommen. Wir können jetzt exakt dosieren und haben ja auch die Möglichkeit, den Effekt der Therapie im Laboratorium auf das genaueste zu verfolgen.

Das Problem des Ersatzes der fehlenden Schilddrüsenfunktion ist also zum größten Teil gelöst. Es hängt aufs engste mit den durch die betreffende Schilddrüsenerkrankung gegebenen Bedingungen zusammen. *Anders verhält es sich mit den Anzeigestellungen zur Herabsetzung und zur Steigerung einer normalen Schilddrüsenfunktion.* Hier haben wir ein Neuland vor uns, in das wir noch kaum eingedrungen sind. In seinen bisher kaum tiefer aufgelockerten Boden sind zwar Saatkörner gestreut, auch haben diese schon eine gewisse Frucht getragen, aber wir kennen die Fruchtbarkeit des Bodens noch viel zu wenig, um im sicheren Vertrauen auf eine gute Ernte ohne Bedenken die verschiedenartigste Saat säen zu können. Nichts wäre verfehlter, wollte man enthusiastisch und unkritisch hier vorgehen. Enttäuschungen, die zu nicht immer berechtigten Rückschlägen führen, würden sich ergeben. In einem sorgsam prüfenden, aber dennoch hoffnungsfreudigen Weiterarbeiten liegen die Möglichkeiten einer Ausnützung dieses sicher nicht ganz unfruchtbaren Gebietes begründet. Nur der wirklich biologisch denkende Arzt wird sie ausschöpfen können.

Der Ersatz der fehlenden Schilddrüsenfunktion ist, wie gesagt, ein mehr lokales Problem. Nur zum kleinen Teil schilddrüsenbedingt ist dasjenige einer *Steigerung der normalen Funktion* der Drüse. Mit ihm begeben wir uns auf andere, oft recht entfernte Gebiete. Noch stärker ist das der Fall bei dem Umgekehrten, der *Herabsetzung der normalen Funktion*. Die Fragen der Eindämmung der *gesteigerten* Tätigkeit der Schilddrüse kommen hier nicht mehr in Betracht.

A. Anzeigestellungen zur Herabsetzung bzw. Ausschaltung der normalen Schilddrüsenfunktion.

Es liegt auf der Hand, daß eine normal tätige Schilddrüse wirksam nur durch rein chirurgische, operative Maßnahmen in ihrer Funktion herabgesetzt werden kann. Vielleicht werden wir später einmal die Möglichkeit haben, etwa durch antagonistisch wirkende Hormone oder sonstige Drogen auf die normale Schilddrüsenfunktion in einem sie mindernden Sinn einzuwirken, — vorläufig ist daran nicht zu denken. Nur die Reduktion des Schilddrüsengewebes kann hier wirksam sein.

Die Geschichte dieses Zweiges der Schilddrüsenchirurgie ist noch eine sehr junge. In Deutschland hat sie bisher kaum Boden gefaßt. Vieles, ja das allermeiste, ist noch problematisch. Die Erfahrungen sind noch zu gering. Die Dauererfolge und besonders die Fragen etwaiger Spätschädigungen sind noch gar nicht spruchreif. Trotzdem möge hier auf das Grundsätzliche hingewiesen sein, ohne uns in Einzelnes und besonders in Kasuistik zu verlieren.

Amerikanische Ärzte waren es, die in dem Gedanken, durch Herabdrückung der Schilddrüsenfunktion und damit des Stoffwechsels extrathyreoidale Krankheitsprozesse günstig zu beeinflussen, als erste die normale Schilddrüse subtotal oder total entfernten. Wie ließ sich dieses Vorgehen begründen? Seinen Ausgangspunkt nahm es von der *Klinik* und vom *Laboratorium*.

Wir führten oben schon den fast als wunderbar zu bezeichnenden Erfolg der Resektion der Basedowstruma auch hinsichtlich der Beseitigung der oft sehr schweren kardiovasculären Störungen an. Kranke mit schweren Kompensationsstörungen, mit Vorhofflimmern, mit Extrasystolen usw. können restlos und schnell nach der Strumektomie gesunden. Von Wichtigkeit ist hier aber die Kenntnis, daß es sich bei diesen Herzerscheinungen zum allergrößten Teil um funktionelle Störungen handelt; die organischen treten stark in den Hintergrund. Von dieser klinischen Erfahrung ging man in Amerika aus und *versuchte zunächst nur solche Fälle zu beeinflussen, bei denen eine organische Herzerkrankung mit Hyperthyreoidismus vorlag*. Bei dem günstigen und verständlichen Erfolg, den die Herabdrückung der gesteigerten Schilddrüsenfunktion auch auf die Herzerscheinungen zeitigte, war es an sich nur ein kleiner, immerhin aber sehr bedeutsamer und gewagter Schritt, *auch Herzkranke mit nicht erhöhter Schilddrüsenfunktion, also mit normaler Schilddrüse, zu operieren*. Die erste, subtotale Schilddrüsenresektion in einem solchen Fall wurde 1927 vorgenommen (*1*). Von dieser Zeit an sind zahlreiche ähnliche Fälle, nicht nur in Amerika, auch in England, Frankreich, neuerdings auch in Österreich [durch MANDL (*2*)] usw. operiert worden. Es mögen jetzt mehrere Hundert sein.

Den anderen Ausgangspunkt bildeten Überlegungen auf Grund von Laboratoriumsbefunden. Insbesondere BLUMGART hatte die Faktoren, die die Blutzirkulation beeinflussen, an Gesunden und Kranken untersucht. Seine Versuche zeigten, daß *die Schnelligkeit des Blutumlaufs in ziemlich konstanter Beziehung zu den Grundumsatzverhältnissen des Körpers* steht. Ist der Grundumsatz erhöht, wie z. B. beim *Basedow,* so ist auch der Blutumlauf beschleunigt; ist er erniedrigt, wie beim Myxödem, so ist umgekehrt die Blutzirkulation verlangsamt. Infolgedessen erschien es, da die Blutzirkulation beim unheilbar Herzkranken verlangsamt ist, möglich, durch Herabsetzung der Schilddrüsenfunktion, also des Stoffwechsels, ein adäquates Verhältnis zwischen Zirkulation und Stoffwechsel zu schaffen. *Das Mißverhältnis zwischen der vom Gewebe benötigten Blutmenge („Blutnachfrage", gemessen am Grundumsatz) und der wirklich zugeführten Blutmenge („Blutangebot", gemessen an der Blutströmungsgeschwindigkeit bzw. dem Minutenvolumen) wird durch künstliche Senkung der ersteren ausgeglichen.* Dekompensierte Herzkranke, — nur um solche handelte es sich —, konnten so vielleicht in ein gewisses Gleichgewicht gebracht werden.

Die von solchen Überlegungen ausgehende operative Behandlung intern nicht mehr heilbarer Herzkranker bestand, wie gesagt, anfangs in der *subtotalen* Resektion der gesunden Schilddrüse. Da sich zeigte, daß die anfängliche Besserung bald wieder schwand (*3*), anscheinend weil durch kompensatorische Hypertrophie des Schilddrüsenrestes der Grundumsatz wieder normal wurde, ging man in der Folgezeit zu *totalen Entfernungen* der Schilddrüse über. Der Erfolg, die Beseitigung der Herzdekompensation, sollte in deutlicher Beziehung zum erniedrigten Grundumsatz stehen [CUTLER (*4*)].

Man beschränkte sich aber nicht nur auf chronisch Herzkranke, d. h. Kranke mit Klappenfehlern und Myokardschädigungen, sondern operierte auch an *Angina pectoris* Leidende. Hier ist nun an sich die Blutzirkulation der Schilddrüsenfunktion adäquat. Der erzielte Nutzen konnte nicht in Beziehung zur Erniedrigung des Grundumsatzes stehen. Tatsächlich zeigte sich das auch am operierten Krankengut. CUTLER und SCHNITKER stellten fest, daß nach der Schilddrüsenexstirpation eine unmittelbare Besserung des anginösen Schmerzes eintrat, viele Wochen *bevor* der Grundumsatz abfiel. Ja, es konnte sogar mit Schilddrüsenextrakt der Grundumsatz wieder zu praktisch normaler Höhe gebracht werden, ohne daß die Schmerzen wiederkehrten. Man war geneigt, eine zweifache Funktion der Schilddrüse anzunehmen. Die eine sollte die Grundumsatzverhältnisse regulieren und die andere, unabhängig von der ersteren, den Kreislauf beeinflussen. Sehr wahrscheinlich liegen die Verhältnisse aber anders. Möglicherweise hängen sie mit einem *Adrenalinfaktor* zusammen. Nach experimentellen Untersuchungen von *Shambaugh* (*5*) soll das Adrenalin bei der Erzeugung des Schmerzes der Angina pectoris-Kranken beteiligt sein. Durch die Schilddrüsenentfernung werde hier eine Änderung erzielt.

Kranke, bei denen vor der Schilddrüsenentfernung anginöse Attacken durch subcutane Adrenalininjektionen erzielbar waren, bekamen keine Schmerzen, wenn ein gleicher Betrag von Adrenalin unmittelbar nach der totalen Schilddrüsenentfernung und zu einer Zeit, in der der Grundumsatz noch normal war, eingespritzt wurde (*6, 7, 8*). — Von anderer Seite wurde dieser Effekt allerdings nicht bestätigt.

Wie sind nun die *Ergebnisse* dieses Verfahrens, bei dem der Chirurg, wohl erstmalig, nicht an dem erkrankten Organ angreift, sondern durch Herabdrückung der Funktion eines normalen anderen Organs eine Beeinflussung biologischen Geschehens erzielen will? So weit man es aus dem schon recht umfangreichen Schrifttum entnehmen kann, scheinen tatsächlich *bei etwa 70% der Operierten nicht unbeachtliche Besserungen* erzielt worden zu sein. Dyspnoe, Cyanose, Stauungserscheinungen und Angina pectoris-Anfälle verschwanden, die Arbeitsfähigkeit kehrte wieder. Doch wird man wohl noch kaum von Dauererfolgen sprechen können, und, wie gesagt, die Frage der Spätschädigungen ist noch nicht geklärt. Manche der anfangs günstig beeinflußten Kranken sind großenteils nach einem halben Jahr oder später gestorben. Andere sind zwar nicht gestorben, aber auch die Besserung hat nicht standgehalten. Betreffs des einzelnen, der Besserung der klinischen Symptome und der Laboratoriumsbefunde bei operierten Fällen, muß auf das Schrifttum verwiesen werden (*9, 10, 11*) (siehe besonders auch die Aussprache auf dem Kongreß der Amerikanischen Gesellschaft für Chirurgie 1934).

Erwähnt sei nur der Fall des Grundumsatzwertes nach der Operation, auf meist unter — 20%. Mehrere Autoren schreiben aber hinsichtlich der Beurteilung der Schilddrüsentätigkeit einen größeren Wert der Steigerung des Cholesterinspiegels im Blut zu (auf Werte von 300—400 mg-%).

Mit zunehmenden Erfahrungen ist man auch in der *Indikationsstellung* bedeutend vorsichtiger geworden. Es ist einleuchtend, daß diese nur in Gemeinschaft mit erfahrenen Internisten bzw. von diesen allein gestellt werden kann. Sie ist sicherlich außerordentlich schwierig und verantwortungsvoll. Gewiß, andersartig nicht mehr heilbare Herzkranke wird man herauslesen können. Aber darf man solch schwer geschädigte Kranke grundsätzlich einer immerhin sehr angreifenden und hinsichtlich ihrer Berechtigung noch nicht genügend unterbauten Operation unterziehen? Man wird es wohl nur in ganz besonders gelagerten Einzelfällen tun dürfen.

Wie sind die Indikationen im einzelnen? Nach den jetzt vorliegenden Erfahrungen sieht man die Operation als angebracht an *bei dekompensierten Kranken mit arteriosklerotischen, auch syphilitischen Herzleiden und Herzklappenfehlern.* Erlebt man, daß hinter einem solchen Herzleiden ein von außen nicht palpierbarer Kropf steckt, wie das nach ihrer Mitteilung französische Autoren (*12*) nicht selten feststellen konnten, so ist natürlich noch hinterher die Operation als weitgehend ursächlich berechtigt zu bezeichnen. Aber auch bei normal großen Schilddrüsen sollen die Erfolge oft sehr gute sein. Eine bevorzugte Indikation stellen *alte* rheumatische Klappenfehler dar, besonders Mitralstenosen und Aortenfehler (*13*). Auch Fälle von chronischer Myokardschwäche mit mäßigem arteriellen Hochdruck sollen mitunter günstig auf die totale Entfernung der Schilddrüse ansprechen. Des weiteren kommen, wie oben erwähnt, *Angina pectoris-Kranke* in Betracht. MANDL (*14*) berichtet von sehr guter Beeinflussung eines Falles von *Endarteriitis obliterans.* Auch Nichtherzkranke, wie an Diabetes mellitus Leidende, hat man aus dem Gedanken eines Antagonismus zwischen Schilddrüse und Inselapparat des Pankreas heraus operiert (*11*). Wir müssen diese Indikation als keinesfalls berechtigt durchaus ablehnen. Für notwendig wird eine lange Vorbehandlung mit Ruhe und Kräftigung des Herzens erachtet (*13*). Hier ist einzuwenden, daß solche Kranke, bei denen noch die Möglichkeit einer Besserung der Herzfunktion durch innere Mittel besteht, wohl nicht für dies letzte Mittel einer Operation geeignet sein dürften.

Kontraindikationen stellen alle Fälle von Herzinsuffizienz mit *akuten,* subakuten oder erst kürzlich abgelaufenen Prozessen dar. Auch sehr fortgeschrittene Fälle mit ausgedehntem chronischem Anasarka, serösen Ergüssen usw. kommen nicht in Betracht [WELTI (*12*)]. Ungeeignet ist weiter die Endocarditis maligna, sind ferner Nierenkranke. Jugendliche sollen nicht operiert werden, ferner nicht Menschen mit einem Grundumsatz von unter — 20%, weil bei ihnen die Gefahr des Myxödems zu groß ist.

Als sicher *nicht berechtigt,* entgegen BANKOFF (*15*), ist wohl auch eine nur subtotale Schilddrüsenentfernung anzusehen bei „jungen Patienten ohne augenscheinliche organische Herzerkrankung oder Thyreotoxikose“, mit klinischen Symptomen einer Neurasthenie, Tachykardie, eines erhöhten Grundumsatzes, dessen Ursache nicht genau festgestellt werden kann. Diese Indikationsstellung ist doch zu verschwommen.

Die *Operation* wird meist in Lokalanästhesie vorgenommen. Die Narkose bedeutet eine zu große Belastung. Auch können bei der örtlichen Betäubung die Nn. recurrentes besser geschont werden. Die unmittelbare Operationsmortalität scheint nicht *zu* hoch zu sein (nach BLUMGART 8%). Nach dem Bericht BERLINs (16) war bei seinen letzten 62 Kranken infolge besserer Indikationsstellung und chirurgischer Technik kein operativer Todesfall mehr zu verzeichnen. Auch die Gefahr einer *parathyreopriven Tetanie* scheint nicht sehr hoch zu sein, falls man die Epithelkörperchen sorgfältig schont bzw. entfernte sofort wieder einpflanzt. CUTLER gab die Möglichkeit der Behandlung einer etwa auftretenden Tetanie mit Viosterol und Calciumlactat ein größeres Vertrauen zur Vornahme der Operation.

Zusammenfassend ist zu sagen: Dem Bestreben, durch Entfernung einer *normalen* Schilddrüse krankhaftes Geschehen im Organismus zu beeinflussen, durch Erniedrigung des Stoffwechsels Krankheitsprozesse nichtthyreogenen Ursprungs zu bessern, mag eine gewisse Berechtigung nicht abgesprochen werden. Dieses Vorgehen erscheint aber nur für Einzelfälle, bei strengster Indikationsstellung, durchführbar. Der bleibende Erfolg, der vor allem in einer wenn auch beschränkten Wiederkehr der Arbeitsfähigkeit zu erblicken wäre, ist noch nicht genügend sichergestellt.

B. Der Ersatz fehlender Schilddrüsenfunktion.

Im Gegensatz zu dem unsicheren Terrain einer operativ hergestellten, dauernden Herabsetzung bzw. Ausschaltung der Funktion einer normalen Schilddrüse befindet sich die Chirurgie in der Frage des *Ersatzes* einer fehlenden Schilddrüsenfunktion auf absolut sicherem Boden. Wir erwähnten schon, daß wir durch die Fortschritte, die im Laboratorium und in der Industrie erzielt werden konnten, in der Lage sind, viel bequemer, besser und exakter als vor einigen Jahrzehnten ein Minus an Schilddrüsengewebe ersetzen.

Es kann keinem Zweifel unterliegen, daß *ein solcher Ersatz so gut wie vollständig möglich ist.* Der ausgezeichnete Erfolg der *Verabreichung frischer Schilddrüsen* (vom Kalb oder vom Hammel) in Fällen postoperativen Myxödems war den Chirurgen früherer Jahrzehnte geläufig. Heute wird diese Therapie wohl kaum mehr angewandt. *Getrocknete Schilddrüsenpräparate* oder *Organextrakte* sind an ihre Stelle getreten. Die früher in ihrer Wirksamkeit sehr schwankenden Präparate bzw. Extrakte sind weitgehend standardisiert. Die Angaben über den Wirkungsgrad der verschiedenen Schilddrüsenstoffe in der Klinik sind trotzdem und begreiflicherweise uneinheitlich. Ob das reine oder auch synthetisch hergestellte Thyroxin die Wirkung der ganzen Schilddrüse ersetzen kann, ist fraglich. Die meisten Autoren stehen auf dem Standpunkt, daß es *zwischen der Wirkung der Gesamtschilddrüse und der des Thyroxins Unterschiede qualitativer und quantitativer Art* gibt [ABELIN (*17*) u. a.]. Aus diesem Grunde bevorzugt man komplexere Stoffe, Teilfraktionen der Schilddrüse, wie Elityran usw. Ob diese jedoch die Wirkung der Gesamtschilddrüse wiedergeben, ist ebenfalls durchaus nicht gesichert. Die weitere biochemische Erforschung des Schilddrüsenhormons wird uns wohl auch auf diesem Gebiet zu noch besseren Möglichkeiten verhelfen. Auf die einzelnen Präparate kann hier nicht eingegangen werden.

Das *thyreotrope Hypophysenvorderlappenhormon,* das die körpereigene Schilddrüse so vortrefflich zu aktivieren vermag, kommt bei der Substitution völlig oder weitgehend fehlender Schilddrüse naturgemäß nicht oder nur sehr bedingt in Betracht. In größere Konkurrenz tritt es zu Schilddrüsenpräparaten bei einer auf Schilddrüsenstimulierung berechneten Therapie. — Auf die *Implantationsbehandlung* kommen wir unten noch besonders zu sprechen.

Wie ist die *Technik der Substitutionstherapie*? Zeitlich kann sie nicht begrenzt sein. Die zur Herstellung einer normalen Schilddrüsenfunktion erforderlichen Mengen sind individuell verschieden. Hier wird neben der klinischen Beobachtung die Grundumsatzbestimmung bald die notwendigen Dosen feststellen und die Wirksamkeit der Therapie, die Besserung oder Behebung der Ausfallssymptome, fortlaufend kontrollieren können. Oft wird es zweckmäßig sein, das Präparat zu wechseln. Manche Chirurgen, wie BREITNER (*18*), empfehlen die Einschaltung von Perioden der Verabreichung frischer Drüsen bzw. auch eine Unterstützung durch einfache oder mehrfache Schilddrüsenimplantationen.

Bevor wir die einzelnen Indikationsgebiete für eine Schilddrüsensubstitutionsbehandlung erörtern, sei noch die **Frage nach der grundsätzlichen Berechtigung einer totalen Entfernung der Schilddrüse** beantwortet. Sicherlich, darüber gibt es gar keine Diskussion, wird eine totale Schilddrüsenexstirpation immer als ein im Grunde unbiologisches Verfahren gelten müssen. Sie kommt nur für Einzelfälle, die unter strengster Indikationsstellung ausgesucht sind, in Betracht. *Hier aber ist der Eingriff berechtigt.* Denn tatsächlich ist, wir betonten es schon, der biologische Ersatz einer fehlenden Schilddrüsenfunktion so gut wie vollständig möglich. Es ist SUDECKS (*19*) Verdienst, diese Frage klar und eindeutig auf Grund eigener Erfahrungen beantwortet zu haben.

SUDECK hat 11 Fälle total schilddrüsenexstirpiert (Tumor- und Schwerbasedowkranke). 8 Kranke waren bei seinem letzten Bericht 1931 noch am Leben, bei 6 Fällen lag die totale Exstirpation 10—13 Jahre zurück. Die für die ganze Frage so wichtige genaue Nachuntersuchung dieser Kranken ergab bei keinem ein Anzeichen für Myxödem oder sonstige hypothyreotische Erscheinungen. Vor allem wurde auch kein Unterschied im Charakter, im Temperament, in der Stimmung usw. bemerkt. Die Oxydationsvorgänge im Körper waren „dem persönlichen Bedürfnis entsprechend" einzustellen. In einzelnen Fällen war der Bedarf aus noch nicht aufgeklärten Gründen auffallend gering. Die spezifisch-dynamische Wirkung entsprach normalen Verhältnissen. Ebenfalls waren Blutzuckerspiegel und Zuckerbelastung normal. Der Blutjodspiegel verhielt sich, wenigstens bei den vorgenommenen Bestimmungen, normal. — Gegenüber DE QUERVAIN (*20*), der nach seinen Erfahrungen bei Kachexia strumipriva-Kranken gelegentlich bei der Vollständigkeit der Heilung ein „gewisses Etwas" in der Ausbildung der Persönlichkeit des Kranken vermißte, weist SUDECK, wohl nicht mit Unrecht, auf die Möglichkeit von durch die Kachexia strumipriva sekundär bedingter, nicht immer nachholbarer Veränderungen hin.

Diese klinischen Befunde bestätigen die experimentell bekannte Erfahrung, daß der Ersatz der fehlenden Schilddrüsenfunktion durchaus, auch auf viele Jahre, sicher das ganze Leben hindurch, möglich ist. Vorweggenommen sei, daß in gleicher Weise mit unseren jetzigen Mitteln eine etwa auftretende Tetanie beherrscht werden kann.

Bei jeder totalen Schilddrüsenentfernung ist aber auch die *praktisch-wirtschaftliche Seite* der dauernd erforderlichen Schilddrüsenersatztherapie zu beachten. Harte Notwendigkeiten des Lebens können den Erfolg einer theoretisch gut begründeten und an sich erfolgreichen Operation noch in der Zukunft zunichte machen.

Nur ganz kurz mögen in diesem Zusammenhang die ja zum Teil schon besprochenen **Indikationen zur vollständigen Schilddrüsenexstirpation** zusammengefaßt werden.

Eine totale Schilddrüsenentfernung ist *absolut* gerechtfertigt und *angezeigt* bei *bösartigen Tumoren,* sofern diese noch operabel sind, d. h. bei nicht durchbrochener Schilddrüsenkapsel (SUDECK).

Eine *relative Indikation* besteht erstens bei ganz vereinzelten *schwersten Basedowfällen* (SUDECK, GILMAN und KAY). Hier muß nach SUDECK eine allgemeine und eine spezielle Indikation vorliegen. Die allgemeine besteht in der dringenden Notwendigkeit einer „vollständigen und beschleunigten Entfernung jeder dysthyreotischen Schädigung" in Fällen, bei denen eine rasche Regeneration des Schilddrüsenrestes und Rückkehr zur Norm nicht erwartet werden kann. Die spezielle betrifft Kranke, bei denen mit den übrigen Basedowerscheinungen und schwerer Kachexie „eine harte, d. h. schwer rückbildungsfähige Struma und eine organische Herzveränderung mit unbeeinflußbaren Insuffizienzerscheinungen" zusammentrifft. — Es ist zu beachten, daß SUDECK nur 7 Vollbasedowkranke total schilddrüsenexstirpiert hat. Auch für ihn ist die Normalmethode die beidseitige subtotale Resektion.

Die zweite in Frage kommende relative Indikation zur totalen Schilddrüsenentfernung haben wir im vorhergehenden ausführlicher besprochen. Es handelt sich um die Fälle *intern nicht heilbarer, dekompensierter chronischer Herzkranker und Angina pectoris-Kranker.*

Nun die **Indikationsstellung zur Ersatzbehandlung** im einzelnen. Auch hier haben wir absolute und relative Anzeigen.

1. Absolute Anzeigen. Absolute Anzeigen sind die Fälle mit *bewußter totaler Schilddrüsenentfernung.* Es liegt auf der Hand, daß die Substitutionstherapie nicht bei allen *gleichartig* durchgeführt werden kann. Ein wegen Schilddrüsentumor operierter Kranker wird selbstverständlich bis zum Vollersatz der Schilddrüsenfunktion behandelt werden müssen. Etwas anders wird man sich *unter Umständen* bei einem wegen schweren *Basedows* Totalexstirpierten verhalten müssen. Gänzlich anders liegt die Frage bei wegen Herzleiden operierten Kranken. Hier soll die Schilddrüsenfunktion ja gerade niedrig gehalten werden bzw. ganz ausgeschaltet sein. Aus diesen Gründen wird eine besonders sorgfältig und individuell durchzuführende Ersatzbehandlung in Frage kommen, etwa bei zu stark herabgesetztem Grundumsatz.

2. Relative Anzeigen. Für eine mehr *relative* Ersatzbehandlung kommen die Fälle in Frage, bei denen wegen eines eu-, meist hypothyreoten Kropfes eine subtotale Resektion der Struma erforderlich war, *der verbleibende Schilddrüsenrest aber den Anforderungen einer normalen Funktion nicht recht genügt.* Keineswegs ist die Organtherapie mit Schilddrüsensubstanz für die *Behandlung* indifferenter Kröpfe angängig. Sie ist früher versucht worden, auf die Feststellung von BRUNS (*21*) hin, daß parenchymatöse menschliche Kröpfe nach Zufuhr von Schilddrüse kleiner würden, — jedoch mit dem Erfolg einer in manchen Fällen ausgeprägten Hyperthyreose. Nur *operierte* Strumakranke, bei denen die klinische Beobachtung leichte Zeichen eines Myxödems vermuten läßt, das unter Umständen durch die Gasstoffwechseluntersuchung bestätigt wird, sind für eine vorsichtig, unter Kontrolle durchzuführende zeitweilige Therapie mit Schilddrüsenpräparaten geeignet. Es ist BÜTTNER (*22*) recht zu geben, daß die Schilddrüsenausfallssymptome leider von vielen Ärzten nicht gekannt werden.

BREITNER (*22a*) behandelt euthyreote Strumenträger $^1/_2$ Jahr mit Thyreoidin Merck nach. Mit dieser Organnachkur wird in der 3. Woche nach dem Eingriff angefangen.

Von manchen Autoren wird für solche Fälle auch die postoperative *Jodmedikation* empfohlen. Und zweifellos ist sie kausal nicht unbegründet, die belassenen Kolloidreserven werden durch Jodzufuhr aktiviert. Meist wird die Jodtherapie aber nicht genügen; auch nach BREITNER macht sich der Effekt der Schilddrüsenbehandlung eher fühlbar.

Das *Jod* kommt mehr für einen anderen Zweck in Frage, *zur Verhütung eines Rezidivs.* Die Strumektomie beseitigt ja nur die augenblicklich vorhandene Hyperplasie der Schilddrüse, nicht die Kropfursachen. Das Jod ist hier für manche Fälle zweifellos von Wert. EGGENBERGER (*23*) empfiehlt sogar die Benutzung verstärkt jodierten Salzes. Doch muß man, aus bekannten Gründen, vor einer allzu schematischen postoperativen Jodbehandlung warnen. Betreffs der Dosierung des Jods siehe die Angaben EGGENBERGERS.

Von besonderem Wert kann eine kurzfristige postoperative, unter Umständen später zu wiederholende Schilddrüsenbehandlung *bei jugendlichen Strumektomierten* sein, selbst wenn diese keine Zeichen eines auch nur leichten

Myxödems aufweisen. Der erhöhte Bedarf an Schilddrüsenhormon in der Periode der Entwicklung kann durch eine solche Behandlung besser gedeckt werden. — Im allgemeinen sind auch nach ausgedehnter symmetrischer Reduktion des Jugendkropfes Ausfallserscheinungen im Sinne eines Hypothyreoidismus nicht zu befürchten (*24*).

Mehr den Internisten und Pädiater als den Chirurgen beschäftigen die Fälle mit angeborener Athyreose und spontan erworbener Hypothyreose, *das kongenitale bzw. nicht operativ bedingte Myxödem.* Wir sind auf diese leider so oft nicht erkannten oder verkannten Krankheitsbilder, die von CURSCHMANN als „habituelle Fehldiagnosen" bezeichnet wurden, bereits früher ausführlicher eingegangen. Es bleibt nur übrig, die segensreiche Wirkung der Schilddrüsenersatzbehandlung bei vielen Fällen dieser Erkrankungen zu betonen. Von größter Wichtigkeit ist, daß die Therapie geradlinig, verständnisvoll durchgeführt, daß die optimale Mindestschilddrüsendosis richtig bestimmt wird. Sicher sind solche Kranke nicht immer vollständig zu heilen. Aber sie können doch Jahre und Jahrzehnte in einem einigermaßen ausreichenden Kompensationszustand gehalten werden, der ihnen eine geistige und körperliche Arbeitsfähigkeit ermöglicht [CURSCHMANN (*25*)]. Bemerkenswert ist die *lange Dauer der Wirkung* von Schilddrüsengaben beim myxödemkranken Menschen. Es dauert mehrere Monate, bis nach Thyreoidinentzug der voll ausgeprägte Myxödemzustand wieder vorhanden ist.

Daß es bei angeborenem und in der frühen Kindheit erworbenem Myxödem auf die *möglichst früh* einsetzende Ersatzbehandlung ankommt, ist einleuchtend. Perioden versäumter Entwicklung können nicht nachgeholt werden. Die Resultate bei diesen Formen enttäuschen daher oft.

Der *Jodgehalt des Blutes* der Myxödemkranken erfährt nach täglicher Thyroxinzufuhr eine anfängliche starke Steigerung, später ist wieder ein Absinken zu bemerken. Beim gesunden Menschen fehlt auch nach lang dauernder Thyroxinzufuhr eine Erhöhung des Blutjodes [SCHITTENHELM-EISLER (*26*)].

Nun zu den sog. „frustranen Formen" des Myxödems oder, wie HERTOGHE und CURSCHMANN sagen, dem *gutartigen, (inkompletten) chronischen Hypothyreoidismus der Erwachsenen.* Soweit seine Formen durch eine Erkrankung der Schilddrüse bedingt sind bzw. auf eine Schilddrüsenbehandlung (Operation, Röntgenbestrahlung) zurückgeführt werden müssen, sei auf Vorhergehendes verwiesen. Bei diesem Bild des chronischen Hypothyreoidismus handelt es sich mehr um einen völlig *spontan* entstandenen Zustand.

Die Kranken werden weit mehr den Internisten und Gynäkologen als den Chirurgen aufsuchen, oft aus ganz anderen Ursachen. Überwiegend oder fast immer handelt es sich um *weibliche* Patienten. Das *klimakterische Alter* wird bevorzugt. Fettleibigkeit und Verstopfung beherrschen in den meisten dieser Fälle das Bild [HERTOGHE, H. CURSCHMANN (*27*), KLOSE-BÜTTNER (*28*) u. a.]. Hinzu kommen bei manchen Amenorrhöen, umgekehrt auch Menorrhagien, chronische Ekzeme, auch Zeichen „psychischer Insuffizienz". Das Krankheitsbild ist also wirklich ungemein vielgestaltig. Eine besondere Form stellen die Fälle von „thyreogener Fettsucht" dar, *ohne* ausgesprochene Stigmata des Myxödems. Wichtig ist in solchen Fällen die Gasstoffwechseluntersuchung, die meist eine Verminderung des Grundumsatzes ergeben wird. Aber man darf hier nicht zu viel erwarten.

Fließende Übergänge führen zu der sog. „*hypothyreoiden Konstitution*", obgleich dieser Begriff sehr mit Vorsicht zu gebrauchen ist. Hüten muß man sich *vor allzu freigebiger* Diagnose eines gutartigen spontanen Hypothyreoidismus! HERTOGHE selbst hat hier viel zu weit gegriffen. Es würde das zu einer Verflachung führen, die die guten Erfolge der Schilddrüsentherapie bei *echten* Fällen durchaus diskreditieren könnte. *Es ist falsch und abzulehnen, bei allen möglichen Fällen von Knochen- und Gelenkerkrankungen die Diagnose einer Schilddrüseninsuffizienz zu stellen und Schilddrüsenpräparate zu verabreichen.*

Auch für den chronischen Gelenkrheumatismus hat man eine hypothyreogene Bedingtheit annehmen zu müssen geglaubt. CURSCHMANN und anderen Autoren versagte aber das Thyreoidin bei der Behandlung chronischer Arthriden „stets völlig".

Der *Verlauf* des wirklichen versteckten Hypothyreoidismus, als dessen Wesen wohl leichtere Funktionsänderungen der Schilddrüse angenommen werden müssen, ist milde und gutartig, aber sehr chronisch. Spontanheilungen sind durchaus möglich.

Die außerordentlich befriedigenden Erfolge der *Therapie* in Form der Verabreichung von Schilddrüsenpräparaten weisen auf die Richtigkeit der Substitution eines Minus an Schilddrüsenfunktion hin. Wirkliche Schilddrüseninsuffizienzen sprechen schnell und gut an. Meist kann man im Verlauf der Behandlung zu kleinen Dauerdosen übergehen bzw. nach erfolgter Heilung mit der Medikation aufhören. Beachtet werden muß die Gefahr der Überdosierung und des Umschlages einer Hypothyreose in eine Hyperthyreose (der dem Jodbasedow analoge „Thyroxinbasedow"). Auch ausgebildete Fälle von Myxödem sind nach H. CURSCHMANN nicht selten sehr empfindlich gegen *mäßige* Dosen des Thyreoidins, insbesondere was die Herzfunktion und den Tremor angeht.

Der *Heilungsvorgang* geht ziemlich schnell vor sich. Als eines der ersten Zeichen ist das Einsetzen einer Diurese festzustellen. Das Körpergewicht nimmt ab, etwaige Schwellungen verschwinden. Erst 2—3 Monate nach Beginn der Therapie erfolgt ein Wiederansteigen des Körpergewichts. Der Stoffwechsel verläuft jetzt in richtigen, ausgeglichenen Bahnen. Alle übrigen Ausfallssymptome sind zurückgegangen oder völlig verschwunden.

Die Substitutionsbehandlung mit Schilddrüsenstoffen beim *Kretinismus* haben wir schon berührt. WAGNER VON JAUREGG hat sie zuerst begonnen. So günstig die perorale Therapie das Körperwachstum beeinflußt, das Myxödem zurückgehen läßt und auch in gewisser Weise die geistige Regsamkeit fördert, das Gesamtergebnis ist nach DE QUERVAIN (*29*) „äußerst bescheiden". Es ist das auch verständlich. Selbst wenn die Ersatzbehandlung im frühesten Kindesalter einsetzen würde, die schwersten Schädigungen, die, wie wir annehmen und für die cerebralen wissen, in die frühesten Entwicklungszeiten hinaufreichen, können ja gar nicht mehr rückgängig gemacht werden. Trotzdem ist die Therapie berechtigt, ja sogar beim Kretinismus des jungen Kindes zu fordern. Von ganz geringem Wert ist eine Schilddrüsentherapie bei erwachsenen Kretins, selbst nach ausgiebigen Strumektomien.

3. Die Implantationsbehandlung. Wir haben eingangs schon von den Mißerfolgen der *Schilddrüsenverpflanzungen* gesprochen. Nur durch die Autotransplantation sind Dauererfolge zu erzielen. Die Homoiotransplantate, selbst mittels Gefäßnaht übertragen, werden allmählich resorbiert. Der Anfangserfolg ist begreiflich, er geht von dem Pfröpfling aus. Daneben mag eine gewisse Stimulierung eines etwaigen Schilddrüsenrestes durch das Transplantat eine leichte Dauerwirkung bedingen. Im ganzen ist aber der Erfolg ein vorübergehender. Noch schlechter, ja ausgesprochen ungünstig, sind die Erfolge der Heterotransplantation, wenigstens auf die Dauer gesehen. Anfangserfolge sind auch hier erzielbar, Dauererfolge kaum.

Trotz dieser gewiß ungünstigen und wenig ermutigenden Resultate ist die Transplantationstherapie nicht gänzlich abzulehnen. Wir erwähnten schon, daß es sich im Verlauf einer peroralen Substitutionsbehandlung empfehlen mag, diese einmalig oder mehrmalig durch Schilddrüsenimplantationen zu unterstützen. Nicht immer gelingt es mit der peroralen Therapie den völligen, gewünschten

Heilerfolg zu erzielen. Auch wenn die Wirkung des Transplantates nur eine vorübergehende ist, sie stimuliert einen Schilddrüsenrest, regt zumindest oft den ganzen Stoffwechsel vollkommener an, als dies mit getrockneter Schilddrüse oder synthetischen Präparaten möglich ist. Für den Menschen kommt praktisch nur die Homoio- und Heteroplastik in Frage. Zu bevorzugen ist die erstere.

Über die *Technik* der Transplantation ist hier nicht zu sprechen. Hinsichtlich der Wahl der Überpflanzungsstätte kommt viel auf deren gute Durchblutung an; die präperitoneale Gegend erscheint am geeignetsten. Ein weiteres Erfolgsmoment bildet die peinliche Blutstillung. — Es sei hier mehr auf einige *biologische,* anscheinend bedeutsame *Faktoren* hingewiesen.

Schon KOCHER (*30*) gab, *um die Aktivität des Transplantats zu erhöhen,* dem Spender des Transplantats mehrere Tage vor der Entnahme Jod. Auch benutzte man für die Überpflanzung als geeignetstes Material Basedowstrumen. Später ist nach Schilddrüsenverpflanzungen peroral *Thyreoidin* verabreicht worden [siehe KLOSE und BÜTTNER (*31*)]. Über die Erfolge ist Systematisches anscheinend nicht bekannt.

Von einem ähnlichen Gedanken gehen Versuche EITELs aus der Freiburger Klinik aus.

In Versuchen an Meerschweinchen konnte EITEL (*32*) durch thyreotropes Hormon die Lebensdauer autoplastisch und homoioplastisch verpflanzten Schilddrüsengewebes mit thyreotropem Hypophysenvorderlappenhormon wesentlich verlängern. Auch wurde bei zwei Tieren nach Beendigung der 4 Monate langen Behandlung eine Steigerung des Stoffwechsels, des Grundumsatzes, in gleicher Weise wie sie bei normalen Schilddrüsen eintritt, nachgewiesen. Die verpflanzten Schilddrüsen waren am Ende des 3. und 4. Monats nach der Verpflanzung wesentlich größer als die noch erhaltenen Kontrollen. Das histologische Bild entsprach im Gegensatz zu letzteren meist der Norm.

Es ist danach also möglich, die Einheilung und Erhaltung autoplastisch und homoioplastisch verpflanzten Schilddrüsengewebes durch Verabreichung thyreotropen Hormons günstig zu beeinflussen. Bekanntlich übt dieser Wirkstoff auf die Schilddrüse einen regulierenden, ihre Tätigkeit steuernden, ihre Leistung steigernden Einfluß aus. Der günstige Effekt einer thyreotropen Hormonmedikation auf Transplantate würde hierauf zu beziehen sein, wenngleich dadurch noch nicht alles erklärt ist. Es ist möglich, daß durch die erzielte Aktivität die regenerativen Kräfte des Pfröpflings wach gehalten werden und daß so das Transplantat über den toten „Punkt", an dem sonst eine Resorption eintritt, hinwegkommt. Eine wachstumsfördernde Wirkung besitzt das thyreotrope Hormon *nicht.* Auch bei der Übertragung eines Neugeborenentransplantats auf einen an ausgesprochener Schilddrüsenunterfunktion neigenden Menschen wurde mit thyreotropem Hormon ein günstiger Erfolg gesehen (EITEL). — *Der Versuch, die Einheilung von Transplantaten durch Behandlung mit thyreotropem Hormon zu fördern, ist nach allem berechtigt.* Über den Erfolg, besonders den *Dauererfolg,* muß die Erfahrung an größerem Material entscheiden.

Ähnliches gilt für die Forderung einer *Blutgruppengleichheit oder -verträglichkeit* für jede Homoioplastik (BREITNER).

Auch in der Transplantationsfrage werden wir über unser jetziges Wissen und *Können* nur durch die Erkenntnis der feineren biologischen Bedingungen und ihre Berücksichtigung hinauskommen. „Ahnungen von heute werden morgen sicherer Besitz sein" (BREITNER). Es ist nicht ausgeschlossen, daß die Implantationsbehandlung in der weiteren Zukunft sich zwar nicht Früheres zurückerobert, das sie ja nicht besessen hat, aber doch weitgehender als jetzt in Betracht kommen wird.

C. Anzeigestellungen zur Steigerung der normalen Schilddrüsenfunktion.

Wir sagten schon, es ist oft nur ein kleiner, aber sehr bedeutsamer Schritt von einer organgebundenen Behandlung zur Beeinflussung des biologischen Geschehens im ganzen Organismus. Auch die Therapie mit Schilddrüsenstoffen hat diesen Schritt, und zwar schon früh, sowie man die Möglichkeit einer solchen Behandlung kennen gelernt hatte, getan. Oft war man wenigstens noch der Ansicht, eine nicht voll vorhandene normale Funktion zu substituieren. In vielen Fällen aber kam es zu einer reichlich indikationslosen schematischen Massenanwendung von Schilddrüsenpräparaten und auch anderer innersekretorischer Drüsen. Sie stieß bald ernsthaft urteilende Ärzte ab und nahm sie gegen jegliche Hormontherapie ein. Dabei, fast könnte man sagen infolgedessen, *stehen wir noch ganz am Anfang.* Die unkritische empirische Anwendung von Schilddrüsenstoffen hat nur dazu geführt zu zeigen, daß es auf diesem Wege nicht geht. Der Organismus arbeitet viel zu fein, um durch eine wahllose „Bombardierung" mit Hormonstoffen in seinen Reaktionsabläufen beeinflußt zu werden; er wird höchstens gestört. Nie dürfen wir aus dem Auge verlieren, daß die Reaktionen des Organismus in der vielfältigsten Weise gekoppelt sind. Die endokrinen Verhältnisse liegen oft äußerst verwickelt, und sie kommen doch gar nicht *allein* in Betracht, sind gar nicht von der Betrachtung des Ganzen zu lösen.

Es tut also *Kritik,* vor allem Selbstkritik, not. Nur darf diese nicht so weit gehen, das zweifellos vorhandene Gute und Versprechende auf diesem vorläufig noch kaum geklärten Gebiete zu übersehen. Im Gegenteil, *vieles weist darauf hin, daß wir durch die Ausnützung hormonal möglicher Beeinflussung wertvollste Handhaben gerade auch zur Steigerung chirurgisch-operativer Erfolge erlangen werden.* Es kann im Rahmen dieser Ausführungen nicht auf all die verschiedenartigen Krankheitsprozesse eingegangen werden, auf die man mit Schilddrüsenstoffen einzuwirken versucht hat. Nur einige Gebiete seien besprochen, solche, bei denen ernsthafte Unterlagen vorhanden sind, mögen sie nun experimentell begründet sein oder auf kritischer Beobachtung am Kranken fußen.

1. Herabminderung der Operationsgefährdung.

Der *Begriff der Operationsgefährdung* ist insbesondere durch die Arbeiten E. Rehns und seiner Klinik klar umrissen worden. Ihm liegen Zustandsänderungen des Organismus zugrunde, die vor allem durch die betreffende, zur Operation Anlaß gebende *Erkrankung,* dann aber auch durch *konstitutionelle Faktoren* bedingt sind. Unter anderem rufen sie Kreislaufstörungen hervor, deren Wesen in einer Verminderung der zirkulierenden Blutmenge liegt und die nicht nur für den Operationsshock und den postoperativen Kollaps anzuschuldigen sind, sondern auch bei mancherlei Spätkomplikationen (Thrombose, Embolie, postoperative Pneumopathie) irgendwie mitspielen. Die *Erkennung der Operationsgefährdung* verlangt eine sorgsame Untersuchung, einmal eine Berücksichtigung der konstitutionellen Eigenschaften des zu Operierenden und zum anderen eine Feststellung der Funktionstüchtigkeit des Organismus im einzelnen. In erster Linie kommen hier Herz, Kreislauf, Stoffwechsel, Lungen, Leber, Nieren in Frage. Manches ist schon erreicht, vieles noch zu wünschen. Es muß auf die einschlägigen Arbeiten verwiesen werden.

Von der größten Bedeutung sind weiter Faktoren, die wir leider noch ziemlich mangelhaft kennen und noch weniger bestimmen können. Sie sind übergeordneter Natur und wirken sich nicht schon präoperativ auf die Organe, insbesondere den Kreislauf, aus. Im Gegenteil, sie werden erst durch das

Operationstrauma selbst ausgelöst. Es handelt sich um die Einflüsse auf das vegetative Nervensystem und den mit dem vegetativen System so eng zusammenhängenden endokrinen Apparat. Das Eigentümliche der Operationsgefährdung, des Narkosezustandes und selbst des Ansatzes zum Operationsshock ist die starke Dämpfung, die das vegetative System erfährt; seine normale Ansprechbarkeit geht verloren [E. REHN (*33*)]. Daß *das vegetativ-endokrine Geschehen einmal mit konstitutionellen Momenten zusammenhängt und zum anderen auf die Störungen der eben erwähnten Körperfunktionen und Organe, vor allem postoperativ, von maßgeblichem Einfluß ist,* braucht nicht besonders hervorgehoben zu werden. Es steht gleichsam in der Mitte und offenbart so seine *wichtige Schlüsselstellung auch für das Problem der Operationsgefährdung.*

Unser *Verhalten bei Operationsgefährdung* richtet sich nach dem jeweiligen Befund. Ein funktionsschwaches Herz muß schon vor dem Eingriff gestützt werden, eine geschädigte Leber muß eine Wiederauffüllung ihrer Glykogenreserven erfahren usw. Es liegt auf der Hand, daß eine solche Vorbereitung nicht immer möglich ist. Sehr oft muß das Operationsrisiko aus akuter Indikation heraus in seiner vollen Belastung getragen werden.

Wie können wir das vegetativ-endokrine Geschehen beeinflussen, seine Ansprechbarkeit und seine Funktion stärken? Das Problem ist von entscheidender Wichtigkeit. Denn auf diese Weise, indirekt, wird auch der Kreislauf gestützt, von dessen Verhalten so viel abhängt. Hier muß noch auf einen Punkt aufmerksam gemacht werden. Wir dürfen uns nicht zu stark an eine zahlenmäßige Hypofunktion des endokrinen und vegetativen Apparates halten. Die Erfahrung hat gezeigt, daß leichter hypothyreote Kranke operative Eingriffe durchweg gut vertragen. Auch für nicht allzu schwerkranke Kretins scheint das zu gelten. DE QUERVAIN (*34*) berichtet das gleiche betreffs der postoperativen Heilung, die bei Kretins ebenso glatt verläuft wie bei Nichtkretinen, mag es sich nun um Kropfoperationen oder um anderweitige Eingriffe handeln. Der Grund für die mangelnde Operationsgefährdung leichter Hypothyreoter liegt wohl in der *Ausgeglichenheit* der gesamten vegetativ-endokrinen Funktionen. Demgegenüber werden die durch den jeweiligen Krankheitsprozeß geschwächten Kranken mit an sich normaler oder anscheinend normaler Funktionslage des vegetativ-endokrinen Systems durch Erschütterungen, wie sie durch eine Operation hervorgerufen werden, viel ungünstiger beeinflußt.

Schwerer geschädigte Hypothyreote, wie Myxödemkranke, sind natürlich schon an sich stark gefährdet. Wird hier ein *Ausgleich durch Schilddrüsenstoffe* geschaffen, so vertragen Kranke mit hochgradigem Myxödem auch größere Eingriffe ohne Schwierigkeiten [BÜTTNER (*35*)].

Dem Zweck, durch eine Stimulierung der normalen oder anscheinend normalen Schilddrüse den Stoffwechsel und den Kreislauf der zu Operierenden günstig zu beeinflussen und so die Operationsgefährdung zu mindern, liegt nun nicht der Gedanke einer Substitution, sondern, wie gesagt, der eines Reizes, einer Stimulation, zugrunde. Der Organismus, der durch die Erkrankung — oft handelt es sich um bösartige Geschwülste oder schwere Eiterungen und dergleichen — erschöpft ist und darniederliegt, den Anforderungen der Operation und der postoperativen Periode nicht gewachsen ist, kann durch einen entsprechenden Reiz gleichsam belebt werden; die sog. Minusdekompensation des Kreislaufs kann ausgeglichen werden.

BÜTTNER (*35*) berichtete über den Effekt von *Schilddrüsengaben* (Thyreoidin) bei solchen schwer geschädigten Kranken.

Es handelte sich um Krebskranke, vor allem mit operablem Rectumcarcinom, und um Prostatiker. Er erhielt einen günstigen Eindruck, sowohl was die Hebung des körperlichen und seelischen Allgemeinzustandes, als auch den Verlauf der Operation und die Operationsfolgen betraf. Systematische Beobachtungen liegen aber nicht vor. — Besonders günstig beeinflußt wurden nach BÜTTNER hochgradige *hormonale Erschöpfungszustände* bei jüngeren, aber früh gealterten *Frauen*. Sie erholten sich nach postoperativen kleinen Thyreoidingaben auffallend schnell, wurden körperlich und seelisch verjüngt. BÜTTNER möchte die Schilddrüsengaben bei solchen Fällen sekundärer, gewissermaßen aufgepfropfter Hypothyreosen nicht mehr missen. Den Hauptanteil bildeten in seinem Krankengut gallensteinkranke Frauen.

E. REHN (*36*) wählte das *thyreotrope Hypophysenvorderlappenhormon*. Obwohl Hypophyseninkret, muß es doch wegen seiner Auswirkung bei der Schilddrüse betrachtet werden. Wir kennen kein Mittel, kein Hormon, das stärker als das thyreotrope die vorhandene Schilddrüse zu *aktivieren* vermag. Allerdings, es wirkt nur auf eine beschränkte Zeit. Doch reicht diese für den Zweck einer Minderung der Operationsgefährdung vollkommen aus.

REHN hat die Wirkung des thyreotropen Hormons systematisch verfolgt. Ausgangspunkt der Hormonbehandlung ist die Bestimmung des Grundumsatzes. Auch für die Dauer der Therapie ist das Resultat der Gasstoffwechseluntersuchung ausschlaggebend. Aus der nebenstehenden Kurve ist sein Verhalten zu ersehen (Abb. 5).

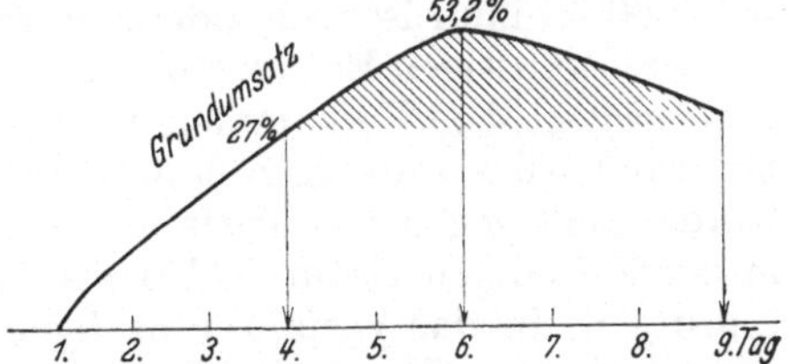

Abb. 5. Grundumsatzsteigerung nach Behandlung mit thyreotropem Hypophysenvorderlappenhormon (nach E. REHN, Arch. klin. Chir. **183**, 362 [1935]).

Von Wichtigkeit ist die Feststellung, daß der Erhöhung des Grundumsatzes die Vermehrung der zirkulierenden Blutmenge parallel geht. Die Gewichtsabnahme ist auf die durch die gesteigerte Schilddrüsenfunktion vermehrte Ausschwemmung unter Umständen latenter Ödeme zurückzuführen, also günstig zu werten. Häufig bessert sich die Alkalireserve. Eine 4malige Hormongabe ist für die Stimulierung der Schilddrüse ausreichend, operiert wird am 5. oder 6. Tag. Auch postoperativ wird unter Umständen Hormon verabreicht. Die Dosen im einzelnen sind nicht schematisch festzulegen. Liegt bei den vorzubehandelnden Kranken eine geschädigte Leber vor, so ist gleichzeitig Vogan zu geben, auch Insulin-Traubenzucker. Auf diese Weise wird dem glykogenmindernden Einfluß des thyreotropen Hormons entgegengearbeitet.

Nun der Erfolg. Nach Vorbehandlung mit Hormon ist die zirkulierende Blutmenge weder bei tiefer und langdauernder Narkose noch bei starkem Operationstrauma oder bei Belastung des Körpers mit beiden fühlbar vermindert oder abgeschwächt.

Der günstige Einfluß der Hormonbehandlung, die Herabminderung der Operationsgefährdung durch Steigerung des Stoffwechsels und Anregung des Kreislaufs, überhaupt durch die allgemeine Belebung des Organismus, steht also fest. Diese wirkt auch postoperativ nach. Die Technik der Behandlung, die Erfolgsaussichten im einzelnen, sie bedürfen noch des weiteren Ausbaues und der breiteren klinischen Prüfung.

2. Vorbeugung der postoperativen Thromboembolie.

Dieselben Faktoren, die bei dem Bestreben einer Herabminderung der Operationsgefährdung in Frage kommen, liegen auch der Prophylaxe der Thromboembolie zugrunde: Stoffwechsel und Kreislauf werden durch die Verabreichung von Schilddrüsenstoffen angeregt. Bekanntlich hat diese Therapie ihren Ausgangspunkt von der empirischen Feststellung genommen, daß sich nach Schilddrüsenoperationen sehr selten tödliche Embolien ereignen. Die MAYO-Klinik berichtete über nur 6 Todesfälle an Embolie bei 20000 Schilddrüsenoperationen in 6 Jahren. Andere Statistiken haben ähnliches ergeben. Wir erwähnten schon, daß HOLST und KLOSE bei Basedowkranken kaum jemals eine postoperative Venenthrombose sahen, hingegen wohl gelegentlich arterielle Embolien, die aus Herzthromben stammten. Nach FONIO (*37*) sollen beim Mb. *Basedow* die Bluttplättchen vermehrt und hochaktiv sein. Von anderen Autoren konnte dies nicht bestätigt werden. Der Fibrinogengehalt des Blutes wird ebenfalls nicht einheitlich beurteilt. FONIO selbst, der für die Mehrzahl der Basedowfälle eine *verlängerte Gerinnungszeit* feststellen konnte, weist darauf hin, daß es auch viele Fälle mit verkürzten Gerinnungszeiten gibt. *Wahrscheinlich ist in der durch die Hyperthyreose bewirkten Anregung des Stoffwechsels und Kreislaufs die Hauptursache für das seltene Vorkommen von Thromboembolien bei Basedowkranken zu erblicken.* Wir befinden uns hier in Übereinstimmung mit WALTMAN WALTERS, entgegen FRÜND (*38*), der mehr an die Verhinderung bestimmter Blutveränderungen denkt und das unserer Ansicht viel zu wenig gesicherte Moment einer Hypothyreose bei Embolikern betont.

Wie gesagt, hat man auf Grund der günstigen *klinischen* Erfahrungen die postoperative Anwendung von Schilddrüsenstoffen zur Vorbeugung von Thromboembolien empfohlen (WALTMAN WALTERS). Das Schrifttum hierüber ist schon ein recht großes. Wir können es nicht im einzelnen berücksichtigen. In Deutschland hat besonders FRÜND die Schilddrüsenprophylaxe empfohlen. Er erlebte bei 4000 schilddrüsenbehandelnden Operierten nur einen Todesfall an Embolie.

Diese günstigen Erfolge konnten von anderen Autoren nicht bestätigt werden. Das gelegentliche Vorkommen von tödlichen Embolien auch bei Basedowkranken hat wohl jeder Chirurg mit größerer Erfahrung schon einmal beobachtet. Es würde nicht gegen das Verfahren sprechen, denn es gibt keinen Schematismus in der lebendigen Natur. Aber die ausgesprochen ungünstigen Resultate vieler Chirurgen, die das Verfahren nachgeprüft haben, müssen stutzig machen. Nicht nur wurde kein Unterschied festgestellt zwischen schilddrüsenbehandelten und -nichtbehandelten, nein, bei den ersteren traten offensichtlich Embolien und auch Thrombosen gehäuft auf [URBAN und KAUFMANN (*39*), ATANASOF (*40*), ROST u. a.].

Wie ist das zu erklären? An der Tatsache eines relativ geringen Vorkommens von Thrombosen und auch Embolien bei Basedowkranken kann wohl kaum gezweifelt werden. Es müssen andere Faktoren in Frage kommen. Nach BOSHAMER (*41*) soll angeblich Thyroxin über das vegetative Nervensystem und daher nur bei solchen Kranken wirken, deren Nervensystem auf Thyroxin anspricht. BÜTTNER (*42*) denkt als Erklärung an Wellenbewegungen der Thrombosebereitschaft. Das eine Therapeutenlager habe seine Erfahrungen in einem Wellental, das andere auf einem Wellenberg gesammelt. Diese Erklärung ist aber wohl sehr hypothetisch. Auch glauben wir nicht ohne weiteres, daß nur hypothyreot bedingte Thrombosebereitschaften günstig auf die Schilddrüsentherapie ansprechen, obgleich wir eine Beschleunigung der Blutgerinnung beim Myxödem und auch beim Kretinismus annehmen. Uns erscheint ein anderes Moment für das von einigen Autoren beobachtete gehäufte Auftreten vom Thrombosen und Embolien nach Schilddrüsenverabreichung hauptsächlich in Betracht zu kommen, das BÜTTNER nur kurz andeutet: *der Zeitpunkt der Darreichung.* Postoperative Gaben von Thyroxin und anderen Schilddrüsenpräparaten, wie sie von vielen angewandt wurden, treffen einen Organismus, der im Gleichgewicht ist, der sich in einem Zustand wie nach einer schweren, eben erst glücklich durchfochtenen Schlacht befindet. Der Kreislauf ist schon nach der Minusseite dekompensiert, das Blut liegt bereits großenteils in den Depots, der Blutumlauf ist ein geringerer und verlangsamter. Ansätze zur Thrombenbildung und echte Thromben sind vielleicht schon vorhanden. Gibt man nun Schilddrüsenpräparate, so ist nach den ersten Gaben gelegentlich noch ein weiteres Absinken der Kräfte zu bemerken; ja, es kann zu kollapsähnlichen Zuständen kommen. Die Thrombose geht weiter. Die plötzlichen stoßartigen Anregungen des Kreislaufs, die weitere Schilddrüsengaben bewirken, reißen die Thromben los. Die Embolie ist da. Das, was vorbeugen sollte, wird zum Schaden selbst.

Es ist unseres Erachtens also eine bereits präoperativ durchzuführende Schilddrüsenstimulierung notwendig, in der Art, wie sie E. Rehn vorgeschlagen hat und wie sie an der Freiburger Klinik erprobt wird. Sie vermag auch die postoperativen Spätkomplikationen, unter denen die Thromboembolie eine der traurigsten bedeutet, in ihrer Häufigkeit zu mindern. Wir sagten schon, die Erkennung und Berücksichtigung einer Operationsgefährdung wirkt sich auch auf die Zeit nach der Operation aus. Statistisch läßt sich dementsprechend eine zunehmende Verringerung der Thromboembolie nachweisen. Allerdings, Statistiken trügen. Das verwickelte Thrombroseproblem ist mit ihnen nicht zu erfassen. Hier kommen noch viele andere Faktoren in Frage. Laparotomierte Kranke sind ja bekanntlich viel eher thrombose- und emboliegefährdet als an Kopf und Hals (darunter wegen *Basedow*) Operierte. Auch wenn wir die günstigen, uns noch kürzlich persönlich bestätigten Erfolge Fründs mit der Schilddrüsenbehandlung auf das Konto der mehrere Tage *vor* der Operation beginnenden Therapie setzen möchten, umgekehrt das ungünstige Resultat mancher anderer Statistiken der erst *nach* der Operation erfolgten Anwendung zuschreiben, *alle* Statistiken, z. B. die Atanasofs, lassen sich hierdurch nicht erklären. Es bedarf weiterer, vor allem kritischer Arbeit.

3. Avertinentgiftung.

Nach einigen Autoren soll bei Basedowikern eine außerordentliche Avertintoleranz bestehen. Dementsprechend ist empfohlen, durch eine Thyroxinbehandlung die Avertinnarkose zu „steuern“ [Pribram (*43, 44*)]. Wenn überhaupt, so wird eine Thyroxinanwendung aber nur dann Wert haben und ungefährlich sein, wenn mit ihr eine ganze Anzahl Tage *vor* der Operation begonnen wird. Das steht ohne weiteres fest. Nell und Sebening (*45*) haben dies auch kurvenmäßig nachgewiesen.

Ganz abgesehen von der Berechtigung einer Avertin*voll*narkose, die abzulehnen ist, glauben wir, daß es *unnötig* und biologisch nicht richtig ist, zum Zweck der Entgiftung eines Narkosemittels, wie des Avertins, bei Narkosezwischenfällen intravenös mehrere Kubikzentimeter Thyroxin zu spritzen. Wir haben hier andere Möglichkeiten. Der Wert einer mehrere Tage vor der Operation einzuleitenden Schilddrüsenstimulierung auch für die Überwindung des durch die Narkose bedingten Gefährdungszustandes ist aber durchaus anzuerkennen und zu betonen. Hier kommen dieselben Faktoren in Betracht, wie wir sie für die Operationsgefährdung anführten.

4. Beförderung der Regeneration.

Der Einfluß der Schilddrüse auf die *Regeneration* ist bekannt. Er hängt eng zusammen mit den morphogenetischen Wirkungen, die das Schilddrüsenhormon im Organismus auslöst. Wenn diese auch mehr auf die Gestaltung und Differenzierung, erst in zweiter Linie auf das eigentliche Wachstum gerichtet sind, so ist doch aus den grundlegenden biologischen Untersuchungen Gudernatschs und anderer Forscher die raschere Regeneration entfernten Gewebes und die bessere Heilung akzidenteller Wunden bei Schilddrüsenhormonzufuhr sichergestellt. Wir gingen im physiologischen Teil bereits hierauf ein.

Nun ist zweifellos die Regeneration ein sehr verwickelter biologischer Vorgang. Alle möglichen Faktoren kommen hier in Betracht, allgemeiner und örtlicher Art. Es wäre durchaus verfehlt, wollte man *ein* Hormon, etwa das der Schilddrüse, in den Vordergrund stellen. Es ist mitbeteiligt ebenso wie eine ganze Anzahl anderer innersekretorischer Organe. Aber es ist *ersetzbar*. Es scheint, daß von den allgemeiner einwirkenden Substanzen die Vitamine eine noch größere Bedeutung für das Regenerationsproblem besitzen als die Hormone. Insbesondere kommt dem Vitamin C eine unentbehrliche Rolle zu. Bei Skorbuttieren leidet die Wundheilung stets. Das haben klinische Beobachtungen und experimentelle Untersuchungen, darunter eigene, sichergestellt. Aber auch das Vitamin C ist es nicht *allein. Es kommt auf die Harmonie des Ganzen, aller Säfte und aller Prozesse an, soll ein solch komplexer biologischer Vorgang wie die Regeneration ungestört ablaufen.*

Dies müssen wir im Auge behalten, wollen wir den Einfluß der Schilddrüse und auch den anderer Blutdrüsen auf die Regenerationsvorgänge richtig werten. Für den Chirurgen kommen hier als wichtigste die Wundheilung und die Knochenregeneration in Frage.

a) Wundheilung. Schon früh hat man den Einfluß von Schilddrüsenstoffen auf *Wunden* untersucht. Es kam eine allgemeine und eine örtliche Anwendung in Betracht.

Vor mehr als 40 Jahren berichtete AJEVOLI (*46*) über eine granulationsfördernde Wirkung von Schilddrüsengewebe. SIEGMUND (*47*) teilte 1910 sehr gute Erfolge der Anwendung von Schilddrüsenextrakt bei atonischen Wunden und auch bei Infektionen mit. EPPINGER und HOFER (*48*) berichteten 1919 über wesentliche Beschleunigung der Wundheilung bei örtlicher Einwirkung von Schilddrüsenauszügen. EPPINGER (*49*) hat auch später, 1931, die günstige Beeinflussung von Hautgeschwüren durch Thyroxin betont. Nach ihm soll es neben dem generalisierten auch ein lokales Myxödem geben, das er auf örtliche Diffusionsstörungen zurückführt und das nicht auf eine parenterale, jedoch auf eine lokale Behandlung mit wässerigem Schilddrüsenextrakt, vermengt mit Lanolin, anspricht.

LAUBER (*50*) untersuchte am Tier, der weißen Maus, die Beeinflussung des Wundheilungsablaufs durch verschiedenartige Hormone, unter anderem durch das Schilddrüsenpräparat Elityran. Er konnte durch dieses eine wesentliche Beschleunigung der Wundheilung erzielen, *die schnellste unter allen untersuchten hormonalen Stoffen.* Er nimmt an, daß eine Proteinkörperwirkung ausfällt, der Hauptfaktor ein hormonaler ist.

Während es sich bei den Versuchen LAUBERS um Wunden mit *normaler* Heilungstendenz und um *parenterale* Applikation der Hormonstoffe handelte, ist nach KOSDOBA (*51*) auch bei *torpid granulierenden Wunden* und bei *lokaler* Anwendung der Extrakte innersekretorischer Drüsen eine Abkürzung des Heilungsverlaufs festzustellen, sowohl durch Schilddrüsenpräparate wie besonders durch Insulin.

Auch durch parenterale Applikation *thyreotropen Hormons* ließ sich bei Meerschweinchen eine Beschleunigung der Wundheilung nachweisen [EITEL und RIECKER (*52*)]. Sie muß auf die Aktivierung der Schilddrüse bezogen werden.

Die angeführten klinischen und experimentellen Befunde verschiedener Autoren — es ließen sich ihnen noch eine ganze Anzahl weiterer, besonders auch ausländischer, an die Seite stellen — zeigen, daß es gelingt, mit parenteral oder lokal verabreichten Schilddrüsenstoffen eine Beschleunigung der normalen wie der gestörten Wundheilung zu erreichen. Trotzdem hat diese Therapie bisher wenig Eingang in die Klinik gefunden. Es hängt das mit der oben schon betonten Tatsache zusammen, daß *die Wundheilung auf sehr verschiedenartige Weise zu beeinflussen* ist. Wir besitzen hier viele und nicht schlechte andersartige Möglichkeiten.

Es wäre theoretisch zu fordern, *vor allem schlecht heilende Wunden von Kranken mit Verdacht auf Hypothyreose einer Schilddrüsenbehandlung zu unterziehen,* und, wie wir glauben, mit Recht. Der myxödematöse Organismus besitzt keine normale Regenerationsfähigkeit. Bei leichter hypothyreoten Kranken (auch Kretins) ist allerdings die Wundheilung meist nicht gestört. Es mag aber Fälle geben, innerhalb wie auch außerhalb des Hypothyreosekreises, für die gerade die Schilddrüsentherapie den *adäquaten Reiz* darstellt. Die Schwierigkeit ist nur, diese Fälle herauszufinden. Daß man nicht immer mit parenteraler Verabreichung von Extrakten auskommt, sondern auch die *lokale* versuchen muß, zeigen die erwähnten Beobachtungen EPPINGERS.

Wie ist die Beförderung der Wundheilung durch Schilddrüsenmedikation zu erklären? Wir gehen wohl nicht fehl, wenn wir *der Anregung des allgemeinen und des lokalen Stoffwechsels, dem Reiz auf die Zelle, die Hauptrolle zuschreiben.* Die Hyperämie vermittelt ihn nur. Der Reiz auf die Zelle muß besonders aus dem Erfolg der lokalen Anwendung von Schilddrüsenstoffen gefolgert werden, obwohl KOSDOBA (*53*) auch hier eine Beeinflussung des Gesamtorganismus annehmen zu können glaubt. Die Weiterführung der von VON GAZA und seinen Schülern begonnenen Wundstoffwechseluntersuchungen wird uns wohl nähere Aufschlüsse geben.

b) Knochenregeneration. Eine größere, auch klinisch praktische Bedeutung haben die Zusammenhänge der Schilddrüse mit der *Knochenregeneration* erlangt. Wir verweisen bezüglich des normalen Allgemein- und Skeletwachstums auf die Ausführungen im physiologischen Teil. Schilddrüsen*mangel* hemmt in der Entwicklung vor allem die enchondrale Ossifikation. Über die maximal mögliche Förderung des Skeletwachstums durch Schilddrüsengaben bei *normalen* Tieren ist noch nichts Systematisches bekannt. Durch größere Mengen verfütterter Schilddrüse wird nach E. BIRCHER (*54*) das Skeletwachstum gehemmt. Die Epiphysenlinien der Knochen werden früher geschlossen, der Knorpel schwindet vorzeitig.

Wie liegen die Verhältnisse bei der *Frakturheilung?* Betrachten wir zuerst die Ergebnisse der *Tierversuche.*

Nach im allgemeinen schon länger zurückliegenden Untersuchungen sollen schilddrüsenlose Tiere eine starke Verzögerung der Frakturheilung aufweisen [STEINLEIN (*55*), BAYON (*56*), E. BIRCHER (*57*), FURUKAWA (*58*), KOSDOBA (*59*)]. Die Callusmasse soll klein und knochensubstanzarm gewesen sein. Verfütterte man an schilddrüsenlose Tiere Schilddrüse, so ging die Heilung von Knochenbrüchen rascher vor sich; weniger ausgesprochen war dies bei normalen Tieren.

OGAWA (*60*) hat auf die nicht ganz übersehbaren Bedingungen bei den erwähnten Versuchen hingewiesen. Bei der Exstirpation von Schilddrüsen ist sicherlich oft Epithelkörperchengewebe mit entfernt worden. Nach TRENDELENBURG (*61*) sind die Angaben in den Arbeiten der genannten Autoren „allgemein gehalten"; genaue Feststellungen fehlen.

Wir haben anläßlich eigener Untersuchungen (*62*) in dieser Frage darauf hingewiesen, daß die erwähnten Knochenregenerationsversuche durchweg an experimentellen Frakturen angestellt worden sind. Es ist aber nicht möglich, deren Konsolidation exakt vergleichend zu erfassen, besonders nicht, wenn die Versuche nicht an Tieren gleichen Wurfs und damit gleichen Alters angestellt worden sind. Auch diese Bedingung ist selten eingehalten worden.

Unter Anwendung der BURCKHARDTschen Methode der stets möglichst gleich an einem Vorderarmknochen, dem Radius, hergestellten Lücke und unter Einhaltung der eben geforderten Bedingungen konnten wir in Versuchen an jungen wachsenden Kaninchen von einem Alter von etwa 8—16 Wochen *nur bei einem Teil der Tiere einen recht geringfügigen Vorteil in der Callusentwicklung bei vorhandener Schilddrüse gegenüber der nach Schilddrüsenexstirpation feststellen* (röntgenologischer Vergleich des Callus). Im übrigen hatten die Tiere auch trotz Entfernung allen Schilddrüsengewebes gut an Gewicht zugenommen, die Wundheilung verlief ungestört.

Mit den Schilddrüsen haben wir gelegentlich, wie wir histologisch feststellen konnten, Epithelkörperchengewebe mitentfernt. *Also auch bei herabgesetzter Epithelkörperchenfunktion ungestörte Regeneration!*

Führten wir nun *normalen* wachsenden Kaninchen täglich parenteral Schilddrüsenextrakt (in Form von Elityran) zu, so ließ sich in der Mehrzahl der Versuche eine *deutliche Förderung der Knochenregeneration* vor allem in den ersten 20—30 Tagen nachweisen. Die Callusmasse war sichtlich eine stärkere und dichtere. — Auch die Bruchhyperämie setzt nach Untersuchungen EITELs und LEXERs (*63*) sowohl bei Verabreichung thyreotropen Hormons wie Thyroxins früher ein als bei nicht vorbehandelten Tieren, sie tritt stärker auf und hält länger an.

Wie sind die Erfahrungen beim Menschen? Ist die Knochenbruchheilung bei *Athyreoten* und *Hypothyreoten* gestört?

Baumann (*64*) berichtete vor einigen Jahren aus dem Alpenvorland der Schweiz über viel langsamere Konsolidation der Knochenbrüche dort als in kropfarmen Gebieten. Er brachte die verminderte Callusbildung direkt in Beziehung zu der Hypo- oder Dysfunktion der Schilddrüse und sah außerordentlich Gutes bei der Behandlung von Frakturen mit oraler Verabreichung nativer Schilddrüsenpräparate. Aber es gibt auch andere Stimmen, die gerade diesen Baumannschen Angaben skeptisch gegenüberstehen. Nach Saegesser (*65*) ist in dem Krankengut der Berner Klinik kein Unterschied der Knochenbruchheilung etwa zu Leipzig zu beobachten. Wir werden dieser Feststellung besonderes Gewicht beilegen müssen, da gerade Bern und das Berner Oberland ein ausgesprochenes Kropfendemiegebiet der Schweiz ist, mit einem ganz erheblichen Prozentsatz von Hypothyreoten.

Wesentliche Störungen der Knochenbruchheilung bei mangelhaft funktionierender Schilddrüse sind demnach nicht zu erwarten. — Nun ist die Schilddrüsentherapie *auch allgemein, bei verzögerter Bruchheilung,* angewandt worden. Baetzner (*66*), Heller (*67*), Paas (*68*), Stein (*69*) u. a. haben über gute Erfolge berichtet. Die Therapie wurde sogar, verbunden mit der von Beck angegebenen Bohrung der Fragmente, bei verzögerter Konsolidation als Methode der Wahl bezeichnet. W. König (*70*) hat ebenfalls bei solchen Fällen eine gute Wirkung der Schilddrüsenmedikation gesehen. Er bezeichnet als wesentliches Merkmal der Kranken mit langsam oder gar nicht heilenden Knochenbrüchen eine Stoffwechselerniedrigung.

Wie sind die anscheinenden Widersprüche der Befunde bei fehlender Schilddrüse und bei Schilddrüsenzufuhr zu erklären? Die experimentelle Feststellung, daß *die Schilddrüse bei der Knochenregeneration im allgemeinen entbehrt werden kann* (Hanke), entspricht ja durchaus auch Erfahrungen am menschlichen Krankengut (Saegesser). Auf der anderen Seite konnten wir experimentell nachweisen, daß *bei normaler Schilddrüse durch Gaben von Schilddrüsenextrakten eine Förderung der Knochenregeneration* erzielt wird, ein Befund, der mit den oben erwähnten, wenn auch nicht zahlreichen klinischen Erfahrungen ebenfalls übereinstimmt. Es ist hier an das eingangs Gesagte zu denken. Die Regeneration, auch die Knochenregeneration, ist ein sehr komplexer biologischer Vorgang. Die Schilddrüse ist bei ihr mitbeteiligt, aber doch ersetzbar. Im besonderen für die Knochenregeneration konnte im Gegensatz dazu, wie bereits erwähnt, die unentbehrliche Rolle des Vitamin C nachgewiesen werden [Hanke (*71*)]. Das schließt aber nicht aus, daß der Osteoblast auch bei stärkerer Zufuhr von *Schilddrüsen*substanz in seiner knochenbildenden Funktion gefördert werden kann. Wieder, wie bei der Wundheilung, die ja biologisch durchaus ähnlich zu erklären ist wie die Knochenregeneration, kommt für diese fördernde Wirkung der Schilddrüsenstoffe *die Anregung des allgemeinen und des lokalen Stoffwechsels, der Reiz auf die Zelle,* hauptsächlich in Frage. Es ist aber nicht richtig, bei jeder verzögerten Bruchheilung eine verminderte Stoffwechsellage anzunehmen, wie es König (*72*) tut. Das steht einmal nicht mit klinischen Befunden, sodann auch nicht mit unseren experimentellen Feststellungen in Übereinstimmung.

Besonders beim Menschen kommen für das Ausbleiben einer normalen Bruchkonsolidation alle möglichen anderen Faktoren, besonders örtliche, in Frage. E. Rehn (*73*) hat auf die Schädigungen des Muskelgewebes, auch bei rein anatomisch befriedigenden Fragmentverhältnissen, hingewiesen (Zerrung, Blutung). Sie wirken sich in hohem Maße auf die Heilung des Knochenbruches aus; wir können sie noch keineswegs exakt erfassen. Das Wichtigste bei jeder Knochenbruchbehandlung muß immer die *kunstgerechte chirurgische Versorgung* sein. Die ganze Wiederherstellungschirurgie steht und fällt mit der Technik. Aber wir sehen jetzt doch auch die vielfachen biologischen Verflechtungen. Die Erfolge der chirurgisch-operativen Therapie können wir durch Ausnutzung biologischer Möglichkeiten steigern. In diesem Sinne ist auch eine Schilddrüsentherapie bei verzögerter Konsolidation konservativ behandelter Frakturen und blutig gestellter Brüche und überhaupt bei der Aufgabe einer Steigerung der Knochenregeneration zu verstehen.

Die praktischen Erfahrungen sind noch gering, sie lauten aber günstig. Es ist einleuchtend, daß es beim Menschen sehr schwer ist, *exakt* den Einfluß einer biologischen zusätzlichen Behandlungsmaßnahme zu bestimmen. Es dürfen keine überspannten Erwartungen gehegt werden, es bedarf der Kritik. Die *Indikationen* zur Schilddrüsenbehandlung müssen im einzelnen noch herausgearbeitet werden. Wenn wir auch wissen, daß eine Hypothyreose an sich eine verzögerte Knochenbruchheilung nicht *bedingt,* so werden wir doch bei verzögerter Knochenbruchheilung und Verdacht auf Minderfunktion der Schilddrüse Schilddrüsenstoffe verabreichen. Aber auch für „normale" Fälle mag die Schilddrüsentherapie den *geeigneten Reiz* darstellen. *Keinesfalls geeignet sind echte Pseudarthrosen!* Hier handelt es sich um einen gegenüber der verzögerten Konsolidation grundsätzlich unterschiedlichen Prozeß. — Soll man mit thyreotropem Hormon oder mit eigentlichen Schilddrüsenstoffen arbeiten? Auch das wird noch klinisch zu erproben sein. Das thyreotrope Hormon aktiviert die körpereigene Schilddrüse, es wirkt aber nur für kürzere Zeit, allerdings kann die Behandlung wiederholt werden. Für manche Fälle wird thyreotropes Vorderlappenhormon, für andere wird eigentliches Schilddrüsenhormon geeigneter sein. Nie aber darf einseitig nur an die Schilddrüse gedacht und eine etwaige Hypovitaminose u. dgl. übersehen werden!

c) Blutregeneration. Auch für noch andere Gebiete als für die Wundheilung und die Knochenregeneration mag die regenerationsfördernde Wirkung der Schilddrüse in Betracht kommen. An dieser Stelle möchten wir kurz nur auf die Möglichkeit einer Beeinflussung der *Blutregeneration* hinweisen. Praktisch ist sie, wenigstens systematisch, noch kaum erprobt. Die Tatsache aber, daß die Hyperthyreose mit gesteigerter Knochenmarksfunktion einhergeht und daß die Schilddrüse eine wichtige Stellung im Rahmen der Erythrocytenregulierung einnimmt, läßt eine günstige Einwirkung von Schilddrüsengaben auch auf Anämien, die nicht sichtlich hypothyreotisch bedingt sind, vermuten. Daß die Anämie der Myxödemkranken durch Schilddrüsenpräparate ausgezeichnet gebessert wird, ist ja bekannt (*74*). FELLINGER und PFLEGER (*75*) folgern aus ihren experimentellen Versuchen, daß *auch beim vollkommen Schilddrüsengesunden bei aplastischer Anämie die Zufuhr von Schilddrüse gerechtfertigt* ist.

5. Beeinflussung der chronischen Arthritis.

Die sog. endokrine Arthritis ist ein sehr umstrittenes Gebiet. Es hat nicht an Hypothesen gefehlt, die einen Zusammenhang von Funktionsänderungen endokriner Organe mit chronisch-arthritischen Prozessen annahmen. Klinische Beobachtungen wurden dafür in großer Zahl angeführt. Insbesondere die Schilddrüse und ein Schilddrüsenmangel sollten — neben Funktionsstörungen der Sexualdrüsen — in Frage kommen. TH. KOCHER selbst hat die Bezeichnung „Rheumatismus thyreoprivus chronicus" geprägt. Hier ist zweifellos ein deutlicher Rückschlag eingetreten. Er wird am besten gekennzeichnet durch folgende Schlußfolgerung des American Committee for the Control of Rheumatism aus dem Jahre 1936: „*While it is apparent that alterations in endocrine functions may prepare the soil for, or may aggravate an existing atrophic or hypertrophic arthritis, it is obvious that no convincing proof exists, as to any primary endocrine arthritis.*"

Die Schilddrüse stand aus drei Gründen mit im Vordergrund der Betrachtung der sog. „endokrinen“ Arthritis. Einmal war in Kropfgebieten eine gewisse Häufigkeit von Gelenkerkrankungen im jugendlichen Alter festgestellt worden (Himalaya: MacCarrison; Tirol: Bauer, Becksche Krankheit in Transbaikalien). Sodann will man oft einen niedrigen Grundumsatz bei chronischen Gelenkerkrankungen nachgewiesen haben; und drittens wird der günstige Einfluß von Schilddrüsenpräparaten auf manche Fälle von chronischer Arthritis seit einigen Jahrzehnten behauptet.

Wir können uns mit dem verwickelten Gebiet der rheumatischen Erkrankungen hier nicht auseinandersetzen. Es sei nur gesagt, daß über die Bedeutung einer *verringerten* Schilddrüsenfunktion für die Entstehung und für den Verlauf von Gelenkerkrankungen trotz vieler Untersuchungen eine Einigkeit noch nicht erreicht ist. Viersma (*76*) sagt sicher mit Recht, daß dies einmal mit den sehr großen Unterschieden in der Art und Zusammensetzung des Krankengutes der verschiedenen Untersucher und überhaupt mit der Schwierigkeit der ganzen Materie, Nomenklatur usw., zusammenhängt, aber auch noch andere Ursachen hat. Eine durch den Grundumsatz nachgewiesene verminderte Stoffwechsellage braucht, selbst wenn sich die Arthritis nach Zufuhr von Schilddrüsengaben bessert, nicht immer die Hauptursache der Gelenkerkrankung zu sein. In der Tat sieht man auch bei niedrigem Grundumsatz durchaus nicht immer eine günstige Beeinflussung der Erkrankung durch Schilddrüsenmedikation, nach Viersma dagegen manchmal bei normalem oder gar erhöhtem Grundumsatz. Viersma erörtert die Möglichkeit, daß durch die Schilddrüsentherapie mehr das allgemeine Wohlbefinden erhöht wird, die Klagen abnehmen, der Gelenkprozeß selbst dagegen nicht beeinflußt wird. Die vollkommen ablehnende Stellung Curschmanns, dem die Thyreoidinbehandlung chronischer Arthritiden immer versagte, erwähnten wir schon. Klose (*77*) berichtet im Gegensatz hierzu von guten Erfolgen der Schilddrüsentherapie bei der Fettsucht des „Matronenalters“, wie besonders bei im Klimakterium auftretenden neuralgischen und rheumatischen Schmerzen in Schultern, Kopf und Extremitäten.

Es werden mehr indirekte Faktoren sein, Anregung des Stoffwechsels, der Durchblutung usw., vielleicht auch nur die Gewichtsabnahme, die bei den beschriebenen Besserungen der degenerativen Arthritis durch Schilddrüsenverabreichung wirken. Die ganze Frage bedarf noch sehr der weiteren Klärung. Ganz ablehnen darf man die Schilddrüsentherapie bei der Arthrosis deformans wohl nicht. Auch kritische Beobachter halten sie in geeigneten Fällen für ein wertvolles Hilfsmittel.

6. Weitere Anzeigen.

Von den übrigen begründeten Anzeigestellungen einer Schilddrüsentherapie berühren den Chirurgen nur einige und auch diese nur bedingt. Insbesondere gilt das für die *Entfettungskuren* mit Schilddrüsenpräparaten. Hin und wieder wird sich auch der Chirurg einer solchen Thyreoidinentfettungskur bedienen, besonders bei Kranken, die aufgeschwemmt sind und bei denen die vorzunehmende Operation in diesem Zustand ein zu großes Risiko bedeuten würde. Daß hier mit Vorsicht vorgegangen werden muß, daß *vor allem die Fälle ausgesucht werden müssen,* daß der Zustand des Herzens und Kreislaufs zu beachten ist, braucht kaum besonders betont zu werden. In der Periode der Gewichtsabnahme, die meist durch Ausschwemmung der überflüssigen Wassermengen bedingt ist, darf nicht operiert werden. Der Stoffwechsel muß erst wieder ausgeglichen, eine Gewichtszunahme eingetreten sein. Bei solch einem nicht schematischen Vorgehen mag sich eine Schilddrüsenbehandlung nützlich auswirken.

Eine *postoperative Darmlähmung* wird im allgemeinen nur selten für die Therapie mit Schilddrüsenpräparaten in Betracht kommen. BÜTTNER (*78*) konnte bei ausgesprochener Darmparalyse und bei „entsprechendem Anlagetyp" mit 0,3—0,5 Thyreoidin per os oft Erfolge erzielen, nachdem auch intravenöse Hypophysingaben versagt hatten. Die Stuhlentleerung erfolgte einige Stunden nach der Einnahme des Präparates. Auf Thyreoidin Hypophysin zu geben, ist gefährlich. Kollapse sind beobachtet.

Thyreogene Obstipationen in Form schwerer *Colonatonien* sprechen nach BÜTTNER ebenfalls gelegentlich auf eine Thyreoidinkur an.

Die Frage der *Auflösung von Gallensteinen* durch Schilddrüsengaben scheint uns viel zu wenig geklärt zu sein, um mit ihr praktisch arbeiten zu können. Eine Empfehlung würde wohl nicht berechtigt sein. Vorher müßten erst die von mehreren Autoren behaupteten Zusammenhänge zwischen Schilddrüsentätigkeit und Gallensekretion weitgehend geklärt werden.

Aus den gesamten Ausführungen mag erhellen, daß wir eigentlich noch ganz am Beginn einer einigermaßen systematischen Schilddrüsenmedikation bei normal funktionierender Schilddrüse stehen, daß aber hoffnungsvolle Ansätze vorhanden sind. Sie zu entwickeln ist die Aufgabe zukünftiger Arbeit, die nicht nur das Laboratorium, in nicht geringem Umfang bereits die Klinik angeht.

Literatur.

Chirurgische Anzeigestellungen zur Herabsetzung, zum Ersatz und zur Steigerung der Schilddrüsenfunktion.

(*1*) LEVINE, S. A. and E. C. EPPINGER: Amer. Heart J. **10**, 736 (1935). — (*2*) MANDL, F.: Zbl. Chir. **1937**, 76. — (*3*) FRIEDMAN, H. F. and H. L. BLUMGART: J. amer. med. Assoc. **102**, 17 (1934). — (*4*) CUTLER, E. C.: Surg. etc. **59**, 824 (1934). — (*5*) SHAMBAUGH: Siehe E. C. CUTLER: Surg. etc. **59**, 824 (1934). — (*6*) EPPINGER, E. C. and S. A. LEVINE: Proc. Soc. exper. Biol. a. Med. **31**, 485 (1934). — (*7*) CUTLER, E. C. and M. T. SCHNITKER: Annals Surg. **100**, 578 (1934). — (*8*) Siehe auch J. D. BISGARD: J. amer. med. Assoc. **106**, 1639 (1936). — (*9*) BLUMGART, H. L., D. D. BERLIN und Mitarbeiter: J. amer. med. Assoc. **104**, 17 (1935). — (*10*) BERLIN, D. D.: J. amer. med. Assoc. **105**, 1104 (1935). — (*11*) SCHNITKER, M. T., L. H. VAN RAATLE and E. C. CUTLER: Arch. int. Med. **57**, 857 (1936). — (*12*) WELTI, H. u. Mitarbeiter: Mém. Acad. Chir. **62**, 26 (1935). — (*13*) ACEVES, S.: Arch. lat.-amer. Cardiol. y Hemat. **5**, 210 (1935). — (*14*) MANDL, F.: Zbl. Chir. **1937**, 76. — (*15*) BANKOFF, G.: Arch. klin. Chir. **181**, 590 (1935). — (*16*) BERLIN, D. D.: J. amer. med. Assoc. **105**, 1104 (1935). — (*17*) ABELIN, I.: Wien. klin. Wschr. **1936 II**. — (*18*) BREITNER, B.: Die Erkrankungen der Schilddrüse. Wien: Julius Springer 1928. — (*19*) SUDECK, P.: Arch. klin. Chir. **167**, 400 (1931). — (*20*) QUERVAIN, F. DE u. C. WEGELIN: Der endemische Kretinismus, **1936**, 193. — (*21*) BRUNS, P.: Beitr. klin. Chir. **12**, 647 (1894); **16**, 521 (1896). — (*22*) BÜTTNER, G. in M. HIRSCHs Handbuch der inneren Sekretion, Bd. 3, 2. Teil, S. 2143. 1933. — (*22*a) BREITNER, B.: Med. Klin. **1937 I**, 432. — (*23*) EGGENBERGER, H.: Helvet. med. Acta **3**, 103 (1936). — (*24*) BREITNER, B. u. Mitarbeiter: Mitt. Grenzgeb. Med. u. Chir. **39**, 45 (1926). — (*25*) CURSCHMANN, H. in M. HIRSCHs Handbuch der inneren Sekretion, Bd. 3, 1. Teil, S. 88. 1928. — (*26*) SCHITTENHELM, A. u. B. EISLER: Z. exper. Med. **68**, 487 (1929); **86**, 299 (1933). — (*27*) CURSCHMANN, H. in M. HIRSCHs Handbuch der inneren Sekretion, Bd. 3, 1. Teil, S. 89. 1928. — (*28*) KLOSE, H. u. G. BÜTTNER in M. HIRSCHs Handbuch der inneren Sekretion, Bd. 3, 1. Teil, S. 645. 1928. — BÜTTNER, G. in M. HIRSCHs Handbuch der inneren Sekretion, Bd. 3, 2. Teil, S. 2149 (1933). — (*29*) QUERVAIN, F. DE u. C. WEGELIN: Der endemische Kretinismus. Berlin: Julius Springer 1936. — (*30*) KOCHER: Siehe B. BREITNER: Die Erkrankungen der Schilddrüse, 1928. S. 205. — (*31*) KLOSE, H. u. G. BÜTTNER in M. HIRSCHs Handbuch der inneren Sekretion, Bd. 3, 1. Teil, S. 667. 1928. — (*32*) EITEL, H.: Dtsch. Z. Chir. **247**, 575 (1936). — (*33*) REHN, E.: Arch. klin. Chir. **183**, 358 (1935). — (*34*) QUERVAIN, F. DE u. C. WEGELIN: Der endemische Kretinismus, 1936, S. 195. — (*35*) BÜTTNER, G. in M. HIRSCHs Handbuch der inneren Sekretion, Bd. 3, 2. Teil, S. 2156. 1933. — (*36*) REHN, E.: Arch. klin. Chir. **183**, 358 (1935). — (*37*) FONIO, A.: Verh. 1. internat. Kropfkonf. Bern **1927**, 190. — (*38*) FRÜND, H.: Arch. klin. Chir. **157**, 32 (1929) **162**, 220. — (*39*) URBAN, K. u. B. KAUFMANN: Arch. klin. Chir. **160**, 79 (1930). — (*40*) ATANASOF, C.:

Zbl. Chir. **1931**, 852; **1932**, 1090. — *(41)* BOSHAMER: Münch. med. Wschr. **1931 I**, 393. — *(42)* BÜTTNER, G. in M. HIRSCHs Handbuch der inneren Sekretion, Bd. 3, 2. Teil, S. 2158. 1933. — *(43)* PRIBRAM, B. O.: Zbl. Chir. **1929**, 1164, 3138. — *(44)* Siehe auch L. LENDLE: Narkose u. Anästh. **1**, 239 (1928). — *(45)* NELL, W. u. W. SEBENING: Zbl. Chir. **1931**, 1569. — *(46)* AJEVOLI: Siehe H. EITEL u. O. E. RIECKER: Bruns' Beitr. **164**, 69 (1936). — *(47)* SIEGMUND, A.: Dtsch. Z. Chir. **105**, 384 (1910). — *(48)* EPPINGER, H. u. G. HOFER: Mitt. Grenzgeb. Med. u. Chir. **31**, 12 (1919). — *(49)* EPPINGER, H.: Klin. Wschr. **1931**, 682. — *(50)* LAUBER: H. J.: Bruns' Beitr. **157**, 244 (1933). — *(51)* KOSDOBA, A. S.: Mitt. Grenzgeb. Med. u. Chir. **43**, 470 (1932/34). — *(52)* EITEL, H. u. O. E. RIECKER: Bruns' Beitr. **164**, 69 (1936). — *(53)* KOSDOBA, A. S.: Mitt. Grenzgeb. Med. u. Chir. **43**, 470 (1932/34). — *(54)* BIRCHER, E.: Arch. klin. Chir. **91**, 554 (1910). — *(55)* STEINLEIN, M.: Arch. klin. Chir. **60**, 247 (1899). — *(56)* BAYON nach P. KRANZ: Mschr. Zahnheilk. **30**, 1 (1912). — *(57)* BIRCHER, E.: Arch. klin. Chir. **91**, 554 (1910). — *(58)* FURUKAWA, T.: Jap. J. med. Sci., Trans. Pharmacol. **4**, 60 (1930). — *(59)* KOSDOBA, A. S. u. J. A. SCHTSCHERBINA: Mitt. Grenzgeb. Med. u. Chir. **44**, 79 (1935). — *(60)* OGAWA, SH.: Arch. f. exper. Path. **109**, 83 (1925). — *(61)* TRENDELENBURG, P.: Die Hormone, Bd. 2. 1934. — *(62)* HANKE, H.: Dtsch. Z. Chir. **247**, 317 (1936). - Klin. Wschr. **1936 II**, 1121. — *(63)* EITEL, H. u. E. W. LEXER: Arch. klin. Chir. **185**, 587 (1936). — *(64)* BAUMANN, E.: Zbl. Chir. **1931**, 655. — *(65)* SAEGESSER, M.: Persönliche Mitteilung. — *(66)* BAETZNER, W.: Zbl. Chir. **1930**, 2906. — *(67)* HELLER, W.: Zbl. Chir. **1931**, 1578. — *(68)* PAAS, H. R.: Zbl. Chir. **1932**, 2462. — *(69)* STEIN, G.: Zbl. Chir. **1933**, 1776. — *(70)* KÖNIG, W.: Münch. med. Wschr. **1935 I**, 862. — *(71)* HANKE, H.: Dtsch. Z. Chir. **245**, 530 (1935). — *(72)* KÖNIG, W.: Münch. med. Wschr. **1935 I**, 862. — *(73)* REHN, E.: Verh. dtsch. chir. Kongr. **1924**, 410. — *(74)* BOROS, J. v. u. G. CZONICZER: Klin. Wschr. **1935 I**, 573. — *(75)* FELLINGER, K. u. R. PFLEGER: Z. exper. Med. **98**, 567 (1936). — *(76)* VIERSMA, H. J.: Z. klin. Med. **130**, 660 (1936). — *(77)* KLOSE, H.: Neue Deutsche Chirurgie, Bd. 44, S. 233. 1929. — *(78)* BÜTTNER, G. in M. HIRSCHs Handbuch der inneren Sekretion, Bd. 3, 2. Teil, S. 2157. 1933.

B. Epithelkörperchen.

Geschichtliche Bemerkungen.

Das eigentliche Entdeckungsjahr der Epithelkörperchen oder Nebenschilddrüsen ist das Jahr 1880. Zwar waren diese kleinen Gebilde schon mehrmals gesehen und beschrieben worden, u. a. von KÖLLIKER und VIRCHOW, aber erst IVAR SANDSTRÖM *(1)* erkannte 1880 ihre selbständige Bedeutung und untersuchte ihre anatomischen Verhältnisse im einzelnen. Von ihm stammt auch der Name „Glandulae parathyreoideae". Man glaubte zuerst an einen embryonal gebliebenen Schilddrüsencharakter dieser Gebilde, bis GLEY *(2)* 1891 feststellte, daß nur bei Entfernung von Schilddrüse *und* Nebenschilddrüsen bei Kaninchen die ähnlichen typischen *tetanischen Krämpfe* auftraten, wie man sie vom Fleischfresser her kannte. Bis zur Aufdeckung des wahren Charakters der Nebenschilddrüsen als *selbständige innersekretorische Organe* waren noch mühevolle anatomische, embryologische und experimentelle Untersuchungen notwendig [A. KOHN *(3)*, VASSALE-GENERALI *(4)*]. VON EISELSBERG *(5)*, nach ihm HALSTED u. a. bekräftigen sie durch das Ergebnis ihrer Schilddrüsen- bzw. Nebenschilddrüsentransplantationen. — MAURER *(6)* prägte den Namen „Epithelkörperchen".

Klinisch wurde in der Folgezeit besonders die Tetanie, der Nebenschilddrüsenmangel, untersucht. Erst seit 1925 kennen wir einwandfrei Hyperfunktionszustände der Epithelkörperchen und besitzen auch die Möglichkeit, sie erfolgreich zu bekämpfen (erste Epithelkörperchentumorexstirpation durch MANDL).

1924 und 1925 gelang die Darstellung wirksamer Nebenschilddrüsenauszüge (COLLIPs Parathormone).

I. Physiologie und Biologie der Nebenschilddrüsen.

a) Morphologische Bemerkungen.

Sicher festgestellt ist Nebenschilddrüsengewebe in der Tierreihe zuerst bei den Amphibien. Es kommt dann bei den Reptilien und allen Warmblütern vor. Ontogenetisch entwickeln sich die Nebenschilddrüsen recht früh, vollkommen getrennt von der Schilddrüse, meist aus Epithelverdickungen aus den 3. und

4. Kiementaschen. Unterschiedlich je nach der Tierart sind *Zahl* und *Lage der Organe*. Nicht bei allen Säugetieren kommt es zu der Bildung von vier Epithelkörperchen: Schwein, Ratte und Maus besitzen, in ähnlicher Weise wie die Vögel, meist nur zwei Nebenschilddrüsen, oft innerhalb der Schilddrüse. Bei den übrigen Tieren sind im allgemeinen vier Glandulae parathyreoideae vorhanden. Sie können zum Teil recht verschieden angeordnet sein: an der Carotis, nahe dem Thymus usw. liegen. Die Lage der Epithelkörperchen beim *Menschen* ist bekannt. Die oberen zwei liegen meist dorsal von der Arteria thyreoidea inferior, nahe dem N. recurrens und in Höhe des Ringknorpels. Eine starke Bindegewebsschicht trennt sie von der Rückseite der Schilddrüse. Die unteren zwei liegen in Höhe der Eintrittsstelle der Arteria thyreoidea inferior, mehr locker auf der Schilddrüsenkapsel. Beim Menschen und beim Säugetier findet sich sehr häufig akzessorisches Nebenschilddrüsengewebe, sowohl außerhalb wie innerhalb der Schilddrüse und auch im Thymus. *Die Beachtung dieser Varietäten ist für die Beurteilung von Folgen experimenteller und auch klinischer Nebenschilddrüsenexstirpationen von Wichtigkeit.* Von Interesse und für die Selbständigkeit der Epithelkörperchen sprechend sind die Befunde von Vorhandensein der Nebenschilddrüsen bei Fehlen der Schilddrüse.

Das Gesamtgewicht der vier menschlichen Epithelkörperchen beträgt etwa 0,13 g (*7*). Ihre *Blutversorgung* geschieht aus Ästen der Arteria thyreoidea inferior. Außer mit Capillaren sind die Gebilde mit Lymphgefäßen reichlich versorgt. *Sympathische Fasern* gelangen in die Epithelzellen.

Histologisch sind die auffallend großen Schwankungen des zelligen Aufbaues zu beachten, selbst unter den einzelnen Epithelkörperchen bei ein und demselben Individuum. Sie sind unter normalen und krankhaften Bedingungen festzustellen. Nach dem Verhalten des Bindegewebsgerüstwerkes sind drei Grundtypen zu unterscheiden: 1. Das *ungegliederte kompakte Epithelkörperchen* mit zusammenhängenden Zellmassen und wenig Bindegewebe. Es ist der fetale Typ, der auch im Kindesalter vorherrscht. Nach HERXHEIMER (*8*) kommt er in 14% auch im späteren Lebensalter vor. 2. Das *netzförmige Epithelkörperchen,* mit zwischen den Epithelbalken verstreuten Bindegewebszügen; der häufigste Typ. 3. Das *lobuläre Epithelkörperchen.* — Die Menge des Bindegewebes nimmt mit dem Alter zu. Oft ist es durch Fettgewebe ersetzt, aber erst im späteren Leben.

Die Epithelzellen des Drüsenparenchyms gliedern sich in zwei Hauptformen: in die fast stets weit überwiegenden *Hauptzellen* und in die WELSHschen *oxyphilen* (auch chromophilen) Zellen. Unter den Hauptzellen sind nach der meist übernommenen Einteilung von GETZOWA *wasserhelle* und *rosarote* (dunkle) *Hauptzellen* zu unterscheiden. Die rosaroten Zellen weisen einen feinkörnigen Bau des Protoplasmas auf; sie leiten sich von den wasserhellen ab und herrschen beim Erwachsenen vor, wenn sie nicht allein vertreten sind. Die oxyphilen Zellen treten gegenüber den Hauptzellen an Zahl meist ganz zurück, im späteren Alter werden sie häufiger. Außer den Hauptzellen und den oxyphilen Zellen kann man dann noch *syncytiumähnliche Zellgruppen* unterscheiden, wohl eine Abart der rosaroten Zellen. Sie treten erst im späteren Alter auf. — Die Parenchymzellen, vor allem die Hauptzellen, enthalten reichlich Fett und Glykogen. Aber auch hier gibt es viele Schwankungen.

Sehr umstritten sind die häufigen *Kolloidbefunde.* Allerdings tritt Kolloid erst mit zunehmendem Alter häufiger auf. Jod ist nur in Spuren in ihm vorhanden. Chemisch weicht das Sekret von dem der Schilddrüse völlig ab. Hingegen kommt gelegentlich, bei Sekretstauung, ein schilddrüsenähnliches Bild in Form von drüsenschlauchartigen Bildungen, sog. Follikeln, zustande. Ob das Kolloid wirksames Hormon enthält, ist nicht bekannt.

Sichere Angaben über die Tätigkeit der einzelnen Zellarten der Epithelkörperchen sind auf Grund morphologischer Studien nicht möglich [HERXHEIMER (*9*)]. Es scheint festzustehen, daß die verschiedene Morphologie der Hauptzellen unter sich lediglich auf verschiedene Tätigkeitszustände zu beziehen ist. Aber ob nun die Hauptzellen oder die oxyphilen Zellen die hormonerzeugenden sind, das ist weitgehend umstritten, ebenso wie ihre Rolle als Kolloidproduzenten.

Wichtig ist die *fast regelmäßig eintretende kompensatorische Hypertrophie zurückgelassenen Parathyreoidgewebes* nach Teilentfernung der Nebenschilddrüsen.

b) Chemie des Nebenschilddrüsenhormons.

Die *Reindarstellung* des Nebenschilddrüsenhormons ist bisher *noch nicht gelungen.* Hingegen glückte es 1924 und 1925, nach der Herstellung des Insulins, auch wirksame Nebenschilddrüsenauszüge zu erhalten. Hierzu war nach BERMAN, HANSON und COLLIP die Säurehydrolyse des Nebenschilddrüsengewebes erforderlich. Das COLLIPsche (*10*), durch Extraktion mit Salzsäure erhaltene Präparat *Para-Thor-Mone* (fabrikatorische Herstellung Eli Lilly Co.) ist ein Eiweißkörper. Es enthält zu etwa 15% Stickstoff, außerdem in Spuren Schwefel und Eisen. Der wirksame Stoff ist vermutlich eine Albumose. Durch Pepsin und Trypsin wird er zerstört. Er ist in alkoholischer Lösung und in Kälte gut haltbar.

Die *Auswertung des Hormons* geschieht am gesunden Tier, an Hand der Beobachtung der Blutkalksteigerung. Eine COLLIP-Einheit ist $^1/_{100}$ derjenigen Hormonmenge, die bei einem 20 kg schweren Hund nach subcutaner Injektion 16—18 Stunden darauf den Blutkalkspiegel um 5 mg in 100 ccm Blutserum erhöht (*11*).

Größere Mengen Parathormons sind im Blut schwangerer Frauen nachgewiesen worden [HOFFMANN (*12*)].

c) Theorien der Nebenschilddrüsenfunktion.

1. Entgiftungstheorie der Nebenschilddrüsenfunktion. Während wir über die Funktion der Schilddrüse recht weitgehend unterrichtet sind, sehen wir hinsichtlich der Nebenschilddrüsenfunktion noch ziemlich unklar. Wir kennen zwar die Ausfallserscheinungen und seit einigen Jahren auch gewisse Überfunktionszustände; aber klare, exakte Anschauungen haben wir noch nicht.

Das führende Ausfallssymptom, das auch für die Entdeckung der Epithelkörperchen als selbständiges innersekretorisches Organ wegweisend war, die auftretenden tetanischen Krämpfe, ließen schon früh die Ansicht aufkommen, daß *den Nebenschilddrüsen die Aufgabe der Entgiftung eines Krampfgiftes zukomme.*

Als tetanieauslösendes Gift wurde das *Guanidin* angesprochen.

Diese zuerst von FÜHNER (*13*) geäußerte Ansicht wurde in der Folgezeit in mehrfachen, besonders experimentellen Untersuchungen einer Prüfung unterzogen. Während eine ganze Anzahl Autoren einen erhöhten Guanidingehalt im Harn, Blut und Gehirn schilddrüsen- und nebenschilddrüsenexstirpierter Tiere feststellten, konnten diese Befunde von anderen Untersuchern, mit zum Teil verbesserter Methodik, *nicht* bestätigt werden. Auch durch die Analysen der Blutkalkwerte guanidinvergifteter Tiere war die Guanidinvergiftungstheorie nicht zu stützen. Es tritt nach Guanidinvergiftung kein Sturz des Blutkalkes ein, eher eine Vermehrung desselben. Ferner entspricht trotz mancher symptomatologischer Ähnlichkeiten die Guanidinvergiftung nicht der parathyreopriven Tetanie.

Es kann daher eine Guanidinvergiftung nicht das Wesen der parathyreopriven Tetanie ausmachen. Aber die Frage, ob nicht doch ein toxischer Körper die tetanischen Erscheinungen bei fehlenden Nebenschilddrüsen bedingt und normalerweise die Drüse einer Entgiftung dient, ist damit noch nicht erledigt [ASHER (*14*)]. REISS (*15*) ist der Ansicht, daß bei der ausgebildeten Tetanie wahrscheinlich eiweißähnliche Stoffwechselschlacken, die sekundär im Organismus entstanden sind, eine gewisse Rolle spielen.

2. Die den Calciumstoffwechsel regulierende Funktion der Nebenschilddrüsen. Etwas klarer sehen wir hinsichtlich der Verhältnisse des *Calciumstoffwechsels*. Die schon vor fast 30 Jahren vorgenommenen Analysen der Gewebe tetanischer Menschen und Tiere hatten einen abnorm niedrigen Kalkgehalt des Gehirns, der Muskeln und des Blutes ergeben. Zu etwa der gleichen Zeit, 1907—1908, entdeckte man, daß tetanische Erscheinungen bei nebenschilddrüsenexstirpierten Hunden nach der Injektion von Kalksalzlösungen prompt verschwanden. Schon vorher hatte LOEB festgestellt, daß durch Verminderung des Kalkgehaltes im Blut die Nervenerregbarkeit gesteigert wird. MACCALLUM und VOEGTLIN (*16*) stellten daraufhin die wesentliche *Erniedrigung des Calciumgehaltes des Blutes tetanischer Hunde* fest (statt 13,3 mg-% bei normalen Hunden nur 5,4 mg-% bei tetanischen Hunden). Dieser Befund gilt jetzt als sicheres Symptom einer Tetanie; durch Zufuhr von Kalksalzen oder Parathormon ist er, ebenso wie die übrigen Erscheinungen der Tetanie, zu beseitigen. *Zum Wesen der parathyreopriven Tetanie gehört daher eine Störung des Calciumstoffwechsels, die einen Sturz des Blutkalkwertes bedingt.*

Aber Hypocalcämie ist nicht gleichbedeutend mit Hypofunktion der Epithelkörperchen. *Das Wesen der Nebenschilddrüsenhormonwirkung liegt in der Regulierung des Calciumstoffwechsels, in der richtigen Verteilung des Kalkes zwischen Blut und Geweben.* Die näheren Zusammenhänge sind uns noch nicht völlig klar.

d) Folgen der Nebenschilddrüsenentfernung.

1. Akute Tetanie.

a) Ablauf des Krankheitsbildes bei Tieren. Die alleinige Bedeutung der Nebenschilddrüsen für das nach ihrer Entfernung auftretende *Krankheitsbild der Tetanie* ist besonders *experimentell* gesichert worden. Nach der Exstirpation von Schilddrüse und Nebenschilddrüsen bei Säugetieren verläuft der erste Tag noch symptomlos. Sodann treten fibrilläre Zuckungen auf, zuerst in den Extremitätenmuskeln, später auch in den Rumpfmuskeln. Durch Spasmus der Beinstrecker wird der Gang steif, zugleich ist häufiges Pfotenschütteln zu bemerken. Psychische Veränderungen, Abstumpfung, bei chronischem Verlauf mehr Verwirrungszustände sind zu beobachten. Es folgen klonische Zuckungen und schließlich heftigste tetanische Streckkrampfanfälle. Der Tod tritt in einem Erstickungsanfall ein, oder aber die Lähmungserscheinungen nehmen zu; der Tod wird in diesem Fall durch aufsteigende Lähmung bedingt. Nach Entfernung aller Nebenschilddrüsen kommt es bereits in 3—5 Tagen, bei Kaninchen noch früher, zu dem tödlichen Ausgang.

Der Erregbarkeit der motorischen Nerven ist bei der experimentellen Tetanie in ähnlicher Weise gesteigert wie bei der menschlichen (TROUSSEAUscher Versuch positiv, Erhöhung der Erregbarkeit für galvanische Reize).

b) Entstehungsorte der Tetanie. Zahlreiche Untersuchungen (*17, 18*) wurden angestellt, um die *Entstehungsorte der parathyreopriven Krämpfe und Muskelzuckungen* zu bestimmen. Das Fehlen des Großhirns kann die Krämpfe verstärken, durch Decerebrierung werden sie bei Katzen gesteigert. Nach hoher Durchschneidung des Rückenmarkes bleiben nur die tonischen Krämpfe und Spasmen aus, nicht die klonischen und fibrillären Kontraktionen. Durchschneidung der peripheren Nerven hebt alle krampfhaften Kontraktionen auf. Ob das Kleinhirn einen Anteil an den Krämpfen hat, ist umstritten.

Von den Krämpfen ist die Übererregbarkeit der peripheren Nerven zu trennen. Sie bleibt nach ihrer Durchschneidung bis zu ihrer Degeneration bestehen. Die periphere Entstehung der Übererregbarkeit wurde durch Anwendung der gekreuzten Zirkulation bewiesen [isolierte Verbindung der hinteren Extremitäten eines normalen Tieres mit dem Blutgefäßsystem eines nebenschilddrüsenexstirpierten tetanischen Hundes — Versuch von McCallum und Vogel (*19*)].

c) Verhalten des autonomen Nervensystems. Über das *Verhalten des autonomen Nervensystems* im Verlauf der parathyreopriven Tetanie wissen wir noch wenig. In den Spätstadien ist der *Blutdruck* erniedrigt, während der Krampfanfälle jedoch erhöht. Die Pupille erweitert sich im Anfall. Speichelfluß, Erbrechen, hämorrhagische Diarrhöen und Blasenentleerungen sind oft zu beobachten. Die Magen-, Pankreassaft- und Gallenabsonderung ist herabgesetzt. Während der Anfälle steigt die *Körpertemperatur* oft sehr hoch an; in den krampffreien Perioden fällt sie auf subnormale Werte ab, noch tiefer oft vor dem Tode.

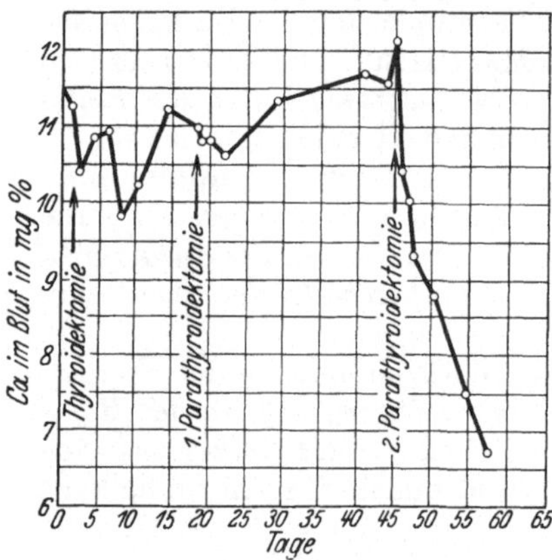

Abb. 6. Einfluß der Exstirpation der Schilddrüse und der nacheinander vorgenommenen Exstirpation der beiden äußeren Nebenschilddrüsen auf den Calciumgehalt im Blute des Hundes. (Nach Cheymol und Quinquaud, bei P. Trendelenburg, Die Hormone, Bd. 2, S. 249. Berlin: Julius Springer 1934.

d) Stoffwechselwirkungen. Ein großer Teil der nachweisbaren *Stoffwechselveränderungen* bei parathyreopriven Tieren sind *Folgen der Tetanie, nicht des Fehlens der Hormone* (Asher). Es gilt dies z. B. für die eben erwähnte Temperaturerhöhung im Krampfanfall. Auch mit dem *Kohlehydratstoffwechsel* verhält es sich so.

Meist ist eine Hyperglykämie festgestellt worden (*20*) (in der auf die Krampfanfälle folgenden Zeit), ja sogar eine Glykosurie. Der gesamte Körper, die Leber und die Muskeln verarmen dabei weitgehend an Glykogen.

Ebenso scheinen die beobachteten Veränderungen im *Eiweißstoffwechsel* nicht spezifischer Ausdruck eines Nebenschilddrüsenhormonausfalls zu sein. Der Rest- und Harnstoffstickstoff im Blut ist nicht gesetzmäßig verändert (s. Trendelenburg).

Wichtiger sind die Veränderungen des *Mineralstoffwechsels.* Insbesondere der **Calciumstoffwechsel** ist tiefgehend gestört. Blut, Plasma- und Serumkalkgehalt sinken bei der parathyreopriven Tetanie der Hunde und Katzen ohne Ausnahme und sofort ab (s. Abb. 6). Der Grad des Sturzes der Kalkwerte von dem Normalwert von etwa 10 mg-% geht ungefähr parallel der Schwere der tetanischen Erscheinungen. Der Tiefpunkt ist nach 4 Tagen erreicht. Auch die Herbivoren weisen einen herabgesetzten Blutkalk auf.

Das Verhältnis des an nicht diffusible Substanzen gebundenen Plasmakalkes zum diffusiblen Anteil ändert sich bei der parathyreopriven Tetanie häufig zugunsten des diffusiblen Anteils (*21*).

Der niedrige Kalkgehalt des Blutserums kann nicht von einer Steigerung der Calciumausscheidung herrühren, da eine solche nicht besteht (*22*). Erst nach der Einnahme von der Tetanie entgegenwirkenden Mitteln wird Calcium, auch Natrium und Kalium, vermehrt ausgeschieden (*23*). Man hat deshalb eine vermehrte Calciumabgabe an die Gewebe angenommen. Und in der Tat wollen einige, nicht alle Untersucher, eine Zunahme des Weichteilcalciums nach

Nebenschilddrüsenentfernung festgestellt haben (*24*). Der Kalkgehalt der Knochen soll *herabgesetzt* sein [OGAWA (*25*)], jedoch ist er von der Kost abhängig.

BÜLBRING (26) fand bei nebenschilddrüsenexstirpierten, jungen wachsenden Ratten bei normaler Kost eine deutliche Abnahme des Calciumgehaltes der Knochen. Die sonst durch calciumreiche Kost zustande kommende Abnahme des Knochenkalkgehaltes wurde durch Nebenschilddrüsenentfernung nicht verstärkt. Calciumarme Kost führte eher zu höherem Kalkgehalt als bei gleich ernährten Kontrolltieren.

Nach neueren Untersuchungen von UNDERHILL und JALESKI (*27*) ist bei parathyreopriven tetanischen Hunden eine gleiche Streuung des Calciumgehaltes in den Organen festzustellen wie bei normalen Tieren. *Es fehlen also streng quantitative Beweise für eine vermehrte Abgabe von Blutkalk in die Gewebe.* Man hat sich über das *Wesen der Calciumverarmung des Blutes* verschiedenste Vorstellungen gemacht. Keine konnte bisher befriedigen. TRENDELENBURG (*28*) erörtert als nach ihm nächstliegende Theorie die Möglichkeit, daß die Organe insuffizient geworden sind, die für die Aufrechterhaltung der so ausgesprochenen Konstanz der Calciumkonzentration des Blutes sorgen. Es müßten in diesem Fall auch Störungen der calciumausscheidenden Funktion der Nieren und der Dickdarmschleimhaut bestehen. Für die Leber tetanischer Kaninchen ist eine solche Hemmung der Calciumausscheidung nachgewiesen (*29*).

Die *Kalkbilanz* ist noch nicht vollkommen untersucht. Auf Veränderungen der Calciumaufnahme und Ausscheidung ist die Abnahme des Calciumgehaltes des Serums nicht zu beziehen.

Hinsichtlich der übrigen Kationen des Blutes ist ein geringgradiges Ansteigen des bekanntlich die Erregbarkeit steigernden *Kaliums* festgestellt und umgekehrt ein leichtes Absinken des Natriumgehaltes. Das Magnesium weist kaum Veränderungen auf.

Betreffs der Anionen ist die wichtigste Störung die des **Phosphorstoffwechsels.** Umgekehrt zum Verhalten des Calciums *steigt der Gesamtphosphor des Blutes,* besonders der Phosphat-P, nicht der Lipoid-P, deutlich, oft auf das Doppelte an. Außerdem ist eine erhebliche Phosphatretention festzustellen, deren Ursache noch nicht sicher bekannt ist. TRENDELENBURG (*30*) denkt auch hier an eine Störung der Phosphatausscheidung in den Nieren. Die Knochen nebenschilddrüsenexstirpierter Ratten weisen eine Phosphatarmut auf (*31*). Jedoch bestehen hier, wie beim Calcium, Abhängigkeiten zur jeweiligen Kost (*32*).

Die Phosphatvermehrung des Blutes bedingt aber die parathyreoprive Tetanie nicht. Möglich ist, daß sie an der Abnahme des Blutkalkgehaltes etwas beteiligt ist, da nach experimenteller Zufuhr von viel Phosphaten die Blutcalciumwerte absinken (*33, 34*).

Der *Chloridstoffwechsel* ist kaum verändert.

Das *Säurebasengleichgewicht* ist nicht gestört. Es besteht im parathyreopriven krampflosen Zustand keine Azidose. Diese tritt erst im Verlauf der Krämpfe ein, sie ist eine Folge der übersteigerten Muskeltätigkeit [ASHER (*35*)]. *Auch eine Alkalose besteht nicht.*

Im *Harn* der Fleischfresser ist nach Nebenschilddrüsenentfernung eine *alkalische Reaktion* nachzuweisen. Sie ist möglicherweise auf eine Nierenfunktionsstörung (Versagen der Ausscheidung des H_2PO_4-Ions) zu beziehen (*36*). Erst nach Auftreten der Krämpfe wird der Harn, wie das Blut, sauer. Stark vermehrt ist die Ammoniakausscheidung. Auch Milchsäure, β-Oxy-buttersäure und Acetessigsäure sind im Urin feststellbar.

Der *Wasserhaushalt* ist bei parathyreopriven Tetanien noch nicht genauer untersucht. Bei der akuten Tetanie soll es zu einem Absinken der Harnmengen, vor dem Tode oft zu Oligurie oder Anurie, kommen.

Eine Leberparenchymschädigung wird durch die vermehrte Eiweißausscheidung der Galle wahrscheinlich gemacht (*37*).

Die *Blutgerinnung* wird noch uneinheitlich beurteilt. Nach einigen Autoren soll sie trotz der Calciumarmut des Blutes nicht aufgehoben sein, nach anderen ist sie deutlich vermindert (*38*).

2. Chronische Nebenschilddrüseninsuffizienz.

Der akuten parathyreopriven Tetanie steht die mehr chronisch verlaufende Nebenschilddrüseninsuffizienz nach nur teilweiser Entfernung der Epithelkörperchen gegenüber. Wir sprechen von *latenter Tetanie* oder Tetaniebereitschaft. Die Menge des für einen solchen Zustand noch zu fordernden Nebenschilddrüsengewebes ist durchaus unterschiedlich.

Von Wichtigkeit ist das *Auftreten von Wachstumsstörungen*. Sie sind besonders bei Ratten untersucht worden und bestehen in einer Hemmung des allgemeinen (*39*) wie des Skeletwachstums [ISELIN (*40*), ERDHEIM (*41*), HAMMETT (*42*) u. a.]. Weibliche Ratten zeigen die Wachstumsstörung ausgesprochener als männliche. Gleichzeitige Entfernung der Schilddrüse verstärkt die Erscheinungen.

Von der Herabsetzung des Kalkgehaltes der *Knochen* sprachen wir bereits. Histologisch sind die Verhältnisse nicht so einheitlich beurteilt. Die von ERDHEIM behauptete mangelnde Verkalkung des beim physiologischen Knochenumbau neu hinzukommenden Knochengewebes konnte von anderen Untersuchern nicht bestätigt werden. Recht kennzeichnend aber sind die *Zahnveränderungen.*

Hier konnte ERDHEIM (*43*) eindeutig die fehlerhafte, verspätete oder nicht mehr eintretende Verkalkung neugebildeten Dentins auf den Ausfall der Epithelkörperchenfunktion, auf die Störung des Kalkstoffwechsels, beziehen. Klinisch äußern sich diese Zahndentinveränderungen in Brüchigkeit der Zähne. Später als die Dentinveränderungen treten Schmelzdefekte auf.

Häufig kommt es im Verlauf der chronischen Nebenschilddrüseninsuffizienz zu doppelseitigem *Katarakt* (Schichtstar). Auch *Haarausfall* und *Störungen der Nagelbildung* sind zu beobachten.

Die Stoffwechselveränderungen bei der latenten Tetanie sind noch näher zu untersuchen.

e) Wirkungen der Nebenschilddrüsenhormonzufuhr.

Bei *Kaltblütern* ist durch Verfütterung von Nebenschilddrüsen eine deutliche Hemmung der durch Schilddrüsenstoffe hervorgerufenen Metamorphose der Kaulquappen festgestellt worden; die physiologische Metamorphose soll nicht beeinflußt werden (*44*). Doch erfordern die Versuche eine Nachprüfung mit wirksamen Hormonpräparaten (TRENDELENBURG).

1. Beseitigung der Ausfallserscheinungen. Nebenschilddrüsenverfütterung hat auch bei *Warmblütern* nie die tetanischen parathyreopriven Erscheinungen beseitigen können. Das gleiche gilt von der oralen Verabreichung wirksamer Hormonpräparate. Erst bei *parenteraler* Zufuhr verschwinden die Krampferscheinungen. *Sie vermag alle Störungen des Nebenschilddrüsenmangels zu beseitigen.* Parathormon (und Calcium) regulieren mittelbar durch Calciumbeeinflussung den normalen krampffreien Zustand; nicht wahrscheinlich ist, daß zur Vergiftung führende Vorgänge verhindert werden (s. oben).

2. Wirkung auf den Mineralstoffwechsel. Wie ist die Wirkung parenteraler Hormongaben auf den *Mineralstoffwechsel?* Bei parathyreopriven und bei normalen Tieren wird der *Calciumspiegel* und hier vor allem der nicht diffusible Anteil des Blutcalciums erhöht (*45*). Die Empfindlichkeit der Tiere ist aber verschieden. Die Vermehrung des Blutkalkes entspricht etwa der Größe der Hormongaben. Bei Überdosierung des Hormons kommt es zu starkem Anstieg des Blutcalciums und zu einer tödlichen *Vergiftung*. Die anorganischen *Phosphorverbindungen* des Blutes sinken zuerst leicht ab, steigen aber bei der durch Überdosierung des Hormons bewirkten Erhöhung des Blutkalkes stark an (*46*).

Pflanzenfresser reagieren auf Hormongaben viel schwächer als Fleischfresser. Eine auch nur mäßige Erhöhung des Blutkalkes erfordert große Mengen Hormons. Junge Tiere sind empfindlicher als alte. Nach täglich wiederholten Hormongaben tritt bei Ratten eine „Immunität" ein; das Blutcalcium sinkt wieder auf normale Werte ab.

Dauernde Blutkalkerhöhung führt zu einem charakteristischen *Vergiftungsbild:* zu zunehmender Schwäche, Erbrechen, Diarrhöen, Pulsverlangsamung und Arrhythmie, Eindickung des Blutes, Gefrierpunktserniedrigung bis auf 0,71, Oligurie. Der Tod tritt ein, wenn die Blutcalciumwerte wenige Tage lang etwa 20 mg-% betragen haben (*47*). Bei der Sektion finden sich in vielen Organen Kalkablagerungen. Es handelt sich bei dieser Vergiftung um eine Ausfällung von Calciumsalzen im Serum (*48*).

Die *Ursache der Steigerung der Blutcalciumwerte* ist nicht allein auf Zunahme der Calciumresorption zu beziehen. Sie ist noch nicht ganz geklärt. Die Calciumabgabe ist im gesamten wohl etwas erhöht, die Calciumausscheidung im Harn vermehrt. Hier bedingen aber die Dauer der Hormonverabreichung und die Größe der Dosen, auch wohl der Kalkgehalt der Nahrung usw. Variationen, die im einzelnen noch nicht vollkommen aufgeklärt sind. Es ist anzunehmen, daß die Veränderungen der Calciumausscheidung nur *Folgen* der Blutkalkveränderungen darstellen. *In der Hauptsache beruht wohl die Vermehrung des Blutkalkes auf einer Mobilisierung von Calcium aus den Geweben.* Die nähere Herkunft des mobilisierten, den Kalkgehalt des Blutes vermehrenden, und des vermehrt ausgeschiedenen Kalkes wird nicht einheitlich beurteilt. Zum großen Teil, aber wohl nicht allein (*49*), beruht er auf vermehrter ostoklastischer Tätigkeit der Knochenzellen.

Die sich widersprechenden Befunde sind wahrscheinlich durch die verschiedene Empfindlichkeit und Reaktionsweise der einzelnen verwandten Tierarten bedingt, außerdem, wie gesagt, durch die Verwendung unterschiedlicher Hormondosen und durch unterschiedliche Ernährung.

Der *Phosphorgehalt der Knochen* scheint bei langdauernder Zufuhr von Nebenschilddrüsenhormon nach Versuchen an Ratten abzunehmen. Aber auch hier gibt es gegenteilige Befunde. — Die *Alkalireserve* des Blutes wird nicht verändert (*50*).

3. Histologische Knochenveränderungen nach Nebenschilddrüsenhormonzufuhr. Die Veränderungen der Knochen nach länger dauernder Zufuhr von wirksamem Nebenschilddrüsenhormon seien in Zusammenhang mit der menschlichen generalisierten Osteodystrophia fibrosa unten besprochen (s. S. 152).

f) Beeinflussung der Sekretion der Nebenschilddrüsen.

Wir bemerkten schon, wie außerordentlich konstant der Blutcalciumspiegel unter normalen Bedingungen gehalten wird, beim Säugetier fast genau auf 10 mg-%. Über die hier wirksamen und mitspielenden Faktoren sind wir im einzelnen noch nicht vollkommen unterrichtet. Nach Nebenschilddrüsenentfernung zurückgebliebene Gewebsreste hypertrophieren bald kompensatorisch. Möglicherweise geben sie auch vermehrt Hormon ab, wie experimentelle Befunde vermuten lassen.

Eine Regulierung der inneren Sekretion der Epithelkörperchen auf chemischem und nervösem Wege ist nach Asher in Analogie zu anderen innersekretorischen Drüsen zu erwarten. Bisher stehen uns als Testmethoden aber nur histologische zur Verfügung.

Die *Größe des Calciumangebots* scheint für die Leistung der Nebenschilddrüsen von Wichtigkeit zu sein. Bei Calciummangel hypertrophieren die Epithelkörperchen. Das ist bei Ratten, Hühnern und Vögeln nachgewiesen worden (*51, 52, 53*). Auch die Vergrößerung der Nebenschilddrüsen nach Anlegung experimenteller Gallenfisteln (*54, 55, 56*) ist auf diese Weise, durch Calciumverlust, zu erklären. Umgekehrt soll Parathormonzufuhr verminderte Zelltätigkeit bewirken (*57*). Die Verhältnisse liegen also wohl ähnlich wie bei der Schilddrüse, falls man den Calciummangel dem Jodmangel und die Parathormonzufuhr einer solchen mit Schilddrüsenhormon gleichsetzt.

Ob vermehrte Zufuhr von Calciumsalzen die Funktion der Epithelkörperchen beeinflußt, bleibt noch näher zu untersuchen (*58*).

Nahrungsmangel führt zu degenerativen atrophischen Veränderungen der Parathyreoidea. Dementsprechend, wahrscheinlich mit einer Unterfunktion der Epithelkörperchen zusammenhängend, kommt es im Hungerzustand zu einer Senkung des Blutcalciumgehalts (siehe TRENDELENBURG).

Mangel an Vitamin D oder Licht erzeugt häufig eine Hypertrophie der Epithelkörperchen. Es ist dies bei der menschlichen Rachitis (*59*), weiter bei der spontanen und bei der experimentellen, durch Vitamin D-Mangel bedingten Rachitis von Tieren, besonders Ratten (*60, 61, 62*), festgestellt worden.

Zweifellos bestehen *gewisse Zusammenhänge der Rachitis und der Säuglingstetanie mit Störungen der Epithelkörperchenfunktion*. Nach TRENDELENBURG sollen die bei Rachitis hyperplastisch gewordenen Nebenschilddrüsen häufig nicht genügend Hormon abgeben. Auch bei der experimentellen Tierrachitis besteht Tetaniebereitschaft, die durch Phosphatzufuhr und durch Nahrungsentzug zur manifesten Tetanie werden kann (*63, 64, 65*).

Vitamin D-Zufuhr oder Ultraviolettbestrahlung verhindert die durch Vitamin D und Lichtmangel entstandene Hyperplasie der Nebenschilddrüsen. Die Erhöhung der Blutcalciumwerte durch Vitamin D ist *nicht* an die Epithelkörperchen gebunden. Auch bei Exstirpation dieser Organe tritt sie, wie beim normalen Tier, auf. *Man kann die Wirkung des Vitamin D mit der des Nebenschilddrüsenhormons nicht gleichsetzen* (*66*). Auch die Einflüsse auf das Knochensystem sind anderer Art als die, welche Parathormon bedingt.

g) Beziehungen der Nebenschilddrüsen zu anderen innersekretorischen Organen.

1. Schilddrüse. Wir gingen bereits bei dem Kapitel „Schilddrüse“ auf die sehr losen Wechselbeziehungen zwischen Epithelkörperchen und Schilddrüse ein. Weder treten die beiden Organe vikariierend füreinander ein, noch besteht ein Antagonismus. Die Abschwächung der parathyreopriven tetanischen Erscheinungen bei gleichzeitiger Schilddrüsenexstirpation erklärten wir oben durch die verminderte Empfindlichkeit des Zentralnervensystems gegenüber Kalkmangel. Es fehlt einmal Epithelkörpercheninkret, das mittelbar, durch den Calciumstoffwechsel, das Nervensystem im Sinne der Beruhigung beeinflußt (ASHER), auf der anderen Seite aber auch Thyroxin, das die Erregbarkeit steigert.

2. Hypophyse. Über Wechselbeziehungen Epithelkörperchen—Hypophyse ist noch wenig Verläßliches bekannt. Die Tätigkeit der Nebenschilddrüsen soll durch einen Wirkstoff des Hypophysenvorderlappens, das parathyreotrope Hormon, geregelt werden. Näheres siehe Hypophyse.

3. Thymus. Auch die Beziehungen zum Thymus sind noch wenig geklärt. Thymusexstirpation ist beim Meerschweinchen ohne Einfluß auf die Tetanie (*67*). Auf die Wirkung der Thymuszufuhr bei experimenteller Hyperparathyreose kommen wir unten zu sprechen.

4. Pankreas. Nach gleichzeitiger Exstirpation von Schilddrüse und Nebenschilddrüsen soll eine Hypertrophie der LANGERHANSschen Inseln auftreten (*68*). Bei parathyreopriven Tieren ist die Insulinwirkung auf den Blutzucker erhalten (*69*).

Insulin löst beim parathyreopriven Hund infolge Weckung der Adrenalinabsonderung heftige tetanische Krampfanfälle in der tetaniefreien Zeit aus, der Calciumspiegel des Blutes sinkt ab [ASHER (*70*)].

Zufuhr von Nebenschilddrüsenhormon soll unmittelbar die Inselzellen im Sinne einer Mehrabgabe von Insulin beeinflussen (*71*).

Beim normalen, nicht beim pankreasdiabetischen Hund, wurde durch Parathormon der Blutzuckergehalt gesenkt (*72, 73*). Hier wären weitere Untersuchungen erforderlich.

Bei pankreasexstirpierten Hunden sind degenerative Veränderungen an den Nebenschilddrüsen festgestellt worden. Insulinbehandlung soll keinen Einfluß haben (*74*).

5. Nebennieren. Nebenschilddrüsenexstirpation soll ein rasches Absinken des Adrenalingehalts der Nebennieren zur Folge haben (*75*). Zufuhr von Parathormon ist anscheinend ohne Wirkung auf das Adrenalin. Hingegen löst Adrenalin an parathyreopriven Hunden sehr leicht Tetanie aus (*76, 77*) (beim Insulin ist es ebenfalls der schuldige Teil). Auch für den Menschen ist die Exacerbation der Tetanie durch Adrenalininjektionen bekannt [siehe GULEKE (*78*)].

Die Entfernung der Nebennieren oder auch die Unterbindung ihrer abführenden Gefäße bewirkt dementsprechend ein promptes Verschwinden parathyreopriver tetanischer Krämpfe bei Hunden und Katzen. GULEKE (*79*), der dies feststellte, betonte, daß diese Wirkung nur dann zu erzielen ist, wenn Nebenschilddrüsen + Schilddrüse gleichzeitig entfernt wurden. Wo das nicht der Fall sei, bleibe die Wirkung der Nebennierenexstirpation aus. Er folgerte hieraus einen Antagonismus zwischen Epithelkörperchen einerseits und Nebennieren und Schilddrüse andererseits.

Totale Entfernung der Nebennieren bei normalen Tieren soll bei einem Teil dieser den Blutcalciumspiegel steigern (*80, 81*).

6. Geschlechtsdrüsen. Schon physiologisch bestehen deutliche Wechselbeziehungen der Tätigkeit der weiblichen Geschlechtsdrüsen zu der Funktion der Nebenschilddrüsen, so im Oestrus und in der Schwangerschaft. Wir erwähnten bereits, daß im Blute schwangerer Frauen wirksames Nebenschilddrüsenhormon nachgewiesen wurde (*82*). Der Calciumgehalt des Blutes ist in der Schwangerschaft vermindert (*83, 84*), die elektrische Erregbarkeit ist erhöht (*85*).

Bei unterwertiger Funktion der Nebenschilddrüsen kann eine Gravidität tetanieauslösend wirken. Auch die Lactation erhöht die Ansprüche an den Calciumstoffwechsel [Calciumbedürfnis der Milch (*86*)]. Diese Tetaniegefahren können experimentell durch fortgesetzte Vitamin D-Gaben beherrscht werden (*87*).

Weiterer Untersuchungen bedürftig ist der Einfluß der Keimdrüsenentfernung auf die Erscheinungen des Nebenschilddrüsenmangels und umgekehrt der Einfluß der chronischen Nebenschilddrüseninsuffizienz auf die Ausbildung der Keimdrüsen bei jugendlichen Tieren.

Fassen wir zusammen, so bestehen mancherlei Zusammenhänge der Tätigkeit der Nebenschilddrüsen mit derjenigen der übrigen endokrinen Drüsen. Doch sind sie großenteils sehr variabel, zudem noch nicht sämtlich genügend geklärt. Am bedeutungsvollsten erscheinen die Beziehungen Nebennieren und weibliche Geschlechtsdrüsen — Epithelkörperchen.

II. Erkrankungen der Nebenschilddrüsen.

Ähnlich wie bei der Schilddrüse und bei anderen innersekretorischen Drüsen wird die Klinik der Nebenschilddrüsenerkrankungen bestimmt durch Unter- und Überfunktionszustände. Dagegen fehlt bei der Parathyreoidea eine dem euthyreoten Kropf entsprechende Mittelgruppe. Und ferner stehen nicht *Überfunktionszustände* wie bei der Schilddrüse an erster Stelle der Häufigkeitsskala, sondern die auf *Unterfunktion* der Epithelkörperchen beruhenden Krankheitsbilder der *Tetanie.* Wir sehen auch hier von den mehr lokalen Erkrankungen ab. Soweit sie für eine klinische Funktionsbetrachtung in Frage kommen, fallen sie unter die beiden zu behandelnden großen Krankheitsgruppen.

A. Unterfunktionszustände — die Tetanie.

Das Krankheitsbild der Tetanie war schon mehrere Jahrzehnte vor der eigentlichen Entdeckung der Nebenschilddrüsen von SANDSTRÖM im Jahre 1880 bekannt. Auf den Zusammenhang der Erkrankung mit einem Mangel an Nebenschilddrüsengewebe wiesen aber erst die Mitteilungen der BILLROTHschen Klinik hin: nach Kropfoperationen kam es in einer ganzen Reihe von Fällen zur Auslösung tetanischer Krämpfe. Man dachte anfänglich an die Schilddrüse. Erst die Untersuchungen GLEYs, A. KOHNs und VASSALEs und GENERALIs führten in den 90iger Jahren zu der richtigen Erkenntnis, daß es sich nicht um eine Tetania „strumipriva“, sondern *parathyreopriva* handelte. Die Transplantationsversuche von v. EISELSBERG und ihre Ergebnisse bei parathyreopriven Kranken bekräftigten sie.

1. Begriffsbestimmung und Einteilung der Tetanie.

Es ist bekannt, daß es sich bei der Tetanie um *ätiologisch verschiedenartige Krankheitsbilder* handelt. Wir kennen eine ganze Reihe ursächlicher Bedingungen, die für die Auslösung tetanischer Symptome in Frage kommen. Die operativ, durch Entfernung aller oder der meisten Nebenschilddrüsen hervorgerufene parathyreoprive Tetanie ist nur ein Sonderfall, der in seiner krassesten Form die *absolute Nebenschilddrüseninsuffizienz* darstellt. Daneben nehmen wir *relative Nebenschilddrüseninsuffizienzen* an, die nicht lediglich operativ bedingt zu sein brauchen. Es erhebt sich gleich die Frage, inwieweit wir berechtigt sind, die Fälle nicht operativ verursachter tetanischer Krankheitszustände auf eine solche relative Unterfunktion der Epithelkörperchen zu beziehen.

Das Tetanieproblem ist zum großen Teil kein chirurgisches, sondern ein intern-pädiatrisches. Dennoch wird sich auch der Chirurg, nicht nur in der Kinderchirurgie, hin und wieder mit der Genese und der Behandlung nichtparathyreopriver tetanischer Erscheinungen beschäftigen müssen. Im Schrifttum werden die Fragen der Tetaniegenese außerordentlich unterschiedlich beantwortet. Alle die vielen vorgebrachten Hypothesen kranken daran, daß sie auf *bestimmte* tetanische Krankheitsbilder anzuwenden sind, aber durchaus nicht auf alle zutreffen. Wir können uns hier nicht in breiterer Ausführlichkeit mit diesen Fragen beschäftigen. Sie müßten uns sonst unter anderem tief in das großenteils auch jetzt noch nicht geklärte Problemgebiet der Rachitisentstehung führen.

Inwieweit dürfen wir die nicht parathyreogen, also operativ bedingten Tetanien mit einer Unterfunktion der Epithelkörperchen in Zusammenhang bringen? Man hatte sie ja gerade wegen der Ähnlichkeit ihres klinischen Bildes mit dem der parathyreopriven Tetanie auf eine solche herabgesetzte Nebenschilddrüsenfunktion bezogen. Es ist aber wohl nicht berechtigt, *alle* tetanieähnlichen Zustände und auch nicht *alle* wirklichen Tetanien so zu erklären. Bestimmte Formen, wie z. B. die Hyperventilationstetanie, scheinen rein stoffwechselbedingt zu sein. Auf der anderen Seite müssen wir es aber ablehnen, daß „für die Annahme von Abhängigkeiten einer gewissen Tetanieform von den Epithelkörperchen eindeutige Befunde an diesen zugrunde liegen müssen“, wie z. B. BÜTTNER (*88*) fordert. Das würde doch eine Überbewertung pathologisch-anatomischer Erkenntnismöglichkeiten bedeuten, die selbst erfahrenste Morphologen, wie HERXHEIMER, nicht teilen. Gewiß liegen die Verhältnisse nicht einfach. Unterfunktionszustände der Epithelkörperchen wirken zusammen mit konstitutionellen Faktoren, wohl auch mit Hypovitaminosezuständen; sie bedingen feinste Stoffwechselveränderungen und durch diese oder dazu eine Übererregbarkeit motorischer Nerven, die wir als Tetanie bezeichnen. Es sind also eine ganze Reihe von Komponenten, die mitspielen. Deswegen sind wir aber nicht berechtigt, die wenn auch oft nicht nachweisbare Rolle einer mangelhaften Nebenschilddrüsenfunktion zu vernachlässigen. Weitaus die meisten Autoren stehen denn auch auf dem Standpunkt, daß die latente Tetanie in das Gebiet der Nebenschilddrüsenerkrankungen gehört. Die klinischen Erscheinungen, die biochemischen Befunde, insbesondere die Erniedrigung des Calciumspiegels des Blutes, sprechen dafür. Und ein letzter Beweis für diese Zugehörigkeit ist nach VEIL (*89*) der Nachweis der Beeinflußbarkeit der latenten Tetanie durch Nebenschilddrüsensubstituenten: „Gerade die Symptome der latenten Tetanie schwinden durch Parathormonbehandlung.“

Wir müssen daher außer der parathyreopriven auch Formen der latenten Tetanie unter die Hypofunktionszustände der Nebenschilddrüsen zählen. Von den vielen Einteilungen der tetanischen Krankheitszustände kann eigentlich keine voll befriedigen. Die im folgenden von uns gegebene Übersicht macht ebenfalls keinen Anspruch auf Endgültigkeit. Wir unterscheiden:

A. Primäre Tetanieformen.

1. Die sog. idiopathische Tetanie.
2. Die Tetanie bei akuten Infektionskrankheiten und Intoxikationen.
3. Die Maternitätstetanie.
4. Die parathyreoprive Tetanie.

B. Sekundäre Tetanie. Die Hyperventilationstetanie.

C. Tetanieformen von gelegentlich primärer, meist sekundärer Natur.

1. Die Tetanie bei Magen-Darmkrankheiten.
2. Die Tetanie der Kinder (Spasmophilie).

2. Pathologisch-anatomische Nebenschilddrüsenbefunde bei Tetanie.

Wenn wir einen Blick auf die morphologisch festgestellten *Befunde an Epithelkörperchen* bei *nicht* operativ bedingten Tetanien werfen, so ist zu sagen, daß diese Befunde einmal nicht sehr zahlreich und zum anderen keineswegs immer eindeutig sind. Am meisten bearbeitet ist die *Tetanie der Kinder.* Hier sind es besonders Blutungen in den Epithelkörperchen, die für die Entstehung von Tetanien angeschuldigt worden sind. Vor allem ERDHEIM (*90*) und seine Schüler YANASE (*91*) und HABERFELD (*92*) haben positive Befunde beigebracht. Die Häufigkeit von Epithelkörperchenblutungen bei Kindern ist nach ihnen eine große. Diese Blutungen sollen durch Atmungsmangel bzw. Verletzungen während der Geburt bedingt sein.

YANASE fand bei 89 Fällen 33 Blutungsherde (Kinder von 3 Tagen bis zu 5 Jahren, weiter nur noch bei einem 12jährigen Kind). HABERFELD betonte den älteren Ursprung solcher Blutungen, die nicht Folge von Krämpfen seien.

ERDHEIM und seine Mitarbeiter sahen nicht nur in den Blutungen an sich einen Grund für eine Schädigung der Organe, auch nach der Resorption sollten sie im Sinne einer Beeinträchtigung des Wachstums der Nebenschilddrüsen fortwirken. Auf diese Weise werde eine „Hypoplasie“, eine relative Insuffizienz der Epithelkörperchen, bedingt. Andere Untersucher vermißten in ihrem Material Veränderungen der Nebenschilddrüsen, insbesondere Blutungen, bzw. sie sahen sie anders bedingt an.

Noch geringer sind die morphologischen Unterlagen für die *Tetanien der Erwachsenen*. Es sind auch hier gelegentlich Blutungen, Cysten und Narben bzw. sehr kleine Organe und Zelldegenerationen beschrieben worden. Aber all diese Befunde sind doch sehr unregelmäßig und vieldeutig. Klinische Beobachtungen und experimentelle Befunde lieferten mehr Anhaltspunkte für das Vorhandensein einer primären Nebenschilddrüsenschädigung als die anatomischen Daten.

Fälle mit Aplasie der Epithelkörperchen sind bis jetzt nicht, solche mit sicherer Hypoplasie nur ganz vereinzelt mitgeteilt worden. Auch akut entzündliche Erscheinungen der Nebenschilddrüsen sind nicht einwandfrei beobachtet worden, dagegen mehrfach chronische. Nach FISCHER-WASELS (*93*) und BERBERICH sind *Ausfallserscheinungen, Tetanien,* bei solchen chronisch entzündlichen Prozessen, wie Tuberkulose oder Lues, mit Sicherheit nur in zwei Fällen mitgeteilt.

HERXHEIMER (*94*), der kritisch die Befunde sichtete und auch die nicht morphologischen Punkte berücksichtigte, kommt zu dem Schluß, daß, alles zusammengenommen, unzweifelhaft doch gerade durch die Arbeiten mit positiven Befunden, wie die ERDHEIMschen, bestimmte Hinweise auf Veränderungen der Epithelkörperchen gegeben seien. Auch nach ihm sind „die Epithelkörperchenveränderungen im Sinne einer relativen Insuffizienz für die spasmophile Bereitschaft heranzuziehen".

3. Klinische Erscheinungsformen und Pathogenese.

Die *Symptomatologie* der Tetanie kann uns hier nicht im einzelnen beschäftigen. Wir unterscheiden einmal eine *manifeste Tetanie* mit tonischen schmerzhaften Krampfanfällen in den stets symmetrisch befallenen Extremitäten (Pfötchenstellung der Hände, Karpopedalspasmen), weiter, vor allem bei Kindern, Laryngospasmus, auch Parästhesien und Schweißen und zweitens eine *latente Tetanie* mit nachweisbarer Übererregbarkeit der peripheren Nerven. Kardinalsymptome: Facialiszuckungen = CHVOSTEKsches Phänomen, Steigerung der elektrischen Erregbarkeit der Nerven besonders gegenüber dem galvanischen Strom = ERBsches Phänomen. Diese beiden Symptome sind sowohl bei manifester wie bei latenter Tetanie auslösbar.

Die latente Tetanie soll besonders gut mit der Methode der *Chronaxie* diagnostiziert werden können (Messung des Intensitätsbedarfs, der Rheobase, und des Zeitbedarfs, der zu einem elektrischen Effekt am Muskel erforderlich ist). Bei der Tetanie kommt es zu einer Verlängerung der Chronaxiewerte bei gleichzeitiger Verminderung der Rheobase.

Das dritte Symptom, die tetanische Krampfstellung der Hand nach Umschnürung des Armes = TROUSSEAUsches Phänomen ist besonders für die akute Tetanie kennzeichnend. Bei chronischem Verlauf treten oft trophische Störungen, doppelseitiger Katarakt (Schichtstar oder Kapselstar), brüchige Nägel, brüchige Zähne und Haarausfall auf.

Der *Verlauf der Erkrankung* kann sehr verschieden sein. Manche postoperativen Fälle gehen tödlich aus. Andere werden chronisch, sie können allmählich abklingen. Sehr charakteristisch ist die „Saisonbedingtheit" der Erkrankung. Die Tetanie ist besonders in den Wintermonaten, Dezember bis März, zu beobachten. Sie erreicht im März den Höhepunkt ihrer Frequenz und sinkt dann wieder ab. Die Monate August bis Oktober können ganz frei sein. Des weiteren sind regionäre Häufigkeitsunterschiede bemerkenswert. Den Grund besonders der Saisonbedingtheit der Tetanie haben wir möglicherweise in *Hypovitaminosezuständen* zu erblicken, die ja gerade in den Wintermonaten häufig vorkommen und die bei der Auslösung der manifesten Tetanie eine wichtige Rolle spielen.

Ein Faktor, dem für die Genese große Bedeutung zugeschrieben werden muß, und der auch klinisch oft hervortritt, ist der einer bestimmt gezeichneten *Konstitution*. Man hat den Begriff der *spasmophilen Konstitution* aufgestellt. PERITZ (*95*) versteht unter ihm einen Typ, der seinen Ausdruck in einem hypoplastischen, asthenischen Habitus findet, und der dem schizoiden Typ KRETSCHMERs außerordentlich ähnlich ist. Sicherlich dürfen wir einer solchen, in gewisser Weise abwegigen Konstitution eine recht große Bedeutung als Krankheitsgrundlage der Tetanie zuschreiben. Wohl jeder Arzt hat so geartete Tetaniker gesehen. Wir dürfen hier nicht einseitig an eine Vagotonie denken, es handelt sich vielmehr um eine Übererregbarkeit des gesamten Nervensystems. Aus genauen Untersuchungen auf breiter Basis dürfte sich dem Konstitutionsforscher und dem Erbbiologen weiteres wertvolles Material ergeben.

Eine relative Insuffizienz der Nebenschilddrüsen und eine bestimmte konstitutionelle Grundlage, das sind die dispositionellen Faktoren für das primärtetanische Krankheitsgeschehen. Um aus der latenten Tetanie eine manifeste werden zu lassen, bedarf es aber gewisser auslösender Ursachen. Unter den **primären Tetanieformen** wäre hier als erste

die sog. idiopathische Tetanie

zu betrachten. Sie ist vor allem bei gesunden und jugendlichen Männern zu beobachten. Das männliche Geschlecht soll weit häufiger als das weibliche erkranken [Verhältnis wie 576 : 99 nach der Statistik von FRANKL-HOCHWARTH (*96*)]. Die Bevorzugung einer bestimmten Jahreszeit ist nichts für diese Form Kennzeichnendes, sie findet sich bei allen Tetanien. Hingegen ist das häufige Betroffensein bestimmter Berufsgruppen sehr charakteristisch. Man hat direkt von einer *Arbeitertetanie* oder auch von einem „Schusterkrampf“ gesprochen.

In der Statistik FRANKL-HOCHWARTHs fanden sich unter 576 Fällen 223 Schuster und 117 Schneider.

Der Grund für diese auffällige Bevorzugung bestimmter Berufsgruppen mag ebenfalls in *Hypovitaminosezuständen* zu suchen sein, auf die wir oben hinwiesen (Mangel an Kost und Mangel an Licht und Luft). Bestimmungen des Vitaminhaushaltes wären hier sehr wünschenswert.

Klinisch tritt die idiopathische Tetanie meist nicht schwer auf. Krampferscheinungen sind sehr selten. Im allgemeinen handelt es sich um Parästhesien in den Extremitäten.

Wie wird sie ausgelöst? Die Bezeichnung „idiopathisch“ sagt schon, daß wir hier nicht klar sehen. Manchmal werden körperliche oder psychische Traumen das auslösende Moment bilden. *Wie* aber diese Auslösung vor sich geht, das ist schwer zu erklären.

Der Chirurg beobachtet gelegentlich auch nach ganz „indifferenten“ Operationen, wie Appendektomie, Orchidopexien usw. Tetaniesymptome. MELCHIOR und NOTHMANN (*97*) haben in den Jahren nach dem Kriege auf eine solche, damals ziemlich verbreitete Tetaniebereitschaft hingewiesen. Schädlichkeiten, die irgendwie mit diesem operativen Eingriff direkt oder indirekt zu tun haben, können dann tetanigen wirken.

Es können oft mehrere Faktoren mitspielen: Disposition, weiter die nachher zu besprechenden Störungen der Magen-Darmsekretion, körperliche Überanstrengungen, seelisches Trauma. Der Begriff „idiopathische“ Tetanie engt sich dann recht ein.

Sicherlich werden wir eine ganze Reihe sog. idiopathischer Tetanien der 2. Gruppe zurechnen müssen, der

Tetanie bei akuten Infektionskrankheiten und Intoxikationen.

Eine Angina, eine Grippe, kann hier die auslösende Ursache bilden. Im Schrifttum finden sich weiter Beobachtungen von Tetanie nach Typhus, Masern,

Pneumonie, Gelenkrheumatismus usw. Veil (*98*) spricht es direkt als wahrscheinlich an, daß die letzte Ursache der idiopathischen Tetanie in einem infektiösen Befallenwerden der Epithelkörperchen von den Tonsillen, den Mundorganen usw. aus liege. — Weiter kommen in Betracht Vergiftungen (Alkohol, Morphium, Phosphor, Chloroform usw.).

Auch für die dritte Form,

die Maternitätstetanie,

nimmt Veil Infektionen als letzte Ursache an. Ob man so weit gehen kann, bleibe dahingestellt. — Daß sehr enge Beziehungen zwischen der Funktion der weiblichen Geschlechtsdrüsen und der Tätigkeit der Nebenschilddrüsen bestehen, erörterten wir bereits im physiologischen Teil. Die Gravidität, ein Partus, die Lactation, sie stellen, ebenso wie an andere innersekretorische Organe, so auch an die Epithelkörperchen nicht geringe Anforderungen.

Bekannt ist ja gerade dem Chirurgen der gelegentliche ungünstige Einfluß einer Schwangerschaft auf früher radikal kropfoperierte Frauen. Ohne daß nach der Operation eine Tetanie auftreten brauchte, zeigen sich tetanische Erscheinungen sehr viel später in einer Gravidität.

Deswegen eine *Dysfunktion* der Epithelkörperchen anzunehmen, wie es Peritz (*99*) tut, halten wir für unnötig und unbewiesen. Man sollte mit dem Begriff einer Dysfunktion bei den Epithelkörperchen wohl noch zurückhaltender sein als bei der Schilddrüse.

Die letzte Form unserer primären Tetaniegruppe ist

die parathyreoprive Tetanie.

Auf sie brauchen wir nicht näher einzugehen. Gerade der Chirurg kennt sie. Diese Form ist es ja, die den Anstoß zu der Entwicklung der Nebenschilddrüsenforschung gegeben hat. Glücklicherweise sehen wir sie gegenüber früher nur noch außerordentlich selten. Die moderne, überall übliche Technik der Kropfoperation hat sie weitgehendst zurückgedrängt. Kropfrezidivoperationen liefern noch die meisten Fälle. Auf die klassische Beschreibung ihrer Symptome durch von Eiselsberg (*100*) sei hier verwiesen. Wir erwähnten schon, daß der Grad der Schwere des klinischen Bildes abhängig ist einmal von dem Umfang der Entfernung von Epithelkörperchengewebe und zweitens von der kompensatorischen Hypertrophie bzw. der vermehrten Hormonabgabe des restlichen Gewebes. Schwersten, tödlich verlaufenden Erkrankungen stehen milde, chronisch verlaufende, ja ganz latente, gegenüber. Heute haben wir die Gewißheit, daß auch diese den Arzt so belastende Erkrankung durch Parathormon oder A.T. 10 heilbar ist.

Wir kommen zu den **sekundären Tetanieformen,** auf die nur kurz hinzuweisen ist. Sie hängen höchstens indirekt, oft gar nicht mit einer Hypofunktion der Nebenschilddrüsen zusammen. Die reinste Form einer sekundären Tetanie ist

die Hyperventilationstetanie.

Bekanntlich hat man der durch sie bedingten *Alkalose* des Blutes eine große pathogenetische Bedeutung für die Gesamtheit der Tetanieerkrankungen zuschreiben zu können geglaubt. Wir müssen heute wohl sagen, zu Unrecht. Schon, daß bei jedem Menschen durch forcierte, 20—30 Min. fortgesetzte Atmung Tetaniesymptome hervorgerufen werden können [Peritz (*101*)], muß Zweifel an der Berechtigung einer Erweiterung solcher pathogenetischer Bedingungen auf andere Tetanieformen erwecken. Daß bei funktioneller Minderwertigkeit der Epithelkörperchen bereits durch kürzer dauernde verstärkte Atmung tetanische Symptome ausgelöst werden können, ist ohne weiteres verständlich. Hier lag schon vorher eine Störung des Kalkstoffwechsels vor. Der Befund aber einer Alkalescenz des Blutes, dem in Deutschland besonders FREUDENBERG und GYÖRGY (*102*) eine wichtige Rolle für das Entstehen der tetanischen Stoffwechselstörung zuschreiben, konnte von anderen Untersuchern für die Tetanie im *allgemeinen* keineswegs bestätigt werden (*103, 104, 105, 106*). Auch gibt es Alkalosen ohne Tetanie. Es handelt sich bei der *Überventilation* um sehr komplexe Störungen im Organismus: Ionen- und Wasserverschiebungen in Blut und Zwischengeweben. Es nimmt die Sauerstoffbindungsfähigkeit des Blutes infolge Blutverdünnung ab, die Sauerstoffabgabe an die Gewebe wird erschwert [GOLLWITZER-MEIER (*107*)]. Durch die Anoxämie, die in den Geweben entsteht, wird eine Steigerung der elektrischen Erregbarkeit hervorgerufen (*108*). Aber wenn auch, wie GYÖRGY (*109*) annimmt, durch die Alkalose eine Calciumverminderung bedingt wird, so wäre trotzdem eine Verquickung der *Atmungstetanie* mit den primären Tetanieformen keinesfalls berechtigt. GOLLWITZER-MEIER (*110*) konnte zudem in gewissen Fällen von Atmungstetanie keine Veränderung des Calciumstoffwechsels feststellen. Ein pathogenetischer Zusammenhang der Hyperventilationstetanie mit dem auf *Hypofunktion* der Nebenschilddrüsen beruhenden primären Tetanien besteht nicht.

Das gleiche gilt von sehr vielen Fällen der von uns aufgestellten dritten Krankheitsgruppe, den **Tetanien auf gelegentlich primärer, meist sekundärer Grundlage.**

Die Tetanie bei Magen-Darmkrankheiten

mag zwar hin und wieder eine bestimmte Disposition zur Voraussetzung haben: die relative Insuffizienz der Nebenschilddrüsen auf konstitutionell gegebener Grundlage. Hierfür spricht auch das gelegentlich gehäufte Auftreten dieser Tetanieform in den bekannten Tetaniemonaten Dezember bis April. In solchen Fällen hätten wir also eine *primäre* Tetanie vor uns. Aber es ist keineswegs immer so. Sehr häufig handelt es sich um durchaus *sekundäre* Formen, bei denen der krankhafte Sekretionszustand zu erheblichen Störungen des Ionengleichgewichts, besonders zu Chlorverlusten, zu einem „wahren Chaos“ in der Blutzusammensetzung (H. STRAUB) geführt und so tetanische Symptome hervorgerufen hat.

Als auslösende Ursache kommt Erbrechen infolge Stenosen im Bereich des Magens und Duodenums sowie des obersten Jejunums in Betracht. Aber auch bei häufigem rein funktionell bedingtem Erbrechen und andererseits bei postoperativem Erbrechen kann sich ein tetanisches Bild entwickeln. Weiter sind akute Dyspepsien, Verstopfung und chronische Diarrhöen anzuschuldigen. Den Chirurgen wird das Krankheitsbild ebenso beschäftigen wie den Internisten. Die Prognose ist durchaus nicht immer günstig; nach manchen Autoren sollen 60—75% dieser Kranken sterben.

PUHL (*111*) hat mehrere solcher „chirurgischer“ Magentetanien näher untersucht. Zweifellos hat er Recht, wenn er auf die Lücke, die hier im chirurgischen Schrifttum besteht, hinweist. Auch die Fälle PUHLs ergaben die pathogenetische Bedeutung der durch das Erbrechen bedingten *Chlorverluste:* die NaCl-Werte waren in den untersuchten Fällen vermindert. Das chlorverarmte Gewebe besitzt eine herabgesetzte Wasserbindungsfähigkeit. Dies bedingt neben dem Wasserverlust die so ausgesprochene Austrocknung der betreffenden Kranken: schlechter Turgor der Haut, trockene Zunge, eingefallenes Gesicht, tiefliegende Augen. Etwa gleichsinnig mit dem Grad der Senkung des NaCl-Spiegels ging eine Erhöhung des CO_2-Bindungsvermögens des Blutes einher, ein Befund, der auf einen näheren Zusammenhang zwischen Cl-Verminderung und Steigerung des CO_2-Bindungsvermögens hinweist. Das verlorengehende Cl wird durch Bicarbonat ersetzt, wodurch die Alkalose erklärt wäre. Ob die auch in diesen Fällen nachgewiesene Azotämie lediglich auf die Kochsalzverarmung zu beziehen ist, wird offen gelassen. Von Wichtigkeit sind die Befunde des Mineralstoffwechsels. Auch in den Fällen PUHLs, wie anderer Autoren, war eine Senkung des Blutcalciumspiegels nicht feststellbar. Für den relativ hohen Kalkspiegel gibt es zwei Erklärungsmöglichkeiten: die eine, daß trotzdem der Anteil an ionisiertem Kalk kleiner als normal ist, die andere, daß die Störungen des Ionengleichgewichts und die Krampfgefahr durch Ausschüttung von Ca auf dem Wege über die Epithelkörperchen ausgeglichen werden. Der Kaliumgehalt war herabgesetzt (Ausgleichsvorrichtung ?). Die PO_4-Ionen wurden nicht untersucht.

Es finden sich also bei der gastrogenen Tetanie Exsikkose, Hypochlorämie, Alkalose und Azotämie, sowie Störungen des Mineralstoffwechsels. Wie der weitere Weg zur Tetanie ist, muß noch näher festgestellt werden. Nach GYÖRGY besitzt das NaCl antitetanigene Eigenschaften. Aber der Cl-Verlust stellt an sich wohl kaum die Ursache dar. Man nimmt an, daß die Kochsalzverarmung eine Alkalose, hierdurch (?) eine Entionisierung des Calciums, sowie eine Phosphatstauung bedingt, Faktoren, die nach FREUDENBERG und GYÖRGY für die *sekundären* Tetanieformen von Wichtigkeit sind.

Weshalb ist die Magentetanie doch im ganzen selten ? Bei dem häufigen postoperativen Erbrechen müßte sie ja eigentlich viel öfter zu beobachten sein. PUHL bringt diese Seltenheit mit der sehr verschiedenartigen Reaktion des Organismus auf das Erbrechen in Zusammenhang. Er weist der Alkalose eine entscheidende Rolle zu. Bekanntlich findet man bei postoperativem Erbrechen gewöhnlich eine mit Hypochlorämie verbundene Azidose. Nur wenn bei Cl-Verlusten gleichzeitig eine alkalotische Stoffwechselrichtung möglich sei, wären die Bedingungen für die Tetanie gegeben.

Mögen auch die feineren Stoffwechselverhältnisse noch nicht bei einer genügenden Anzahl von Fällen untersucht sein und mögen auch die Vorstellungen über den Weg, auf dem es zur Auslösung tetanischer Erscheinungen kommt, noch hypothetisch sein, es scheint festzustehen, daß *bei einer großen Zahl gastrogener Tetanien die Epithelkörperchen wenn überhaupt, so nur sekundär in das Krankheitsgeschehen einbezogen* werden. Auch die Therapie wird dadurch beeinflußt: bei der durch Chlorverlust hervorgerufenen Magentetanie hilft nur die Zufuhr großer Mengen physiologischer Kochsalzlösung, am besten in Form der Tropfinfusion.

Als letzte der Tetanieformen wäre

die Tetanie der Kinder, die sog. Spasmophilie

zu nennen. Es handelt sich bei ihr um ein ausgesprochen pädiatrisches Problem, das deshalb an dieser Stelle nicht weiter zu erörtern ist. Man muß wohl auch bei der Kindertetanie primäre und sekundäre Entstehungsmöglichkeiten annehmen, obgleich sie oft schwer zu analysieren sein werden, oft wohl auch kombiniert vorkommen. Für eine primäre, epithelkörperchenbedingte Genese sprechen die oben erwähnten morphologischen Nebenschilddrüsenbefunde insbesondere ERDHEIMs und seiner Schüler. Sehr viele, wenn nicht die meisten Erkrankungen der Kinder werden als *sekundäre* Tetanien zu gelten haben. Im Vordergrunde steht die *rachitische Stoffwechselstörung*, ein D-Vitaminmangel (GYÖRGY, FREUDENBERG u. a.) und die hierdurch bedingte *Störung des Calcium-Phosphatstoffwechsels*.

Die Spasmophilie ist nach ROMINGER eine „Heilkrisis" der Rachitis. Sie kommt dadurch zustande, daß die Kalkresorption mit der überstürzten Phosphatresorption und Mineraleinlagerung in die Knochen nicht Schritt hält (BOMSKOV). Dadurch verarmen die Gewebe an Kalk, die Bedingungen zur Auslösung tetanischer Anfälle sind geschaffen.

So handelt es sich bei den Krankheitsformen der Tetanie um sehr verschiedenartige Vorgänge. Innersekretorische Drüsenfunktion, Nervensystem und Stoffwechsel sind aufs engste miteinander verquickt. Nur eine genetische Betrachtung kann uns zu klaren Anschauungen auch hinsichtlich der Behandlung verhelfen.

4. Pathologische Physiologie.

Wir können uns bezüglich der pathologisch-physiologischen Verhältnisse kurz fassen, da wir die wesentlichsten Daten schon im physiologischen Teil bei Besprechung der Ausfallserscheinungen der Nebenschilddrüsenfunktion angeführt haben. Das, was bei der parathyreogen bedingten Tetanie im Vordergrunde steht, ist die *Störung des Calciumstoffwechsels.* Sie ist beim tetaniekranken Menschen zumindest ebenso ausgesprochen wie beim parathyreopriven Tier. Ein Parallelismus zwischen der Stärke des tetanischen Krampfzustandes und dem Grad der Hypocalcämie besteht beim Menschen anscheinend nicht in demselben Grade wie beim Tier. Der Serumkalkspiegel ist sowohl bei offen-, wie latent-tetanischen Kranken (Erwachsenen und Kindern) deutlich herabgesetzt, von normal 10—11 mg-% bis auf 5 mg-%.

Diese Erniedrigung des Kalkspiegels des Blutes ist aber nicht immer vorhanden [siehe u. a. LENART (*112*)]. Man hat daher angenommen, daß vor allem die *Verminderung des ionisierten Anteils des Blutcalciums* das Maßgebende ist und die gesteigerte Nervenerregbarkeit bedingt. Von den 10—11 mg-% Ca im normalen Serum ist mindestens $^1/_3$ kolloidaler Natur, also nicht diffusibel bei Dialyse und Ultrafiltration. $^2/_3$ sind krystalloid: großenteils elektrisch neutral, nur 2 mg-% positiv geladen, also echt ionisiert (*113, 113a*). Bei der Tetanie soll nun der rein ionisierte Kalk vollkommen fehlen.

SPIEGLER und STERN (*114*) haben auf Grund von Beobachtungen am Menschen das Verhalten der verschiedenen *Zustandsformen des Kalks* näher analysiert und die Bedeutung dieser Verhältnisse für das Zustandekommen der Tetanie erörtert. Es sei auf diese wichtigen Untersuchungen hingewiesen. Leider ist die Methodik zur Bestimmung der einzelnen Zustandsformen des Blutkalks vorläufig noch keineswegs ideal. Auch können nach den eben angeführten Untersuchungen von SPIEGLER und STERN bei stabilem Gesamtkalk die Zustandsformen des Kalks außerordentlich großen Schwankungen unterworfen sein.

Andere Autoren haben weniger dem absoluten Wert des Ca als einem *Antagonismus zwischen Ca und K* eine Ursache für die Übererregbarkeit des Nervensystems bei der Tetanie zugeschrieben. Das Kalium im Blut weist bei der Tetanie einen geringgradigen Anstieg auf. Wieder andere betonten die *Rolle des Quotienten Na zu Ca.*

Auch die Bedeutung des *Phosphorstoffwechsels* wurde hervorgehoben. Wir gingen oben hierauf ein. Die anorganischen Phosphorverbindungen sind im Blut auch des latenten Tetanikers meist erhöht. Doch bedingt diese Phosphatvermehrung nicht die Tetanie. Sie spielt höchstens eine indirekte Rolle.

Die ganzen Verhältnisse, die in recht verwickelte physikalisch-chemische Probleme hineinführen, sind vorläufig alles andere als geklärt. Als das entscheidende Faktum muß in der Praxis die Herabsetzung des Kalkgehaltes des Blutes gelten, bedingt durch die Beeinträchtigung der den Kalkstoffwechsel regulierenden Nebenschilddrüsenfunktion.

Auf die verschiedenen *Theorien über die Entstehung der Tetanie* sind wir ebenfalls, so weit erforderlich, bereits eingegangen. Eine *Alkalose* scheint im wesentlichen nur bei sekundären Tetanien, insbesondere bei der Hyperventilationstetanie, pathogenetisch in Frage zu kommen. Eine Verallgemeinerung auf *alle* Tetanieformen erscheint nicht berechtigt. Das zeigen ja auch die Befunde bei der parathyreopriven Tetanie. Es besteht hier weder eine Alkalose noch eine Azidose. Erst im Verlauf der Krämpfe, durch diese bedingt, findet sich eine Azidose.

Die Gifttheorien, insbesondere die Guanidinvergiftungstheorie, sind vorläufig ad acta gelegt.

5. Therapeutische Folgerungen.

Bei der den Chirurgen am stärksten angehenden Tetanieform, der parathyreopriven, steht therapeutisch an erster Stelle die *Prophylaxe*. Die Schonung der Epithelkörperchen bei jeder Kropfoperation hat dazu geführt, daß die große Tetanie mit ihren Anfällen im Vergleich zu den latenten Tetanien eine wirkliche Seltenheit geworden ist.

a) Hormonale Behandlung. Zeigt sie sich tatsächlich einmal, so haben wir in dem COLLIPschen *Parathormon* ein Heilmittel, das alle Störungen des Nebenschilddrüsenmangels, einschließlich der Herabsetzung des Blutkalks, beseitigt. Auch die Symptome der latenten Tetanien werden durch Parathormonbehandlung zum Schwinden gebracht. Daß lediglich die parenterale Applikation von Erfolg ist, erwähnten wir. Zu warnen ist vor der Anwendung mancher anderer in den Handel gebrachter sog. Nebenschilddrüsenpräparate. Sie enttäuschen fast immer.

Wir werden auf die Parathormontherapie, des weiteren auf die *Implantationsbehandlung* und die jetzt im Vordergrund stehende *Behandlung mit A.T. 10* noch besonders zu sprechen kommen (Abschnitt III).

b) Zufuhr von Sedativa und Salzen. Die Parathormonanwendung bedeutet eine Substitution mit all ihren Vorzügen, aber auch Schwächen. Jedem Arzt, der Tetaniekranke behandelt hat, ist geläufig, das auch durch andere Mittel eine Beeinflussung tetanischer Symptome möglich ist. Die Übererregbarkeit des Nervensystems kann durch *Sedativa,* wie Brom, Chloralhydrat und andere, gedämpft werden. Von besonderer Bedeutung von jeher aber war die *Kalkmedikation,* die oft außerordentlich günstig, ja lebenserhaltend gewirkt hat. Bekanntlich kann der Kalk auch intravenös zugeführt und hierdurch eine unmittelbare Wirkung auf die Krämpfe erzielt werden. Nach experimentellen Erfahrungen lassen sich durch große Dosen Kalk Anfälle für die Dauer der Zufuhr während langer Zeit verhüten. Trotzdem müssen wir die Kalktherapie als eine symptomatische bezeichnen. Es handelt sich ja bei der Tetanie nicht um einen Kalkmangel an sich. Die Nebenwirkungen großer *oraler* Kalkgaben sind bekannt (Übelkeit, Magen- und Darmstörungen).

Die ebenfalls krampfaufhebenden *Strontiumsalze* sind im Tierversuch viel weniger wirksam als Calcium. In der menschlichen Therapie haben sie sich kaum eingebürgert. — *Magnesiumsalze,* z. B. Magnesiumchlorid, wirken durch ihre narkotischen Eigenschaften auch auf die Krampfanfälle der Tetanie. Der Effekt soll nach SCHOLTZ (*115*) indirekt über das Ca zustande kommen, durch Erhöhung des Magnesiumgehaltes geht mehr Calcium in Lösung. Andere Salze sind kaum wirksam.

c) Azidoseerzeugende Mittel. Die in Deutschland besonders von FREUDENBERG und GYÖRGY (*116*), weiter von ADLERSBERG und PORGES (*117*) inaugurierte Therapie der Tetanie mit Mitteln, die *azidoseerzeugend* wirken, fußt auf der Anschauung von der alkalotischen Stoffwechselrichtung des Tetanikers und deren pathogenetischer Bedeutung. Gaben von Ammoniumchlorid, das wegen seines schlechten Geschmacks besser durch Monoammoniumphosphat (20—30 g pro Tag) zu ersetzen ist, oder auch Einatmung von Kohlensäure entziehen dem Blut alkalische Valenzen.

Vom Ammoniumchlorid wird das NH_4 in neutralen Harnstoff überführt, Kohlensäure bedingt Erhöhung der Milchsäure des Blutes. Die Wirkung ist nach TRENDELENBURG (*118*) auf eine Begünstigung der Calciummobilisierung, wie bei jeder Azidose, und auf eine Besserung der Calciumdissoziation in den Körperflüssigkeiten infolge Senkung des Phosphorgehaltes in diesen zu beziehen.

Sicherlich vermag man mit einer solchen Säuretherapie bei manchen Tetanieformen Günstiges zu erreichen. Um eine *kausale* Behandlung bei *allen* Tetanien kann es sich nicht handeln. Auch ist sie nicht auf längere Zeit hin durchführbar. Es kommt leicht zu Nebenerscheinungen, wie quälenden Muskelschmerzen, Nierenschädigungen usw. Außerdem besteht die Gefahr der Knochenentkalkung.

d) Diät und Zufuhr von Blut („Schutzkost"). Es ist bei der Tetanie, sicher mit einer gewissen Berechtigung, auf die *Schädlichkeit übermäßiger Ernährung mit Fleisch* hingewiesen worden. Auch Gemüse und Brot sollen den Ausbruch der Tetanie begünstigen. Bei dem ungünstigen Einfluß der angeführten Nahrungsmittel müssen wir wohl in erster Linie an ihren hohen Phosphatgehalt denken, der einmal an sich durch Erhöhung des Phosphatgehaltes des Serums schädlich wirkt, dann aber auch im parathyreopriven Organismus eine Anorexie erzeugt, die selbst bei calciumreicher Nahrung ungünstig auf die Calciumaufnahme einwirkt (*119*). Fleisch enthält außerdem relativ wenig Calcium (*120*). Aus diesem Grunde ist besonders von Blum (*121*) auf den *Wert reichlicher Zufuhr von Milch, ferner von Blut* normaler Tiere hingewiesen worden. Diese Schutzkost soll durch den Gehalt einer Vorstufe des Nebenschilddrüsenhormons wirken. Doch sind der Blumschen Anschauung mehrere Nachuntersucher entgegengetreten (*122, 123*). Auch in der Praxis sind trotz mancher Erfolge mit der Schutzkost bzw. dem von Blum angegebenen „hormonhaltigen" Trockenblutpräparat Hämokrinin Fehlschläge mitgeteilt worden (*124*). Wahrscheinlich beeinflußt die Ernährung mit Blut und Milch die Calciumbilanz des Organismus; wie, das ist noch nicht geklärt.

e) Vitamin D und Licht. Wir gingen bereits oben auf die Beziehungen zwischen Mangel bzw. *Zufuhr von bestrahltem Ergosterin oder Licht* und der Nebenschilddrüsenfunktion ein. Es steht fest, daß durch genügende Mengen bestrahlten Ergosterins, durch Ultraviolettbestrahlung, auch durch Lebertran, beim normalen wie beim parathyreopriven Organismus der Calciumgehalt des Blutes erhöht wird. Es kann so die Tetanie verhindert werden. Ja, einige Autoren sprechen sogar, aber nur auf Grund von Tierversuchen, das bestrahlte Ergosterin als das wichtigste Mittel bei der Tetaniebehandlung an (*125*). Auch in der Praxis ist es angewandt worden, zum Teil mit guten Erfolgen, aber durchaus nicht immer (*126, 127, 128*).

Auch dieser Faktor weist darauf hin, daß die Wirkung des Vitamin D mit der des Nebenschilddrüsenhormons *nicht* identisch ist, ferner, daß wir es bei den *primären* Tetanien *nicht* mit einer rachitischen Stoffwechselstörung zu tun haben. Eine solche steht bei manchen *sekundären* Formen, insbesondere bei der Spasmophilie der Kinder, im Vordergrund. Und hier allerdings beweist der Erfolg der Ergosterinmedikation dessen kausale Bedeutung.

Nach Stepp (*129*) soll Vitamin D im Gegensatz zum Nebenschilddrüsenhormon, das die Ca- bzw. Phosphorsäureausscheidung auf Kosten der Knochen reguliert, die *Adsorption* von Ca und P durch die Knochen ermöglichen und die Erhöhung des Blutkalkspiegels durch *bessere Ausnützung* des in der Nahrung enthaltenen Kalkes bewirken. Demole und Christ weisen jedoch darauf hin, daß in sehr großen Dosen das Vitamin D eine nebenschilddrüsenähnliche Wirkung entfaltet.

f) Andere Mittel. Es wäre noch auf die von einer Reihe von Autoren, neuerdings wieder von Stocker (*130*), behauptete günstige Beeinflussung der Tetanie durch *Schilddrüsenpräparate* einzugehen. Keineswegs aber kann es sich dabei um die Ausnützung eines angeblichen Antagonismus zwischen Schilddrüse und Nebenschilddrüsen handeln. Durch Zufuhr von Schilddrüsenhormon wird eine Mobilisation des Gewebscalciums bewirkt, sie führt zu Vermehrung des Calciums im Blut (*131*).

Aderlaß und Bluttransfusionen sollen ebenfalls tanievermindernd wirken. Doch bringen sie nur zeitweilige Besserungen zustande.

Daß bei der *gastrogenen Tetanie* mit Chlorverlust die Zufuhr großer Mengen physiologischer Kochsalzmengen erforderlich ist, erwähnten wir.

Aus der Betrachtung der nicht hormonalen Behandlungsmöglichkeiten der Tetanie geht hervor, daß durch sie vor allem die *Stoffwechselverhältnisse* der Erkrankung beeinflußt werden. Und sicherlich sind derartige Mittel dort, wo Störungen des Stoffwechsels die *primäre* Schädigung bilden, von ausgezeichneter Wirkung. Daß auf der anderen Seite auch das Hormon nicht immer allein genügen kann, wird nachher zu zeigen sein.

B. Überfunktionszustände — die Osteodystrophia fibrosa generalisata (von Recklinghausen).

Ist der Anteil der Chirurgie an der für sie wichtigsten Form der Tetanie, der parathyreopriven, ein meist unfreiwilliger gewesen, bedingt durch die Unkenntnis der endokrinen Funktion des entfernten Organs, so kann sie mit um so größerer Befriedigung auf die Erfolge bei der Beseitigung von Hyperfunktionszuständen der Nebenschilddrüsen blicken. In erster Linie, ja wohl allein, kommt hier die Osteodystrophia fibrosa generalisata, die von Recklinghausensche Krankheit, in Betracht. Seit der ersten, 1925 von Mandl ausgeführten Operation hat sich dieser Zweig der Chirurgie sehr schnell entwickelt. In allen Ländern der Erde sind Epithelkörperchentumorexstirpationen vorgenommen worden, oft mit glänzendem Erfolg.

1. Geschichtliche Entwicklung.

Welche geschichtliche Entwicklung liegt dieser Therapie zugrunde? Schon lange vor ihrem Beginn war man auf das Vorhandensein von *Epithelkörperchentumoren bei osteodystrophischen Erkrankungen* aufmerksam geworden. Askanazy (*132*) hatte 1901 als erster einen Fall von „progressiver Knochenatrophie" beschrieben, bei dem ein solcher Tumor vorhanden war. In der Folgezeit konnte eine ganze Reihe pathologischer Anatomen über ähnliche Beobachtungen berichten. Das Vorhandensein solcher Geschwülste auch bei anderen Knochenerkrankungen ließ aber nicht klar an ätiologische Beziehungen denken. Man nahm fast allgemein eine kompensatorische Rolle derartiger Nebenschilddrüsentumoren an, analog der Erdheimschen Vorstellung über die Bedeutung der häufig feststellbaren Epithelkörperchenvergrößerungen bei der klinischen und experimentellen Rachitis und Osteomalacie.

Daß die Epithelkörperchen mit dem Kalkstoffwechsel und dem Wachstum der Knochen in innigem Zusammenhang stehen, hatten ja schon die experimentellen Versuche Erdheims und Iselins an parathyreoidektomierten Ratten ergeben (s. oben). Es waren bei diesen Tieren Störungen der Knochenentwicklung festzustellen, die an Rachitis erinnerten. Nach der Annahme von Erdheim (*133*) sollte das Sekret der Epithelkörperchen der Knochenverkalkung dienen. Da es bei der Rachitis und Osteomalacie in krankhaftem Grade verbraucht werde, bestehe ein Nebenschilddrüsenhormonhunger bei diesen Erkrankungen. Infolgedessen komme es zu einer Hyperplasie der Epithelkörperchen, also zu einer reinen Arbeitshypertrophie dieser Organe.

Der nun fast regelmäßige Befund von Nebenschilddrüsenadenomen bei einer bestimmten Knochenerkrankung, eben der Recklinghausenschen generalisierten Osteodystrophia fibrosa, ließ allmählich doch den Verdacht einer pathogenetischen Bedeutung dieser Geschwülste aufkommen. Schlagenhaufer und Maresch schlugen deshalb die probeweise Entfernung eines solchen Tumors vor, die Mandl (*134*), allerdings ohne Kenntnis dieser Anregung, vornahm. Der Erfolg war überraschend: die krankhaften Erscheinungen besserten sich schlagartig, die stark erhöhten Blutkalkwerte sanken sofort nach der Operation ab. Damit war das Eis gebrochen. Die Recklinghausensche Krankheit war als Hyperfunktionszustand der Epithelkörperchen, als *Hyperparathyreoidismus*, klargestellt. Es wird nachher zu zeigen sein, daß die Verhältnisse ganz so einfach allem Anschein nach nicht liegen.

2. Abgrenzung der RECKLINGHAUSENschen Knochenerkrankung von anderen fibrösen Osteodystrophien (PAGETsche Krankheit und sog. lokalisierte Osteodystrophia fibrosa).

In der Folgezeit hat man bei allen möglichen Knochenkrankheiten und anderen Erkrankungen, bei denen eine Hyperfunktion der Nebenschilddrüsen vermutet wurde, Operationen an den Epithelkörperchen vorgenommen, d. h. im großen und ganzen normale Nebenschilddrüsen entfernt. Die Erfolge waren durchweg enttäuschend. Es kam zu keiner durchschlagenden Besserung des Krankheitsbildes, eher zu einer Verschlechterung durch gelegentliches Auftreten einer Tetanie. Heute können wir sagen, daß *nur bei der* RECKLINGHAUSENschen *Knochenerkrankung eine pathogenetische Mitbeteiligung der Epithelkörperchen* vorliegt. Das ist ja auch die stärkste Stütze bei der jetzt endlich erreichten Abgrenzung der verschiedenen osteodystrophischen Krankheitsprozesse. Wir sind auf diese Fragen vor einiger Zeit ausführlich eingegangen (*135*).

Hatte man noch 1926, auf der Freiburger Tagung der Deutschen Pathologischen Gesellschaft, auf Grund der Referate CHRISTELLERs und FRANGENHEIMs (*136*), die Einheit der PAGETschen und der RECKLINGHAUSENschen Knochenerkrankung als gesichert annehmen zu können geglaubt, so wurde dieser Unitarismus eben durch die chirurgischen Erfolge der Epithelkörperchentumorentfernungen bei der RECKLINGHAUSENschen Krankheit schon in demselben Jahr über den Haufen geworfen. Trotzdem ist von den Referaten CHRISTELLERs und FRANGENHEIMs eine fruchtbare Entwicklung auch auf pathologisch-anatomischem Gebiet ausgegangen. Es sei vor allem an die so wichtigen SCHMORLschen Untersuchungen erinnert.

SCHMORL (*137*) konnte einmal einen *knochenhistologischen Unterschied der* PAGET*schen und der* RECKLINGHAUSEN*schen Erkrankung* in Form der nur beim Morbus *Paget* sichtbaren, äußerst kennzeichnenden „ungeordneten Mosaikstrukturen" nachweisen. Es handelt sich dabei um eine histologisch erkennbare Felderung der Knochensubstanz durch kleine und unregelmäßig verlaufende Abbaukittlinien. Der Grund für den Unterschied im Aufbau der Knochenstruktur gegenüber der RECKLINGHAUSENschen Krankheit, bei der höchstens „geordnete" Mosaikstrukturen nachweisbar sind, liegt in dem andersartigen Umbau bei beiden Erkrankungen. — Das zweite Verdienst SCHMORLs war seine auf der genauen Durchuntersuchung eines außergewöhnlich großen, bisher nicht wieder erreichten Materials fußende Feststellung einer *Regelmäßigkeit der Befunde von Epithelkörperchenvergrößerungen bei der* RECKLINGHAUSEN*schen Krankheit* und dem *Fehlen von solchen bei seinen 190 Fällen von Osteodystrophia deformans* PAGET.

Wie bei der PAGETschen Knochenerkrankung, so fehlen Epithelkörperchentumoren auch bei der lokalisierten Osteodystrophia fibrosa. Ätiologisch ist der Morbus *Paget* noch ziemlich dunkel. Faktoren konstitutioneller Art und gewisse Vitaminmangelerscheinungen liegen vor [HANKE (*138*)]; sie bedürfen weiterer Untersuchungen. — Der Krankheitsbegriff der „lokalisierten" Osteodystrophia fibrosa wäre in den der *jugendlichen solitären Cysten* und den der *solitären gutartigen Riesenzellentumoren* aufzuteilen. Ursächlich kommen hier wahrscheinlich Entwicklungsstörungen oder Geschwulstbildungen des Knochens und der Einfluß örtlicher Traumen in Betracht. Wir möchten auf diese Unterschiede gegenüber der RECKLINGHAUSENschen Krankheit kurz hingewiesen haben, da sie wesentlich für die Sonderstellung dieser Erkrankung sind. Hinzu tritt ferner noch das *Verhalten des Kalkstoffwechsels,* der bei der RECKLINGHAUSENschen Erkrankung weitgehend gestört ist, bei den anderen fibrösen Osteodystrophien hingegen keine wesentlichen Änderungen aufweist. Beim Morbus *Paget* und bei der „lokalisierten" Osteodystrophia fibrosa ist die Kalkbilanz normal.

3. Nebenschilddrüsenbefunde und Mineralstoffwechsel.

Auf das *klinische Bild* und die *Veränderungen des Knochensystems* bei der Osteodystrophia fibrosa generalisata kann hier nicht näher eingegangen werden. Am häufigsten tritt die Erkrankung im 2.—4. Lebensjahrzehnt und besonders bei Frauen auf. Sie führt fast regelmäßig zum Tode, oft unter grotesker Deformierung des Körpers. Die Abbildung einer eigenen, im Pathologischen Institut Basel erhobenen Beobachtung möge von ihr eine Vorstellung geben (Abb. 7).

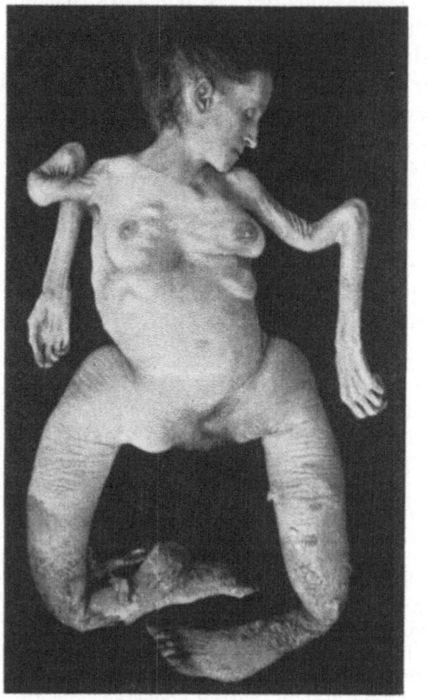

Abb. 7. Osteodystrophia fibrosa generalisata v. RECKLINGHAUSEN, 33jähr. Frau (Sektionsbeobachtung).
[H. HANKE: Arch. klin. Chir. **172**, 371 (1932).]

Die Knochenveränderungen beruhen auf überstürztem Knochenanbau und -abbau. Zwei besondere Erscheinungen sind äußerst kennzeichnend, die sog. „braunen Tumoren" und die Cystenbildungen. Die Erkenntnis, daß diese braunen Tumoren keine Sarkome sind, für die man sie früher ansprach, verdanken wir auf klinischem Gebiet LUDWIG REHN (*139*), auf histologischem LUBARSCH (*140*). Hinzuweisen wäre noch auf die im Gegensatz zur Entkalkung der Knochen feststellbaren *Kalkeinlagerungen* in verschiedensten Organen, besonders auch den *Nieren* (Nierensteine!).

In diesem Rahmen interessieren vor allem die Nebenschilddrüsenbefunde und die Störungen des Mineralstoffwechsels. Wir erwähnten schon, daß bei der RECKLINGHAUSENschen Erkrankung regelmäßig Epithelkörperchentumoren festzustellen sind. Im chirurgischen Schrifttum hat man des öfteren von ihrem Fehlen berichtet (*141, 142*). Doch sind derartige Beobachtungen nicht ganz beweisend. Versprengte Tumoren innerhalb der Schilddrüse, in der Thymusgegend usw. sind beobachtet worden; sie können sich sehr wohl einer Entdeckung bei der Operation entziehen. Aber es gibt auch Mitteilungen, die mit sehr starker Glaubwürdigkeit von negativen Epithelkörperchentumorbefunden sprechen.

So konnte M. BORCHARDT (*143*) das vollkommene Skelet eines Falles von Ostitis fibrosa generalisata untersuchen, bei dem ein Epithelkörperchentumor nicht vorhanden war. — Von besonderer Wichtigkeit wären *Befunde bei Kindern.* Leider gibt es hier kaum einwandfreie pathologisch-anatomische Beobachtungen. Die wenigen von Chirurgen mitgeteilten operierten Fälle ließen einen echten Tumor vermissen [TIMPE (*144*), DOXIADES (*145*)].

Schon die makroskopischen, noch mehr die histologischen Nebenschilddrüsenbefunde sind alles andere als einheitlicher Natur. Es wird gewöhnlich angenommen, daß nur *ein* Epithelkörperchen geschwulstartig vergrößert ist. Sicherlich stimmt das für die große Mehrzahl. Daß aber auch *mehrere* Epithelkörperchen zu Tumoren umgestaltet sein können, ist verschiedentlich festgestellt. Auch auf Grund zweier eigener Beobachtungen muß dies betont werden (*146*). Von der einen sei der Befund in der Abb. 8 wiedergegeben.

Uneinheitlich sind auch die histologischen Befunde. *Der histologische Charakter der Epithelkörperchentumoren läßt keine Rückschlüsse auf die Art der Knochen-*

erkrankung zu (HANKE). Meist finden wir die Hauptzellen, insbesondere die „wasserhellen", hyperplastisch; doch gibt es auch Tumoren, die lediglich aus oxyphilen Zellformen zusammengesetzt sind (u. a. HANKE).

Handelt es sich nun überhaupt um „Tumoren" oder etwa nur um Hyperplasien? CASTLEMAN und MALLORY (*147*), die kürzlich eine sehr übersichtliche und gründliche Darstellung der pathologischen Anatomie der Nebenschilddrüsen bei Hyperparathyreoidismus gegeben haben, kommen auf Grund eigener Untersuchungen und der Befunde des Weltschrifttums zu dem Schluß, daß zwei Typen aufgestellt werden könnten, ein *Hyperplasie-* und ein *Neoplasietyp.* Bei dem ersten handele es sich um diffuse, einheitliche Veränderungen des ganzen Drüsengewebes, also um einen augenscheinlich hyperplastischen Prozeß; bei dem

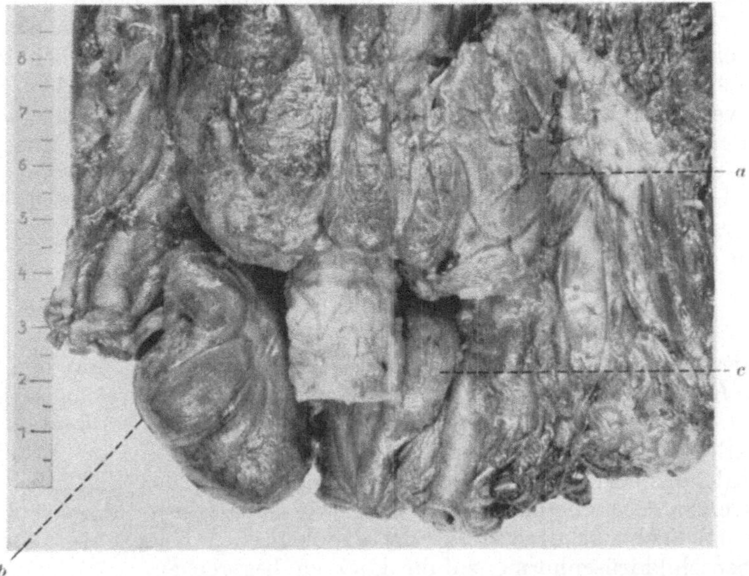

Abb. 8. Beidseitige Epithelkörperchentumoren bei einem Fall von Osteodystrophia fibrosa generalisata v. RECKLINGHAUSEN, 49 jähr. Frau (Sektionsbeobachtung, Halsorgane). *a* Schilddrüse; *b* Epithelkörperchentumor r; *c* Epithelkörperchentumor l. [H. HANKE: Arch. klin. Chir. **172**, 381 (1932).]

zweiten Typ sei die Proliferation auf eine Drüse, oft nur auf einen Teil derselben, beschränkt und daher als neoplastisch anzusehen. Doch sind wir mit einer solchen Klassifikation auch noch nicht recht weitergekommen.

Ebenso kennzeichnend wie die Epithelkörperchen„tumor"befunde sind nun die *Störungen des Mineralstoffwechsels* bei der RECKLINGHAUSENschen Krankheit. Entgegengesetzt zur Tetanie ist *der Kalkgehalt des Blutes oft enorm vermehrt.* Von 10—11 mg-% bei der Norm kann er bis auf 20 mg-% und darüber steigen [SNAPPER (*148*) und viele andere]. Ferner ist die Kalkausscheidung weit größer als die Aufnahme, es besteht eine *negative Kalkbilanz.* Der Phosphorstoffwechsel zeigt bei der RECKLINGHAUSENschen Krankheit keine so deutlichen und einheitlichen Änderungen wie der Kalkstoffwechsel. Meist jedoch sind niedrige Phosphorwerte feststellbar [HEILMEYER (*149*), MANDL (*150*)].

Aber diese Veränderungen, insbesondere der erhöhte Blutkalkspiegel, sind nicht regelmäßig vorhanden. Besonders amerikanische Autoren [JAFFE, WILDER, CAMP, ROBERTSON und ADAM, ROBBINS (*151*)] berichteten von normalen Calcium- und Phosphorwerten auch bei *sicheren* Fällen von RECKLINGHAUSENscher Erkrankung.

Auf der anderen Seite findet man einen erhöhten Kalkspiegel auch bei ganz anderen Krankheitsprozessen. Wir müssen also die Hypercalcämie als *pathognomonisches* Zeichen der O. f. von RECKLINGHAUSEN mit großer Zurückhaltung betrachten.

Trotzdem ist die Störung des Calciumstoffwechsels eng mit dem Hyperparathyreoidismus gekoppelt. Das beweist ja auch der Erfolg nach der Entfernung eines Epithelkörperchentumors: der Kalksturz ist ein so großer, daß er rein theoretisch als ungeheuer bezeichnet wurde (SNAPPER), und zwar ohne daß Erscheinungen der Tetanie nachgewiesen zu werden brauchen. Oft sinkt er unter die Norm.

DONATI (*152*) berichtete von einem Wert von 4,8 mg-% ohne tetanische Erscheinungen.

Der Erfolg der Operation hat sich in den Fällen, bei denen wirklich ein Tumor gefunden werden konnte, auch hinsichtlich der klinischen Symptome meist als ein glänzender erwiesen. Nicht immer, — das wäre aber bei einem oft so fortgeschrittenen Leiden wie der RECKLINGHAUSENschen Krankheit an sich nicht zu verwundern. Zerstörtes Knochengewebe kann nicht so leicht wieder zu normalem umgewandelt werden. Bedenken jedoch müssen die Mitteilungen erwecken, die von *Verschlimmerungen nach anfänglichen, oft jahrelangen Besserungen* berichten. So hat sich auch der berühmte erste Fall MANDLs wieder verschlechtert [J. BAUER (*153*), KIENBÖCK (*154*), MANDL (*155*)]. Wie ist das zu erklären?

4. Experimenteller Hyperparathyreoidismus.

Um diese Frage zu beantworten, müssen wir einen Blick auf den *experimentellen Hyperparathyreoidismus* werfen. Wie wir im physiologischen Teil ausführten, gelingt es, auch beim normalen Organismus durch parenterale Zufuhr von Parathormon, dem wirksamen Nebenschilddrüsenextrakt, Erhöhungen des Blutcalciumspiegels zu erzielen. Die Vermehrung des Blutkalks beruht dabei auf einer *Mobilisierung von Calcium aus den Geweben, besonders aus den Knochen.* Es blieb uns noch übrig, die histologischen Knochenveränderungen nach Nebenschilddrüsenhormonzufuhr kurz zu besprechen.

Bei kleinen Dosen von Hormon wird nach SELYE (*156*) nur die Osteoblastentätigkeit angeregt. Nach einmaliger Zufuhr einer *großen* Hormonmenge kommt es aber nach anfänglicher Proliferation der Osteoblasten zu deutlicher Zunahme der Tätigkeit der Ostoklasten und zu einem Verschwinden von Trabekeln. Wiederholt man die Injektion, so tritt bald wieder die Proliferation der Osteoblasten in den Vordergrund. Statt weiter zunehmender Entkalkung des Knochens erfolgt Einlagerung von Kalk.

Es werden durch das Nebenschilddrüsenhormon also einerseits die abbauenden, andererseits aber auch die anbauenden Zellelemente des Knochens beeinflußt [SELYE, BÜLBRING (*157*) u. a. (*158*)]. — Werden nun *jungen* Tieren *längere* Zeit steigende Dosen Parathormons zugeführt, so kann man hierdurch histologisch erkennbare Knochenveränderungen erhalten, die denen der Osteodystrophia fibrosa generalisata entsprechen [JAFFE, BODANSKY und BLAIR (*159*) u. a.].

Diese experimentelle parathyreogene Osteodystrophia fibrosa ist allerdings keine echte RECKLINGHAUSENsche Erkrankung. Schon eine gewisse Beschränkung der experimentell erhaltenen Veränderungen auf die Metaphysen der Röhrenknochen weist darauf hin. Daß die für die menschliche Erkrankung so kennzeichnenden „braunen Tumoren" und Cysten fehlen, wäre an sich nicht störend. Bei diesen Erscheinungen handelt es sich um sekundäre, erst später entstehende Vorgänge. Wichtig ist aber, daß bei den Parathormontieren allmählich ein Ausgleich eintritt, der die Tiere befähigt, wiederholte größere Dosen zu ertragen, daß die Knochenveränderungen wieder abheilen.

Es weist dies darauf hin, *daß es sich bei der experimentellen Parathormonosteodystrophie trotz aller Ähnlichkeiten mit der menschlichen Erkrankung doch um einen nicht mit ihr identischen Prozeß handelt.* Es fehlt etwas, das bei der RECKLINGHAUSENschen Erkrankung vorhanden ist und das die Progressivität dieses Leidens bedingt.

Hinzu kommt, daß durch bestimmte Stoffe (Nahrungsmittel, gewisse Salze, wie Ammoniumchlorid usw.), die eine Säuerung hervorrufen, ebenfalls Knochenveränderungen am Tier zu erzielen sind. Sie entsprechen weitestgehend den Veränderungen, wie sie durch experimentelle Zufuhr von Nebenschilddrüsenhormon erzeugt werden können. Es kann auf diese Versuche nur hingewiesen werden [eigene Versuche und Schrifttum bei HANKE (*160*)].

5. Pathogenese.

Die Versuchsergebnisse sprechen dafür, daß *die primäre Bedingung für die Entstehung solcher Knochenveränderungen in Störungen des Stoffwechsels* zu suchen ist und daß wohl eine *Azidose* mitspielen muß. Auch für die menschliche RECKLINGHAUSENsche Krankheit hat man schon früher die primäre Ursache in einem veränderten Stoffwechsel vermuten zu müssen geglaubt. E. REHN (*161*) hat als einer der ersten darauf hingewiesen.

Wir haben aus all diesen Gründen, zu denen auch die oben beleuchteten Inkongruenzen in dem schon so eingefahrenen Begriff „Hyperparathyreoidismus — erhöhter Kalkstoffwechsel — RECKLINGHAUSENsche Krankheit" gehören, mit ASKANAZY (*162*) *die Epithelkörperchentumoren bei der* RECKLINGHAUSEN*schen Erkrankung als eine sekundäre Reaktion auf eine primäre stoffwechselbedingte Schädigung der Knochen bzw. der Epithelkörperchen, der Regulatoren des Kalkstoffwechsels,* bezeichnet. Hat diese, womöglich durch eine Azidose bedingte Schädigung auf die Epithelkörperchen hinreichend eingewirkt, so hypertrophieren sie adenomartig, die azidotische Stoffwechseltendenz des Nebenschilddrüsenhormons [HOFF (*163*)] führt dann in kennzeichnender und *primär* erscheinender Weise den Krankheitsprozeß weiter.

Es handelt sich bei dieser Anschauung keineswegs um die alte ERDHEIMsche Auffassung von der kompensatorischen Bedeutung der Epithelkörperchenvergrößerungen. Eine solche besteht nur im Anfang.

In gewisser Weise könnte man die Verhältnisse bei der RECKLINGHAUSENschen Krankheit mit denen beim Morbus *Basedow* vergleichen. Auch beim *Basedow* bedingen übergeordnete Einflüsse eine vermehrte Funktion der Schilddrüse, eine Struma. Und doch steht später die Hyperthyreose im Vordergrund des ganzen Geschehens; es wird die Krankheit durch die radikale Resektion der Struma geheilt.

Sicher ist unsere Auffassung vorläufig noch Hypothese, aber unseres Erachtens eine Hypothese, die genügend gestützt ist, um als fruchtbare Arbeitshypothese zu wirken. BERBLINGER (*164*) bezeichnet sie als den „wohl richtigen" Standpunkt. Auch ihm ist es, ähnlich LERICHE, JUNG und WELTI, DONATI, VIGANÒ, OBERLING und GUÉRIN (*165*) „doch zweifelhaft, ob trotz des unzweifelhaft günstigen Einflusses der Entfernung adenomatös veränderter Epithelkörperchen auf den Verlauf der Osteodystrophia fibrosa generalisata diese Knochenerkrankung lediglich als die Folge eines Hyperparathyreoidismus aufgefaßt werden darf".

Wir können auf diese Weise fast alle angeführten Abweichungen erklären und so auch die vorhin gestellte Frage nach dem Grund der Verschlechterung mancher nach Epithelkörperchentumorentfernung anfänglich gut beeinflußter Fälle beantworten. Gewiß, es kann, wie MANDL vermutet, noch ein zweiter versprengter Tumor vorhanden sein, — man wird solche Fälle post mortem sorgfältig daraufhin zu untersuchen haben. Eine ebenso gute, wenn nicht noch bessere Erklärung liefert aber die Vorstellung, daß durch die Durchbrechung des Circulus vitiosus, durch die Tumorentfernung, eine Zeitlang eine Besserung erzielt ist, aber nur so lange, bis sich die primäre Schädigung wieder auszuwirken vermag. Eingehende Untersuchungen des Stoffwechsels bei Fällen von RECKLINGHAUSENscher Krankheit und Verfolgung desselben auch postoperativ, das sind die Möglichkeiten, um die Genese der RECKLINGHAUSENschen Krankheit noch klarer zu erfassen.

Die von einigen Autoren [PAUL, HOFF, LEBSCHE (*165*) u. a.] behauptete *Rolle anderer innersekretorischer Drüsen* (Hypophyse, Nebennieren usw.) beim Zustandekommen der RECKLINGHAUSENschen Krankheit ist bis jetzt noch keineswegs erwiesen. Es handelt sich um Einzelbeobachtungen, die so gedeutet wurden.

6. Therapeutische Folgerungen.

Welche Schlüsse dürfen wir aus diesen genetischen Betrachtungen für die Therapie ziehen? Hier ist als *primäre Indikation für jeden Fall von* RECKLINGHAUSEN*scher Krankheit das Suchen nach einem Epithelkörperchentumor* aufzustellen. Auf die näheren Richtlinien bei diesem Suchen kann hier nicht eingegangen werden. MANDL (*166*), BECK (*167*) u. a. haben sie ausführlich entwickelt. Die zahlreichen und auffallenden Besserungen nach Entfernung von Epithelkörperchengewebe berechtigen und erfordern unbedingt die Vornahme dieser Operation. Ja, man wird nach erfolglosem Suchen in schweren Fällen berechtigt sein, auch subtotale Schilddrüsenentfernungen vorzunehmen (Möglichkeit intrathyreoidaler Epithelkörperchentumoren!), ferner die Thymusgegend zur Auffindung eines Tumors freizulegen.

Sicher besteht bei diesen Operationen die Gefahr einer zu starken Einschränkung der Nebenschilddrüsenfunktion, die der *Tetanie*. Es kommt nach Entfernung eines Epithelkörperchentumors sogar „fast immer" [MANDL (*168*)] zu tetanischen Erscheinungen leichterer Art. Man muß sie bei der Schwere des vorliegenden Leidens aber in Kauf nehmen. Sie sind ja auch glücklicherweise meist zu beherrschen. Ob es berechtigt ist, bei fehlendem Tumor ein normales Epithelkörperchen zu entfernen, wie MANDL neuerdings verficht, bleibe dahingestellt. Uns erscheint das zu weit gegangen.

Bei negativ verlaufenen Operationen, sei es, daß kein Tumor gefunden wurde, sei es, daß trotz Tumorentfernung keine Besserung oder später wieder eine Verschlechterung auftritt, ist es unseres Erachtens berechtigt, den Wert der Herbeiführung einer *alkalotischen Stoffwechselrichtung* zu prüfen, wie das HOFF bereits früher vorgeschlagen hat. SCHOLTZ (*169*) und HANKE (*170*) haben auch auf die Möglichkeit der Beeinflussung solcher Fälle durch eine Thymusextraktzufuhr hingewiesen. Sie müßte notwendigerweise reichlich und langdauernd sein, und, was negativen Berichten gegenüber betont werden muß, durch einen *wirksamen* Thymusstoff geschehen. Wir verweisen auf spätere Ausführungen (s. S. 180).

Anhang.

Hyperparathyreoidismus und Nierensteine.

An dieser Stelle wäre kurz auf die in den letzten Jahren und besonders im amerikanischen Schrifttum erörterte *Frage eines ursächlichen Zusammenhanges von Nierensteinen mit einer Überfunktion der Epithelkörperchen* einzugehen. Therapeutische Konsequenzen in Form von Epithelkörperchenentfernungen sind bisher nur vereinzelt gezogen worden [COLBY (*171*)]. Wir erwähnten schon, daß die Kalkablagerungen bei echter RECKLINGHAUSENscher Krankheit oft zu Konkrementen in den Nieren führen. Experimentell haben MANDL und UEBELHÖR (*172*) über ähnliche Befunde berichtet. Hiervon ausgehend glaubte man als die Ursache vieler Fälle von Nephrolithiasis einen latenten, chronischen

Hyperparathyreoidismus anschuldigen zu können. So haben z. B. ALBRIGHT und BLOOMBERG (*173*) bei 23 operierten Nierensteinfällen 11mal als die alleinige Ursache der Steinbildung einen solchen Hyperparathyreoidismus angesprochen. Häufig sollen sich dabei granulierte Zylinder im Harnsediment finden, die Calcium, wahrscheinlich Calciumphosphat, enthalten. Auch Erhöhungen des Blutkalkspiegels, bis zu 15,78 (COLBY), und Erniedrigungen des Phosphorgehaltes wurden mitgeteilt. Ob es sich bei den entfernten Nebenschilddrüsen wirklich um Tumoren handelte und nicht um leichte Hypertrophien, wie sie oft vorkommen, ist wohl nicht hinreichend geklärt.

Andere Autoren, z. B. LUNDBERG (*174*), berichten aber auch über Nierensteine bei *Insuffizienz* der Nebenschilddrüsen und deutlich herabgesetztem Blutkalk. Sie nehmen ebenfalls als Ursache eine Störung in der hormonalen Tätigkeit der Nebenschilddrüsen an.

So interessant die Frage ist, sie bedarf noch sehr der weiteren Klärung, bevor operativ in einen solchen endokrinen Zusammenhang eingegriffen werden darf. Wie verhängnisvoll müßte sich z. B. eine Einschränkung der Funktion durch Wegnahme von Epithelkörperchen auswirken, falls die LUNDBERGsche Anschauung zu Recht bestände! Zu erwägen ist als Ursache der Steinbildung außer der Infektion und anderen Faktoren auch ein Vitaminmangel, vor allem eine A-Hypovitaminose.

III. Chirurgische Anzeigestellungen zur Herabsetzung, zum Ersatz und zur Steigerung der Nebenschilddrüsenfunktion.

A. Anzeigestellungen zur Herabsetzung der normalen Nebenschilddrüsenfunktion.

Wir haben im vorhergehenden die Berechtigung der Einschränkung eines Hyperfunktionszustandes der Epithelkörperchen, bei der RECKLINGHAUSENschen Krankheit, betont, mag diese Hyperfunktion nun primärer oder mehr sekundärer Natur sein. Gewisse Parallelen zur BASEDOWschen Erkrankung drängten sich auf. Betrachten wir im folgenden kurz die Bestrebungen zur *Herabsetzung einer normalen Epithelkörperchenfunktion,* so befinden wir uns in derselben Lage wie bei der Schilddrüse. Es handelt sich auch hier um absolutes Neuland, in dem Erfahrungen erst zu sammeln sind. Nur erscheint uns die Anzeigestellung zur Einschränkung der Nebenschilddrüsenfunktion noch schwieriger und noch angreifbarer als bei der Schilddrüse.

Schon bald nach Bekanntwerden der günstigen Beeinflussung der RECKLINGHAUSENschen Krankheit durch die Entfernung von Epithelkörperchentumoren ging man daran, auch bei anderen Erkrankungen nach solchen Adenomen zu suchen. Besonders Krankheiten, bei denen eine Störung des Kalkstoffwechsels vermutet wurde, erschienen geeignet. Einmal waren dies Knochenerkrankungen, wie die PAGETsche Osteodystrophia deformans, auch lokalisierte Ostitiden (PERTHESsche und SCHLATTERsche Krankheit), dann aber vor allem *chronische Gelenkerkrankungen,* wie die ankylosierende Polyarthritis und schwere Spondylarthritiden, und endlich *sklerosierende Krankheiten,* wie die Myositis ossificans, die Sklerodermie, Keloide, die DUPUYTRENsche Kontraktur. OPPEL (*175*) und SSAMARIN (176) und ihre Schüler, ferner LERICHE (*177*) und JUNG (*178*), SIMON (*179*) u. a. (*180*) haben diese Therapieversuche begonnen und in vielen Fällen durchgeführt. Andere Autoren haben sich ihnen angeschlossen.

Eine Hyperfunktion der Epithelkörperchen bei diesen Erkrankungen ist aber alles andere als erwiesen. Wenn z. B. OPPEL bei vielen seiner Fälle von *ankylosierender Polyarthritis* eine Blutkalkerhöhung annimmt, so ist ihm mit Recht widersprochen worden [LENART (*181*) u. a.]. In 40 seiner Fälle lagen die Kalkwerte zwischen 9—13 mg-%! Auch die Senkung des Blutkalkspiegels nach Entfernung von Epithelkörperchengewebe muß mit 1 oder 2—3 mg-% als durchaus unbedeutend bezeichnet werden. Eine Rechtfertigung der Operation aus solchen biochemischen Daten ist nicht möglich. Auch bei den 13 Polyarthritisfällen von LERICHE war nur 3mal eine Hypercalcämie festgestellt worden.

Bei den anderen Erkrankungen, z. B. der *Sklerodermie*, verhält es sich ähnlich: der Blutkalk ist vielfach normal [u. a. MANDL (*182*)]. LERICHE und JUNG sehen die Sklerodermie als Folge einer Skeletosteolyse durch Hyperparathyreoidismus an.

Sekundär käme es zu abnormer Calciumbeladung der Haut und zu den Erscheinungen der Sklerodermie. Diese stelle eine Art cutaner Form des chronischen Hyperparathyreoidismus dar. In sklerodermischen Hautstellen werde um 25—30% mehr Calcium gefunden als in gesunden Hautpartien.

Wie sind die Befunde an den entfernten Epithelkörperchen? Einwandfreie Adenome sind nie exstirpiert worden, und die pathologischen Veränderungen degenerativer oder entzündlicher Art, die einige Autoren gesehen haben wollen, sind zumindest recht geringfügig. Auch von dieser Seite aus muß die Berechtigung der Operation bestritten werden.

Oft war bei den mitgeteilten Fällen [s. FUNSTEN (*183*) und BALLIN (*184*)] „die Diagnose Arthritis noch weniger überzeugend als die Diagnose Hyperparathyreoidie" [VIERSMA (*185*)].

Nun die *Erfolge.* Es sind viel Fehlschläge mitgeteilt worden. Andere Fälle, die anfangs günstig beeinflußt wurden, werden hinsichtlich der Dauerheilung mit einem Fragezeichen versehen werden müssen. Aber es gibt doch auch ernsthaft zu nehmende Mitteilungen über länger anhaltende Besserungen des Krankheitszustandes, wenigstens soweit das nach dem Schrifttum zu beurteilen ist. Wie sind solche Besserungen zu erklären? MANDL selbst sagt, daß sie mit einer Normalisierung des Blutkalks sicher nicht viel zu tun haben, sondern daß möglicherweise „noch andere Funktionen" der Epithelkörperchen beeinflußt werden, — eine Annahme, die vorläufig kaum zu beweisen sein wird. Vor allem steht mit ihr nicht im Einklang, daß durch Wegnahme sympathischer Ganglien (LERICHE) und durch einfaches Freilegen der Schilddrüse (SIMON) ein anscheinend gleicher Einfluß ausgeübt werden kann.

Hinsichtlich der Indikation zur Einschränkung der Funktion normaler Epithelkörperchen, bei normalem Kalkstoffwechsel, fehlt also vorläufig jede sichere theoretische Unterlage. Man muß sich bei der Vornahme einer Epithelkörperchenentfernung bei Fällen von chronischen Polyarthritiden, Sklerodermien usw. durchaus darüber im klaren sein, daß hier keine *gesteigerte* Funktion, sondern eine *normale* herabgesetzt wird. Eine andere Begründung als die eines manchmal vorhandenen vorläufigen Erfolges liegt für dieses Vorgehen nicht vor. Dies zugegeben, wollen einige der oben genannten Autoren, so auch MANDL (*186*), an den klinischen Erfolgen derartiger Operationen nicht mehr zweifeln.

Man wird angesichts solcher Erfahrungen (siehe auch LERICHE) trotz aller Bedenken zugeben müssen, daß *bei schwersten und völlig unbeeinflußbaren Fällen* von chronischer ankylosierender Polyarthritis und Spondylarthritis sowie der Sklerodermie der Versuch einer Beeinflussung des Krankheitsbildes durch partielle Epithelkörperchenexstirpation nicht gänzlich verdammt werden kann. Stets ist an die Gefahr der Tetanie zu denken, wenn diese auch nach den Mitteilungen OPPELs und anderer Autoren anscheinend gering ist. Eine genaue und fortdauernde Beobachtung der operierten Kranken ist zu fordern, um die Frage des Dauererfolges in der Zukunft klar beantworten zu können.

Gänzlich abzulehnen ist aber die indikationslose Herausnahme normalen Epithelkörperchengewebes bei DUPUYTRENscher Kontraktur, bei Myasthenia gravis und ähnlichen Krankheitszuständen. Auch bei der RAYNAUDschen Krankheit wird man mit der größten Zurückhaltung die Berichte über angebliche günstige Beeinflussung der Erkrankung durch Epithelkörperchenentfernung betrachten müssen (*187*).

B. Der Ersatz fehlender Nebenschilddrüsenfunktion.

Wir sind schon bei der Besprechung der Tetanie mehrmals auf die Frage des Ersatzes der fehlenden Nebenschilddrüsenfunktion eingegangen. War früher diese Erkrankung mit Recht gefürchtet, oft durch kein Mittel zu beseitigen oder auch nur zu lindern, so haben die Fortschritte der Epithelkörperchenhormonforschung hierin gründlichen Wandel geschaffen. Wir können jetzt sagen: Die Tetanie ist eine heilbare Erkrankung, heilbar durch Parathormon, besonders aber durch A.T. 10. Die Implantationstherapie, auf die man früher fast allein angewiesen war, ist durch diese beiden Mittel weitgehend zurückgedrängt.

1. Indikationen.

Die Indikationen zur Therapie mit Parathormon oder A.T. 10 können wir kurz zusammenfassen: Es kommen vor allem die *primären,* parathyreogen bedingten *Tetanien* in Frage, für den Chirurgen besonders die parathyreopriven. Die rein sekundären Tetanien werden besser durch andere Mittel beeinflußt. So wird man bei im Vordergrund stehenden rachitischen Stoffwechselstörungen die bekannten Rachitisheilmittel verwenden, bei der Magentetanie den Chlorverlust ersetzen.

In letzter Zeit hat man sich besonders um die Kenntnis der *latenten Nebenschilddrüseninsuffizienzen* bemüht, ein Gebiet, das den Chirurgen weniger angeht. Nach KRAMER (*188*) stehen hier im Vordergrund: mangelnde Leistungsfähigkeit, vasomotorische Störungen (Kälte der Hände und Füße, QUINCKEsches Ödem), auch Hautveränderungen, Ekzeme, Kopfschmerzen usw. Kennzeichnend soll die Verschlimmerung der Beschwerden während der Menstruation und im späteren Verlauf der Schwangerschaft sein. Bei solchen Fällen soll der Serumkalkspiegel etwas, aber nicht unter 8 mg-%, herabgesetzt sein; es soll das CHVOSTEKsche Phänomen und eine geringe elektrische Übererregbarkeit nachzuweisen sein. Auch diese latenten Insuffizienzen sollen ebenso wie die manifesten auf Hormonzufuhr und auf A.T. 10 ansprechen, ihre Erscheinungen in der Regel vollkommen beseitigt werden können.

2. Hormonbehandlung.

Wir erwähnten schon, daß in manchen Fällen das *Hormon* nicht allein genügen kann. Man muß sich darüber klar sein, daß das Hormon, entsprechend der Funktion der Nebenschilddrüse, nur auf die *Kalkregulation* einwirkt, nicht aber Kalk ersetzt. So ist es auch zu verstehen, daß *bei herabgesetztem Blutkalkspiegel durch Injektion von Parathormon ein Anstieg dieses Spiegels erreicht* wird, wie *auf der anderen Seite bei vermehrtem Blutkalk eine Verminderung desselben* [BOMSKOV (*189*), BISCHOFF (*190*)]. Nach den Untersuchungen von SPIEGLER und STERN (*191*) kommt der Wirkungseffekt des Parathormons weniger im Gesamtkalk als in der *Normalisierung der Zustandsformen des Kalks* zum Ausdruck.

gleichen, bei dem bekanntlich Kohlehydrate und Insulin in gewisser Beziehung zueinander gehalten werden müssen.

Diese Voraussetzungen sind zu beachten, wenn wir die Wirkung der Hormonersatzbehandlung am Blutkalkspiegel messen wollen. VEIL empfiehlt für die *idiopathische* Tetanie mit dem Parathormon zu beginnen, dieses etwa 3 Tage hintereinander zu 50 E. pro Tag zu geben und dann mit Kalkinjektionen fortzufahren, um nach 8 Tagen wieder Parathormon zu geben. Für schwerere Formen, insbesondere für die parathyreoprive manifeste Tetanie, werden größere Dosen erforderlich sein. — Daß *die Blutkalkuntersuchung nicht ausreicht, um den Funktionszustand der Nebenschilddrüsen zu bestimmen,* ist nach dem oben Gesagten einleuchtend. Es gibt ja auch eine ganze Reihe von Beobachtungen, bei denen die Tetanie schon lange abgeheilt ist, auch keine latente Tetanie besteht und doch der Blutkalkspiegel auf seinem tiefen Stande beharrt [GYÖRGY (*193*), DRAGSTEDT, HOESCH (*194*) u. a.]. Wir müssen *alle* Symptome, vor allem auch das Ansprechen der nervösen Erregbarkeit, beachten und verfolgen.

Hier ist anscheinend die oben schon erwähnte Methode der *Chronaxie* von Wert. Nach LENART (*193*) soll die Chronaxie sogar einen verläßlicheren Indikator für die Beurteilung des Funktionszustandes der Nebenschilddrüsen darstellen als der Blutkalk. Der Einfluß des Hormons auf die Chronaxie sei unmittelbarer oder er äußere sich wenigstens auf sie zeitlich früher als auf den Blutkalk. Die Chronaxiewerte sind bei der Tetanie erhöht und bei entgegengesetzten Zuständen erniedrigt. Leider ist die Methode technisch noch recht kompliziert und die Apparatur teuer. Auch sind durchaus nicht alle Autoren von dem Wert der chronaximetrischen Bestimmungen überzeugt [HOLTZ und KRAMER (*195*)].

Zu erwähnen ist noch, daß die Blutphosphatwerte nach Parathormonindikation absinken. Eine Beeinflussung der Alkalireserve ist nicht festzustellen.

3. Behandlung mit A.T. 10.

In den letzten Jahren hat sich nun, besonders in Deutschland, die Behandlung der Hypofunktionszustände der Epithelkörperchen mit A.T. 10 (Anti-Tetanisches Präparat Nr. 10) weitgehend durchgesetzt. HOLTZ (*196*) hat diese Therapie eingeführt und sich um ihre kritische Anwendung besonders bemüht. Viele Nachuntersucher haben ihre *glänzende Wirkung auf die Erscheinungen der Nebenschilddrüseninsuffizienz* bestätigt. Alle Symptome werden restlos behoben, die Krämpfe verschwinden, die nervöse Erregbarkeit kehrt zur Norm zurück, der Blutkalkspiegel wird ein normaler.

Es handelt sich bei dem A.T. 10 um ein praktisch *Vitamin D-freies Bestrahlungsprodukt des Ergosterins.* Als wirksamstes Prinzip enthält es den in Öl gelösten *Calcinosefaktor,* der pharmakologisch den Kalkhaushalt des normalen und des epithelkörpercheninsuffizienten Organismus zu beeinflussen vermag.

An der Erhöhung des Kalkspiegels nehmen beide Kalkfraktionen des Serums, der kolloidale und der ultrafiltrable Anteil, meist gleichmäßig teil. — Anfangs kann der Kalkgehalt des Serums absinken, um nach 1—3 Wochen zur Hypercalcämie anzusteigen (HOLTZ). Es handelt sich hier also um ein gegensätzliches Verhalten zum Parathormon, das eine sehr rasche Erhöhung des Blutkalkspiegels bewirkt.

Die Kontrolle der biologischen Wirksamkeit des A.T. 10 geschieht am nebenschilddrüsenlosen Hund.

Die Wirkung des A.T. 10 ist also erst nach einiger Zeit in vollem Umfange vorhanden, sie hält aber dafür über viele Tage an. Es findet eine *Speicherung* des Stoffes, sogar eine Kumulation, statt. Das sind große Vorteile gegenüber der Hormonbehandlung, die noch dadurch vermehrt werden, daß A.T. 10 *peroral wirksam* und auch *billiger* als Parathormon ist. Zudem soll Parathormon nach gewisser Zeit nicht mehr recht wirken, während beim A.T. 10 nach den bisherigen Erfahrungen keine Gewöhnung eintritt.

Bedeutet nun die Anwendung des A.T. 10 in gleicher Weise wie die des Parathormons eine echte, kausale Substitution? Es ist das noch nicht geklärt. Die Wirkung auf den Kalkhaushalt ist die gleiche wie beim Hormon, ob aber auch die auf den Phosphat- und Säurebasenhaushalt, ist umstritten.

Hoff (*197*) hat hierauf hingewiesen. Während Parathormon zu Calciumanstieg, zu azidotischer Tendenz und zu Phosphatabfall führt, bewirke A.T. 10 nur das erstere, hingegen eine Alkalose, einen Phosphatanstieg und eine lymphatische Tendenz des Blutbildes. Nach Hoff ähnelt es in der Wirkung auf den Phosphat- und Säurebasenhaushalt eher dem ihm ja chemisch nahe verwandten Vitamin D. Hoesch (*198*) und Holtz allerdings konnten die Hoffschen Befunde nicht bestätigen. Weitere Untersuchungen müssen die Frage der Gleichartigkeit oder Verschiedenheit der Wirkung gegenüber dem Hormon endgültig klären.

Der *Indikationsbereich für das A.T. 10* ist derselbe wie für das Hormon. Es kommen die wirklich parathyreogen bedingten Epithelkörpercheninsuffizienzen in Frage, in erster Linie die parathyreoprive Tetanie. Bei den sekundären Tetanien, insbesondere bei der Spasmophilie der Kinder, ist die A.T. 10-Behandlung zwar ebenso wirksam wie die mit Parathormon, der Serumkalkspiegel wird erhöht, — aber das Grundleiden, die Rachitis, wird nicht beseitigt, nach Bomskov (*199*) eher noch in seiner Heilung gehemmt, da der für die Blutkalkvermehrung notwendige Kalk wahrscheinlich aus dem Knochen genommen wird. — Auf die gute Beeinflußbarkeit der latenten chronischen Nebenschilddrüseninsuffizienzen gingen wir bereits ein.

Die übrigen Indikationen zur A.T. 10-Therapie können hier nur gestreift werden. Man hat über gute Erfolge bei Hämophilie (*200*), bei Krampfaderbeschwerden, bei phlebitischen Restzuständen (*201*), auch bei der Sprue-„tetanie" (*202*) usw. berichtet. Bei der Sprue handelt es sich um eine alimentär bedingte Kalkverarmung.

Die *Dosierung* im einzelnen richtet sich nach der Schwere des vorliegenden Leidens. *Grundsätzlich ist zu sagen, daß auch das A.T. 10 eine Hormonbehandlung der akuten Tetanie und eine Kalkzufuhr nicht überflüssig macht. Im Gegenteil: bei akut ausbrechenden tetanischen Krämpfen hilft wirksam nur das Parathormon,* da ja der Effekt des A.T. 10 sich erst nach Tagen bemerkbar macht, hingegen beim Parathormon das Maximum der Wirkung schon in der 1.—2. Stunde nach Injektion des Hormons erreicht wird (*203*).

Wichtig ist bei der Behandlung mit A.T. 10 neben der Beachtung des Allgemeinzustandes die *dauernde Kontrolle des Serumkalkspiegels.*

Holtz hat mit Recht ausdrücklich hierauf hingewiesen. Nach ihm dürfen größere Dosen als 15 ccm A.T. 10 nicht ohne eine solche Serumkalkkontrolle verabfolgt werden. *Bei hoher Dosierung* des A.T. 10 kommt es zu *schweren Schädigungen des Organismus,* zu Appetitverlust, Erbrechen, Kreislaufstörungen und Schädigungen der Nierenfunktion, vor allem auch zu Kalkablagerungen in den Gefäßen und Organen (Nieren!). Im Skelet bewirkt langfristige Überdosierung einen Mineralverlust bis zu 10% der Trockensubstanz. Veränderungen wie bei der experimentellen parathyreogenen Osteodystrophia fibrosa sind durch A.T. 10 aber nicht beobachtet worden. — Im einzelnen sollen die Kranken recht verschieden auf A.T. 10 reagieren. Man muß, um Vergiftungserscheinungen zu vermeiden, sich zunächst mit kleinen Dosen einschleichen [Rieder (*204*)]. Besondere Vorsicht ist in der Schwangerschaft angebracht.

Kontraindikationen der A.T. 10-Verabreichung stellen alle Erkrankungen dar, die mit einer Hypercalcämie einhergehen, besonders also die von Recklinghausensche Erkrankung, weiter umfangreiche Knochenbrüche, destruierende Prozesse an den Knochen, auch die Pagetsche Knochenerkrankung, ferner ein Mineralverlust des Skelets, der nicht auf Hypocalcämie beruht (Holtz).

4. Die Implantationsbehandlung.

Seit Einführung der Hormon- und A.T. 10-Behandlung der Epithelkörperchenmangelerscheinungen ist die *Implantationstherapie mit Nebenschilddrüsengewebe* sehr in den Hintergrund getreten, mehr noch als bei der Schilddrüse. Früher war die Verpflanzung von Epithelkörperchen eigentlich die einzige für den Ersatz des fehlenden Hormons einigermaßen in Betracht kommende Therapie. Von Eiselsberg (*205*) hatte sie als erster 1907 am Menschen ausgeführt, nachdem ausgedehnte Versuche am Tier, insbesondere mit Schilddrüsenverpflanzungen, vorausgegangen waren. Hinsichtlich der Erfolge und der Erklärung dieser Erfolge ist dasselbe zu sagen wie für die Transplantationen mit Schilddrüsengewebe. Praktisch in Frage kommen nur Homoio-, weit mehr noch Heterotransplantationen. Es liegt auf der Hand, daß der erste gute Erfolg von den Pfröpflingen selbst ausgeht. Der spätere hängt in hohem Grade nicht mehr von diesen ab, da sie ja einer allmählichen Resorption verfallen. Hier spielt eine Stimulationswirkung auf etwa restierendes eigenes Nebenschilddrüsengewebe die Hauptrolle.

Trotz aller Mängel und Fehlschläge, die die Nebenschilddrüsen-Transplantationsbehandlung aufzuweisen hatte, und trotz der Schwierigkeiten einer sicheren Aussage über das „Propter" bei einem Erfolg dieser Therapie hatte sie sich mit Recht eingebürgert. Sie wurde *„als kausale Therapie unbedingt empfohlen"* [Guleke (*206*) u. a.]. In manchen Fällen hat sie zweifellos lebensrettend gewirkt. Ja, sogar Schwangerschaften mit ihren großen Anforderungen an den Calciumhaushalt und ihren Gefahren sind bei schweren Tetaniekranken nach mehrfachen Transplantationen ohne besondere Schwierigkeiten durchgemacht worden, wie das einige Beobachtungen, auch eigene, zeigten (*207*). Der Dauererfolg, besonders was die vollkommene Heilung angeht, war erklärlicherweise immer ein beschränkter.

Betreffs der *Technik* der Verpflanzung gelten dieselben Grundsätze wie bei anderen innersekretorischen Organtransplantationen, z. B. bei denen der Schilddrüse. Hinzuzufügen wäre nur noch die Wichtigkeit einer histologischen Untersuchung der Pfröpflinge vor der Verpflanzung. Gerade bei den Epithelkörperchen sind bei Unterlassung einer solchen feingeweblichen Untersuchung die gröbsten Täuschungen vorgekommen.

Leichte Tetaniefälle kamen bereits *früher* für die Verpflanzungsbehandlung nicht in Frage. Hier reichte die symptomatische Therapie aus. Für schwerere und schwerste hingegen war die Transplantation das Gegebene. *Heute* muß auch bei diesen Formen der Parathormon- und A.T. 10-Behandlung das Feld eingeräumt werden. Wir sind nicht berechtigt, zu der Transplantation zu greifen, bevor nicht eine sachgemäße Therapie mit parenteralen Parathormon- oder oralen A.T. 10-Gaben angewandt ist. Nur bei einem Versagen dieser Mittel wäre der chirurgische Hormonersatz zu erwägen. Bislang scheint aber noch kein Tetaniefall resistent gegen Parathormon *und* A.T. 10 gewesen zu sein.

Auch bei der Epithelkörperchenverpflanzung wird die Berücksichtigung der feineren biologischen Bedingungen von Wert sein. Nur weiß man von ihnen bei der Nebenschilddrüse noch kaum etwas. Eine Möglichkeit der Organaktivierung, die in Vergleich zu der durch thyreotropes Hormon bei der Schilddrüse zu setzen wäre, kennen wir noch nicht.

C. Anzeigestellungen zur Steigerung der normalen Nebenschilddrüsenfunktion.

Über Anzeigen zur Steigerung einer *normalen* Funktion der Nebenschilddrüsen, bei normalem Kalkstoffwechsel, ist in praktischer Hinsicht kaum etwas Sicheres bekannt.

Man hat über den guten Einfluß von Injektionen mit Nebenschilddrüsenextrakt bei *allergischen Erkrankungen* (Asthma bronchiale und Rhinitis vasomotoria, angioneurotisches Ödem, Colica mucosa) und bei gewissen *hämorrhagischen Erkrankungen* berichtet (*208*). Die Vorstellung, es handele sich bei solchen Krankheitsvorgängen um eine Nebenschilddrüseninsuffizienz oder wenigstens eine Mitbeteiligung dieser, ist wohl nicht richtig. LENART (*208*) glaubt, daß lediglich die blutkalkerhöhende Wirkung des Nebenschilddrüsenextrakts den Erfolg bewirke, die Verabreichung von Kalksalzen wirke meist genau so günstig. Es ist aber HAJÓS (*209*) zuzugeben, daß die Erhöhung des Blutkalkspiegels durch Nebenschilddrüsenhormon länger anhält und infolgedessen vielleicht die Wirkung noch eine bessere ist als die des Kalks. Das A.T. 10 wird bei allergischen Erkrankungen weniger in Frage kommen, wenigstens nicht bei akuten. Bei hämorrhagischen Erkrankungen ist außer der Erhöhung des Blutkalkspiegels auch eine Vermehrung der Thrombokinase als Grund für die Überlegenheit der Nebenschilddrüsentherapie gegenüber der reinen Kalkmedikation angeführt worden, — ob mit Recht, müßten weitere Untersuchungen zeigen.

Für den Chirurgen würde besonders ein etwaiger fördernder Einfluß von Nebenschilddrüsenextrakten auf die *Knochenregeneration* in Frage kommen. Das Auftreten von Wachstumsstörungen und die Hemmung des Skeletwachstums bei chronischer Nebenschilddrüseninsuffizienz ist ja schon seit längerem bekannt. Hierauf fußten auch Versuche mit künstlich erzeugten Knochenbrüchen bei Tieren (*210*).

Die Ausbildung des Callus war dabei gehemmt, auch der Calciumgehalt des Callusgewebes sollte gering sein. Wir selbst sahen anläßlich von Schilddrüsenexstirpationen, bei denen auch mehr oder weniger umfangreich Epithelkörperchengewebe entfernt wurde, *keine* Beeinträchtigung der Callusbildung unter Anwendung der für solche Tierversuche besten Methode der Knochenlückenbildung (*210*).

ENGEL (*211*) aus der DENKschen Klinik hat nach Rippenfrakturen bei Ratten durch Verabreichung von Epithelkörperchenhormon eine deutliche Anregung der Callusbildung gesehen. Ganz abgesehen davon, daß uns seine Versuchsmethodik nicht genügt, ist grundsätzlich darauf hinzuweisen, das Injektionen von Parathormon eine Mobilisation des Kalks aus dem Knochensystem bewirken. Soll die Therapie einigermaßen wirksam sein, so müßte doch das Hormon längere Zeit gegeben werden. Ob hierbei, auch bei Vermeidung übermäßiger Dosen, nicht Schädigungen der Knochen und Organverkalkungen auftreten können, erscheint uns zumindest nicht ohne weiteres abgestritten werden zu können. Selbst wenn es so wäre, wie ENGEL es für möglich hält, daß der nach Nebenschilddrüsenhormonverabreichung vermehrt im Blute kreisende Kalk gerade an den „Reizstellen“ der Frakturen abgelagert wird, so ist das Risiko einer derartigen Behandlung wohl nicht so ganz gering. Unseres Erachtens ist von einer Übertragung derartiger Versuche auf die Klinik, vorläufig wenigstens, abzuraten.

Die Frage der Einwirkung von Nebenschilddrüsenhormon auf die *Wundheilung* wird unterschiedlich beantwortet. Einesteils sind im Tierversuch deutliche Verzögerungen der Wundheilung bei Vorbehandlung mit Parathormon beobachtet worden (*212*). Von anderen Untersuchern (*213*) wird hinwiederum von beschleunigender Wirkung eines *lokal* verabfolgten Parathyreoidextraktes auf die Heilung von Hautwunden berichtet und der Nebenschilddrüse ein Einfluß auf die Ernährung der Gewebe, insbesondere auf das Bindegewebe, zugeschrieben. Auch diese Versuche werden wohl kaum auf die Klinik übertragen werden können.

Literatur.

Epithelkörperchen.

(1) SANDSTRÖM, I.: Uppsala Läk.för. Förh. **15**, 441 (1880). — (2) GLEY, E.: C. r. Soc. Biol. Paris **43**, 841, 843 (1891). — (3) KOHN, A.: Arch. mikrosk. Anat. **44**, 366; **48**, 398 (1896). — (4) VASSALE, G. e F. GENERALI: Arch. ital. de Biol. (Pisa) **25**, **26**, **30**, **33**, **43**. — (5) EISELSBERG, A. v.: Siehe N. GULEKE: Chirurgie der Nebenschilddrüsen. Neue Deutsche Chirurgie, Bd. 9. 1913. — (6) MAURER, J.: Gegenbaurs Jb. **67**, 1 (1931). — (7) Siehe R. RÖSSLE u. F. ROULET: Maß und Zahl in der Pathologie, S. 72. Berlin 1932. — (8) HERXHEIMER, G.: Die Epithelkörperchen. HENKE-LUBARSCHs Handbuch der speziellen pathologischen Anatomie, Bd. 8. 1926. — (9) HERXHEIMER, G.: Die Epithelkörperchen. HENKE-LUBARSCHs Handbuch der speziellen pathologischen Anatomie, Bd. 8, S. 576. 1926. — (10) COLLIP, J. B.: J. of biol. Chem. **63**, 395 (1925). — Medicine **5**, 1 (1926). — Handbuch der biologischen Arbeitsmethoden Abt. I, 3, B, S. 669. 1928. — (11) Siehe CH. BOMSKOV: Methodik der Hormonforschung, Bd. 1, S. 449. 1937. — (12) HOFFMANN: Arch. Gynäk. **153**, 181 (1933). — (13) FÜHNER, H.: Arch. f. exper. Path. **58**, 1 (1908). — (14) ASHER, L.: Physiologie der inneren Sekretion, S. 142. Leipzig u. Wien: Franz Deuticke 1936. — (15) REISS, M.: Die Hormonforschung und ihre Methoden, S. 48. Wien u. Berlin: Urban & Schwarzenberg 1934. — (16) MCCALLUM, W. G. and C. VOEGTLIN: J. of exper. Med. **11**, 118 (1908). — (17) Siehe P. TRENDELENBURG: Die Hormone, Bd. 2, S. 244. 1934. — (18) Siehe L. ASHER: Physiologie der inneren Sekretion, S. 140. Leipzig u. Wien: Franz Deuticke 1936. — (19) MCCALLUM W. G. and K. M. VOGEL: J. of exper. Med. **18**, 618 (1913). — (20) PARHON, C. I.: Compt. r. Soc. Biol. Paris **83**, 140 (1920); **101**, 1179 (1929); **104**, 437 (1930). — (21) Siehe P. TRENDELENBURG: Die Hormone, Bd. 2, S. 249. 1934. — (22) GREENWALD, J. and J. GROSS: J. of biol. Chem. **46**, 185 (1925). — (23) GREENWALD, J.: J. of biol. Chem. **82**, 717 (1929). — (24) Siehe u. a. J. S. LEOPOLD u. A. v. REUSS: Wien. klin. Wschr. **1908 II**, 1243. — (25) OGAWA, SH.: Arch. f. exper. Path. **109**, 83 (1925). — (26) BÜLBRING: Siehe P. TRENDELENBURG: Die Hormone, Bd. 2, S. 260. 1934. — (27) UNDERHILL, F. P. and T. C. JALESKI: J. of biol. Chem. **101**, 11 (1933). — (28) TRENDELENBURG, P.: Die Hormone, Bd. 2, S. 251. 1934. — (29) KIM, M. K.: Acta medicin. Keijo **12**, 203 (1929). — (30) TRENDELENBURG, P.: Die Hormone, Bd. 2, S. 253. 1934. — (31) HAMMETT, FR. S.: J. of biol. Chem. **72**, 527 (1927). — (32) BÜLBRING: Siehe P. TRENDELENBURG: Die Hormone, Bd. 2, S. 254. 1934. — (33) BINGER, C.: J. of Pharmacol. **10**, 105 (1917). — (34) TISDALL, FR. F.: J. of biol. Chem. **54**, 35 (1922). — (35) ASHER, L.: Physiologie der inneren Sekretion, S. 143. Leipzig u. Wien: Franz Deuticke 1936. — (36) TRENDELENBURG, P.: Die Hormone, Bd. 2, S. 255. 1934. — (37) KIM, M. K.: Trans. jap. path. Soc. **18**, 383 (1928). — (38) Siehe P. TRENDELENBURG: Die Hormone, Bd. 2, S. 256. 1934. — (39) Siehe u. a. P. TRENDELENBURG: Die Hormone, Bd. 2, S. 259. 1934. — (40) ISELIN, H.: Dtsch. Z. Chir. **93**, 494 (1908). — (41) ERDHEIM, J.: Frankf. Z. Path. **7**, 175 (1911). — (42) HAMMETT, F. J.: Amer. J. Physiol. **63**, **68**, **70**, **76**, **81**. — (43) ERDHEIM, J.: Frankf. Z. Path. **7**, 238, 295 (1911). — (44) GESSNER, O.: Z. exper. Med. **82**, 357 (1932). — (45) Siehe P. TRENDELENBURG: Die Hormone, Bd. 2, S. 271. 1934. — (46) Siehe P. TRENDELENBURG: Die Hormone, Bd. 2, S. 272. 1934. — (47) TRENDELENBURG, P.: Die Hormone, Bd. 2, S. 274. 1934. — (48) Siehe K. KLINKE: Handbuch der Biochemie von C. OPPENHEIMER, 2. Aufl. Erg.-Werk Bd. 3, S. 502. Jena 1936. — (49) REISS, M.: Die Hormonforschung und ihre Methoden, S. 50. Wien u. Berlin: Urban & Schwarzenberg 1934. — (50) TRENDELENBURG, P.: Die Hormone, Bd. 2, S. 280. 1934. — (51) LUCE, E. M.: J. of Path. **25**, 366; **26**, 200 (1923). — (52) ASCHOFF, L.: Zbl. Path. **33**, 19 (1922/23). — (53) HAUCK, H. M.: Amer. J. Physiol. **103**, 480 (1933). — (54) DIETERICH H.: Beitr. klin. Chir. **134**, 530 (1925). — (55) SÉNÉQUE, J.: Presse méd. **1928**, 516. — (56) LOEWY, G.: Presse méd. **1931**, 1627. — (57) MCJUNKIN, F. A.: Arch. of Path. **14**, 649 (1932). — (58) Siehe C. J. PARHON et M. BRIESE: C. r. Soc. Biol. Paris **109**, 241 (1932). — (59) PAPPENHEIMER, A. M. and J. MINOR: J. med. Res. **42**, 391 (1921). — (60) ERDHEIM, J.: Denkschr. math.-naturwiss. Kl. Akad. Wien **1914**, 90. — (61) SOROUR, M. F.: Beitr. path. Anat. **71**, 467 (1923). — (62) HIGGINS, G. M. and CH. SHEARD: Ann. J. Physiol. **85**, 299 (1928). — (63) SHOHL, A. T. u. Mitarbeiter: J. of biol. Chem. **73**, **78**, 79. — (64) CAVINS, A. W.: J. of biol. Chem. **59**, 237 (1924). — (65) WILDER, T. S.: J. of biol. Chem. **81**, 65 (1929). — (66) TRENDELENBURG, P.: Die Hormone, Bd. 2, S. 289—291. 1934. — (67) HONEYMANN, P. J.: J. of Physiol. **53**, 207 (1919). — (68) FALTA, W.: Wien. klin. Wschr. **1909 II**, 1059. — (69) Siehe P. TRENDELENBURG: Die Hormone, Bd. 2, S. 444. 1934. — (70) ASHER, L.: Physiologie der inneren Sekretion, S. 153. Leipzig u. Wien: Franz Deuticke 1936. —

(*71*) ZUNZ, E. et J. LA BARRE: C. r. Soc. Biol. Paris **112**, 1544 (1933). — (*72*) SEELIG, S.: Z. exper. Med. **78**, 796 (1931). — (*73*) s. aber HÖGLER, F. u. F. ZELL: Z. exper. Med. **86**, 144 (1933). (*74*) TRENDELENBURG, P.: Die Hormone, Bd. 2, S. 444. 1934. — (*75*) BINET u. WELLER: Compt. r. Soc. Biol. Paris **114**, 985 (1933). — (*76*) FALTA, W.: Erkrankungen der Blutdrüsen, 2. Aufl. 1928. — (*77*) MANN, FR.: Endokrinol. **14**, 153 (1934). — (*78*) GULEKE, N.: Neue Deutsche Chirurgie, Bd. 9, S. 77. 1913. — (*79*) GULEKE, N.: Neue Deutsche Chirurgie, Bd. 9, S. 78. 1913. — (*80*) TAYLOR, N. B. and W. R. CAVEN: Amer. J. Physiol. **81**, 511 (1927). — (*81*) ROGOFF, J. M. and G. N. STEWART: Amer. J. Physiol. **86**, 25 (1928). — (*82*) HOFFMANN: Arch. Gynäk. **153**, 181 (1933). — (*83*) ADLER, M.: Arch. Gynäk. **143**, 236 (1931). — (*84*) SPIEGLER, R.: Arch. Gynäk. **143**, 248 (1931). — (*85*) SEITZ, L.: Klin. Wschr. **1930 II**, 1235. — (*86*) Siehe L. ASHER: Physiologie der inneren Sekretion, S. 154. Leipzig u. Wien: Franz Deuticke 1936. — (*87*) TRENDELENBURG, P.: Die Hormone, Bd. 2, S. 292. 1934. — (*88*) BÜTTNER, G.: M. HIRSCHS Handbuch der inneren Sekretion, Bd. **3**, 2, S. 2110. 1933. — (*89*) VEIL, W.: Münch. med. Wschr. **1933 I**, 840. — (*90*) ERDHEIM, J.: Beitr. path. Anat. **33**, 158 (1903). — Mitt. Grenzgeb. Med. u. Chir. **16**, 632 (1906). — Kongr. inn. Med. 1906. — (*91*) YANASE: Jb. Kinderheilk. **67** (1908). — (*92*) HABERFELD: Virchows Arch. **203**, 282 (1911). — (*93*) FISCHER-WASELS, B. u. J. BERBERICH: M. HIRSCHS Handbuch der inneren Sekretion, Bd. 1, S. 441. 1927. — (*94*) HERXHEIMER, G.: HENKE-LUBARSCHS Handbuch der speziellen pathologischen Anatomie, Bd. 8, S. 548. 1926. — (*95*) PERITZ, G.: Die Nebenschilddrüse. M. HIRSCHS Handbuch der inneren Sekretion, Bd. 3, 1, S. 959. 1928. — (*96*) FRANKL-HOCHWARTH: Siehe G. PERITZ: M. HIRSCHS Handbuch der inneren Sekretion, Bd. 3, 1, S. 971. 1928. — (*97*) MELCHIOR, E. u. M. NOTHMANN: Mitt. Grenzgeb. Med. u. Chir. **37**, 9 (1924). — (*98*) VEIL, W.: Münch. med. Wschr. **1933 I**, 840. — (*99*) PERITZ, G.: Die Nebenschilddrüse. M. HIRSCHS Handbuch der inneren Sekretion, Bd. 3, 1, S. 974. 1928. — (*100*) EISELSBERG, A. v.: Die Krankheiten der Schilddrüse. Stuttgart 1901. — (*101*) PERITZ, G.: Die Nebenschilddrüse. M. HIRSCHS Handbuch der inneren Sekretion, B. 3, 1, S. 975. 1928. — (*102*) FREUDENBERG, E. u. P. GYÖRGY: Jb. Kinderheilk. **96**, 5 (1921). — Klin. Wschr. **1922 I**, 410. — (*103*) SALVESEN, H.: Amer. J. of Biol. Chem. **56**, 443 (1923). — (*104*) TISDALL: Siehe G. PERITZ: Die Nebenschilddrüse. M. HIRSCHS Handbuch der inneren Sekretion, Bd. 3, 1, S. 997. 1928. — (*105*) GREENWALD, J.: J. of biol. Chem. **54**, **59**, **61**. — (*106*) OGAWA, S.: Jap. J. med. Sci., Transact. Pharmacol. **1**, 1 (1926). — (*107*) GOLLWITZER-MEIER, K. u. MEIER: Z. exper. Med. **40** (1924). — (*108*) MORRIS: Siehe G. PERITZ: Die Nebenschilddrüse. M. HIRSCHS Handbuch der inneren Sekretion, Bd. 3, 1, S. 999. 1928. — (*109*) GYÖRGY, P.: Klin. Wschr. **1924 II**, 1111. — (*110*) GOLLWITZER-MEIER: Z. exper. Med. **40**, 59 (1924). — (*111*) PUHL, H.: Arch. klin. Chir. **180**, 567 (1934). — (*112*) LENART, G.: Erg. inn. Med. **46**, 422 (1934). — (*113*) KLINKE, K.: Der Mineralstoffwechsel. Leipzig u. Wien: Franz Deuticke 1931. – (*113*a) STURM, A. in Lehrbuch der speziellen pathologischen Physiologie. Jena: Gustav Fischer 1934. — (*114*) SPIEGLER, R. u. STERN: Klin. Wschr. **1932 II**, 1580. — (*115*) SCHOLTZ: Siehe M. REISS: Die Hormonforschung und ihre Methoden, S. 46. Wien u. Berlin: Urban & Schwarzenberg 1934. — (*116*) FREUDENBERG, E. u. P. GYÖRGY: Klin. Wschr. **1924 I**, 410. — (*117*) ADLERSBERG, D. u. PORGES: Z. exper. Med. **42** (1924). — ADLERSBERG, D.: Klin. Wschr. **1924 II**, 1566. — (*118*) TRENDELENBURG, P.: Die Hormone, Bd. 2, S. 263. 1934. — (*119*) TRENDELENBURG, P.: Die Hormone, Bd. 2, S. 265. 1934. — (*120*) SALVESEN, H. A.: Proc. Soc. exper. Biol. a. Med. **20**, 24 (1923). — (*121*) BLUM, F.: Studien über die Epithelkörperchen. Jena 1925. — BLUM, F. u. BINSWANGER: Pflügers Arch. **219**, 577 (1928). — Endokrinol. 8, 241 (1931). — (*122*) GREENWALD, J.: Pflügers Arch. **218**, 169 (1927). — (*123*) KOEHLER, M.: Biochem. Z. **175**, 27 (1926). — (*124*) U. a. H. NÖLLE: Dtsch. med. Wschr. **1931 II**, 1581. — (*125*) DEMOLE, V. and A. CHRIST: Arch. of exper. Path. **146**, 361 (1929). — (*126*) ELMER, W. u. M. SCHEPS: Klin. Wschr. **1929 II**, 1404. — Z. org. Chir. **50**, 828 (1930). — (*127*) JACQUES, L.: Z. org. Chir. **53**, 295 (1930). — (*128*) WENDT, H.: Med. Klin. **1936 I**. — (*129*) STEPP, W., J. KÜHNAU u. H. SCHROEDER: Die Vitamine, S. 104. Stuttgart: Ferdinand Enke 1936. — (*130*) STOCKER, H.: Wien. klin. Wschr. **1930 II**, 1116. — (*131*) TRENDELENBURG, P.: Die Hormone, Bd. 2, S. 216. 1934. — (*132*) ASKANAZY, M.: JAFFÉ-Festschrift. Braunschweig: F. Vieweg & Sohn 1901. II. Über Kalkmetastasen und progressive Knochenatrophie. — (*133*) ERDHEIM, J.: Beitr. path. Anat. **33**, 214 (1903). — Sitzgsber. Akad. Wiss. Wien, Math.-naturwiss. Kl. **106** (1907). — Frankf. Z. Path. **7**, 175 (1911). — (*134*) MANDL, F.: Arch. klin. Chir. **143**, 1, 245 (1926). — (*135*) HANKE, H.: Dtsch. Z. Chir. **245**, 641 (1935). — (*136*) CHRISTELLER, E. u. P. FRANGENHEIM: Verh. dtsch. path. Ges. **1926**, 7, 55. — (*137*) SCHMORL, G.: Beitr. path. Anat. **87**, 585 (1931). — Virchows Arch. **283**, 694 (1932). — (*138*) HANKE, H.: D. Z. Chir. **245**, 641 (1935). — (*139*) REHN, L.: Verh. dtsch. Ges. Chir. **1904**, 424. — (*140*) LUBARSCH, O.: Siehe Arch. klin. Chir. **121**, 147 (1922). — (*141*) U. a. W. WENDEL: Dtsch. Z. Chir. **227**, 551 (1930). — (*142*) SCHULZE, F.: Zbl. Chir. **1930**, 2801. — (*143*) BORCHARDT, M.: Zbl. Chir. **1930**, 2801. — (*144*) TIMPE, O.: Beitr. klin. Chir. **164**, 146 (1936). — (*145*) DOXIADES, L.: Klin. Wschr. **1936 II**, 1540. — (*146*) HANKE, H.: Arch. klin. Chir. **172**, 366 (1932). — (*147*) CASTLEMAN, B. and T. B. MALLORY: Amer. J. of Path.

11, 1 (1935). — *(148)* SNAPPER, J. u. H. J. BOEVÉ: Dtsch. Arch. klin. Med. **170**, 371 (1931). SNAPPER, J.: Ann. Méd. **29**, 201 (1931). — *(149)* HEILMEYER, L.: Münch. med. Wschr. **1932 I**, 976. — *(150)* MANDL, F.: Beitr. klin. Chir. **162**, 643 (1935). — *(151)* Siehe H. HANKE: Dtsch. Z. Chir. **245**, 641 (1935). — *(152)* DONATI: Siehe F. MANDL: Beitr. klin. Chir. **162**, 648 (1935). — *(153)* BAUER, J.: Beitr. klin. Chir. **159**, 583 (1934). — *(154)* KIENBÖCK, R.: Beitr. klin. Chir. **159**, 597 (1934). — *(155)* MANDL, F.: Beitr. klin. Chir. **160**, 295 (1934). — *(156)* SELYE, H.: Endocrinology **16**, 547 (1932). — *(157)* BÜLBRING, E.: Arch. f. exper. Path. **162**, 209 (1931). — *(158)* THOMSON, D. L. and L. I. PUGSLEY: Amer. J. Physiol. **102**, 350 (1932). — *(159)* JAFFE, H. L.: Arch. of Path. **16**, 63, 236 (1933). — JAFFE, H. L., A. BODANSKY u. J. E. BLAIR: Klin. Wschr. **1930 II**, 1717. — J. of exper. Med. **55**, 139 (1932). — *(160)* HANKE, H.: Frankf. Z. Path. **48**, 171 (1935). — *(161)* REHN, E.: Beitr. path. Anat. **44**, 274 (1908). — *(162)* ASKANAZY, M.: Schweiz. med. Jb. **1932**, 107. — *(163)* HOFF, F.: Med. Klin. 1931, Beih. 1. — *(164)* BERBLINGER, W.: Beitr. path. Anat. **94**, 558 (1935). — *(165)* Siehe H. HANKE: Dtsch. Z. Chir. **245**, 641 (1935). — *(166)* MANDL, F.: Dtsch. Z. Chir. **240**, 362 (1933). — *(167)* BECK, A.: Arch. klin. Chir. **152**, 123 (1928). — *(168)* MANDL, F.: Beitr. klin. Chir. **162**, 643 (1935). — *(169)* SCHOLTZ, H. G.: Z. exper. Med. **85**, 547 (1932). — *(170)* HANKE, H.: Frankf. Z. Path. **48**, 171 (1935). — Dtsch. Z. Chir. **245**, 641 (1935). — *(171)* COLBY, F. H.: Surg. etc. **59**, 210 (1934). — *(172)* MANDL, F. u. R. UEBELHÖR: Zbl. Chir. **1933**, 68. — *(173)* ALBRIGHT, F. and E. BLOOMBERG: J. of Urol. **34**, 1 (1935). — *(174)* LUNDBERG, E.: Sv. Läkartidn. **1935**, 1217. — *(175)* OPPEL, W. A.: Endokrinol. **6**, 11 (1930). — *(176)* SSAMARIN, N. N.: Arch. klin. Chir. **153**, 358 (1928). — *(177)* LERICHE, R.: Lyon méd. **146**, 119 (1930). — *(178)* LERICHE, R. et A. JUNG: Gaz. Hôp. **103**, 1733 (1930). — Rev. de Chir. **52**, 5 (1933); **1935**, No 1. — J. de Chir. **45**, No 1 (1935). — Presse méd. **1935**, 1361. — *(179)* SIMON: Gaz. Hôp. **1931**, 1947. — *(180)* Siehe Verh. 10. Kongr. internat. Ges. Chir., Kairo **1935**. — *(181)* LENART, G.: Erg. inn. Med. **46**, 350 (1934). — *(182)* MANDL, F.: Beitr. klin. Chir. **162**, 658 (1935). — *(183)* FUNSTEN: J. Bone Surg. **1933**, 112. — *(184)* BALLIN: J. Bone Surg. **1933**, 120. — *(185)* VIERSMA, H. J.: Z. klin. Med. **130**, 660 (1936). — *(186)* MANDL, F.: Beitr. klin. Chir. **162**, 661 (1935). — *(187)* U. a. J. H. GARLOCK: Surg. Clin. N. Amer. **16**, 771 (1936). — *(188)* KRAMER, F.: Med. Klin. **1936 I**. — HOLTZ, F. u. F. KRAMER: Ther. Gegenw. **1936**, H. 6/7. — *(189)* BOMSKOV, CH.: Arch. f. exper. Path. **157**, 220 (1930). — Klin. Wschr. **1930 II**, 2065; **1932 II** 1656. — *(190)* BISCHOFF, G.: Z. exper. Med. **68**, 772 (1929). — Ther. Gegenw. **71**, 208 (1930). — Hoppe-Seylers Z. **188**, 247 (1930). — *(191)* SPIEGLER, R. u. STERN: Klin. Wschr. **1932**, 1580. — *(192)* VEIL, W.: Münch. med. Wschr. **1933 I**, 840. — *(193)* Siehe bei G. LENART: Erg. inn. Med. **46**, 350 (1934). — *(194)* HOESCH, K.: Med. Klin. **1936 I**. — *(195)* HOLTZ, F. u. F. KRAMER: Med. Klin. **1936 I**. — *(196)* HOLTZ, F., J. GÜRSCHING u. H. KRAUT: Arch. f. exper. Path. **167**, 113 (1932); **174**, 51 (1933). — HOLTZ, F.: Dtsch. med. Wschr. **1934 II**. 1830. — Med. Klin. **1935 I**; **1936 I**. — HOLTZ, F. u. F. KRAMER: Ther. Gegenw. **1936**, H. 6/7. — Naturwiss. **1936**, 177. — *(197)* HOFF, F.: Arch. exper. Path. **177**. — Med. Klin. **1936 I**. — *(198)* HOESCH, K.: Med. Klin. **1936 I**. — *(199)* BOMSKOV, CH.: Med. Klin. **1936 I**. — *(200)* GISSEL: Zbl. Chir. **1934**, 2488. — *(201)* DANCKELMAN, A. v.: Arch. klin. Chir. **180**. 173 (1934). — *(202)* RIEDER, W.: Dtsch. med. Wschr. **1934 II**, 1833. — *(203)* SPIEGLER, R. u. STERN: Klin. Wschr. **1932 II**, 1580. — *(204)* RIEDER, W.: Med. Klin. **1936 I**. — *(205)* EISELSBERG, A. v.: Chir. Kongr. 1908. S. 36. — Arch. klin. Chir. **106**, 1 (1915); **118**, 387 (1921). — *(206)* GULEKE, N.: Chirurgie der Nebenschilddrüse. Neue Deutsche Chirurgie. Bd. 9. 1911. — *(207)* U. a. H. HANKE: Arch. klin. Chir. **170**, 738 (1932). — *(208)* Siehe G. LENART: Erg. inn. Med. **46**, 437 (1934). — *(209)* HAJÓS, K.: Immunität usw. **2**, 298 (1929/30). — Wien. klin. Wschr. **1930 I**, 421. — Dtsch. med. Wschr. **1930 I**, 471. — *(210)* Siehe u. a. H. HANKE: Dtsch. Z. Chir. **247**, 317 (1936). — *(211)* ENGEL, P.: Dtsch. Z. Chir. **242**, 213 (1934). — *(212)* LAUBER, H. J.: Bruns' Beitr. **157**, 244 (1933). — *(213)* MELINA, J.: Ann. ital. Chir. **12**, 1241 (1933).

C. Thymus.

Geschichtliche Bemerkungen.

Das Wort Thymus leitet sich von dem griechischen ὁ θύμος ab (ursprünglich gleich Brustdrüse des Kalbs). Das Organ wird zuerst bei GALEN erwähnt. Über seine Funktion wurden die verschiedenartigsten Ansichten geäußert. JOHANNES MÜLLER setzte den Thymus den Lymphdrüsen gleich; mit der Schilddrüse, der Milz und den Nebennieren sollte er die Organgruppe der „Blutgefäßknoten" bilden. Noch bis in dieses Jahrhundert hinein wurde im Thymus ein lymphoides hämatopoetisches Organ gesehen. Die ersten *experimentellen* Thymusentfernungen führten um die Mitte des vorigen Jahrhunderts RESTELLI und später

Friedleben (1858) aus. Dieser hielt durch die Exstirpation eine *Beeinflussung des Knochenwachstums* für erwiesen. Erst seit den 90iger Jahren wurden solche Versuche wieder aufgenommen, mit dem Erfolg, daß die Lebenswichtigkeit des Thymus bis vor etwa 20 Jahren fast außer Frage stand. Die Erfahrungen des Krieges, aber auch weitere experimentelle Arbeiten haben diesen Standpunkt weitgehendst erschüttert, so stark, daß Zweifel an der endokrinen Tätigkeit der Thymusdrüse geäußert wurden (*1*). Und sicherlich ist die Thymusdrüse von allen Organen mit sicherer oder vermuteter endokriner Funktion dasjenige, bei dem wir die wenigsten festen Unterlagen für das Vorhandensein einer solchen Funktion besitzen, trotz einer übergroßen Zahl von Versuchen. Dennoch spricht vieles *für* eine *hormonale Tätigkeit* des Thymus.

I. Physiologie und Biologie des Thymus.

a) Morphologische Bemerkungen.

Thymusgewebe ist in der Tierreihe zuerst bei Fischen festzustellen. Beim Menschen und bei den Säugetieren geht der Thymus aus Epithelwucherungen an den ventralen Flächen der 3. Kiementaschen als paariges epitheliales Organ hervor. Das anfangs schlauchartige, später strangartig angeordnete Gewebe wächst teils aktiv, teils passiv, caudalwärts und gelangt so in den Brustraum. Hierbei, also bedingt durch ontogenetische Einflüsse, daneben aber auch durch phylogenetische, bleibt öfter akzessorisches Thymusgewebe liegen. Auf der anderen Seite kann Epithelkörperchengewebe mitgenommen werden. Von größter Bedeutung ist die später eintretende *Umwandlung des Gewebes.* Es kommt zu einem Einwachsen von Bindegewebe aus dem umgebenden Mesenchym und zu einer Durchsetzung der anfangs rein epithelialen Thymusanlage mit Lymphocyten, die aus den Gefäßen des Mesenchyms auswandern. Das Epithel wird zu einem epithelialen Reticulum auseinandergeschoben. In der Folge differenzieren sich *Mark und Rinde.* In der Rinde werden bedeutend mehr Lymphocyten abgelagert als im Mark. Dieses enthält die Hassalschen Körperchen, die aus der Zusammenlagerung wuchernder epithelialer Reticulumzellen entstehen. Ihr Inneres weist häufig hyaline degenerative Veränderungen auf.

Der Thymus ist also ein lymphoepitheliales Organ (Hammar, Maximow). Wir haben zu unterscheiden ein epitheliales Reticulum und die in diesem eingelagerten Lymphocyten. Außerdem finden sich in Mark und Rinde noch feine, netzartig verästelte Bindegewebsfasern. Die gut erkennbare Abgrenzung von Rinden- und Marksubstanz ist lediglich bedingt durch die besonders starke Infiltration der Rinde mit Lymphocyten („Thymuslymphocyten, kleine Thymusrindenzellen"), die sich von den extrathymischen Bindegewebs- und den Blutlymphocyten nicht unterscheiden [Näheres s. Hammar (*2*)].

Auch wenn die Lymphocyten im Thymus ebenso wie in den lymphoiden Organen schon normalerweise sich vermehren und auswandern, so ist es deshalb nicht statthaft, den Thymus als ein lymphoides Organ zu bezeichnen. Hammar schreibt den Lymphocyten im Thymus hauptsächlich eine Bedeutung für das „Erhalten und Funktionieren des Organs" zu.

Die arterielle Blutversorgung des Thymus geschieht direkt aus Zweigen der Arteria mammaria interna (Arteriae thymicae) oder indirekt aus anderen Gefäßen. Lymphgefäße sind in Mark und Rinde vorhanden. Von *Nerven* gelangen sympathische und Vagusfasern in das Mark; über eine nervöse Versorgung der Rinde ist nichts bekannt.

Kennzeichnend für den Thymus ist sein Wachsen bis etwa zur Pubertät. Mit der Geschlechtsreife setzt die *physiologische Altersinvolution* ein. Das Parenchymgewebe schwindet, das Bindegewebe wird zu Fettgewebe umgewandelt. Besonders die Rinde wird zurückgebildet. Durch die Abwanderung der Thymuslymphocyten verschwindet allmählich die Rindenmarkgrenze; um das 60. Jahr ist eine Abgrenzung meist nicht mehr zu erkennen [SCHMINCKE (*3*)]. Über das *Thymusgewicht in den verschiedenen Altersstufen* unterrichtet die folgende Zusammenstellung normaler Thymen von HAMMAR (Tabelle 5).

Tabelle 5. Durchschnittsgewichte des Thymus in den verschiedenen Lebensaltern. (Nach HAMMAR.)

Jahre	Fälle	Mittleres Gewicht g
Neugeborene	23	13,26
1—5	25	22,98
6—10	5	26,1
11—15	4	37,52
16—20	10	25,58
21—25	15	24,73
26—35	15	19,87
36—45	12	16,27
46—55	7	12,85
56—65	6	16,08
66—75	4	6,0

Wie noch zu besprechen sein wird, ist die Altersinvolution auf die Bildung thymusdepressorischer, in den Geschlechtsdrüsen hergestellter Stoffe bezogen worden.

Von der physiologischen Involution ist die durch krankhafte Zustände bedingte, die *akzidentelle Involution* (HAMMAR), zu unterscheiden. Das Thymusgewebe ist außerordentlich empfindlich schon gegenüber Ernährungsstörungen, weiter gegenüber anderen Schädlichkeiten, wie Infektionen, Vergiftungen, Röntgenstrahlen usw. Die morphologischen Veränderungen sind gleicher Natur wie die bei der physiologischen Involution. Vor allem wird das Rindengewebe betroffen. Experimentelle *Avitaminosen* führen zu besonders starker Rückbildung (*4, 5*).

Morphologisch ist es nicht möglich, eine sekretorische Tätigkeit der Thymuszellen zu erkennen.

b) Fehlen eines Thymushormons.

Wir besitzen noch *kein wirkliches Thymushormon.* Die aus Thymusdrüsen hergestellten Extrakte können nicht als echte Hormonstoffe bezeichnet werden. Hinzu kommt die zweite Schwierigkeit: Wir besitzen auch noch *kein Testobjekt,* weder ein physiologisches, geschweige ein chemisches. Solange aber das nicht der Fall ist, wird auch die Entscheidung, ob ein Thymusextrakt spezifische Wirkungen aufweist oder ob der Effekt auf unspezifische Begleitsubstanzen zurückgeführt werden muß, sehr schwer zu treffen sein. Wir befinden uns in der Thymusforschung also noch in einem Circulus vitiosus (*6*).

Trotzdem müssen wir versuchen, weiter zu kommen. Einzeluntersuchungen, besonders solche, die mit Extrakten arbeiten, dürfen nicht überschätzt werden. Ausreichende Kontrollen sind gerade beim Thymus stets notwendig. Unerläßlich ist hierbei, die äußeren Bedingungen, Belichtung, Ernährung usw., vollkommen gleich zu gestalten. Wir erwähnten bereits, wie empfindlich das Thymusgewebe und dementsprechend die Funktion des Thymus auf derartige Störungen reagiert. Ist es also notwendig, den Maßstab größter Kritik gerade an Thymusversuche anzusetzen, so darf man deshalb auf der anderen Seite nicht übermäßige Forderungen stellen. Gerade auf endokrinologischem Gebiet gibt es sehr oft keine Regelmäßigkeiten. Es sei nur als Analogon zum Thymus auf die Verhältnisse bei der Kachexia strumipriva hingewiesen: lediglich ein Viertel aller totalschilddrüsenexstirpierten Menschen erkrankten an einem Myxödem. Berücksichtigen wir solche Erfahrungen, so gewinnen wir den richtigen Maßstab für die Bewertung der beim Thymus besonders wichtigen experimentellen Untersuchungen.

c) Folgen der Thymusentfernung.

Bei *Kaltblütern* ist die Entfernung der Thymusdrüse ohne besondere Wirkung. Weder Wachstum noch Metamorphose werden beeinflußt. Von den meisten Untersuchern werden schwere Krankheitserscheinungen vermißt (*7*).

Auch *Vögel* weisen nach Thymusentfernungen keine besonderen Störungen auf. Es ist zudem fraglich, ob das Thymusgewebe bei ihnen vollständig exstirpiert werden kann. Die Angabe von SOLI (*8*), thymektomierte Hühner würden einige Zeit nach dem Eingriff Eier mit sehr dünner Schale legen, ist nicht unwidersprochen geblieben.

Von größerer Wichtigkeit sind die Versuche an *Säugetieren*. Sie sind in großer Zahl ausgeführt und ausführlich beschrieben worden. Wir können hier nur auf die Hauptergebnisse eingehen. Einheitliche Resultate haben die vielen und bei verschiedensten Tierarten ausgeführten Exstirpationen nicht gezeitigt.

Von den *Versuchen mit positiven Ausfallsbefunden* sind vor allem die von BASCH (*9*), KLOSE und VOGT (*10*), weiter von MATTI (*11*), RANZI und TANDLER (*12*), SOMMER und FLÖRCKEN (*13*) zu nennen. Geeignete Versuchstiere können nur junge Tiere, die wenige Tage oder Wochen alt sind, sein. Aus „anatomischen, operativen und Verhaltensgründen" [ASHER (*14*)] kommen vor allem Hunde in Betracht, die am Ende der 5. Lebenswoche die größte Resistenzkraft besitzen.

Am eindrucksvollsten sind die *Allgemeinerscheinungen* des Thymusausfalls. Sie boten bei den Versuchen ein recht gleichartiges, bezeichnendes Bild dar. Die Tiere überstanden den Eingriff meist glatt; irgend etwas Auffälliges war nicht festzustellen *(Latenzstadium)*. Allmählich aber traten Störungen auf: die Tiere fraßen mehr, sie wurden leichter ermüdbar, ihr Gang wurde breitspuriger, ihr Wesen teilnahmslos. Die Weichteile sollen in dieser Zeit pastös, die Knochen biegsam sein. Alle Organe wiesen einen starken Fettreichtum auf *(„Stadium adipositatis")*. Etwa vom 3. Lebensmonat ab kam es zu raschem Fortschreiten der Ausfallserscheinungen. Trotz enormer Freßgier nahm das Gewicht der Tiere ab, auch das Allgemeinwachstum blieb zurück, Muskelschwäche und Atrophie traten auf, die Deformierung und Erweichung der Röhrenknochen war oft von außen festzustellen. Das Fell wurde struppig, die Tiere verblödeten *(Stadium cachecticum)*. Im *„Coma thymicum"* oder an den Folgen einer akzidentellen Erkrankung gingen sie dann schließlich ein. — Nach KLOSE handelt es sich bei dem ganzen Bild um die Folgen einer Säure-, wahrscheinlich einer Nucleinsäureintoxikation.

Die Untersuchung der *Knochen* zeigte, daß das gesamte Skelet verändert war: *„thymogenes Knochenleiden"* nach KLOSE. Die Knochen waren abnorm weich, auch erhöht brüchig. Überall war *kalkloses Knochengewebe* aufgetreten, am stärksten an den beim Wachstum und durch mechanische Einflüsse meist beanspruchten Stellen. An den Rippen waren Störungen der endochondralen Ossifikation feststellbar. Es ergaben sich Ähnlichkeiten mit der Osteoporose oder der Rachitis. An letztere erinnerte besonders die Auftreibung der Epiphysen. Der Kalkgehalt der Knochen war nach KLOSE und VOGT deutlich verringert. In den Muskeln wurde einfache und degenerative Atrophie nachgewiesen.

Auch an Kaninchen, Katzen, Ratten und weiteren Tieren wurden Wachstumsstörungen und Knochenveränderungen nach Thymusentfernung beobachtet.

Mehrere Untersucher wollen auch eine Vergrößerung der Milz, der Leber und des Pankreas festgestellt haben (*15*). Auf die Veränderungen der übrigen innersekretorischen Drüsen gehen wir unten gesondert ein.

Das *Nervensystem* soll durch die Thymusentfernung umgestimmt werden, die elektrische Erregbarkeit, sowohl der peripheren Nerven wie der motorischen Rindenfelder, erhöht sein; Krampfzustände wurden beobachtet. BIEDL, WIESER, ASHER (*16*) u. a. weisen hier auf die Möglichkeit einer Epithelkörperchenausfallserscheinung hin. REISS (*17*) denkt an Verhältnisse wie bei der im Gefolge von Rachitis auftretenden Tetanie.

Der *Stoffwechsel* wird durch die Thymusentfernung kaum beeinflußt.

Nach einigen Angaben soll nach Thymektomie der *Kalkspiegel des Blutes* erhöht sein (*18*). Andere Autoren berichten über das Gegenteil (*19*). Nachprüfungen wären hier erwünscht. Nach ASHER sind die Anhaltspunkte zu gering, um eine Störung des Kalkstoffwechsels behaupten zu können.

Auch das *Blutbild* zeigt kaum Veränderungen; insbesondere bleibt das weiße Blutbild ziemlich unbeeinflußt.

Nach MATSUNO (*20*) besteht aber ein Unterschied gegenüber dem gesunden Tier hinsichtlich der Reaktion auf Blutentzug und auf durch Cyanwasserstoff herbeigeführten Sauerstoffmangel. Beim normalen Tier steigen die Leukocyten stark an, beim thymuslosen Kaninchen kaum. Man muß danach eine verminderte Ansprechbarkeit des Knochenmarks bei thymektomierten Tieren annehmen.

Hatten die im Vorhergehenden geschilderten Thymusexstirpationsversuche *deutliche Ausfallserscheinungen* ergeben, von denen *die Hemmung des Allgemein- und des Knochenwachstums im Vordergrund* standen, so konnten andere Untersucher vor- und nachher diese Befunde nicht bestätigen. Sie kamen zum Teil zu diametral entgegengesetzten Ansichten.

HART und NORDMANN (*21*) beobachteten in ihren Thymusexstirpationsversuchen zwar auch einige der oben beschriebenen Erscheinungen: der Ernährungszustand der operierten Tiere war viel schlechter als der normaler; vor allem traten auch Pyodermien auf, so daß als Folge der Entfernung der Drüse eine *Herabsetzung der Widerstandskraft des Organismus gegenüber Infektionen* gefolgert wurde. Aber weder war beim *Abschluß* des Wachstums ein Zurückbleiben des Längenwachstums der Knochen festzustellen, noch fanden sich die geringsten Veränderungen an der Epiphysenlinie oder im Aufbau des Knochens. Es wurde daher mit von HANSEMANN u. a. ein Zusammenhang zwischen Thymus und Rachitis abgelehnt. Die positiven Befunde anderer Untersucher, z. B. die von BASCH, sollten durch Versuchsfehler, Stallfütterung der Tiere usw. bedingt sein. Die Tiere in den HART-NORDMANNschen Versuchen waren im Freien aufgezogen und hatten eine kalkreiche Nahrung erhalten (ebenso waren aber auch die Tiere von MATTI und KLOSE behandelt!). Immer ergab die Sektion, daß der Thymus *ganz* exstirpiert worden war.

In späteren Versuchen konnte NORDMANN (*22*) die Hautstörungen durch sorgfältige Pflege der Tiere vermeiden; auch weitere, etwa auf Thymusexstirpation zurückführbare Erscheinungen sah er nicht mehr. Er sprach daher der Thymusdrüse eine Lebenswichtigkeit ab und betonte, daß ihre Entfernung bei jungen Hunden „fast bedeutungslos“ sei. Ebenfalls konnte er die KLOSEsche Behauptung von der Übernahme der Funktion des fehlenden Thymus durch die *Milz* nicht bestätigen. Auch wenn die Milz sekundär entfernt wurde, blieben die thymektomierten Tiere ohne irgendwelche Störungen am Leben. — Überhaupt betrachtete NORDMANN Hunde als ungeeignet für das Studium rachitischer oder rachitisähnlicher Knochenveränderungen. Nichtdomestizierte Tiere, bei denen nur *gelegentlich* eine Rachitis vorkomme, wie Schafe und Ziegen, seien für solche Versuche geeigneter.

Wir sind auf diese negativen Befunde etwas ausführlicher eingegangen, weil sie zeigen, wie schwer es ist, einen Grund für die unterschiedlichen Resultate zu den Versuchen mit positiven Ergebnissen herauszufinden. Ähnlich wie NORDMANN auf Grund von Versuchen an Hunden, lehnten PAPPENHEIMER (*23*) und ANDERSEN (*24*) auf Grund von Rattenversuchen und außer ihnen noch andere Untersucher einen Zusammenhang zwischen Thymusexstirpation und Wachstumsstörungen ab. Doch sind Nagetiere nach manchen Autoren für solche Untersuchungen nicht besonders geeignet. Bei Meerschweinchen ist fast stets akzessorisches Thymusgewebe außerhalb des Thymus feststellbar (*25*).

Von großer Bedeutung sind nun die sehr kritischen und sorgfältig an zahlreichen Tieren (Hunden) durchgeführten Versuche von PARK und MCCLURE (*26*). Sie kamen im wesentlichen zu denselben Resultaten wie NORDMANN auf Grund seiner späteren Versuche. Weder war eine Störung des Allgemein- oder des Knochenwachstums und des Knochenaufbaues zu finden, noch eine Veränderung der Intelligenz. Jedoch wird eine Hemmung der Ossifikation für nicht ganz ausgeschlossen gehalten. Auch in diesen Versuchen war der Thymus stets *ganz* entfernt worden.

Hinsichtlich der Folgen einer Thymusexstirpation stehen sich also positive und negative Befunde absolut gegensätzlich gegenüber. Wie schon gesagt, ein Grund für diese unterschiedlichen Ergebnisse ist schwer zu finden. Gewiß ist die völlige Entfernung des Thymus nicht immer leicht. Aber auch wenn bei einigen der negativ ausgefallenen Versuche ein Thymusrest zurückgeblieben sein mag, wir haben keinen Grund, zu zweifeln, daß bei der Mehrzahl das Organ ebenso vollkommen entfernt wurde wie bei den positiv verlaufenen Versuchen. Die Möglichkeit einer kompensatorischen Hypertrophie etwa zurückgebliebenen oder akzessorischen Thymusgewebes ist beim Thymus sicher nicht besonders ausgesprochen [TRENDELENBURG (*27*)].

Wichtig ist die Haltung der Tiere. Aber auch hier können wir keineswegs überall eine ungenügende Versuchsanordnung feststellen. Auch die Tiere MATTIs, KLOSEs und VOGTs waren *im Freien und mit kalkreicher Nahrung* aufgezogen worden. Außerdem sind doch in vielen Versuchen Kontrollen unter vollkommen gleichen Bedingungen angesetzt gewesen. Die Möglichkeit der *Spontanrachitis* bei Hunden, auf die NORDMANN hinwies, besteht allerdings sicher.

Nach RENTON und ROBERTSON (*28*) kam es bei ihren Versuchshunden, die vollkommen gleichartig gehalten wurden, in gleicher Weise zu rachitischen Knochenveränderungen, ohne daß die thymektomierten Tiere empfänglicher waren als die Normaltiere.

Ob man deswegen aber Hunde, die an sich recht geeignet für Thymusversuche sind, als *Versuchstiere* ablehnen darf, erscheint uns fraglich. Bei strengster Einhaltung der Gleichartigkeit der Versuchsbedingungen und sorgfältigster Untersuchung sind sie verwendbar. Versuche an Nagetieren sind mit größerer Zurückhaltung zu betrachten. Bei der Katze scheinen die anatomischen Thymusverhältnisse ungünstig zu liegen. Ob Schafe und Ziegen, wie NORDMANN vorschlägt, vielleicht auch Affen, die geeignetsten Versuchstiere sind, müßte sich noch erweisen.

ASHER (*29*) hält es nun für durchaus möglich, daß *sowohl die positiven wie die negativen Befunde nach Thymusentfernungen richtig sind, je nach den vorliegenden Bedingungen.* Er kommt zu dem Schluß, daß *die positiven Ausfallserscheinungen als Folgen der Thymektomie anzusehen sind, daß aber je nach dem Vitamin-, besonders dem Vitamin A-Gehalt der Nahrung nach Thymektomie eine Wachstumsverzögerung auftrete oder nicht.*

Er stützt sich hier auf gemeinsame Versuche mit LANDOLT (*30*). Junge Ratten, die relativ vitaminarm, aber mit zum Wachstum genügendem Magerfleisch gefüttert wurden, zeigten keine Störungen des Wachstums, selbst wenn an ihnen die ganze eingreifende vorbereitende Operation zur Entfernung des Thymus mit Eröffnung des Thorax ausgeführt wurde. Diejenigen Tiere aber, bei denen der Thymus schließlich ganz entfernt wurde, blieben ausnahmslos im Wachstum stark zurück. Histologisch war in den Knochen zwar keine Rachitis zu finden, aber eine deutlich schwächere Ausbildung der Knorpelwucherungszone gegenüber der Norm.

Die oben von uns angeführten Versuche ANDERSENs an Ratten sind nach ASHER nicht stichhaltig, da bei ihnen der Gehalt an Vitamin A so groß war, daß er pharmakologisch die ganzen Wirkungen der Thymektomie aufhob.

Uns erscheinen diese ASHERschen Versuche schon deswegen bedeutsam, weil sie geeignet sind, die bereits recht erheblich um sich greifende Resignation in der Thymusforschung zurückzudrängen. Die Verhältnisse liegen verwickelter, als bisher angenommen, aber sie sind doch wohl nicht gänzlich unlösbar. *Auch an Hunden müßte der Einfluß ungenügender, besonders vitamininsuffizienter Nahrungsmischungen hinsichtlich Ausfallserscheinungen nach Thymektomie geprüft werden und andererseits die Wirkung einer geeigneten Ernährung hinsichtlich der Verhütung bzw. Heilung solcher Symptome.* Weiter kommen *Einflüsse der übrigen innersekretorischen Drüsen* in Betracht.

Asher weist auch auf diese hin. Nach ihm ist es nicht ausgeschlossen, daß die schweren Störungen nach Thymusentfernung auf die mangelnde Kompensationsfähigkeit des Ausfalles durch andere innersekretorische Drüsen (z. B. Hypophysenvorderlappen, Schilddrüse, Nebennierenrinde) infolge ihrer Unterwertigkeit zu beziehen sind.

Abschließendes kann also über die Thymusfunktion auf Grund von Ektomieversuchen nicht ausgesagt werden. Wir bedürfen vorerst weiterer Untersuchungen. *Unbedingt lebenswichtig scheint das Organ nicht zu sein. Hingegen sind Einflüsse auf das Wachstum, insbesondere auf das Knochenwachstum, wohl mit Sicherheit anzunehmen. Jedoch spielen Ernährungsbedingungen, insbesondere ein Vitaminmangel, und ferner der Zustand der übrigen innersekretorischen Drüsen eine oft entscheidende Rolle.*

Daneben bedingt wohl ein Fehlen des Thymus eine, wenn auch nicht immer vorhandene, *Resistenzherabsetzung gegenüber Infektionen, Bakterien und Bakteriengiften.* Das geht aus vielen der oben angeführten Versuche hervor (*31*).

Teilweise mag der Mechanismus dieser Resistenzverminderung auf einer Herabsetzung der natürlichen Immunitätsvorgänge beruhen [Asher (*32*)]. Es liegen Beobachtungen über Herabsetzung des phagocytären Vermögens der Leukocyten und Verminderung des Komplementtiters des Serums bei fehlendem Thymus vor. Auch nach Hammar (*33*) „scheinen von Lymphocyten getragene Stoffe mittels der Hassalschen Körperchen *den Thymus in den Dienst der Immunisierung und Detoxikationsvorgänge des Organismus zu stellen*".

Nach Zufuhr von Antigen wies der Thymus deutliche Reaktionen auf, ebenso die lymphoiden Organe. Beim Thymus äußerte sich diese Reaktion sehr früh und zwar in der Bildung Hassalscher Körper. Das lymphoide Gewebe reagierte wesentlich später; es bildeten sich Sekundärfollikel aus, die anscheinend für die Produktion von Antikörpern in Betracht kamen.

d) Wirkungen der Thymuszufuhr.

Der Methode der Thymusentfernung steht die andere in der endokrinologischen Forschung gebräuchliche gegenüber, die der *Zufuhr* des betreffenden Organs. Leider hat auch sie unsere Kenntnisse über die Funktion der Thymusdrüse nur sehr unvollkommen fördern können. Ja, wir müssen sagen, wir befinden uns hier auf noch unsichererem Boden. Es sind eine große Anzahl von Versuchen mit Thymusimplantation oder Zufuhr von Thymusextrakten vorgenommen worden. Aber, wie Laquer (*34*) mit Recht sagt, sie stellen „Gleichungen mit 2 Unbekannten" dar. Wir wissen nicht, ob der verwendete Extrakt das wirksame Prinzip tatsächlich enthält und damit zweitens nicht, ob die erzielten Wirkungen nicht eher unspezifischen Begleitsubstanzen zugeschrieben bzw. auf Nebenwirkungen der Transplantation bezogen werden müssen. Das Fehlen eines einwandfreien Testobjektes steht der exakten Forschung hemmend im Wege.

Es ist nicht möglich, hier die verschiedenen Thymusextrakte kritisch zu betrachten oder gar all die vielen Versuche anzuführen. Wir müssen uns auf die uns wesentlich erscheinenden beschränken. Die Ergebnisse sind ebenso widersprechend wie die nach der Ektomie des Thymus.

Bei *Kaltblütern* soll Verfütterung von Thymusgewebe das Wachstum von Kaulquappen fördern und die Metamorphose hemmen, also umgekehrt wie die Schilddrüse wirken. Doch kommt diese Wirkung nach neueren Untersuchungen wohl nur bei *einseitiger* Ernährung mit Thymus zustande. Sie fehlt bei einer neben der Thymusdarreichung einhergehenden ausreichenden Nahrung (*35*).

Vögel: Bei jungen Hühnern soll durch Thymusverfütterung eine geringe Wachstumshemmung und eine deutliche Verzögerung im Auftreten der Befiederung erzielt werden.

Säugetieren wurde Thymus in Form der Organimplantation, der Verfütterung oder der parenteralen Verabreichung von Extrakten zugeführt.

Thymusimplantate können nur kurze Zeit wirken, da sie bald resorbiert werden. Es ist wohl nicht erlaubt, alle beobachteten Wirkungen auf vom Pfröpfling abgegebene Stoffe zu beziehen. Der Einfluß etwa bei der Resorption entstehender toxischer Substanzen ist nicht auszuschließen.

Nach NORDMANN (*36*) war nur in der ersten Zeit nach der *Implantation der Drüse* eine Abmagerung und ein Appetitmangel der Tiere zu bemerken. Dauernde schwere Störungen konnten nicht beobachtet werden. SOMMER und FLÖRKKEN (*37*) berichteten über Wachstumsförderung. DEMEL (*38*), der Implantationsversuche an Ratten vorgenommen hatte, fand nach einigen Monaten u. a. eine Anregung des Längenwachstums der Knochen, eine breitere Epiphysenfuge bei den hyperthymisierten Ratten und eine Vermehrung der Knochenbälkchen in der Metaphyse im Vergleich zu den Kontrolltieren. E. BIRCHER (*39*) teilte das gelegentliche Auftreten von Basedowsymptomen bei Hunden mit, denen er menschliches Thymusgewebe implantiert hatte. GEBELE (*40*) hingegen konnte nach Implantation von Thymusgewebe, das von Menschen mit BASEDOWscher Krankheit stammte, keine besonderen Symptome bei Hunden beobachteten.

Verfütterungen von Thymusgewebe waren meist ohne Wirkung. Weder traten typische Gesundheitsstörungen auf, noch wurde das Wachstum sicher beeinflußt.

Die *parenterale Zufuhr von Thymusextrakten* (*41*) sollte Vergiftungserscheinungen bewirken, den Blutdruck senken und die Herzarbeit schädigen. Nach TRENDELENBURG (*42*) haben solche Angaben aber kein besonderes Interesse, da gleiche oder ähnliche Wirkungen auch durch Auszüge anderer Organe erzielt werden. ASHER (*42*) führt sie auf einen Gehalt an Cholin zurück.

Verschiedene Autoren berichten über eine *Beeinflussung des Kalkstoffwechsels* durch von ihnen hergestellte Thymusextrakte. So konnten REISS, WINTER und HALPERN (*44*) nach der Injektion von Thymusauszügen (auch Milzextrakten) bei Kaninchen eine *Senkung* des Blutkalkspiegels um 14 bis 35% erreichen. Nach mehrtägiger Extraktapplikation wurde eine mächtige *Anreicherung des Knochensystems der Tiere mit Kalk* (Steigerungen bis zu 30%) erzielt. REISS glaubt hier an eine spezifische Funktion des Thymus. Nach ihm kommt es aber auch durch Milzextrakte zu Knochenkalkanreicherung.

NITSCHKE (*45*) bewirkte mit seinem Kalbsthymusextrakt beim Kaninchen gleiches. 24—48 Stunden nach der Injektion kam es zu tetanieartigen Krämpfen. Milz und Lymphdrüsen sollten ebenso den Blutkalk senken. Der Autor erblickt in dem calciumsenkenden Prinzip dieser Extrakte ein gemeinsames physiologisches Inkret des lymphocytogenen Gewebes bzw. Organsystems. Doch dürfte hier Zurückhaltung geboten sein. Ein funktioneller Ersatz des Thymus durch Milz und Lymphknoten, wie ihn NITSCHKE für möglich hält, erscheint bereits auf Grund der eben erwähnten Versuche NORDMANNS recht unwahrscheinlich. NORDMANN (*46*) bezeichnet die schon von KLOSE geäußerte Behauptung, die Milz trete vikariierend für den Thymus ein, als „völlig unhaltbar". — Ein zweiter, nach NITSCHKE ebenfalls als spezifische Thymussubstanz anzusprechender Stoff soll den anorganischen Phosphatgehalt des Blutes erniedrigen und den Grundumsatz des Meerschweinchens senken.

ASHER (*47*) bezeichnet die NITSCHKEschen Stoffe, weil sie auch aus Milz und Lymphdrüsen zu gewinnen sind, als „von vorneherein nicht spezifisch". Auch die oft sehr rasch eintretenden letalen Wirkungen sprechen ihm gegen ihre hormonale Natur. Sodann sei der Stoff eiweißhaltig.

Auch nach anderen Untersuchern sollen Thymusauszüge das Blutcalcium senken, so nach SCHOLTZ (48), der aber *nicht* durch Extrakte aus der Milz eine Abnahme des Blutcalciums erzielen konnte. Während SCHOLTZ nur am Kaninchen, nicht am Hund, eine sichere Wirkung sah, fanden NITZESCU und BENETALO (*49*) auch beim Hund eine deutliche Blutcalciumsenkung. Die nach Epithelkörperchenhormonzufuhr eintretende Steigerung des Blutkalks ließe sich durch gleichzeitige Gaben von Thymusextrakt aufheben.

Von ASHER (*50*) wurde ein Thymusextrakt hergestellt, der eine deutliche *Wirkung auf das Wachstum* hervorruft, jedoch keine auf den Calcium- und Phosphorgehalt des Blutes, das *Thymocrescin.*

Es handelt sich bei dem *Thymocrescin* um ein eiweiß-, sowie lipoid- und vitaminfreies, aus Kalbsthymus gewonnenes Präparat, das als Polypeptid anzusprechen ist. In Mengen von 1 mg Ratten injiziert, fördert es, wie zahlreiche Versuche ASHERS und seiner Mitarbeiter ergaben, das Körperwachstum *junger* Tiere deutlich. Die gleich ernährten und behandelten Kontrolltiere blieben sowohl im Körpergewicht, wie in der Länge und der Entwicklung der Eingeweidedrüsen und Sexualorgane zurück. Jedoch war eine Wirkung auf das Wachstum nur dann zu bemerken, wenn „die Nahrung zwar alles zum mäßigen und steten Wachstum Erforderliche enthielt, aber nicht vitaminreich war.“ Das Thymocrescin bewirkt also trotz und nur bei vitaminarmer, vor allem Vitamin-A-armer Kost, ein normales Wachstum, auch bei gleichzeitiger Darreichung von MCCALLUMS rachitogener Kost (ASHER). Die Calciumausscheidung im Harn wird herabgesetzt. Weder der allgemeine, noch der Arbeitsstoffwechsel wird durch das Thymocrescin beeinflußt.

Eiweiß oder Vitamin A enthält Thymocrescin nicht. Die Vitamin-B-Avitaminose kann es nicht verhüten. Ein aus Lymphdrüsen in gleicher Weise hergestelltes Präparat war auf das Wachstum ohne Einfluß. Auch eine Aminosäurenwirkung kommt kaum in Frage.

ASHER gelangte so zu dem Schluß, daß es sich beim Thymocrescin um eine für den Thymus „zum mindesten relativ spezifische Substanz“ handle und daß die Versuche *für das Vorhandensein eines wachstumsregulierenden Hormons im Thymus* sprächen. Wir erinnern uns an die zu ähnlichen Resultaten führenden, oben erwähnten Thymusexstirpationsversuche bei vitaminarmer Kost.

Auch der Befund GLANZMANNS (*51*), daß der durch vitaminfreie Ernährung bei Ratten erzielbare Wachstumsstillstand durch Thymuszulagen behoben werden kann, stimmt damit überein.

Ob das ASHERsche Thymocrescin wirklich ein Thymushormon bzw. eine wirksame Fraktion eines solchen Hormons darstellt, ist aber vorläufig noch nicht erwiesen. REISS (*52*) genügt die durch das ASHERsche Präparat erzielte Wachstumsstimulierung nicht; sie lasse sich nicht mit der durch das Hypophysenvorderlappenwachstumshormon erzielbaren vergleichen. Es sei noch zu untersuchen, ob nicht auch das Thymocrescin über den Hypophysenvorderlappen wirke.

In eigenen Versuchen (*53*) konnten wir mit dem Thymocrescin bei Ratten eigenartige, bisher nicht gekannte *Knorpelwucherungsstörungen* erzielen: Verwerfungen der Schichten des Epiphysenknorpels, Ungleichmäßigkeiten in der Anordnung der Zellen und der Verteilung der cyanophilen Substanz. Das Mark war meist atrophisch, gallertig verändert. Die Tiere hatten im allgemeinen etwas an Gewicht verloren. Osteodystrophische, durch Traubenzucker + Ammonchlorid erzielbare Veränderungen ließen sich bei gleichzeitiger Zufuhr von Thymocrescin hintanhalten.

Von amerikanischen Autoren wurde neuerdings ebenfalls über einen *wachstumsfördernden* Thymusstoff berichtet, den HANSONschen, aus der Thymusdrüse junger Kälber bereiteten Extrakt (*54*). Er soll sich besonders in den *Filialgenerationen* auswirken, nach dauernder Behandlung aufeinanderfolgender Generationen mit intraperitonealen Injektionen.

Die Tiere der dritten Generation sollen bei der Geburt größer sein, die Zähne früher durchbrechen, die Hoden früher herabsteigen. Tiere der 5. Generation sollen zwischen dem 3.—20. Tag doppelt so viel wie normale wiegen. Unterbrechung der Behandlung in einer Generation hob die Wirkung früherer Injektionen fast auf. Ratten unter Thymusbehandlung sollen ungewöhnlich gesund und zufrieden erscheinen. Aber auch hier ist der *spezifische* Charakter der Wirkung noch nicht gesichert.

Desgleichen ist die Spezifität anderer Thymusextrakte, die eine *Wirkung auf die Muskeltätigkeit* ausüben sollen, fraglich. Derartige Extrakte sollen

Kontraktionen der Uterusmuskulatur hervorrufen, die im Gegensatz zu den nach Gaben von Hypophysenhinterlappenpräparaten mehr rhythmisch verlaufen und kürzer anhalten (*55, 56*). Es sollen dabei nicht nur die Kontraktionen und der Tonus der Muskeln gesteigert, sondern auch die Ermüdungserscheinungen weitgehend beseitigt werden, sowohl bei glatten wie quergestreiften Muskeln. Durch den Hypophysenhinterlappen wird die Gebärmutter zur Arbeit angespornt, der Thymus sorgt auch für ihre Erholung [LENART (*57*)]. Mit dem Thymocrescin ist der von ASHER erhaltene Stoff, der auf die Muskelermüdung wirkt, nicht identisch (*58*), da er alkohollöslich ist.

Fassen wir das zusammen, was wir aus den Versuchen mit Zufuhr von Thymusstoffen entnehmen können, so ist zu sagen: *Ein sicherer Beweis für die Spezifität der jeweils benutzten Extrakte steht aus. Ein Einfluß auf das Wachstum ist bei manchen Präparaten sehr wahrscheinlich.* Jedoch spielen wohl auch hier, wie bei den Ektomieversuchen, *Ernährungsbedingungen* wesentlich mit. Andere Extrakte wirken auf den *Kalkstoffwechsel.* Im Gegensatz zu den Folgen der Thymektomie mit ihrer Kalkverarmung der Knochen und Hypercalcämie (?) *bewirkt die Zufuhr mancher Thymusauszüge eine Kalkeinlagerung in die Gewebe, vor allem die Knochen, eine Hypocalcämie und eine Herabsetzung der Ausscheidung von Kalksalzen.* Wieder andere Präparate *beeinflussen die Tätigkeit der Muskulatur im Sinne einer Erholung derselben.*

Wie gesagt, der spezifische Charakter dieser Wirkungen ist noch nicht erwiesen. Hier wird noch viel Arbeit zu leisten sein, auf Grund deren möglicherweise manche Effekte zu streichen sind, andere hinzukommen werden. Übersieht man auch die oben gezeichneten Folgen der Thymusexstirpation, so ist aber wohl *an der hormonalen Funktion des Thymus nicht zu zweifeln.*

Die Veränderungen der noch nicht behandelten Stoffwechselgebiete nach Zufuhr von Thymusstoffen treten gegenüber den bisher beschriebenen Wirkungen weit zurück. Ihr thymogener Charakter ist noch weniger gesichert.

e) Beziehungen des Thymus zu anderen innersekretorischen Organen.

1. Schilddrüse. Auf die großenteils noch ziemlich unklaren Wechselbeziehungen zwischen Thymus und Schilddrüse gingen wir bereits bei Besprechung der Schilddrüsenerkrankungen ausführlich ein (S. 77ff.).

Die rein experimentellen Angaben sind recht widerspruchsvoll, was angesichts des Fehlens eines echten Thymushormons nicht zu verwundern ist. Einigermaßen verwertbar sind daher bislang nur die mit einer Thymektomie verbundenen Versuche. Sie zeigen, daß sowohl fördernde wie hemmende Momente in den gegenseitigen Beziehungen vorhanden sind.

Die Stoffwechselausfallserscheinungen der Schilddrüsenexstirpation werden bei gewissen Tieren erst durch die zusätzliche Entfernung des Thymus zu dauernden [ASHER (*59*)]. Auch im Sauerstoffmangelversuch zeigt sich eine *synergistische Tätigkeit von Schilddrüse und Thymus* (*60*). Ferner ist die Erregbarkeitsherabsetzung des Atemzentrums gegenüber Wärme, des Wärmezentrums auf Stich größer, wenn außer der Schilddrüse auch der Thymus entfernt ist (*61, 62*). Die UNOschen (*63*) Untersuchungen bedürfen einer Nachprüfung. Nach diesem Autor soll nach der Thymusentfernung bei jungen Kaninchen die Funktion der Schilddrüse eine stärkere werden (Höherwerden der Drüsenzellen, deutlichere Entwicklung des GOLGIschen Apparates). Aber bereits nach 3 Tagen bilde sich die Schilddrüse wieder zurück.

Sehr viel unsicherer sind, wie gesagt, die Ergebnisse der Versuche mit Thymusextraktzufuhr. Aus ihnen einen Antagonismus zwischen Thymus und Schilddrüse zu folgern, ist vorläufig noch keineswegs berechtigt (s. ASHER). Dem NITSCHKEschen Präparat, das den Grundumsatz senken soll, wird von ASHER keine Bedeutung als Thymushormon beigemessen.

2. Nebenschilddrüsen. Über Beziehungen zwischen Nebenschilddrüsen und Thymus ist noch wenig bekannt. Auf die Möglichkeit einer Beeinflussung hyperparathyreoider Zustände durch Thymusextrakte haben wir verwiesen. Solche Befunde legen es doch recht nahe, *antagonistische Beziehungen zwischen Nebenschilddrüsen und Thymus* anzunehmen.

3. Hypophyse. Die Angaben über den Einfluß der Thymektomie auf die Hypophyse sind uneinheitlich. Diese soll danach teils vergrößert, teils normal sein. Verfütterung von Thymus soll eine Vergrößerung der Hypophyse bewirken. Es fehlen aber noch exakte Angaben betreffs der Veränderungen der einzelnen Lappen.

Ektomie der Hypophyse führt nach einigen Angaben zu Störungen des Thymusaufbaues, nach SMITH (*64*) zu stärkerer Involution des Organs.

4. Pankreas. Die Wirkungen wiederholter Insulinzufuhr auf den Thymus sind uneinheitliche und wohl keine unmittelbaren. Nach Thymektomie soll der Inselapparat hypertrophieren (kompensatorische Arbeitshypertrophie?). Auch andere Versuche (*65*) sprechen für die *Möglichkeit eines Synergismus zwischen Thymus und Inselapparat.*

5. Nebennieren. Nach Entfernung des Thymus soll eine Hypertrophie des chromaffinen Anteils der Nebennieren auftreten [MATTI (*66*)]. Doch konnte dies von anderen Untersuchern nicht bestätigt werden. ASHER (*67*) will die Hypertrophie des Nebennierenmarks aber nicht als bloßen Zufall bewerten. Er denkt an ein Kompensationsbestreben, vielleicht als Ausgleich einer nach Thymektomie herabgesetzten Widerstandsfähigkeit gegenüber Schädigungen. — Zufuhr von Thymusstoffen beeinflußt die Nebennieren nicht.

Entfernung der Nebennieren bedingt eine Hemmung der Thymusinvolution und eine Hyperplasie des Thymus [JAFFE (*68*), MARINE (*69*)]. Auch beim Addisonkranken soll sie vorhanden sein (*70, 71, 72*). Verfütterung von Nebennierenrinde soll eine Förderung der Involution bewirken (*73*).

Die ganzen Verhältnisse bedürfen noch weiterer Klärung. Insbesondere ist auf eine gesonderte Betrachtung von Nebennierenrinde und -mark zu achten. Möglicherweise wird es dann einmal gelingen, die Annahme eines von manchen Autoren aufgestellten Antagonismus zwischen Nebennierenmark und Thymus zu sichern.

6. Geschlechtsdrüsen. Die gegenseitigen Beziehungen Thymus—Geschlechtsdrüsen sind von besonderer Wichtigkeit. Bekanntlich bringt man die *physiologische Thymusinvolution mit der Geschlechtsreife* zusammen. Nach Kastration persistiert bzw. hypertrophiert der Thymus. Nach ASHER (*74*) sind die Verhältnisse von Rinde und Mark gegenüber dem normalen Tier andere: Das Mark bleibt unentwickelt wie bei der Geschlechtsreife, die Rinde nimmt hingegen nur in geringem Grade ab. Umgekehrt führt Schwangerschaft zu Involution des Organs. Dementsprechend ließ sich auch nach Einspritzung von Follikelflüssigkeit oder Transplantation der Keimdrüsen eine Begünstigung der Atrophie der Thymusrinde erzielen. Ähnlich wirkte die Transplantation des Hypophysenvorderlappens, die ja eine Mehrsekretion von Follikelhormon bedingt.

HAMMAR (*75*) spricht die Altersinvolution des Thymus „als Teilerscheinung einer den ganzen Lymphocytenbestand des Organismus umfassenden Lymphocytenreduktion an, in der Regel vor allem infolge der Einwirkung von Lymphocyten-depressorischen Stoffen, die, den Gonaden (vielleicht deren Interstitialgewebe) entstammend, nach der Pubertät im Blute zirkulieren und eine fortschreitende Abnahme der Lymphocyten bewirken“.

Über den Einfluß der Thymektomie auf die Keimdrüsen liegen durchaus uneinheitliche Angaben vor, die deshalb nicht angeführt seien. Injektion von Thymocrescin führt, wie oben berichtet, zu starkem Wachstum der Sexualorgane. Es sei auch an die Versuche von ROWNTREE und Mitarbeiter erinnert, die durch Thymusextraktzufuhr Wachstumsförderungen hauptsächlich in der Nachkommenschaft erzielten. Nach derartigen Befunden hat also der Thymus einen fördernden Einfluß auf die Entwicklung der Geschlechtsdrüsen.

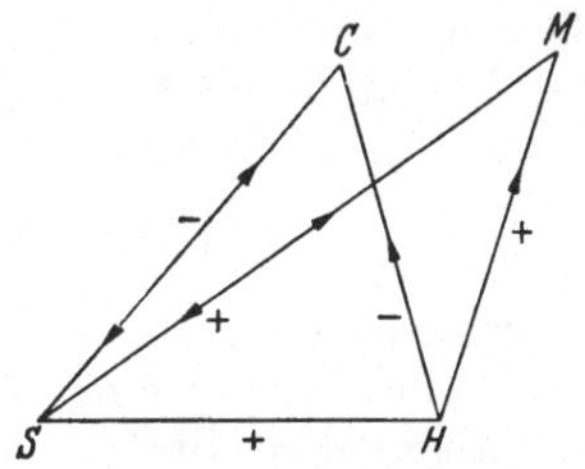

Abb. 9. Schema der Beziehungen Thymus-Geschlechtsdrüsen-Hypophyse. *C* Cortex, *M* Mark, *S* Sexualorgan, *H* Hypophyse. (Nach SH. KINUGASA, bei L. ASHER: Physiologie der inneren Sekretion. Berlin-Wien: Franz Deuticke 1936, S. 171.)

Die Verhältnisse liegen im ganzen nicht so einfach, daß man — wie es vielfach geschieht — ohne weiteres von einem Antagonismus zwischen Thymus und Geschlechtsdrüsen sprechen könnte. Es wird notwendig sein, Thymusrinde und Thymusmark getrennt zu beurteilen. Das Ideal wäre eine getrennte Darstellung von Stoffen aus Mark und Rinde und die Prüfung ihres Einflusses auf die Sexualdrüsen. Soweit das jetzt beurteilt werden kann, ist *für die Thymusrinde ein antagonistisches, für das Mark ein synergistisches Verhalten zu den Keimdrüsen wahrscheinlich.* Das anschauliche morphogenetische Beziehungsschema von KINUGASA (*76*) sei im folgenden abgebildet (Abb. 9).

II. Erkrankungen des Thymus.

Es gibt keine Zustände, die einwandfrei auf Hypo- oder Hyperfunktion des Thymusgewebes zurückgeführt werden könnten. Gewiß wird die Thymusdrüse durch die verschiedensten Erkrankungen weitgehend morphologisch beeinflußt, vor allem im Sinne der „akzidentellen Involution". Dies bedingt aber nicht eine klinisch hervortretende, auf Thymusunterfunktion zu beziehende Störung im Organismus. Auf der anderen Seite ist die frühere Lehre vom sog. Status thymicolymphaticus fast in ihrem ganzen Umfang als irrig erkannt worden. Wir befinden uns beim Thymus auf klinischem Gebiet nicht weniger im Ungewissen als auf experimentellem.

a) Ausfallserscheinungen.

Welchen klinischen Erscheinungen begegnen wir, die einen einigermaßen sicheren Rückschluß auf spezifisch thymusbedingte Ursachen zulassen? Für die Kenntnis von *Ausfallserscheinungen* kämen vornehmlich Fälle von Aplasie des Organs in Betracht. Eine Aplasie ist als Einzelmißbildung sehr selten; häufiger ist sie in Gesellschaft mit anderen Mißbildungen, besonders bei Entwicklungshemmung des Gehirns, anzutreffen. In den Fällen von KLOSE (*77*) und E. BIRCHER (*78*) war das Knochenwachstum gehemmt. Röntgenologisch wurde eine Osteoporose mit Brüchigkeit der Knochen festgestellt.

Wenig unterrichtet sind wir auch über die Entwicklung des kindlichen Organismus nach operativ, wegen Trachealstenose, vorgenommener *Thymusexstirpation.* Nach E. BIRCHER (*79*) war bei 5 von 8 Fällen mit Teilresektion der Thymusdrüse 5—7 Jahre nach dem Eingriff das Längenwachstum stark beeinträchtigt, das Auftreten der Knochenkerne verzögert. Die Ossifikation soll um $2^1/_2$—6 Jahre verzögert worden sein. Mit FALTA (*80*) ist zu folgern, daß *solche Erfahrungen gegen die Vornahme einer Totalexstirpation oder weitgehenden Resektion des Thymus im Kleinkindesalter sprechen.*

Der Befund LEUPOLDS (*81*), daß *frühzeitige Involution des Thymus* eine Entwicklungshemmung der Hoden bedinge, liegt in der gleichen Linie wie das Ergebnis der experimentellen Versuche ASHERS und ROWNTREES, die wir oben anführten. Ob auf Grund der gleichzeitig gefundenen Unterentwicklung der Nebennieren, besonders des Marks, notwendigerweise ein Zusammenwirken von Thymus und Nebennieren bei der Entwicklung der Geschlechtsdrüsen gefolgert werden muß, bleibe dahingestellt.

b) Der sog. Status thymicolymphaticus.

Wesentlich größere Bedeutung kommt oder schien vielmehr den Zuständen zuzukommen, die eine *Hyperfunktion* der Thymusdrüse vermuten ließen, hier vor allem dem Status thymicolymphaticus.

Dieser besonders von PALTAUF und ESCHERICH (*82*) aufgestellte und eingeführte Begriff wollte verschiedene Symptome zusammenfassen: Schwellungen der Lymphdrüsen, der Zungengrundbälge und der Milz, Lymphocytose, Hypoglykämie, arterielle Hypotonie, enge Aorta, auch Tropfenherz, starke Blässe der Haut, schwammiges Fettpolster, schlaffe Muskulatur. In der Folgezeit erfuhr er noch mannigfache Erweiterungen, die ihn in enge Verwandtschaft zum Status hypoplasticus oder zum CZERNYschen Begriff der exsudativen Diathese, also zu ausgesprochenen Konstitutionsanomalien, brachten.

Rein klinisch mußten sich besonders die Pädiater mit diesem Status auseinandersetzen. Er sollte die Ursache für plötzliche Todesfälle, aus voller Gesundheit heraus und ohne besonderen Anlaß, bilden. So wurde über den Eintritt der „*Mors thymica*" nach einem Bade, nach einer Seruminjektion, nach einer Adenotomie usw. berichtet. Bei der Sektion solcher Kinder wurde der klinisch vermutete Status thymicolymphaticus durch das tatsächliche Vorliegen eines großen Thymus anscheinend bestätigt.

Auch der Chirurg führte plötzliche *Narkosetodesfälle* auf das Vorliegen eines solchen Status zurück (*83*). Nicht nur bei der Allgemeinnarkose [VON KUNDRAT (*84*) u. a.], vor allem dem Chloroform, auch bei örtlicher Betäubung [NETTEL (*85*) u. a.] wurden derartige unglückliche Zufälle beobachtet. Heute, das wäre gleich hier zu sagen, ist uns dieser Standpunkt fremd geworden. Wir kennen die Schäden des Chloroforms, die auf anderen Ursachen beruhen, und die einer Überdosierung mit Adrenalin. WEST (*86*) glaubt auf 18000 Narkosen *einen* durch Thymushyperplasie bedingten Todesfall rechnen zu können.

Was hielt man für die *auslösende Ursache* solcher plötzlichen Todesfälle? Es kamen zwei Faktoren in Frage: eine *mechanische Druckwirkung* des vergrößerten Thymus und eine *toxisch bedingte Labilität des Organismus bzw. des Herzkreislaufapparates*. Die erstere Möglichkeit wird von einer Reihe von Autoren als höchst selten in Frage kommend bezeichnet, so gerade von Kinderärzten, wie FEER (*87*), FINKELSTEIN (*88*), THOMAS (*89*). Die chirurgischen Erfahrungen sprechen im gleichen Sinne. Die Theorie der humoralen Auslösung des „Thymustodes" beruhte auf der Annahme einer Minderwertigkeit des Herzens und des Gefäßsystems („Status cardiothymicus" — MORO) oder auf der einer Insuffizienz des Nebennierenmarkes, einer mangelhaften Lieferung des den Sympathicus tonisierenden Adrenalins. Zumeist aber wurde dem Thymus, d. h. seiner Hyperfunktion, ein direkter und *unmittelbarer,* humoral zustande kommender Einfluß zugeschrieben.

Wie schon gesagt, *diese Lehre von einem Status thymicolymphaticus oder auch cardiothymicus ist weitgehend als irrig erkannt worden.* Außer den umfassenden Studien HAMMARs haben vor allem die pathologisch-anatomischen Kriegserfahrungen [GROLL (*90*), LÖWENTHAL (*91*)] hier vollkommen umwälzend gewirkt. Es ist durch sie festgestellt, daß die beim Status thymicolymphaticus zu findenden Gewichte die von HAMMAR festgelegten Gewichte normaler Thymusdrüsen in den jeweiligen Lebensaltern *nicht* übertreffen. Sodann ist es eigentlich durchaus falsch, von einer „Thymus*persistenz*" nach der Pubertät zu sprechen. Aus der im physiologischen Teil gegebenen Tabelle geht hervor, daß zwar der Thymus nach der Geschlechtsreife an Gewicht abnimmt, aber normalerweise noch bis ins späte Alter vorhanden ist. Und endlich konnte anläßlich der Sektionen gefallener junger Soldaten nachgewiesen werden, daß der größte Teil dieser plötzlich ums Leben gekommenen jungen Männer einen Befund darbot, auf Grund dessen man früher das Vorliegen eines Status thymicolymphaticus gefolgert haben würde.

Mit LENART (*92*) ist daher zu sagen, daß „nicht der große Thymus für den plötzlichen Tod verantwortlich zu machen ist, sondern der plötzliche Tod für das eigentlich normale Organ". Die Thymusdrüse *scheint* nur vergrößert, eben weil man an das Bild der durch Krankheiten bedingten sog. akzidentellen Involution gewohnt gewesen war.

So bleibt von der früheren Lehre des Status thymicolymphaticus nicht mehr viel übrig. Wir können hier nicht erörtern, ob es berechtigt ist, den Begriff eines Status *lymphaticus* aufrecht zu erhalten. FALTA (*93*) u. a. wollen ihn doch nicht ganz missen. Die ganze Frage ist, da sie so tief in das wenig geklärte Konstitutionsgebiet hineinreicht, recht schwierig. Plötzlich auftretende Todesfälle nach unbedeutenden Anlässen sind nicht wegzuleugnen. Oft werden andere Todesursachen, bei Kindern besonders „capilläre Bronchitiden", durch sorgfältige, auch bakteriologische Untersuchungen, festzustellen sein. Mechanische Gesichtspunkte, Druck auf die Atmung, kommen wohl recht selten in Betracht, und wenn, so haben sie mit einer Überfunktion nichts zu tun. Möglicherweise werden wir, wie auch HAMMAR meint, bei weiterer Erkenntnis der Funktionen und Wechselbeziehungen der *übrigen* innersekretorischen Drüsen nähere Aufklärung erhalten. — Der Begriff eines „Dysthymismus", den man früher aufgestellt hat, sagt vorläufig gar nichts.

c) Thymushyperplasien.

Haben wir es bei dem „Status thymicolymphaticus" vorwiegend mit einer fraglichen Konstitutionsanomalie zu tun, so steht eine andere Art von Thymushyperplasie, diesmal *wirklicher* Größenzunahme des Organs, in gewisser Beziehung zu verschiedenen *Krankheitszuständen.* Wir erwähnten mehrmals: Ernährungsstörungen und sonstige Schädigungen, wie besonders Infektionskrankheiten und Vergiftungen, experimentell auch Avitaminosen, können sehr schnell zu einer Rückbildung des Organs, zur akzidentellen Involution führen. Um so auffälliger ist der Befund eines ausgesprochen vergrößerten, das durchschnittliche Normalgewicht des betreffenden Lebensalters weit übersteigenden Thymus bei gewissen Krankheiten.

Es sei an dieser Stelle ausdrücklich darauf hingewiesen, daß die größte Sorgfalt bei der Beurteilung einer *wirklichen* Thymushyperplasie gefordert werden muß. HAMMAR hat hier sehr zu beachtende Richtlinien aufgestellt.

Überblickt man nun die erwähnte Krankheitsgruppe, so ist festzustellen, daß es sich fast nur um *Blutdrüsenerkrankungen* handelt. Wir müssen hieraus Wechselbeziehungen verschiedener erkrankter Blutdrüsen zum Thymus folgern, — ein weiterer Beweis für die innersekretorische Rolle der Thymusdrüse.

Die oft festgestellte *Thymushyperplasie bei hypoplastischer Entwicklung des chromaffinen Systems und bei Morbus Addison* ist nach SCHMINCKE (*94*) und anderen Autoren durch Wegfall der die Thymuswirkung hemmenden Nebennierenmarkprodukte zu erklären.

Ob die *Thymushyperplasie bei krankhaften Veränderungen der Geschlechtsdrüsen* (Kastration usw.) ebenso erklärt werden kann, ist noch recht fraglich. Wir verweisen auf die Ausführungen im physiologischen Teil.

Auch bei *Akromegalie* hat man in einigen Fällen eine abnorme Thymusvergrößerung festgestellt. Weitere Untersuchungen müßten zeigen, ob es sich hier wirklich um ein häufigeres Vorkommen handelt. Daß ähnliche Thymushyperplasien bei der Dystrophia adiposo-genitalis vorkommen sollen, macht stutzig. LÖWENTHAL (*95*) weist daraufhin, daß, entgegengesetzt der Vergrößerung des Thymus beim Basedow, diejenige bei der Akromegalie im Rahmen der *gesamten* Wachstumsförderung liegt.

Weit ausgeprägter aber als bei allen bisher genannten Erkrankungen ist die *Thymushyperplasie beim Morbus Basedow.* Wir sind auf diese Verhältnisse anläßlich der Besprechung des Kropfes und der BASEDOWschen Krankheit schon ausführlich eingegangen und müssen hierauf verweisen (s. S. 77ff.). So ungeklärt in dieser Beziehung noch vieles sein mag, besonders auch was die Genese betrifft, an der Bedeutung der Thymusvergrößerung beim Morbus Basedow ist wohl nicht zu zweifeln. Sie liegt in der Linie eines die Thyreotoxikose *verstärkenden,* das Krankheitsgeschehen ungünstig beeinflussenden Effektes. Hier sind erfahrenste Pathologen (WEGELIN, ASCHOFF), Internisten (FALTA) und Chirurgen (KLOSE, v. HABERER) gleicher Meinung.

Die gegensätzliche Ansicht H. ZONDEKS (*96*), der die Hyperplasie des Thymus beim Morbus Basedow als Regulationsmechanismus auffaßt, und der dem Sympathicotonus beim *Basedow* eine vagotonische Wirkung des Thymus gegenüberstellt, hält THOMAS (*97*) mit Recht für gänzlich unbewiesen und unwahrscheinlich.

d) Thymusgeschwülste (Myasthenia gravis pseudoparalytica).

Echte Geschwülste der Thymusdrüse, gutartige, wie Fibrome, Lipome, Lymphangiome, Cysten, und bösartige, wie Sarkome und Carcinome, sind ziemlich selten, die letzteren häufiger als die ersteren. Tumorartige Infiltrate im Thymus kommen dann noch bei gewissen Bluterkrankungen (Leukämie, Chlorose usw.) vor. Alle diese Fälle haben Anhaltspunkte für die Physiologie nicht gegeben (FALTA). Der manchmal zu beobachtende Hochwuchs solcher Kranker kann durchaus zufällig sein. Hypoplasien des Genitale kommen keinesfalls immer vor.

Ob die *Myasthenia gravis pseudoparalytica* auf eine Hyperfunktion des in knapp 50% hyperplastischen oder geschwulstartig veränderten Thymusgewebes bezogen werden darf, ist noch nicht sicher geklärt. Wie soll man die Fälle verstehen, bei denen lediglich das Bild eines involvierten Thymus vorhanden ist?

Es handelt sich bei dieser Erkrankung um eine ganz allmählich einsetzende Schwäche verschiedenster willkürlicher Muskeln (Lieblingssitz u. a. die Augenmuskeln). Nach langem Krankenlager kommt es gewöhnlich zum Tod durch Atemmuskellähmung. In den Muskeln ist Faserzerfall und -schwund festzustellen.

Von Wichtigkeit ist, daß eine Spezifität der Thymusveränderungen bei der Myasthenia gravis *nicht* vorliegt [LÖWENTHAL (*98*)]. Hier liegen die Unterschiede zu der Thymushyperplasie beim *Basedow* und bei der Akromegalie. Es gibt bei der Myasthenie zwei grundverschiedene Typen von Thymusveränderungen, die ihrerseits wieder keine Ähnlichkeit mit denen bei den oben erwähnten Erkrankungen besitzen.

Es kommt einmal zu Hyperplasien mit eigenartigen, schon makroskopisch sichtbaren Pseudocysten, und zweitens zur Bildung echter, meist gutartiger Blastome. Letztere bestehen aus den epitheloid gewordenen Reticulumzellen und aus in den Lücken der Stränge liegenden Lymphocyten. HASSALsche Körperchen sind meist nicht vorhanden. Die Geschwülste ähneln also in gewisser Weise ganz frühen Entwicklungsstadien des fetalen Thymus.

Man hat sie als Retikulome, Lymphoretikulome und *Lymphoepitheliome* bezeichnet. — Eigentümlicherweise finden sich die Hypertrophien nur bei weiblichen Kranken, die Blastome fast nur bei Männern.

Eine funktionelle Gleichartigkeit dieser beiden verschiedenen Strukturbilder kann daher nicht gut angenommen werden (Löwenthal). Zudem gibt es Geschwulstbildungen genau des gleichen Typs auch *ohne* Myasthenie. Die von Weigert für die Thymusgenese angeführte Beobachtung lymphocytärer Muskelinfiltrate, die er als Metastasen ansah, ist in dieser Deutung nicht haltbar.

Die chirurgischen Beobachtungen einer *günstigen Beeinflussung des Krankheitszustands durch Thymektomie* [operierte Fälle von Sauerbruch (*99*) — 49 g schwere, histologisch unveränderte Drüse und von von Haberer (*100*) — anatomischer Befund: pathologische Involution des Thymus] könnten in gewissem Umfang für das Vorliegen einer Hyperfunktion des Thymus bei der Myasthenie sprechen, wie es auch Gold (*101*) annimmt und Ercklentz (*102*) auf Grund einer neuerlichen Beobachtung für wahrscheinlich hält.

Über bemerkenswerte *experimentelle Untersuchungen* in dieser Hinsicht berichtete jüngst Adler (*102a*). Durch Transplantation von Thymusgewebe und Injektion von Thymuspreßsaft konnte er bei Hunden typische myasthenische Reaktionen erzeugen. Er nimmt an, daß es sich bei der Thymushyperplasie der Myasthenie um einen das Maß überschießenden krankhaften entgiftenden Funktionszustand des Thymus handle, der durch einen möglicherweise hormonal wirksamen Chemismus auf die Muskulatur wirke. Doch ist vorläufig wohl noch eine gewisse Zurückhaltung am Platz. Weitere operative Beobachtungen und vor allem auch die postoperative Verfolgung der Fälle würden vielleicht ein größeres Beweismaterial liefern können.

Vorläufig ist die Myasthenia gravis pseudoparalytica noch nicht mit voller Sicherheit auf eine Mehrleistung der Thymusdrüse, einen Hyperthymismus, zurückführbar.

III. Chirurgische Anzeigestellungen zu einer Thymuszufuhr.

Dem leider so geringen Wissen um die Thymusfunktion entsprechend ist auch das Bemühen um eine Beeinflussung seiner Funktion bisher noch ganz problematisch. Für ein therapeutisch-operatives Angehen des Thymus im Sinne einer *Herabsetzung* seiner *normalen* Funktion fehlt bis jetzt jede Indikation.

Durch die grundsätzlich berechtigte Thymusreduktion oder die präoperative Röntgenbestrahlung des Organs beim Morbus *Basedow* soll eine *gesteigerte* Funktion herabgemindert werden. Auch bei der Myasthenia gravis pseudoparalytica wird man, falls man operiert, aus dem Gedanken einer hyperthymogenen Krankheitsursache heraus handeln.

Auch der *Ersatz einer fehlenden Thymusfunktion* kommt praktisch bislang nicht in Frage. So bleibt nur die rein *therapeutische Verwendung von Thymusextrakten* übrig.

Man hat schon eine recht lebhafte Therapie mit Thymuspräparaten getrieben. Daß sie nur bei einem Bruchteil der angewandten Fälle einigermaßen indiziert sein konnte, liegt auf der Hand. Wir wissen ja noch viel zu wenig Sicheres über die Funktion des Organs und seine Wechselbeziehungen zu anderen innersekretorischen Drüsen. Und *wir besitzen noch kein wirkliches Thymushormon.* Diese Tatsache wird man sich stets bei einer „Thymustherapie" vor Augen halten müssen. Nur einige wenige Anzeigen gibt es, die mit einiger Berechtigung eine solche Behandlung schon jetzt gestatten.

Wir sehen hier von dem Bereich anderer medizinischer Disziplinen ab. Z. B. werden in der Geburtshilfe Thymusextrakte zur Anregung der Gebärmutterkontraktionen und zur

Erholung der Uterusmuskulatur gern angewandt. Ob eine spezifische Thymuswirkung vorliegt, ist noch nicht ganz sicher. Auf die experimentellen Versuche gingen wir oben ein.

Auf *chirurgischem* Gebiet sind es besonders zwei Anzeigen, die für eine Therapie mit Thymuspräparaten in Frage kämen. Die eine betrifft die Osteodystrophia fibrosa generalisata von Recklinghausen und die andere die Anregung einer Knochenregeneration bei Frakturen. In gewisser Weise hängen beide Indikationen zusammen.

Bei der Recklinghausenschen *Krankheit* besteht die primäre, stets zu fordernde Indikation in dem Aufsuchen eines etwa vorhandenen Epithelkörperchentumors. Nur wenn dieser nicht vorhanden ist bzw. wenn nach der Tumorentfernung keine Besserung oder später wieder eine Verschlechterung auftritt, ist, wie oben ausgeführt, der *Versuch einer Thymusextraktzufuhr berechtigt.* Bisher sprechen nur experimentelle Untersuchungen für eine günstige Wirkung dieser Therapie (Scholtz, Hanke).

In Einklang mit diesen steht auch eine Beobachtung von Arce und Introzzi (*103*): Spritzten sie Tiere mit Parathormon, so fanden sie besonders starke Veränderungen der Knochen im Sinne der Osteodystrophia fibrosa, wenn sie einen Teil der Thymusdrüse reseziert hatten.

Bei einer Behandlung der *menschlichen* Erkrankung wird eine *langdauernde* und *reichliche* Zufuhr von Thymusstoffen notwendig sein. Leider besitzen wir noch kein fabrikmäßig hergestelltes wirksames Präparat. Die bei den Versuchen gebrauchten Extrakte sind im Handel bislang nicht lieferbar. Es wäre zu wünschen, daß wir bald ein Thymuspräparat an der Hand hätten, das einmal den bei der Recklinghausenschen Knochenerkrankung erhöhten Kalkspiegel des Blutes zu reduzieren vermöchte und zum anderen, ähnlich dem Asherschen Thymocrescin, wachstums- und knochenregenerationsfördernde Wirkungen ausübte.

In eigenen Versuchen (*104*) konnte die durch Ammonchlorid und Traubenzucker hervorgerufene fibröse Osteodystrophie durch gleichzeitige Gaben von Thymocrescin verhütet werden. Praktische Erfahrungen müßten zeigen, ob sich die immerhin einiges versprechenden experimentellen Beobachtungen auch am Menschen bestätigen.

Eine zweite chirurgische Indikation, die allerdings weniger unterbaut ist als die eben besprochene, wäre die Thymusextraktanwendung bei Frakturen, zum Zwecke der *Knochenregeneration.*

Bereits früher haben wir ausgeführt, daß die *Schilddrüse* bei der Knochenregeneration im allgemeinen entbehrt werden kann, daß aber Schilddrüsenstoffe durch Anregung des Stoffwechsels und durch Reiz auf die Zelle eine in manchen Fällen wertvolle Förderung der Knochenregeneration bewirken können. Auch die *Nebenschilddrüsen* sind wohl entbehrlich. Von der therapeutischen Verwendung von Epithelkörperchenextrakten zur Förderung der Knochenregeneration haben wir abraten zu müssen geglaubt. Wie ist es bei dem *Thymus*?

In den oben angeführten Thymusexstirpationsversuchen wurde des öfteren das Auftreten von Deformierungen der Knochen, ja auch von Frakturen, beobachtet. Experimentell bei thymektomierten Tieren gesetzte Knochenbrüche sollten eine verlangsamte und schwächere Callusbildung aufweisen als die normaler Tiere [Basch (*105*), siehe auch Glässner-Hass (*106*)]. Letztere Autoren wollen nun mit einem hochwertigen phosphorhaltigen Thymusextrakt nicht nur am Tier, sondern auch beim Menschen eine ausgiebige und rasche Callusbildung herbeigeführt haben. Über Ähnliches hatten schon Chiarello (*107*) und auch Scipiades (*108*), dieser nach Thymustransplantation, berichtet.

In eigenen Versuchen (*109*) mit Haas konnte festgestellt werden, daß junge wachsende thymektomierte Kaninchen, denen in gleichmäßiger Weise eine Knochenlücke im Radius beigebracht war, eine im ganzen ebenso gute Callusbildung aufwiesen wie die normalen Kontrollen. *Das Fehlen der Thymusdrüse bedingte bei diesen Tieren also keine irgendwie wesentliche Störung der Regeneration des Knochengewebes.* Wir kamen damit zu gleichen Resultaten wie die Autoren der oben angeführten Thymusexstirpationsversuche mit negativen Befunden [NORDMANN (*110*), PARK-MCCLURE (*111*) usw.].

Des weiteren versuchten wir festzustellen, ob es gelang, mit dem ASHERschen Thymusextrakt Thymocrescin eine Förderung der Knochenregeneration zu erzielen. ASHER (persönliche Mitteilung) bezeichnete die Wirkung des Extraktes auf das Knochenwachstum nach seinen Versuchen mit LANDOLT als „unzweifelhaft." Tägliche Gaben dieses Extraktes waren aber auf die Callusbildung von nicht thymektomierten wachsenden Kaninchen ohne nachweisbaren Einfluß. Allerdings hatten wir Bedingungen gewählt, wie sie im allgemeinen auch beim Menschen vorkommen, das Präparat also bei *normaler* Ernährung gegeben. Nach ASHER tritt die Wirkung des Thymocrescins vorwiegend oder ausschließlich bei vitamin-*insuffizienter* Kost auf. Aus äußeren Gründen (Mangel an frischem Thymocrescin) war uns die Weiterführung der Versuche auf dieser Grundlage nicht möglich. Bei normaler Ernährung kommt das Präparat jedenfalls für die praktischen Zwecke einer Callusförderung nicht in Betracht, bei Vitaminmangel wird man zweckmäßigerweise die fehlenden Stoffe zuführen.

Wir besitzen allem Anschein nach auch sonst noch keinen Thymusextrakt, der die Knochenregeneration unter normalen Ernährungsverhältnissen mit einiger Sicherheit fördern könnte. Die bisherigen Mitteilungen, vor allem auch über Erfolge an Kranken, müssen mit größter Kritik betrachtet werden. Wir halten es aber nicht für ausgeschlossen, daß in der Zukunft ein das Wachstumsprinzip enthaltendes und die Knochenregeneration förderndes Thymuspräparat geschaffen wird. Ob ein solches für die praktische Verwendung bei Frakturen und vielleicht bei bestimmten Osteopathien, wie etwa der Fragilitas ossea, der Osteomalacie usw. in Frage kommen wird, das kann erst dann, nach seiner Herstellung, untersucht werden.

Literatur.

Thymus.

(*1*) KOHN, A. in Handbuch der normalen und pathologischen Physiologie, Bd. 16, 1, S. 3. — (*2*) HAMMAR, J. A.: Die normal-morphologische Thymusforschung. Leipzig: Johann Ambrosius Barth 1936. — Der Menschenthymus in Gesundheit und Krankheit, Bd. 1. 1926; Bd. 2. 1929. Leipzig: Akademische Verlagsgesellschaft. — (*3*) SCHMINCKE, A.: Pathologie des Thymus. HENKE-LUBARSCHS Handbuch der speziellen pathologischen Anatomie, Bd. 8, S. 760 (1926). — (*4*) Siehe E. THOMAS in M. HIRSCHS Handbuch der inneren Sekretion, Bd. 2, S. 423. 1929. — (*5*) SPENCE, A. W.: Brit. J. exper. Path. **13**, 157 (1932). — (*6*) LENART, G.: Die Thymusfunktion. Erg. inn. Med. **50**, 1 (1936). — (*7*) Siehe P. TRENDELENBURG: Die Hormone, Bd. 2, S. 449. 1934. — (*8*) SOLI: Pathologica (Genova) **1**, 189, 273 (1909). — (*9*) BASCH, K.: Jb. Kinderheilk. **64**, 285 (1906); **68**, 668 (1908). — (*10*) KLOSE, H.: Arch. klin. Chir. **92**, 1125 (1910). — Zbl. Path. **25**, 1 (1914). — KLOSE, H. u. H. VOGT: Beitr. klin. Chir. **69**, 1 (1910). — (*11*) MATTI, H.: Mitt. Grenzgeb. Med. u. Chir. **24**, 665 (1912). — Erg. inn. Med. **10**, 1 (1913). — (*12*) RANZI u. J. TANDLER: Wien. klin. Wschr. **1909 I**, 980. — (*13*) SOMMER, A. u. H. FLÖRCKEN: Sitzgsber. physik. med. Ges. Würzburg **1908**, 45, 49. — (*14*) ASHER, L.: Physiologie der inneren Sekretion, S. 158. Leipzig u. Wien: Franz Deuticke 1936. — (*15*) Siehe M. LEBSCHE u. F. SAUERBRUCH: Die Chirurgie des Thymus in F. SAUERBRUCH: Chirurgie der Brustorgane, Bd. 2, S. 488. Berlin: Julius Springer 1925. — (*16*) ASHER, L.: Physiologie der inneren Sekretion, S. 160. Leipzig u. Wien: Franz Deuticke 1936. — (*17*) REISS, M.: Die Hormonforschung und ihre Methoden, S. 61. Wien u. Berlin: Urban & Schwarzenberg 1934. — (*18*) MACCIOTTA: Siehe M. REISS: Die Hormonforschung und ihre Methoden, S. 60. Wien u. Berlin: Urban & Schwarzenberg 1934. — (*19*) LEITES, S.: Biochem. Z. **150**, 183 (1924). — (*20*) MATSUNO, G.: bei L. ASHER: Physiologie der inneren Sekretion, S. 159. Leipzig u. Wien: Franz Deuticke 1936. — (*21*) HART, C. u. O. NORDMANN: Berl. klin. Wschr. **1910 I**, 814. — HART, C.: Virchows Arch. **214**, 1 (1913). — NORDMANN, O.: Arch. klin. Chir. **92**, 946 (1910). — (*22*) NORDMANN, O.: Arch. klin. Chir. **106**, 172 (1915). (*23*) PAPPENHEIMER, A. M.: Zbl. Path. **25**, 249 (1914). — J. of exper. Med. **19**, 319 (1914). — (*24*) ANDERSEN, D. H.: J. of Physiol. **74**, 49 (1932). — (*25*) PARK, E. A.: J. of exper. Med. **25**, 129 (1917). — (*26*) PARK, E. A. and R. D. MCCLURE: Amer. J. Dis. Childr. **18**, 317 (1919). — (*27*) TRENDELENBURG, P.: Die Hormone, Bd. 2, S. 456. — (*28*) RENTON, M. J. and M. E. ROBERTSON: J. of Path. **21**, 1 (1916). — (*29*) ASHER, L.: Physiologie der inneren Sekretion, S. 161. Leipzig u. Wien: Franz Deuticke 1936. — (*30*) ASHER, L. u. E. LANDOLT: Pflügers Arch. **234**, 605 (1934). — (*31*) Siehe G. LENART: Erg. inn. Med. **50**, 66 (1936). —

(32) Asher, L.: Physiologie der inneren Sekretion, S. 164. Leipzig u. Wien: Franz Deuticke 1936. — (33) Hammar, J. A.: Die normal-morphologische Thymusforschung. Leipzig: Johann Ambrosius Barth 1936. — (34) Laquer, F.: Hormone und innere Sekretion. Dresden: Theodor Steinkopff 1934. — (35) Siehe P. Trendelenburg: Die Hormone, Bd. 2, S. 449. — (36) Nordmann, O.: Arch. klin. Chir. **106**, 172 (1915). — (37) Sommer, A. u. H. Flörcken: Sitzungsber. physik.-med. Ges. Würzburg **1908**, 45, 49. — (38) Demel, R.: Mitt. Grenzgeb. Med. u. Chir. **34**, 437 (1922). — (39) Bircher, E.: Zbl. Chir. **1912**, 138. — Dtsch. Z. Chir. **182**, 229 (1923). — (40) Gebele, H.: Beitr. klin. Chir. **76**, 823 (1911). — (41) Siehe A. Biedl: Innere Sekretion, 3. Aufl., Bd. 1, S. 385. 1916. — (42) Trendelenburg, P.: Die Hormone, Bd. 2, S. 458. — (43) Asher, L.: Physiologie der inneren Sekretion, S. 170. Leipzig u. Wien: Franz Deuticke 1936. — (44) Reiss, M., K. A. Winter u. N. Halpern: Endokrinol. **5**, 230 (1929). — Reiss, M.: Die Hormonforschung und ihre Methoden, S. 62. Wien u. Berlin: Urban & Schwarzenberg 1934. — (45) Nitschke, A.: Z. exper. Med. **65**, 637, 651 (1929). — Klin. Wschr. **1929 I**, 794. — Schneider, M. u. A. Nitschke: Klin. Wschr. **1930 II**, 1489. — (46) Nordmann, O.: Arch. klin. Chir. **106**, 172 (1915). — (47) Asher, L.: Physiologie der inneren Sekretion, S. 169. Leipzig u. Wien: Franz Deuticke 1936. — (48) Scholtz, H. G.: Z. exper. Med. **85**, 547 (1932). — (49) Nitzescu, J. J. et G. Benetalo: C. r. Soc. Biol. Paris **111**, 339 (1932). — (50) Asher, L. u. V. W. Nowinski: Biochem. Z. **226**, 415 (1930). — Asher, L.: Endokrinol. **7**, 321 (1930). — Wien. med. Wschr. **1934 I**. — Physiologie der inneren Sekretion, S. 166. Leipzig u. Wien: Franz Deuticke 1936. — (51) Glanzmann, E.: Jb. Kinderheilk. **101**, 1 (1923). — (52) Reiss, M.: Die Hormonforschung und ihre Methoden, S. 64. Wien u. Berlin: Urban & Schwarzenberg 1934. — (53) Hanke, H.: Frankf. Z. Path. **48**, 171 (1935). — (54) Rowntree, L. G., J. H. Clark, A. M. Hanson, A. Steinberg: J. amer. med. Assoc. **103**, 1425 (1934). — (55) Temesváry, N.: Zbl. Gynäk. **50**, 322 (1926). — (56) Asher, L. u. N. Scheinfinkel: Endokrinol. **4**, 241 (1929). — Asher, L.: Physiologie der inneren Sekretion, S. 170. Leipzig u. Wien: Franz Deuticke 1936. — (57) Lenart, G.: Erg. inn. Med. **50**, 47 (1936). — (58) Nowinski, W.: Endokrinol. **11**, 166 (1932). — (59) Asher, L.: Physiologie der inneren Sekretion, S. 171. Leipzig u. Wien: Franz Deuticke 1936. — (60) Stämpfli, H.: Biochem. Z. **183**, 192 (1927). — (61) Newton, F. C.: Amer. J. Physiol. **71**, 12 (1924). — (62) Nyffenegger, W.: Biochem. Z. **121**, 41 (1921). — (63) Uno: Siehe M. Reiss: Die Hormonforschung und ihre Methoden, S. 66. Wien u. Berlin: Urban u. Schwarzenberg 1934. — Okayama-Igakkai-Zasshi (jap.) **44**, 2081; **45**, 603 (1933). — (64) Smith, Ph. E.: Anat. Rec. **47**, 119 (1930). — (65) Siehe G. Lenart: Erg. inn. Med. **50**, 61 (1936). — (66) Matti, H.: Erg. inn. Med. **10**, 1 (1913). — (67) Asher, L.: Physiologie der inneren Sekretion, S. 172. Leipzig u. Wien: Franz Deuticke 1936. — (68) Jaffe, H. L.: J. of exper. Med. **40**, 325 (1924). — (69) Marine, D.: J. of Path. **1**, 175 (1926). — Marine u. Mitarbeiter: J. of exper. Med. **40**, 429 (1924). — (70) Hammar, J. A.: Die normal-morphologische Thymusforschung. Leipzig: Johann Ambrosius Barth 1936. — (71) Schmincke, A.: Pathologie des Thymus. Henke - Lubarschs Handbuch der speziellen pathologischen Anatomie, Bd. 8, S. 760. 1926. — (72) Roth, St.: Endokrinol. **10**, 58 (1932). — (73) Kiyonari, Y.: Fol. endocrin. jap. **4**, 61 (1928). — (74) Asher, L.: Physiologie der inneren Sekretion, S. 171. Leipzig u. Wien: Franz Deuticke 1936. — (75) Hammar, J. A.: Die normalmorphologische Thymusforschung, S. 276. 1936. — (76) Kinugasa, Sh.: Keijo J. med. **1**, 1 (1930). Ref. Kongreßbl. inn. Med. **59**, 391 (1931). — (77) Klose, H.: Erg. Chir. **8**, 340 (1914). — (78) Bircher, E.: Siehe W. Falta: Die Erkrankungen der Blutdrüsen, S. 247. Wien u. Berlin: Julius Springer 1928. — (79) Bircher, E.: Schweiz. Arch. Neur. **8**, 208 (1921). — (80) Falta, W.: Die Erkrankungen der Blutdrüsen. Wien u. Berlin: Julius Springer 1928. — (81) Leupold, E.: Beitr. path. Anat. **67**, 472 (1920). — (82) Siehe G. Lenart: Erg. inn. Med. **50**, 64 (1936). — (83) Siehe u. a. H. Klose: Erg. Chir. **8**, 350 (1914). — (84) Kundrat, v.: Wien. klin. Wschr. **1895**. — (85) Nettel, H.: Arch. klin. Chir. **73**, 637 (1904). — (86) West, J. H.: Arch. of Pediatr. **47**, 671 (1930). — (87) Feer, E.: Schweiz. med. Wschr. **1929 I**, 145. — (88) Finkelstein, H.: Jkurse ärztl. Fortbildg **1929**. (89) Thomas, E. in M. Hirschs Handbuch der inneren Sekretion, Bd. 3, Teil 1. 1927. — (90) Groll, H.: Münch. med. Wschr. **1919 II**, 383. — Beitr. path. Anat. **83**, 144 (1929). — (91) Löwenthal, K.: Thymus in M. Hirschs Handbuch der inneren Sekretion, Bd. 1, S. 709 (1929). — (92) Lenart, G.: Erg. inn. Med. **50**, 65 (1936). — (93) Falta, W.: Die Erkrankungen der Blutdrüsen, S. 391. 1928. — (94) Schmincke, A. in Henke-Lubarschs Handbuch der speziellen pathologischen Anatomie, Bd. 8, S. 795. 1926. — (95) Löwenthal, K. in M. Hirschs Handbuch der inneren Sekretion, Bd. 1, S. 805. 1929. — (96) Zondek, H. u. H. Bernhardt: Klin. Wschr. **1925 II**, 1488. — (97) Thomas, E.: Siehe G. Lenart: Erg. inn. Med. **50**, 51 (1936). — (98) Löwenthal, K. in M. Hirschs Handbuch der inneren Sekretion, Bd. 1, S. 807. 1929. — (99) Schumacher u. Roth: Mitt. Grenzgeb. Med. u. Chir. **25**, 746 (1913). — (100) Haberer, H. v.: Arch. klin. Chir. **109**, 193 (1918). — (101) Gold: Wien. klin. Wschr. **1935 I**, 694. — (102) Ercklentz, B. W.: Klin. Wschr. **1936 II**, 1393. — (102a) Adler: Zbl. Chir. **1937**, 1361. Verh. dtsch. Ges. Chir. **1937**. — (103) Arce, J. u. A. S. Introzzi: Verh. 10. Kongr. internat. Ges. Chir. **1**, 659

(1936). — (*104*) HANKE, H.: Frankf. Z. Path. **48**, 171 (1935). — (*105*) BASCH, H.: Jb. Kinderheilk. **64**, 285 (1906); **68**, 668 (1908). — (*106*) GLÄSSNER, K. u. J. HASS: Klin. Wschr. **1928 II**, 1633. — (*107*) CHIARELLO: Ann. ital. Chir. **1923**, H. 9. — (*108*) SCIPIADES, E.: Z. Geburtsh. **81**, 156 (1919). — (*109*) HAAS, A. u. H. HANKE: Dtsch. Z. Chir. **247**, 724 (1936). — (*110*) NORDMANN, O.: Arch. klin. Chir. **106**, 172 (1915). — (*111*) PARK, E. A. and R. D. McCLURE: Amer. J. Dis. Childr. **18**, 317 (1919).

D. Inselzellen der Bauchspeicheldrüse.

Geschichtliche Bemerkungen.

Schon die hippokratische Schule und GALEN kannten die Bauchspeicheldrüse. Dem Organ wurde für lange Zeit eine mechanische Bedeutung zugeschrieben: Schutz für Gefäße, Stützpunkt für den Magen. Später lernte man seine sekretorische Funktion kennen. SÖMMERING benannte es 1796 „Bauchspeicheldrüse". Der aus dem Griechischen stammende Name Pankreas bedeutet „ganz und gar Fleischdrüsensubstanz" (*1*). Verhältnismäßig früh, in der 2. Hälfte des 17. Jahrhunderts, setzte die experimentelle Erforschung der Pankreasfunktion ein, ohne daß aber klare Erkenntnisse gewonnen wurden. BOUCHARDAT (*2*) wies als erster 1851 auf Beziehungen zwischen Bauchspeicheldrüse und Zuckerkrankheit hin. Jedoch dauerte es noch Jahrzehnte, bis 1889 der *experimentelle Pankreasdiabetes* vollkommen klar durch v. MERING und MINKOWSKI (*3*) entdeckt wurde: entfernte man Hunden die Bauchspeicheldrüse, so kam es zu Glykosurie.

Die *inner*sekretorische Bedeutung des Pankreas, neben der seiner äußeren, in den Darm erfolgenden, war schon vor dieser Entdeckung vermutet worden, wenn auch nicht von LANGERHANS (*4*) selbst, der 1869 das später nach ihm benannte Inselgewebe als unterschiedlich zu dem übrigen Parenchym beschrieben hatte. Jedoch erst die Jahrhundertwende und die späteren Jahre brachten die Klarstellung der Zusammenhänge zwischen LANGERHANSschen Inseln und innersekretorischer Funktion des Pankreas bzw. dem Diabetes [SSOBOLEW (*5*)].

Lange Jahre arbeitete man an dem Problem der Herstellung eines wirksamen Inselzellenhormons. Dem Ziel war man oft nahe. Der systematischen experimentellen Arbeit der Torontoer Physiologen BANTING und BEST blieb es vorbehalten, das „*Insulin*" im Jahre 1921 zu finden.

I. Physiologie der Inselzellen der Bauchspeicheldrüse.

a) Morphologische Bemerkungen.

Das Pankreas ist das einzige Organ der „klassischen" Blutdrüsen, das eine innere *und* äußere sekretorische Funktion erfüllt. Wir haben uns hier nur mit der ersteren zu befassen.

Für die experimentelle Erforschung der Funktion der Inselzellen ist die Tatsache mit von Bedeutung gewesen, daß bei den *Knochenfischen* der Gewebsteil, der die äußere Sekretion besorgt, von dem, der für die innere in Betracht kommt, weitgehend getrennt ist. Die sog. STANNIUSschen Körperchen, die in der Nähe von Leber, Milz und Gallenblase liegen, sind fast nur aus Inselzellen zusammengesetzt, während das strangartig angeordnete Gewebe, das nach außen sezerniert, kaum Inselzellen aufweist. Bei den *höheren Wirbeltieren* sind die gegenseitigen Beziehungen bekanntermaßen außerodentlich innige.

Form und Lage des Pankreas sind bei den Tieren sehr wechselnd; das Organ kann zum Teil diffus im Mesenterium liegen. Beim erwachsenen Menschen wiegt es durchschnittlich 88 g. Die für uns wichtigen *Zellinseln* finden sich in die Tubuli der Bauchspeicheldrüse eingestreut. Eine Verbindung zu den Ausführungsgängen des Pankreas besteht nicht. Die Größe der Inseln schwankt nach HEIBERG (*6*) zwischen 75 und 560 μ. Ihr Verhältnis zum Gesamtpankreas beträgt nach demselben Autor beim Menschen wie 1:31. Auf 1 mg Pankreasgewebe des Menschen sollen 10—20 Inseln kommen. Im Schwanzteil der Bauchspeicheldrüse sind sie zahlreicher als im Kopfteil. Sie bestehen aus sehr zahlreichen Capillaren und aus zwischen diesen liegenden polymorphen, unregelmäßig zylindrischen Epithelien, die zu Balken und Gruppen angeordnet sind. Die Abgrenzung der Zellen gegeneinander ist oft nicht gut möglich. Zymogenkörnerchen, wie die Parenchymzellen, enthalten sie nicht. Durch ihre hellere Färbung heben sich die Zellinseln deutlich von dem übrigen Drüsenparenchym ab.

Die *Blutversorgung* der LANGERHANSschen Zellinseln ist, wie aus ihrem eben angeführten Bau hervorgeht, sehr reichlich. Lymphgefäße scheinen zu fehlen. In die Inseln treten zahlreiche *Nervenfasern* ein, die zum Teil aus dem Vagus stammen.

Die LANGERHANSschen Inseln *entwickeln* sich durch Sprossung aus den epithelialen Ganganlagen, die sich ihrerseits aus den Ausstülpungen des entodermalen Vorderdarms bilden. Aus demselben Bildungsmaterial entsteht auch das zymogene Parenchymgewebe. Die Zahl der Inseln soll noch bis zum 5. Lebensjahr beim Menschen zunehmen. Ziemlich allgemein wird die Möglichkeit einer *Neubildung* von Zellen, einer *Regeneration* nach Schädigungen, angenommen (HERXHEIMER). Die Behauptung LAGUESSES (*7*), im postembryonalen Leben komme eine Umwandlung von fertigen Parenchymzellen in Inselzellen und umgekehrt vor („Balancementtheorie"), wird von der Mehrzahl der neueren Untersucher abgelehnt (*8*).

In dem nach Teilentfernungen zurückbleibenden Pankreasgewebe ist eine *kompensatorische Hypertrophie* des Inselgewebes oft deutlich feststellbar. Einmal werden die Inseln größer, und zum anderen kommt es wohl auch zu einer Bildung neuer Inseln. Die vikariierende Hypertrophie und die Neubildung von Zellen ist auch für krankhafte Bedingungen, gerade für den Diabetes, sicher gestellt [HERXHEIMER (*9*)].

Die *Unterbindung der Pankreasgänge* führt innerhalb einiger Monate zu einem Untergang des Drüsenparenchymgewebes und zu stärkster Bindegewebswucherung. Im Gegensatz hierzu bleibt das Zellgewebe erhalten, ja es soll sogar auffallend groß und zahlreich hervortreten. Es kommt nicht zur Glykosurie. Auf dieser Tatsache, daß die Drüsen nach der Unterbindung der Gänge fermentfrei werden, baute sich ein Teil der Versuche von BANTING und BEST zur Gewinnung des Insulins aus dem Inselgewebe auf.

b) Chemie, Auswertung, Vorkommen und Schicksal des Insulins.

BANTING und BEST (*10*) gelang 1921 die Darstellung eines wirksamen Auszugs aus der Bauchspeicheldrüse, des *Insulins*. Es war hierzu die Extraktion des Pankreas mit *saurem Alkohol* notwendig. In wasserhaltigem, saurem Alkohol ist Insulin löslich, die Trypsinwirkung dabei aufgehoben. *Krystallisiertes Insulin* wurde 1925 durch ABEL (*11*) gewonnen. Es handelt sich bei diesem Stoff um eine einigermaßen einheitliche Substanz mit stets gleichbleibender Wirksamkeit.

Echte Krystalle liegen beim krystallisierten Insulin aber nicht vor. Chemisch ist es eine Albumose, aus der bei der Aufspaltung eine Reihe von Aminosäuren gewonnen werden können. Es enthält ungefähr 53% C, 6,8% H, 21,7% O, 15,4% N und 3,14% S.

Ob das krystallisierte Insulin die Form ist, in der das Inselzellenhormon seine stärkste Wirksamkeit entfaltet, ist nach TRENDELENBURG (*12*) noch nicht ganz entschieden.

Die Insulinpräparate sind in Wasser bei alkalischer, bei neutraler und schwach saurer Reaktion löslich, hingegen unlöslich in den meisten organischen Lösungsmitteln. Das schnelle Unwirksamwerden des Insulins durch Fermente wie Pepsin und Trypsin war bekanntlich der Grund für die Ergebnislosigkeit der vielen früheren Darstellungsversuche.

Blut soll nach SCHMIDT (*13*) das Insulin nicht zerstören; hingegen sollen im Gewebsbrei, vor allem im Leber- und Nierenbrei, insulinabbauende Fermente enthalten sein. Durch ultraviolette Strahlen wird Insulin zerstört (*14*).

Eine *Auswertung des Insulins* auf chemischem Wege ist bislang noch nicht möglich. Es verbleibt die am biologischen Testobjekt. Sie geschieht heute so gut wie ausschließlich am Kaninchen und an der Maus. Eine große Verwirrung herrschte in den Jahren nach der Entdeckung des Insulins hinsichtlich der Bemessung der Insulineinheit. Man hat sich inzwischen (1935) auf ein mehrmals umkrystallisiertes Insulinpräparat als internationalen Insulinstandard geeinigt.

Die Wirkung einer *internationalen Einheit* soll ein Drittel derjenigen kleinsten Dosis des Hormons darstellen, die bei einem 2 kg schweren Kaninchen, das 24 Stunden vorher hungerte, innerhalb von 3 Stunden nach subcutaner Injektion des Insulins den Blutzucker auf die Krampfgrenze (45 mg-%) senkt (*15*). Das erwähnte, als Standard eingeführte Insulinpräparat besitzt pro 1 mg eine konstante Wirksamkeit von 22 internationalen Einheiten.

Insulin kommt in anderen Geweben als dem Pankreas in nachweisbaren Mengen nicht vor, auch nicht im Harn. Nur *im Blut* ist es in geringen Mengen nachgewiesen. So soll das gesamte menschliche Blut etwa 100 E. Insulin enthalten. Doch fehlt bislang noch eine genügend exakte Methode zur Feststellung des Insulingehalts des Blutes (*16*).

Was geschieht mit dem parenteral verabfolgten Insulin? Seine Wirkung auf den Blutzucker erfolgt bei intravenöser Anwendung schon innerhalb weniger Minuten. Das Maximum ist nach $1^1/_2$—3 Stunden erreicht. In den weiteren 2—4 Stunden klingt die Wirkung ab, sie ist also ziemlich *flüchtig*. Das rasche Verschwinden des Insulins aus dem Blut ist möglicherweise auf die Tätigkeit der *Leber* zurückzuführen. Eine Ausscheidung durch die Nieren kommt anscheinend kaum in Betracht. Im Harn finden sich nach intravenöser Einspritzung von Insulin weniger als 10% [Best (*17*)].

Nach subcutaner Darreichung von Insulin wird dieses schnell und vollkommen resorbiert. Die Wirkung auf den Blutzucker ist kaum geringer und erfolgt zeitlich nur wenig später als bei intravenöser Injektion. Zeitlich verteilte Insulinmengen wirken stärker als einmal gegebene. In gleicher Weise wie subcutan verabfolgtes wirkt intraperitoneal zugeführtes Insulin. Hingegen ist die perorale Applikation bekanntlich auch bei Darreichung großer Mengen praktisch unwirksam.

c) Folgen der Pankreasentfernung.

Hier und im folgenden Abschnitt halten wir uns vor allem an die klare Darstellung Trendelenburgs (*18*), der die vielen, oft recht unterschiedlichen Versuchsergebnisse kritisch gesichtet hat.

1. Allgemeine Folgen.

Schon bei *Kaltblütern*, wie Fröschen und Schildkröten, kommt es nach Entfernung des Pankreas oft zu einer tagelang oder dauernd anhaltenden Glykosurie mit Polyurie. Auch der Blutzucker ist dabei erhöht. Die Tiere leben meist nicht länger als 3 Wochen. Die leichte Entfernbarkeit gerade des Inselzellengewebes bei Knochenfischen wurde bereits erwähnt. Es läßt sich bei diesen Tieren ein typischer experimenteller Diabetes erzeugen. *Vögel* eignen sich für derartige Versuche weniger.

Die klassischen Experimente von v. Mering und Minkowski (*19*) an *Säugetieren,* meist Hunden, sind bekannt. Schon gleich nach der Entfernung der Bauchspeichelsdrüse tritt eine auffallende Polyphagie und Polydipsie auf. Erhöhung des Blutzuckers, Auftreten von Zucker im Harn und Polyurie folgen. Es kommt zu schneller Abmagerung der Tiere und zu Atrophie der Muskeln, trotz reichlicher Nahrungsaufnahme. Meist schon in der 2. oder 3. Woche tritt unter völliger Erschöpfung der Kräfte der Tod ein. Bei fetten Tieren kann sich nach ASHER (*20*) als Folge einer Anhäufung von Säuren auch ein zum Tode führendes Coma diabeticum entwickeln. — *Teilweise* Entfernung des Pankreas bei Hunden bedingt entweder keine Stoffwechselstörungen, oder es kommt zu starkem Diabetes. Die Unterschiede zu dem nach totaler Entfernung des Organs eintretenden Krankheitsbild sind nur quantitativer Art. Nach Untersuchungen verschiedener Autoren müssen etwa $^6/_7$—$^8/_9$ des Pankreas entfernt sein, damit der Diabetes eintritt.

Bei dem durch Teilentfernung des Pankreas hervorgerufenen Diabetes hypertrophiert das restliche Gewebe anscheinend nur wenig. Auch eine Neubildung von Inselgewebe findet nur in ungenügendem Ausmaß statt. Dieser Diabetes verschlimmert sich in der Folgezeit eher, als das er sich bessert.

2. Störungen des Stoffwechsels.

Von den Störungen des Stoffwechsels nach der Bauchspeicheldrüsenentfernung seien zuerst und in Kürze die Verhältnisse des reinen **Kohlehydratstoffwechsels** erörtert.

Der *Zuckergehalt des Blutes* steigt nach dem Abklingen der unspezifischen, durch die Operation bedingten Hyperglykämie schon wenige Stunden nach der Totalexstirpation des Pankreas an. Bereits nach 24 Stunden kann der normale Wert um 100% überschritten sein. Stärkere Grade der Zuckeranhäufung im Blut bedingen eine Ausscheidung desselben in den Harn. So kommt es schon 3—6 Stunden nach der Pankreasentfernung zur Glykosurie, die in den weiteren Tagen hohe Grade annehmen kann (über 100 g pro Tag beim Hund).

Sehr bald ist eine enorme *Verarmung des ganzen Körpers an Glykogen* festzustellen. In der *Leber* sind vom 3. Tag an nur noch geringe Mengen von Glykogen nachweisbar. Auch die Skeletmuskeln verarmen weitgehend. Lediglich das Herz enthält auch weiterhin viel Glykogen, ja es soll sogar glykogenreicher werden.

Die *Assimilation für zugeführten Traubenzucker* und auch für andere Zuckerarten ist *ganz schlecht*. Die zugeführten Mengen werden sehr bald in denselben Quanten wieder durch den Harn ausgeschieden.

Das Ergebnis der vielen Versuche, die Hemmung des Zuckerverbrauchs im pankreasdiabetischen Organismus nachzuweisen, ist nicht einheitlich.

Nach TRENDELENBURG ist *der Zuckerverbrauch des diabetischen Organismus nicht vollkommen aufgehoben.*

Entfernt man bei pankreasdiabetischen Tieren die Leber, womit die Nachlieferung von Zucker aus ihr ausgeschaltet ist, so kommt es zum Absinken des Blutzuckers. Auch andere Versuche sprechen in diesem Sinn. Weder die Versuche an Muskeln noch die am isolierten Darmpräparat ergaben eine stärkere Hemmung des Zuckerverbrauchs. Bezüglich des Zuckerverbrauchs des Herzens sind die Ergebnisse uneinheitlich.

Allerdings, wenn er auch nicht völlig aufgehoben ist, so ist *der Zuckerverbrauch des pankreasdiabetischen Organismus doch weitgehend gestört* (*21*). Es beruht dies aber kaum auf einer Hemmung der Glykolyse, d. h. der anoxydativen Phase des Zuckerabbaues. Diese, der Abbau des Zuckers bis zur Milchsäure, ist nicht vermindert. Dagegen muß wohl eine Störung der oxydativen Resynthese der Milchsäure zu Glykogen in den Geweben, besonders den Muskeln, angenommen werden.

Der *respiratorische Quotient,* das Verhältnis der ausgeschiedenen Kohlensäuremengen zu den aufgenommenen Sauerstoffmengen, liegt beim Pankreasdiabetes nach dem Resultat vieler Untersuchungen regelmäßig *recht tief,* um 0,7. Es spricht dies dafür, daß *die Verbrennung von Zucker sehr gering* ist und daß Eiweiß, möglicherweise auch Fett, in Kohlehydrate umgewandelt und verbrannt werden (u. a. REISS).

Wir erwähnten schon, zugeführter Zucker wird fast quantitativ wieder ausgeschieden. Er erhöht also nicht, wie beim normalen Organismus, den respiratorischen Quotienten. Jedoch, auch wenn *die Stapelung von Kohlehydraten in Form des Glykogens* sowohl in der Leber wie in den Muskeln beim Pankreasdiabetes fast aufgehoben ist, die *Möglichkeit,* Glykogen abzulagern, besteht noch.

Wir kommen zum **Eiweißstoffwechsel.**

Die *Zuckerbildung (Gluconeogenie) aus Eiweiß* ist für den pankreasdiabetischen Organismus sicher gestellt. Führt man lediglich Eiweiß zu, so wird Zucker unverändert in derselben Stärke weiter ausgeschieden; ja, es kommt sogar zu vermehrter Zuckerausscheidung. Dieser Zucker stammt nicht, das hatten bereits die PFLÜGERschen Untersuchungen ergeben, nur aus den Kohlehydratbeständen des Körpers.

Hungernde oder eiweißfrei ernährte pankreasdiabetische Tiere weisen oft eine sehr *starke Steigerung des ganzen Eiweißumsatzes* auf. Die Ausscheidung des Stickstoffs kann auf das Doppelte, ja Vierfache des normalen Wertes steigen.

Reststickstoff und Harnstoff des Blutes sind normal oder nur geringgradig erhöht.

Bei normalen Hunden wird der Eiweißabbau durch Zuckerzufuhr eingeschränkt, nicht aber bei pankreasdiabetischen. Hingegen wirkt Fettzufuhr hemmend (TRENDELENBURG).

Hinsichtlich des **Fettstoffwechsels** bestehen in vielem verschiedene Ansichten. Fettzufuhr beeinflußt die Zuckerabgabe pankreasdiabetischer Tiere nicht sicher. Doch bedarf es hier noch weiterer Untersuchungen. Für den menschlichen Diabetiker wird die Möglichkeit einer Zuckerbildung aus Fett noch stärker abgelehnt.

Nach der Bauchspeicheldrüsenentfernung lagert sich *zugeführtes Fett* aber nicht mehr in den normalen Depotstellen ab, es *wandert zur Leber,* zum Herzen und zu anderen Organen. Hierdurch kommt es oft zu *starker Erhöhung des Fett- und Lipoidgehalts des Blutes* pankreasdiabetischer Tiere. Der Grad der Lipämie geht aber nicht parallel der Azidose. *Bei Zufuhr von Kohlehydraten werden die degenerativen Veränderungen in der Leber verhindert oder gebessert* [BEST (*22*)].

Der **intermediäre Stoffwechsel** ist vor allem gekennzeichnet durch *übermäßige Bildung von Ketokörpern.* Der diabetische Organismus kann sie nicht weiter abbauen, sie kreisen unverändert im Blut und werden auch ausgeschieden. Wir finden daher in Blut und Harn große Mengen von Acetessigsäure und β-Oxybuttersäure. Der relativ geringere Grad der Säureüberschwemmung beim Pankreasdiabetes des Hundes gegenüber dem des Menschen beruht nach STAUB (*23*) auf der verschiedenartigen Ernährung.

Je nach dem Grad der Säureüberschwemmung des Blutes kommt es zum Absinken des Bicarbonatvorrates des Blutes, zur *Azidose.* Der klinische Ausdruck der schweren Azidose ist das *diabetische Koma.* Die KUSSMAULsche Atmung ist bedingt durch den zentral angreifenden Säurereiz.

Beim *respiratorischen Stoffwechsel* ist meist eine mäßige, nicht über 30% hinausgehende *Erhöhung des Sauerstoffverbrauchs,* den wir im Grundumsatz messen, feststellbar. Nach REISS (*24*) liegt der Grund in einer erhöhten Umwandlung sauerstoffärmerer Verbindungen (vor allem Eiweiß) in sauerstoffreichere (Kohlehydrate).

Der *Wärmehaushalt* zeigt beim Pankreasdiabetes keine wesentlichen Veränderungen.

Hinsichtlich des *Salzstoffwechsels* ist die Mehrausscheidung von Chlorid, Phosphat und Calcium bemerkenswert. Es kann zur Ausscheidung der doppelten Tagesmengen im Harn kommen. Sie ist als Folge der Störung des Kohlehydratstoffwechsels, der Azidose und des vermehrten Eiweißzerfalls anzusehen (TRENDELENBURG). — Im Blut ist der Gehalt der verschiedenen Salze kaum verändert.

d) Wirkungen der Insulinzufuhr.

1. Funktion des Insulins.

Schon aus dem vorhergehenden Abschnitt mag die *zentrale Stellung des Kohlehydratstoffwechsels* bei den nach Pankreasentfernung auftretenden Störungen hervorgegangen sein. Die folgenden Ausführungen, die sich mit den Wirkungen des Inselzellenhormons beschäftigen, werden die Rolle des Hormons bei der Regulierung des Kohlehydratstoffwechsels eindeutig aufzuweisen haben. *Das Insulin ist das Hormon der Zuckerverbrennung.* Fehlt es, so ist die Zuckerverbrennung tiefgehend gestört. Ist es im Übermaß vorhanden, so ist die Verbrennung des Zuckers gesteigert. Das Hormon greift nicht in die chemischen Vorgänge als solche ein, sondern aktiviert sie nur. Die Stoffwechselprozesse, vor allem die Zuckerverbrennung und der Glykogenaufbau, werden auf die für den normalen Ablauf nötige Geschwindigkeit gebracht (*25*).

2. Allgemeinwirkungen.

Auf wirbellose Tiere hat Insulin keinen Einfluß. Auch *kaltblütige* Wirbeltiere sind kaum insulinempfindlich, mit Ausnahme vielleicht der Reptilien. Wenig empfindlich sind die *Vögel.*

Bei den *Säugetieren* kommt es nach parenteraler Zufuhr von Insulin zu Unruhe und Übererregbarkeit. Die Atmung wird frequenter. Plötzlich brechen heftige *Krampfanfälle* aus, zuerst ein Streckkrampf mit Opisthotonus. Doch können auch klonische Zuckungen auftreten. Nach 1—2 Minuten gehen die Krämpfe in ein *Koma* mit Reflex- und Gefühllosigkeit über. Die Erholung nach nicht tödlichen Insulingaben geht teils im Verlauf von $^1/_4$—$^1/_2$ Stunde, teils sehr langsam vor sich.

Wache Winterschläfer können durch Insulin in einen künstlichen Winterschlaf überführt werden, der bis 24 Stunden dauern kann.

Der *Sektionsbefund* von Tieren, die nach Insulinzufuhr verstorben sind, ist wenig kennzeichnend. Ödem und perivasculäre Blutungen im Gehirn, trübe Schwellung von Leber und Nieren sind feststellbar (*26*).

Bei pankreasdiabetischen Tieren — vornehmlich sind für diese Versuche Hunde benutzt — *beseitigt eine genügende Insulinzufuhr innerhalb weniger Tage alle Erscheinungen der Zuckerkrankheit.* Doch gelingt es auch bei täglicher Zufuhr an sich ausreichender Mengen Insulins nicht länger als einige Monate, die Tiere am Leben zu erhalten. Es tritt Ikterus auf, und die Tiere sterben infolge der Fettdegeneration der Leberzellen. Nur wenn die Insulinbehandlung durch eine Fütterung mit *rohem Pankreas* ergänzt wird, bleiben die Tiere gesund. Es ist aber nicht wahrscheinlich, daß die für den tödlichen Ausgang verantwortlich zu machende Fettdegeneration der Leber lediglich auf den Ausfall der *äußeren* Pankreassekretion zu beziehen ist. Statt rohen Pankreas genügt nämlich auch eine Zufütterung von (Eidotter-) Lecithin, um die Tiere gesund zu erhalten (*27*).

Die für die Lebenserhaltung pankreasexstirpierter Hunde erforderliche Dosis Insulin beträgt $^2/_3$—1 E. pro Kilogramm und Tag.

Der *Angriffspunkt der Insulinkrämpfe* ist vor allem in der Brücke und in dem verlängerten Mark zu suchen. Durch Calciumsalze, Schlafmittel und Curare können die Krämpfe unterdrückt werden.

Wie sind diese Krämpfe zu erklären? Zweifellos sind sie die *Folge des durch das Insulin bewirkten Zuckermangels im Blut.* Nach einigen Untersuchern ist zur Zeit des Krampfeintritts aller Traubenzucker aus dem Blut verschwunden (*28*). Nicht geklärt ist es aber, auf welche Weise der Zuckermangel den Ausbruch eines Krampfes bewirkt. Krampferregende Stoffe, wie etwa das Methylglyoxal, sind bisher nicht nachgewiesen worden. Nach MACLEOD (*29*), dem TRENDELENBURG sich anschließt, ist die Ursache wohl ein Versiegen der Oxydationen in den Zellen des Zentralnervensystems infolge Mangels an verbrennbarem Material.

Sauerstoffmangel begünstigt das Ausbrechen der Krämpfe.

Die infolge der Hypoglykämie entstandenen Krämpfe können ebenso wie das hypoglykämische Koma durch Traubenzuckerzufuhr beseitigt werden. Es kommt hier aber auf die Dauer und auf die Schwere des Krampfzustandes an. Hat dieser nicht zu lange bestanden, so wirkt Traubenzucker intravenös gegeben schon während der ersten halben Minute, subcutan zugeführt in wenigen Minuten. Bestanden die Krampfsymptome sehr lange oder waren sie durch zu große Insulindosen bedingt, so gelingt eine Rettung oft nicht mehr.

Nicht nur Traubenzucker, auch andere Zucker und Stoffe haben einen Einfluß auf den Insulinshock. Jedoch ist die Wirkung der Dextrose die sicherste.

3. Wirkungen auf den Stoffwechsel.

Von den durch Insulin bewirkten Störungen des Stoffwechsels stehen im Mittelpunkt die des **Kohlehydratstoffwechsels.** Der *Abfall des Blutzuckerspiegels* beginnt beim Kaninchen wenige Minuten nach Zufuhr von Insulin. Nach 1—2 Stunden befindet er sich auf dem tiefsten Punkt und steigt dann wieder an. Nach etwa 4—7 Stunden ist bei mittlerer Dosis der Ausgangsblutzuckerwert wieder erreicht.

Erhöht man die Insulinmenge, so sinkt der Blutzucker anfangs stark, dann weniger ab. Beim Hund fällt der Blutzucker langsamer ab. Der tiefste Punkt ist häufig erst nach 4 bis 5 Stunden erreicht. Wie es *Unterschiede der Reaktion je nach der Tierart* gibt, so sind *auch individuell* bedingte Abweichungen häufig.

Nicht nur der Zucker des Blutes sinkt, auch der des *Liquor cerebrospinalis* und der *Lymphe* des Ductus thoracicus. In ähnlicher Weise, wenn auch nicht so stark, mindert sich der Zuckergehalt der *Leber,* des Herzmuskels, des Gehirns und der Skeletmuskeln.

Bei *pankreasdiabetischen Tieren* kann der Blutzucker schon durch geringere Mengen Insulins als bei normalen Tieren herabgesetzt werden.

Von Interesse ist, daß auch auf fast alle anderen experimentell erzeugten Hyperglykämien durch Insulin blutzuckersenkend eingewirkt werden kann (*30*), so auf die Zuckerstich-Hyperglykämie, auf die durch Erstickung, Kohlenoxyd, Narkose, Morphin, Adrenalin usw. erzielte. Das gleiche gilt für die alimentäre Hyperglykämie.

Das *Glucoseäquivalent des Insulins,* d. h. die Menge Traubenzucker, die auf Zufuhr von Insulin verschwindet bzw. die zur Konstanterhaltung des Blutzuckers gleichzeitig zugeführt werden muß, wird recht unterschiedlich angegeben. *Große Dosen Insulins sind unökonomischer als wiederholte kleine.* Die *Art der Ernährung* und *andere Einflüsse* spielen eine große Rolle.

Kurzes Hungern erhöht die Empfindlichkeit für Insulin, wahrscheinlich infolge eintretender Glykogenarmut. Längeres Hungern bewirkt Resistenzerhöhung; wie, ist noch nicht geklärt.

Ersetzt man einen Teil der Kohlehydrate der Nahrung durch Fett oder Eiweiß, so soll eine Resistenzsteigerung bedingt werden. Auch säurereiche Kost bedingt eine geringere Insulinempfindlichkeit; umgekehrt wirkt basische Kost.

Durch Wasserentziehung wird die Insulinwirkung begünstigt, ebenfalls durch Muskelarbeit.

Bei Infektionskrankheiten ist die Empfindlichkeit gegenüber Insulin nicht gleichartig. — C-avitaminotische Meerschweinchen sind insulinüberempfindlich.

Zufuhr von Kalium und Calcium hemmt die Wirkung des Insulins.

Von der größten Bedeutung für das Verständnis des ganzen Geschehens ist die Frage nach dem **Wesen der Insulinwirkung.** Früher hat man geglaubt, in der *Leber* das Organ erblicken zu können, auf welches das Insulin einwirkt.

Die Glykogenspeicherungsfähigkeit der Leber solle beim Diabetes gestört sein, das Insulin durch seinen Angriff in der Leber die Glykogenolyse hemmen. Auf diese Weise käme es dann zur Senkung des Blutzuckers.

Diese Ansicht kann wohl nicht richtig sein. Wir haben oben bereits gesehen, daß die *Möglichkeit* der Glykogenablagerung beim Pankreasdiabetes noch vorhanden ist. Allerdings ist zu sagen, daß die Leber für die Aufrechterhaltung des Blutzuckerspiegels von großer Wichtigkeit ist.

Mann und Magath (*31*) haben in exakter Weise die älteren Befunde, die eine Verminderung des Blutzuckers nach Ausschaltung der Leber ergeben hatten, bestätigt. Es fehlt in diesem Fall die Nachlieferung für den Verbrauch erforderlicher Zuckermengen.

Aber führte man Tieren, deren Leber ausgeschaltet war bzw. deren Eingeweide entfernt worden waren, Insulin zu, so sank der Blutzucker noch rascher ab als ohne Insulin. Das Ergebnis dieses oben schon erwähnten *grundlegenden Versuches* für das Verständnis der Insulinwirkung möge an Hand einer anschaulichen Kurve aus der Arbeit Manns und Bollmans (*32*) verdeutlicht werden (s. Abb. 10).

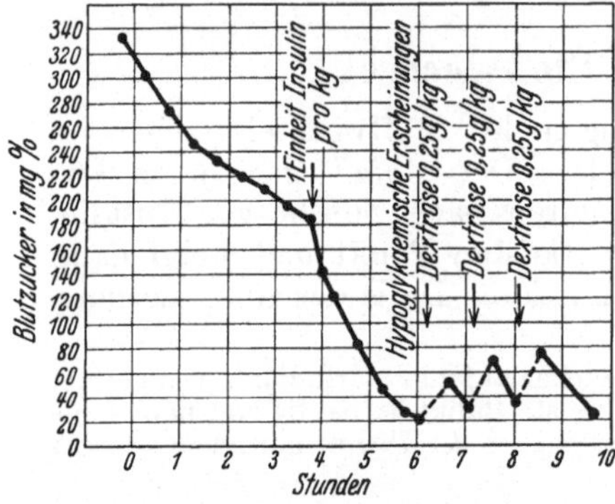

Abb. 10. Wirkung von Insulin auf den Blutzuckerabfall nach der Leberentfernung. Hund 12 kg ohne Pankreas. Bei 0 (Abszisse) Exstirpation der Leber. (Nach Mann u. Bollman, bei P. Trendelenburg: Die Hormone, Bd. 2, S. 370. Berlin: Julius Springer 1934.)

Ferner konnte festgestellt werden, daß nach Insulinzufuhr schon beim normalen Tier, stärker beim pankreasdiabetischen, der Unterschied im Zuckergehalt des zuführenden Schlagaderblutes zu dem des abführenden venösen ein weit größerer ist als beim nicht behandelten Kontrolltier. Alle diese Versuche ergaben das gleiche Resultat: *Das Insulin greift nicht oder nicht nur an der Leber an, sondern wirkt in der Peripherie. Das vermehrte Verschwinden des Zuckers nach Insulin ist keinesfalls nur auf eine Hemmung der Zuckerabgabe aus der Leber zu beziehen, sondern auf die wesentliche Mehraufnahme von Zucker durch die wichtigsten Stätten der Zuckerverwertung, die Skeletmuskeln und auch das Herz* (Trendelenburg).

Was geschieht mit dem nach Insulin mehr verbrauchten Zucker? Wir können die zu dieser Frage vorliegenden zahlreichen Untersuchungen, die tief in mehr theoretisches stoffwechselphysiologisches Gebiet hineinführen, nur kurz streifen.

Es bestand die *Möglichkeit, daß der Zuckerabbau durch Insulin gesteigert würde.*

Hier zeigten die Untersuchungen u. a., daß die anaerobe Phase des Zuckerabbaues durch Insulin nicht gefördert wird. Die Milchsäurewerte sind weder im Blut noch in den Geweben erhöht.

Wir erwähnten oben den Tiefstand des respiratorischen Quotienten im pankreasdiabetischen Organismus. Insulinzufuhr steigert ihn stark, so daß anzunehmen ist, daß *die Kohlehydrate jetzt vermehrt zu den Oxydationen herangezogen werden.*

Von klinischer Bedeutung ist die weitere *Möglichkeit einer Synthese des Zuckers zu größeren Kohlehydratmolekülen.* Beim Diabetes sind bekanntlich die Leber und die übrigen Glykogendepots weitestgehend an Glykogen verarmt. *Eine Insulinzufuhr, die* nicht *zur Hypoglykämie führt, füllt nun stets die wichtigsten Depots, Leber und Muskeln, mit Glykogen wieder auf,* vorausgesetzt ferner, daß, wie es beim Diabetes meist der Fall ist, Zucker in genügender Menge verfügbar und der Glykogengehalt der Leber niedrig ist (*33*). Schon in Stunden setzt die Wirkung ein; bereits nach wenigen Tagen kann sie voll ausgesprochen sein. Es ist dabei nicht nötig, den Tieren Nahrung zuzuführen. Die nachfolgende Tabelle nach MACLEOD (*34*) zeigt das *starke durch Insulin bewirkte Ansteigen des Leberglykogens im pankreasdiabetischen Organismus* (s. Tabelle 6).

Tabelle 6 (nach J. J. R. MACLEOD).

Seit der Pankreas-entfernung	Seit Beginn der Insulinzufuhr	Leberglykogen %
7 Tage	unter 1 Tag	2,70
5 Tage	1 Tag	4,80
3 Tage	2 Tage	11,40
7 Tage	5 Tage	12,58

Nicht nur beim Pankreasdiabetes, auch bei anderen Zuständen, die mit einer Glykogenverarmung des Körpers einhergehen, z. B. bei Phlorrhizinvergiftung (*35*), bei Avitaminose (*36*) usw. (nicht bei Chloroformschädigung) kann durch Insulin und gleichzeitige Traubenzuckergaben eine Anreicherung der Leber mit Glykogen bewirkt werden. Wir werden auf diese *klinisch wichtige Tatsache* unten noch zurückkommen.

Aber nicht stets bewirkt Insulin eine Zunahme des Glykogens! Bei *normalen* Tieren und nach großen, eine *starke Hypoglykämie* bedingenden Insulindosen werden Leber und Muskeln viel glykogenärmer (s. unten).

Die Möglichkeit einer Überführung des Zuckers in Hexosephosphorsäureester ist nicht ganz auszuschließen. Von wesentlicher Bedeutung scheint sie nicht zu sein. Ein Übergang des Zuckers in unbekannte Verbindungen ist ziemlich sicher abzulehnen. Als letzte Möglichkeit kommt noch *die einer Bildung von Fett aus Zucker und die einer Anlagerung von Zucker an Eiweiß* in Frage. Wenn auch einer Umbildung von Zucker in Fett nichts im Wege steht, so ist doch ein Einfluß des Insulins auf diesen Vorgang *bisher* nicht bewiesen (TRENDELENBURG). Die Mitteilungen von einer Zunahme des sog. eiweißgebundenen Zuckers konnten nicht bestätigt werden.

So *bleiben,* das haben auch verschiedene Kohlehydratbilanzversuche ziemlich eindeutig ergeben, *für das Schicksal des nach Insulin mehr verbrauchten Zuckers bzw. für sein vermehrtes Verschwinden im wesentlichen nur die vermehrte Verbrennung und die unter gewissen Bedingungen eintretende vermehrte Bildung von Glykogen übrig* (TRENDELENBURG).

Wie kommt es nun nach Insulingaben, *die eine Hypoglykämie bedingen,* zur *Neubildung von Zucker?* TRENDELENBURG (*37*) stellt dem Mehrverbrauch von Kohlehydraten durch Insulin die Verhältnisse des Mehrverbrauchs z. B. bei körperlicher Arbeit gegenüber. Hier werden noch weit größere Mengen von Kohlehydraten verbraucht, ohne daß eine auch nur einigermaßen erhebliche Blutzuckersenkung eintritt. Der verbrauchte Zucker wird also gleich ersetzt. *Es muß daher der Mechanismus der Zuckernachlieferung in der Insulinhypoglykämie gehemmt sein.*

Bekanntlich — wir verwiesen bereits oben auf die Versuche an leberexstirpierten Tieren — kommt für die Nachlieferung von Zucker vor allem die *Leber* in Frage. Wie wirkt Insulin auf die Lieferung von Zucker von diesem Organ ein?

Führt man Insulin in *Hypoglykämiedosis* zu, so kommt die Glykogenolyse in Leber und Muskeln nach TRENDELENBURG unter zwei in entgegengesetzter Richtung wirkende Einflüsse. Einmal wird durch eine solch hohe Insulindosis wie gesagt eine *Hemmung der Glykogenolyse* vor allem in der Leber, aber auch in den Muskeln, damit also eine *Erschwerung der Nachlieferung des verschwindenden Zuckers* bewirkt. *Auf der anderen Seite jedoch können die glykogenolysefordernden Einflüsse, die die Blutzuckersenkung auslöst, stark genug werden, um trotzdem erhebliche Mengen von Zucker aus den Reservekohlehydraten in Muskeln und Leber frei zu machen.* Bei dieser Zuckermobilisation handelt es sich also um eine dem Insulin entgegengesetzte Wirkung; die bei der Hypoglykämie festzustellende Glykogenverarmung der Leber und Muskeln ist als *Folge der durch Insulin bewirkten Blutzuckersenkung aufzufassen.* Eine unmittelbare glykogenolytische Wirkung besitzt das Insulin anscheinend nicht. Auf die Adrenalinvermehrung im Blut bei der Hypoglykämie und ihre Bedeutung werden wir bei Besprechung des Adrenalins eingehen.

Wird nun nach Insulingaben außer aus Glykogen auch Zucker aus Eiweiß und Fett gebildet? Aus den Verhältnissen des respiratorischen Quotienten ist zu entnehmen, daß dies nicht der Fall ist: *Insulin drängt die Bildung von Zucker aus Fett und Eiweiß zurück* (TRENDELENBURG).

Die Störungen des **Eiweißstoffwechsels** im pankreasdiabetischen Organismus, vor allem der erhöhte Eiweißabbau, werden durch Insulin beseitigt bzw. stark eingeschränkt. Die hohen Werte des ausgeschiedenen Stickstoffes sinken. Ebenso sinken auch der Reststickstoff und der Harnstoff im Blut.

Dasselbe soll nach Reiss (*38*), der hier in den Ausdruckeiner Eiweißsparung erblickt, der Fall sein beim *normalen* mit Insulin behandelten Tier.

In analoger Weise werden die Veränderungen des **Fettstoffwechsels** beim Diabetes durch Insulin beeinflußt. Das Körperfett, das in die Leber eingewandert war, verschwindet wieder. Der Fett- und Lipoidgehalt des Blutes sinkt. Dadurch, daß das Fett vermindert in die Oxydationen des Organismus hereingenommen wird, kann es sich wieder an seinen normalen Depotstellen ablagern.

Der Fettstoffwechsel des *normalen* Tieres wird durch Insulin akut nicht wesentlich beeinflußt. Der erhöhte Fettgehalt bei längerer Behandlung mit kleinen Insulindosen ist nach Reiss auf die erhöhte Freßlust und auf die durch Steigerung des K.H.-Umsatzes erhöhte Fetteinsparung zurückzuführen. *Klinisch* wird diese Wirkung des Insulins bekanntlich zu *Mastkuren* ausgenützt.

Beim **intermediären Stoffwechsel** ist für die Insulinwirkung das Absinken des im Diabetes vermehrten Gehalts des Blutes an Ketokörpern und ihre verminderte Ausscheidung im Harn kennzeichnend. Wahrscheinlich wirkt das Insulin nicht unmittelbar antiketogen, sondern auf dem Umweg der Wiederauffüllung der Leberglykogenspeicher (*39*).

Beim *normalen* Tier werden durch Insulin die Ketokörper im Blut nur für kurze Zeit gesenkt (Reiss).

Für den *respiratorischen Stoffwechsel* kommt als Wirkung des Insulins die Herabsetzung des beim Pankreasdiabetes erhöhten Grundumsatzes in Betracht. Es werden wieder normale Werte erreicht.

Für den *normalen* Organismus sind die Angaben über den Einfluß auf Sauerstoffverbrauch oder Kohlensäureabgabe sehr unterschiedlich. Sicher ist nach Trendelenburg, daß *eine Steigerung der Oxydationen nach Insulin nur gering sein kann.* Da Insulin eine starke Mehroxydation der Kohlehydrate bewirkt, ist zu folgern, daß die Oxydation von Fetten und Eiweiß entsprechend herabgesetzt ist.

Insulinzufuhr bedingt, falls sie zum hypoglykämischen Schock führt, eine starke Wirkung auf den *Wärmehaushalt:* die Temperatur sinkt tief ab. Das Wärmeregulationsvermögen ist beeinträchtigt. Die eingangs erwähnte Möglichkeit einer Überführung wacher winterschlafender Tiere in einen künstlichen Schlaf wird so verständlich.

Wie wird der *Wasser- und Salzhaushalt* durch Insulin beeinflußt? Hinsichtlich des Einflusses auf den Wasserhaushalt des Blutes gibt es sehr widersprechende Befunde. Sicher ist, daß beim pankreasdiabetischen Organismus durch Insulin mit der Glykosurie auch die Polyurie gehemmt wird.

Normale Tiere weisen auf Insulingaben meist eine geringe Zunahme der Harnausscheidung auf.

Von den *Salzen* wird vor allem der Gehalt an anorganischen Phosphaten verändert. Diese sinken nach Insulinzufuhr im Blut regelmäßig stark ab. Die meist zu beobachtende mäßige Erhöhung des Blutcalciumspiegels ist wohl eine Folge der Phosphaterniedrigung. Recht stark ist das Absinken des Kaliums in Blut und Lymphe, sowohl beim normalen wie beim diabetischen Tier. Natrium und Magnesium werden kaum verändert. Die Chloride steigen im Blut leicht an.

Die *Azidose* des Blutes beim Pankreasdiabetes wird auf Insulinzufuhr schnell beseitigt. Bei normalen Tieren ist das *Säurebasengleichgewicht* im Blut nur im Zustand der schweren Hypoglykämie gestört, im Sinn einer leichten Azidose.

Von den *übrigen Wirkungen des Insulins* seien nur die wesentlichsten noch angeführt. Der *Kreislauf* wird lediglich im hypoglykämischen Shock beeinflußt. Es sinkt dann der Blutdruck, die Herzarbeit ist vermindert, der Puls verlangsamt,

Überleitungsstörungen sind zu beobachten. — Ebenso wechselnd wie der Wassergehalt des *Blutes* verändert wird, wird die Zahl der Erythrocyten beeinflußt. — Die Leukocyten sind oft geringgradig vermehrt gefunden. Die Blutgerinnung wird kaum beeinflußt.

Auf die *Muskulatur des Magen-Darmkanals* wirkt Insulin nicht ganz einheitlich ein. Meist ist eine gesteigerte Motilität festzustellen, die aus dem wahrscheinlich vagischen Angriffspunkt des Insulins heraus zu erklären sein dürfte.

Sehr kennzeichnend ist die Veränderung der *Magensaftsekretion* durch Insulin. Sie wurde von BOLDYREFF und STEWART (*40*) u. a. als deutlich gesteigert gefunden, auch die Acidität war erhöht. Wir konnten dies in eigenen Versuchen am Tier bestätigen (*41*).

Die starke Beeinflussung der Magensaftsekretion durch hohe Insulingaben erklärt auch die beim Tier erzielbare **akute erosive und ulceröse Insulingastritis.** Wir konnten diesen Typ hormonaler Ulcera erstmalig beschreiben (*41*). Er schien uns im Verein mit anderen hormonal erzielbaren Geschwürsbildungen (Suprarenin, Hypophysenhinterlappenhormon) von gewisser Bedeutung für die *Pathogenese des Ulcus* überhaupt zu sein. Weisen doch solche Befunde auf die *große Rolle von Funktionsänderungen im hormonal-vegetativ-nervösen Geschehen des Organismus für die Entstehung von Magengeschwüren* hin.

Hinsichtlich der Genese im einzelnen muß auf die Originalabhandlung verwiesen werden. Es handelte sich um durch die Einwirkung des sauren Magensaftes bedingte peptische Geschwüre, die ferner nicht auf eine Hypoglykämie zurückgeführt werden konnten.

e) Bedingungen der Sekretion und Sekretabgabe des Insulins.

Daß *die Funktion der* LANGERHANS*schen Inseln eine innersekretorische Leistung der Bauchspeicheldrüse* darstellt, ist durch die allerverschiedensten Untersuchungen *bewiesen* worden. Wie erwähnt, ist ja auch Insulin im Blut nachzuweisen, allerdings in recht geringen Mengen. Man hat früher teilweise angenommen [BIEDL (*42*) u. a.], daß das Inselzellenhormon in die Lymphgefäße übergeht. Das scheint aber kaum der Fall zu sein. Einmal spricht dagegen das Fehlen von Lymphgefäßen in den Inseln, und zweitens haben die Erfolge der Verpflanzungen von Pankreasgewebe auf pankreasdiabetische Tiere (*43*) und Anastomosenversuche mit der Pankreasvene ziemlich sicher gestellt, daß *der Hauptabflußweg des Insulins das Blut* ist.

Die *Stärke der täglichen Insulingabe* aus dem Pankreas versuchte man mit Hilfe der Menge Insulin zu schätzen, die erforderlich ist, um bei einem pankreasdiabetischen Tier einen normalen Blutzuckerspiegel aufrechtzuerhalten. Rechnet man die beim Hund erhaltenen Werte auf den nüchternen, 60 kg schweren Menschen um, so erhält man bei Deckung des Gesamtruhestoffwechsels mit Kohlehydraten einen Wert von 80 E. pro Tag [VON LEDEBUR (*44*)].

Wie wird die Insulinsekretion reguliert? Hier gibt es zwei Möglichkeiten, die einer *nervösen* und die einer *direkt humoralen Regulation.*

Für das Bestehen einer *nervösen parasympathischen Regulierung* sprechen Reizungsversuche am N. vagus und am Zentralnervensystem.

Bei der Reizung des Vagus wird der Blutzuckerspiegel gesenkt, was nach ASHER (*45*) bei Ausschaltung von Fehlermöglichkeiten nur auf die Abgabe von Insulin an das Blut zu beziehen ist.

Durch kunstvolle Anastomosenversuche hat dann LA BARRE (*46*) den Nachweis geführt, daß auch vom Zentralnervensystem aus die Absonderung des Insulins gesteuert werden kann. Das Großhirn ist für die Regulation entbehrlich. Die Regulationsimpulse laufen mit den Nn. vagi zum Pankreas. Ob auch der humorale Regulationsfaktor über das Zentralnervensystem angreift, ist nicht sicher gestellt. Nach TRENDELENBURG (*47*) ist dies unwahrscheinlich.

Nun sprechen aber andere Versuche dafür, daß nicht dauernd fördernde Erregungen auf dem Wege der Vagi zum Pankreas laufen. Sodann kommt neben der nervösen Regulation noch eine *humorale*, direkt auf die Inselzellen einwirkende, in Frage. Sie besteht in der jeweiligen Stärke des Zuckergehalts des Blutes. *Eine Erhöhung desselben bedingt eine Insulinmehrabgabe und eine Überkompensation.*

Der sog. „*Staubeffekt*" dient als Beweis. Injiziert man einem Menschen oder einem Tier Zucker, so kommt es anfangs zu Hyperglykämie. Eine zweite anschließende Injektion kann aber schon zu Hypoglykämie führen, da bereits durch die erste Injektion ein Reiz auf die Insulinmehrsekretion gesetzt war [STAUB (*48*)].

Andere Versuche, u. a. von GRAFE und MEYTHALER (*49*), besonders aber solche von GAYET und GUILLAUMIE (*50*) (Gefäßanastomosen eines frei transplantierten Pankreas mit Carotis und Jugularis), haben das Bestehen einer direkt humoralen Regulation sichergestellt.

Es ist bis jetzt nicht zu entscheiden, ob die Insulinsekretion mehr nervös oder mehr direkt humoral reguliert wird. *Wahrscheinlich sind beide Regulationsweisen, aber unter verschiedenen Bedingungen, tätig* (*51*).

Auch noch andere Einflüsse als die der Nahrung (Kohlehydratzufuhr) wirken auf die Insulinabgabe ein. Hier ist die *Muskelarbeit* zu nennen. Sie soll nach den Versuchen von DEBOIS (*52*) einen zentralen Reiz setzen, der über den Vagus eine Insulinmehrabgabe bedingt, die dann schließlich zur Wiederauffüllung der Glykogendepots in den Muskeln führt. Doch ist wohl die Frage der Beziehungen zwischen Muskelarbeit und Insulinproduktion noch nicht geklärt (ASHER). Eine Glykogenresynthese im Muskel, bei genügender Sauerstoffversorgung, muß angenommen werden.

Die Versuche, mittels Unterbindung der Bauchspeicheldrüsengänge und damit Aufhebung der *äußeren Pankreassekretion* die Insulinproduktion zu beeinflussen (*53*), haben keine wesentlichen Ergebnisse gezeitigt. Es wurde bei der Besprechung der anatomischen Verhältnisse schon darauf hingewiesen, daß die Gangunterbindung die Insulinsekretion nicht hemmt. Das Inselzellgewebe bleibt im Gegensatz zum Parenchymgewebe erhalten. Die von manchen Autoren gefundene Erhöhung der Zuckertoleranz, die auf eine Mehrsekretion von Insulin hinweisen würde, konnte aber von anderen nicht festgestellt werden. *Es spricht dies gegen die Möglichkeit einer chirurgischen Beeinflussung des Diabetes.* Wir werden unten auf diese Fragen noch einmal zurückkommen (S. 200).

Bekanntlich hat man zentral erregende Stoffe, wie *Synthalin* und *Guanidin,* bei der Behandlung des menschlichen Diabetes angewandt, allerdings nur mit sehr bescheidenen Erfolgen. Bei der durch diese Stoffe experimentell hervorzurufenden Hypoglykämie kann man zum Teil eine auf dem Weg der Vagi ausgelöste Mehrsekretion von Insulin annehmen. Doch ist diese nicht allein bei der Blutzuckersenkung beteiligt.

Auf die Beeinflussung der Insulingabe durch *Adrenalin* wird gleich anschließend einzugehen sein.

f) Beziehungen der Inselzellen des Pankreas zu anderen innersekretorischen Drüsen.

1. Nebennieren. Sehr enge Wechselbeziehungen bestehen zwischen Inselzellen und Nebennieren. Vor allem kommt das **Nebennierenmark** in Frage. *Adrenalin ist der Gegenspieler des Insulins.* Während Insulin den *Blutzucker* erniedrigt, wird er *durch Adrenalin erhöht* (*54*). Jedoch kann die durch Adrenalin hervorgerufene Überschwemmung des Blutes mit Zucker und die vermehrte

Zuckerausscheidung durch den Harn *nicht durch Hemmung der Funktion der Inselzellen* erklärt werden: auch beim pankreasdiabetischen Tier sind diese Erscheinungen vorhanden.

Die durch Adrenalinzufuhr beim pankreasdiabetischen Tier eintretende vermehrte Zuckerausscheidung ist wahrscheinlich eine Folge der Abnahme des Glykogengehaltes der Muskeln und nicht auf eine Umwandlung von Fett in Kohlehydrate zurückzuführen.

Die beim *normalen* Organismus der Adrenalin-Blutzuckervermehrung *folgende Senkung des Blutzuckerspiegels* ist wohl als Folge einer durch die Zuckerzunahme ausgelösten Mehrabgabe von Insulin aufzufassen.

Wenn nun auch die Adrenalin-Blutzuckervermehrung nicht antagonistisch aufgefaßt werden kann, *in vielen Beziehungen ist eine Gegensätzlichkeit zwischen Adrenalin und Insulin vorhanden.* Insulin verringert die Adrenalin-Blutzuckervermehrung, einmal indem es die Zuckerverbrennung fördert, sodann aber auch durch Hemmung der Adrenalin-Glykogenolyse in Leber und Muskeln. Es beseitigt außerdem die Adrenalinwirkungen auf Leberfett, Lebereiweiß und Acetaldehydbildung in der Leber.

Umgekehrt kann Adrenalin die Insulinhypoglykämie für eine gewisse Zeit aufheben bzw. verhindern, vorausgesetzt, daß der Körper genügend Glykogen besitzt. Jedoch wirkt Dextrose zuverlässiger. Ja, es kommt während der Insulinhypoglykämie sogar zu einer zentral ausgelösten Adrenalinausschüttung, die eine Adrenalinverarmung der Nebennieren bewirken kann (*55*). Wohl infolge der Adrenalinglykogenolyse sind die Muskeln von im hypoglykämischen Shock gestorbenen Tieren äußerst glykogenarm; die Totenstarre tritt sehr rasch ein. Entfernt oder entnervt man die Nebennieren, so führen nach einigen Autoren (*56*) schon geringere Dosen Insulins zur Hypoglykämie.

Die Behauptung, durch Entnervung der Nebennieren sei eine Beeinflussung des experimentellen Diabetes möglich, hat sich nicht als richtig erwiesen.

Es ist aber *kein allgemeiner Antagonismus zwischen Insulin und Adrenalin* anzunehmen.

Manche Adrenalinwirkungen (auf das isolierte Froschauge, das Froschherz, den Säugetieruterus und Darm) werden durch Insulin nicht aufgehoben, eher noch verstärkt. Auch die Blutdruckerhöhung nach Adrenalin ist durch Insulin nicht aufzuheben (*57*).

Nebennierenveränderungen beim menschlichen und beim experimentellen *Diabetes* sind in typischer Form nicht vorhanden (*58*). Zu untersuchen wäre noch die Stärke der Adrenalinsekretion im Verlauf des Pankreasdiabetes (*59*).

Adrenalinzufuhr beeinflußt die LANGERHANSschen Inseln anscheinend nicht. Lange *Insulinbehandlung* soll die Nebennieren von Tauben schwerer machen (*60*).

Auch die **Nebennierenrinde** hat Beziehungen zum Kohlehydratstoffwechsel und damit zu den Inselzellen (s. a. S. 219). *Fehlt Rindenhormon, so kommt es zur Hypoglykämie.* Nebennierenlose Kaninchen kommen nach Insulineinspritzung in einen typischen Insulinshock hinein (*61*).

Entfernt man bei pankreaslosen Tieren auch noch die Nebennieren, so sinkt der Zuckergehalt des Blutes auf hypoglykämische Werte ab (Ausfall der Rinde). Der Glykogengehalt von Leber und Muskeln ist bei gleichzeitiger Entfernung von Pankreas und Nebennieren noch niedriger als bei alleiniger Pankreasexstirpation.

2. Hypophyse. Neben der Nebenniere sind die Beziehungen des Pankreas zur Hypophyse von besonderer Bedeutung. Es sei zuerst der **Vorderlappen** der Hirnanhangdrüse betrachtet.

Entfernt man die Hypophyse bzw. ihren Vorderlappen bei einem pankreasdiabetischen Tier, so verläuft der Diabetes sehr viel milder; die Tiere bleiben erheblich länger am Leben, Blutzucker und Zuckerausscheidung nehmen ab [HOUSSAY (*62*) u. a.]. Führt man einem solchen pankreas- und hypophysenlosen Hund Hypophysenvorderlappenextrakt

(Wachstumsextrakt von EVANS) zu, so wird die Wirkung der Hypophysektomie aufgehoben: die diabetischen Erscheinungen treten wieder stärker hervor.

Bei *normalen* Tieren ist durch den erwähnten Extrakt eine Hyperglykämie, Glykosurie und Ketonurie hervorzurufen. Auch bei Teilresektionen des Pankreas wird diese Wirkung deutlich: es wird dieser Diabetes verschlimmert.

Der Vorderlappenextrakt der Hypophyse hat also allem Anschein nach eine diabeteserzeugende Wirkung (*63*). Wir werden auf das sog. „*kontrainsuläre Hormon*“ anläßlich der Hypophysenbesprechung näher eingehen.

Auch ein die Tätigkeit des Inselzellapparates steigernder Wirkstoff soll im Hypophysenvorderlappen enthalten sein, das sog. „*pankreatrope Hormon*“.

Ob Insulingaben im Hypophysenvorderlappen morphologische Veränderungen zu erzielen vermögen, ist wohl noch nicht sicher entschieden.

Die geschilderten Beziehungen zwischen Hypophysenvorderlappen und Inselzellenapparat sind von Wichtigkeit bei der menschlichen *Akromegalie*. Bei ihr findet sich nicht selten ein Diabetes; auch über Schädigungen der Inselzellen ist berichtet worden (*64, 65*). Die näheren Zusammenhänge sind noch nicht ganz geklärt. Das gleiche gilt nach TRENDELENBURG für das manchmal zu beobachtende gemeinsame Auftreten von Diabetes mellitus und *Diabetes insipidus*.

Auch der **Hypophysenhinterlappen** wirkt auf den Kohlehydratstoffwechsel ein. Hinterlappenauszüge beseitigen häufig die Insulinhypoglykämie, möglicherweise infolge Glykogenolyse in der Leber, die aber nicht auf Adrenalinwirkung bezogen werden kann.

Der *Hinterlappen,* insbesondere die uteruswirksame Fraktion, das Oxytocin, wirkt also *insulinantagonistisch*. Doch handelt es sich *nicht* um einen *echten* Antagonismus [TRENDELENBURG (*66*)]. Ein Diabetes ist mit längerer Zufuhr von Hinterlappenextrakten nicht hervorzurufen. — Der erwähnten Hyperglykämie durch Hypophysenhinterlappenauszüge folgt oft eine deutliche Hypoglykämie, wohl bedingt durch Insulinmehrabgabe.

Entfernt man Tieren die Hypophyse, so ist die Empfindlichkeit gegenüber Insulin sehr gesteigert. Viel geringere Insulindosen führen in diesem Zustand schon zu recht schwerer Hypoglykämie [HOUSSAY (*67*) u. a.]. Das Wesen dieser Empfindlichkeitssteigerung ist noch nicht bekannt.

Nach HERXHEIMER (*68*) sind beim menschlichen Diabetes keine typischen Hypophysenveränderungen festzustellen.

Zusammenfassend ist zu sagen, daß Vorder- und Hinterlappen der Hypophyse von Einfluß auf die Funktion des Inselzellapparates sind, ohne daß sich aber der Anteil der einzelnen Lappen bisher klar abgrenzen läßt.

3. Schilddrüse. Wir gingen auf die Wechselbeziehungen zwischen Inselzellen und Schilddrüse bereits bei dem Kapitel Schilddrüse ein. Nach Thyroxininjektion kommt es zwar zur Vergrößerung des Pankreas, aber zur Atrophie der Inselzellen. *Eine gesteigerte Schilddrüsenfunktion wirkt also schädigend auf die Funktion der Inselzellen ein.* Dementsprechend verschlimmert die Zufuhr von Schilddrüse einen Pankreasdiabetes. Umgekehrt konnte man feststellen, daß der Pankreasdiabetes des Hundes durch Schilddrüsenentfernung gelegentlich gemildert wird (*69*). Es hat dies sogar Rückwirkungen auf die Therapie des menschlichen Diabetes gehabt, auf die wir unten kurz hinweisen werden. Nach vorher ausgeführter Schilddrüsenexstirpation ist die Insulinempfindlichkeit des Organismus eine deutlich größere. Zufuhr von etwas Schilddrüse verringert bei normalen Tieren die Insulinwirkung.

Es ist daher ein *gewisser Antagonismus zwischen Schilddrüsenhormon und Inselzellenhormon* zu folgern. Auch aus anderen Wirkungen geht diese Gegensätzlichkeit hervor.

Der Glykogengehalt der Leber wird durch Thyroxin herabgesetzt, durch Traubenzucker + Insulin gesteigert. Die stoffwechselsteigernde Wirkung des Thyroxins wird durch Insulin und Zucker gehemmt [ASHER (*70*)]. Diesen Effekt hat man auch in der Basedowtherapie auszunutzen versucht, allerdings nur mit geringen Erfolgen. — Ferner hebt Insulin den durch Thyroxin herabgesetzten Fettgehalt des Körpers (*71*).

4. Übrige innersekretorische Drüsen. Die übrigen endokrinen Drüsen haben keine so engen Beziehungen zu den Inselzellen wie die bisher beschriebenen. Die Möglichkeit eines Synergismus zwischen *Thymus* und Inselapparat erwähnten wir. Auch auf die Beziehungen zu den *Nebenschilddrüsen* gingen wir bereits ein. Hinsichtlich der *Keimdrüsen* sind die Angaben recht widerspruchsvoll. Unmittelbare Wechselwirkungen sind wohl nicht anzunehmen.

II. Erkrankungen des Inselzellenapparates der Bauchspeicheldrüse.

Bei den Erkrankungen der Bauchspeicheldrüse, insbesondere ihres Inselzellenapparates, handelt es sich zum größten Teil um intern-medizinische Fragengebiete, die hier nicht zu behandeln sind. Doch liegen die Beziehungen der Chirurgie zu den Krankheitszuständen, die durch Störungen der innersekretorischen Funktion der Bauchspeicheldrüse bedingt sind, nicht ganz so weit ab, wie es anfänglich scheinen könnte. Zuckerkranke Menschen bedürfen nicht selten chirurgischer Behandlung: einmal bei *interkurrenten Erkrankungen,* sodann aber auch bei den durch den Diabetes hervorgerufenen *Komplikationen.* Die Behandlung dieser Kranken ist besonders schwierig und verantwortungsvoll. Wir haben ihre *grundsätzlichen* Richtlinien hier kurz zu besprechen. Weiter kann es auch im Verlaufe von *örtlichen* Erkrankungen des Pankreas — insbesondere ist hier die akute Pankreasnekrose zu nennen — zu Funktionsänderungen des Inselzellenapparates kommen, die der Chirurg beachten muß.

In den letzten Jahren haben wir aber auch Erkrankungen auf der Grundlage einer *Hyperfunktion* der Inselzellen kennen gelernt, bei denen die chirurgisch-operative Therapie sehr erfreuliche Erfolge erzielen konnte.

Diese Gründe sind es, die uns zu einer, wenn auch nur summarischen Darstellung der recht verwickelten physiologischen und pathologisch-physiologischen Verhältnisse der Inselzellensekretion bewogen haben. Auf ihr fußen wir, wenn wir jetzt die Beziehungen der Chirurgie zu den *klinischen* Störungen der Inselzellenfunktion erörtern.

A. Unterfunktionszustände des Inselzellenapparates.

1. Diabetes und Chirurgie.

a) Wesen des menschlichen Diabetes.

Die Zuckerkrankheit des Menschen ist nicht ohne weiteres den Verhältnissen beim experimentellen Pankreasdiabetes gleich zu stellen. *Nicht* wie dieser ist auch der menschliche Diabetes auf Verlust des *gesamten* Inselzellenapparates zu beziehen. Das bedingt wesentliche Unterschiede. Noch ein Zweites und Drittes kommt hinzu. Einmal wissen wir, daß für die Entstehung der menschlichen Zuckerkrankheit eine *Anlageschwäche* der Inseln, eine *Disposition,* in Frage kommt.

Für sie spricht die in mindestens 25% aller Fälle von Diabetes nachweisbare hereditäre oder familiäre Belastung [v. NOORDEN und ISAAC (*72*) u. a.]. Diese Disposition zum Diabetes ist aber von nicht geringer Bedeutung für die Art des Krankheitsverlaufs. Als letztes haben wir für manche Formen der *menschlichen* Zuckerkrankheit in einer *Miterkrankung anderer innersekretorischer Drüsen* (Nebennieren, Hypophyse, Schilddrüse) oder des *Zentralnervensystems* [FALTA (*73*) u. a.] Bedingungen zu erblicken, die denen beim pankreasdiabetischen Tier nicht gleichartig sein können.

Es kann darum der Diabetes mellitus des Menschen pathogenetisch, pathophysiologisch und nicht zum wenigsten klinisch keineswegs so einheitlich betrachtet werden wie der experimentelle. Trotzdem, die *Grundlagen* sind die gleichen. Auch beim menschlichen Diabetes haben wir im wesentlichen dieselbe Umstellung der Verhältnisse des Kohlehydratstoffwechsels vor uns, wie sie für den tierischen gilt. Sie ist gekennzeichnet durch vier Kardinalsymptome, die im folgenden nach einer Zusammenstellung von THANNHAUSER (*74*) aufgezählt seien. *Es handelt sich bei der diabetischen Stoffwechselstörung:*

1. Um eine ungenügende Glykogenbildung mit aus ihr folgender Hyperglykämie und Glykosurie;

2. um eine ungenügende Kohlehydratverbrennung in der Leber;

3. um eine krankhaft gesteigerte Gluconeogenie (übermäßig gesteigerte Neubildung von Kohlehydraten aus Nichtkohlehydraten);

4. um die Bildung von Ketokörpern als Ausdruck eines unvollständigen Abbaues von Fettsäuren und bestimmter Aminosäuren.

Die Diskussion um das *Wesen der Erkrankung* ist noch keineswegs zu einem Abschluß gelangt. Seit der Entdeckung des Insulins ist zwar manches klar gestellt worden, das nicht richtig sein konnte. Aber die Verhältnisse sind in gewisser Weise auch wieder verwickelter geworden. Wir können hier auf diese Streitfragen keineswegs näher eingehen.

Die alte Theorie von v. MERING und MINKOWSKI, der sich auch C. VOIT und FRIEDRICH VON MÜLLER angeschlossen haben, sah in der diabetischen Stoffwechselstörung *ein teilweises Unvermögen, die Kohlehydrate der Nahrung zu verbrennen.* Es stand ihr gegenüber die andere, vor allem von VON NOORDEN vertretene Theorie, die in einer *Mobilisationsstörung* und einer durch diese hervorgerufenen *übermäßigen Neubildung von Zucker* aus Nichtkohlehydraten das wesentliche Moment der diabetischen Störung erblickte. Hier stand im Vordergrund das Unvermögen der Leber Glykogen zu *speichern* (nicht Glykogen zu bilden!), eine Störung, die auf eine Diskrepanz der glykogenmobilisierenden adrenalen Reize und der glykogenfixierenden pankreatischen zurückgeführt wurde (*75*).

Wie gesagt, die Kenntnis des Mechanismus der Insulinwirkung hat manches in anderem Licht erscheinen lassen. Bei der *Insulinwirkung* handelt es sich, kurz formuliert, um *die Beschleunigung des gekoppelten Prozesses von Zuckerverbrennung und Glykogenaufbau sowohl in den Muskeln wie in der Leber* [ISAAC (*76*)]. Durch Insulin wird also Glykogen gebildet. Aus diesem Grund ist nicht, wie VON NOORDEN annimmt, die Fixation des Glykogens beim Diabetes vermindert, sondern seine *Bildung.* NAUNYN hatte dies schon lange erkannt. Er sah als die Ursache der diabetischen Störung eben dieses *Unvermögen* des Körpers an, *Glykogen neu zu bilden.* THANNHAUSER (*77*) glaubt denn auch, daß die diabetische Störung und die Insulinwirkung lediglich durch die Tatsache, daß das Insulin die Leberglykogenbildung auslöst, erklärt werden könnten.

Nach VON LEDEBUR (*78*) bringt erst die Kombination aller drei Theorien, der VON NOORDENschen Zuckerüberproduktionstheorie und der MINKOWSKIschen und NAUNYNschen der verminderten Fähigkeit der Glucoseverbrennung und Glykogensynthese, eine befriedigende Erklärung.

Wie dem auch letzten Endes sei, *es steht fest, daß auch der Diabetes des Menschen ebenso wie der experimentelle auf eine Schädigung des Inselapparates des Pankreas bezogen werden muß, daß ein Defizit an Inselzellenhormon besteht und daß dieses bei der Behandlung mittels Insulin substituiert werden muß.*

b) Bemerkungen zur internen Behandlung des Diabetes.

So einfach diese Formulierung klingt, so ungeheuer verwickelt kann bekanntlich die *Durchführung der Behandlung* sein. Zwar ist sie durch das Insulin vollkommen revolutioniert worden, die Lebensaussichten des Diabetikers sind ganz andere als früher. Aber *einfacher* ist die Behandlung an sich keineswegs geworden. Wir können auf die Therapie des Diabetes hier nicht eingehen. Die *Regelung der Diät* steht, das heben alle erfahrenen internen Diabeteskenner hervor, immer noch im Mittelpunkt der therapeutischen Maßnahmen, auch wenn Insulin verwandt wird. Der Zweck der diätetischen Behandlung ist die *Schonung des Inselapparates*. Ihr liegen die verschiedenen Diätschemata zugrunde, die einfache Beschränkung der Kohlehydrate oder die von NAUNYN geforderte Einschränkung der Eiweißzufuhr oder die Schontage VON NOORDENS. Man wird ISAAC (*79*) wohl Recht geben müssen, wenn er gegenüber den ständig neu auftauchenden Diätformen den Standpunkt vertritt, daß „alle extremen Ernährungsformen auf die Dauer unzweckmäßig sind". Der Nachdruck ist auf das Wort „extremen" zu legen. Denn, wie KATSCH (*80*) sagt, eine „*kundige Ernährungsführung*" ist bei der Therapie des Diabetes unerläßlich.

Das zeigt bereits die Schwierigkeiten, die den Chirurgen bei der Behandlung zuckerkranker Menschen erwarten. Die *Insulintherapie* vermehrt sie noch. Es ist keineswegs immer einfach, den jeweiligen *Insulinbedarf* zu bestimmen, die Menge Insulins, die bei bestimmter Diät zur Entzuckerung und Zuckerfreihaltung des Diabetikers notwendig ist. FALTA (*81*) und seine Mitarbeiter, auch UMBER und ROSENBERG (*82*), haben auf die [von BÜRGER (*82a*) u. a. allerdings meist als vorgetäuscht angesehene] *verschiedene Insulinempfindlichkeit* der Kranken hingewiesen. Sie geht nicht parallel der Schwere des Falles. Das Glucoseäquivalent (ausgeschiedene Zuckermenge dividiert durch den Insulinbedarf) kann bei gleich schweren Fällen enorm verschieden sein.

FALTA bringt die verschiedene Insulinempfindlichkeit in nahe Beziehung zu den von ihm unterschiedenen beiden Formen des Diabetes. Nach ihm sind die insulinempfindlichen, meist im Kindesalter oder in jüngeren Jahren auftretenden und mit Konsumption einhergehenden Fälle (diabète maigre oder pancréatique) wahrscheinlich *rein insulärer Genese*, die insulinresistenten, meist im mittleren und höheren Lebensalter auftretenden dagegen in ihrer großen Mehrzahl durch eine bestimmte Konstitution, Adipositas und Hypertonie, gekennzeichnet (diabète gras) und stark *extrainsulär überlagert* (andere innersekretorische Organe, Zentralnervensystem). — Auch der seltene *renale Diabetes* sei hier erwähnt.

Aber es ist nicht nur bei verschiedenen Kranken oft eine andersartige Dosierung des Insulins notwendig, auch bei der Behandlung des einzelnen Falles ist der Insulinbedarf je nach der Stoffwechsellage und anderen, individuellen Faktoren, verschieden. Die Angabe, eine Einheit Insulin verbrenne $1^1/_2$ g Kohlehydrate, und es sei auf diese Weise die zur Behandlung notwendige Tagesmenge aus der Grammzahl des mit dem Urin ausgeschiedenen Zuckers zu berechnen, ist reichlich schematisch.

Es mag aus diesen kurzen Bemerkungen zur Therapie des Diabetes erhellen, daß es einer verständnisvollen Zusammenarbeit mit einem erfahrenen Internisten bedarf, um der oftmals auftretenden großen Schwierigkeiten bei der chirurgischen Behandlung von Zuckerkranken Herr zu werden. In einer größeren Klinik sind die Vorbedingungen für eine solche Zusammenarbeit gegeben. Anders ist oft die Sachlage bei einem auf sich gestellten Chirurg. Er wird nicht umhin können, sich mit manchen rein stoffwechseldiätetischen Fragen näher bekannt zu machen, will er die von ihm zu behandelnden Kranken vor den mancherlei Klippen bewahren, die ihnen drohen. Es sei nur auf das diabetische Koma und andererseits auf den hypoglykämischen Shock hingewiesen.

c) Operative Behandlung des Diabetes?

Nun hat man chirurgischerseits des öfteren versucht, die Zuckerkrankheit des Menschen auch *operativ* zu beeinflussen (*83*). Wir können diese Versuche relativ kurz behandeln. Einmal sind sie von einem durchschlagenden Erfolg bisher *nicht* begleitet gewesen, und zum anderen ist seit der Entdeckung des Insulins der Diabetes mellitus grundsätzlich eine *intern* zu heilende oder doch zu beeinflussende Erkrankung geworden.

Schon früh, seitdem man erkannt hatte, daß es sich bei der Zuckerkrankheit um eine Schädigung des Inselzellenapparates des Pankreas handelte, wurde versucht, das fehlende Hormon mittels *Transplantation von Pankreasgewebe* zu ersetzen. Die Erfolge mußten, wie bei jeder Überpflanzung von Gewebe innersekretorischer Drüsen, recht bescheiden und vorübergehend sein. Sie waren bei der Bauchspeicheldrüse aber noch schlechter: das überpflanzte Gewebe wurde durch seine eigenen fermentativen Kräfte zu einer beschleunigten Resorption geführt. Auch in den Experimenten, die von der oben angeführten Tatsache des Erhaltenbleibens der Zellinseln bei Unterbindung der Ausführungsgänge des Penkreas ausgingen, konnte trotz des hierbei eintretenden Untergangs des eigentlichen Drüsenparenchyms nur für einige Monate ein Erhaltenbleiben der Zellinseln festgestellt werden [Jorns (*84*)].

Diese Versuche führen über zu denen, die lediglich durch eine *Gangunterbindung* bzw. *Massenligatur* des Pankreas den Diabetes zu beeinflussen suchten. Wie gesagt, das Pankreas wird danach fermentfrei, die Inseln aber bleiben erhalten; ja, wie wir ganz eingangs erwähnten, sie sollen sogar gewuchert erscheinen (*85, 86*). Es bestand die Möglichkeit einer kompensatorischen Hypertrophie und Regeneration. Mansfeld (*87*) und andere Untersucher berichteten von einer Herabsetzung der Hungerblutzuckerwerte und einer gelegentlichen Erhöhung der Zuckertoleranz. Es ließ das auf eine Mehrsekretion von Insulin schließen. Auf Grund anderer Versuche, an Hunden und Kaninchen, konnten diese Angaben aber nicht bestätigt werden [Galehr (*88*) u. a. (*89*)].

Es kann daher die Berechtigung einer Pankreasgangunterbindung zwecks Heilung des menschlichen Diabetes *nicht* vertreten werden. Ein solcher Eingriff ist denn auch am Menschen nur ganz vereinzelt vorgenommen worden [Linhart (*90*), Hüttl (*91*)]. Gegen ihn spricht weiter das nicht geringe Operationsrisiko; schon im Tierversuch ist die Mortalität eine hohe. Und ferner haben wir in der Handhabung des diätetischen Regimes und im Insulin ungleich bessere Möglichkeiten, auch einen schweren Diabetes zu beeinflussen.

Nur mit einigen Worten sei auf die Bemühungen hingewiesen, durch Verstärkung der angeblichen inneren Sekretion der *Speicheldrüsen* eine therapeutische Wirkung auf den Diabetes zu erreichen. Man nahm an, daß den Speicheldrüsen eine Rolle bei der Regelung des Kohlehydratstoffwechsels zukomme [Mansfeld (*92*) u. a.]. So versuchte man, durch *Unterbindung des Ductus stenonianus* oder durch *Transplantation der Submaxillardrüse* die Zuckerkrankheit zu bessern. Auch am Menschen sind derartige Eingriffe vorgenommen worden [E. Gohrbandt (*93*) u. a.], doch nur mit anfänglichen Erfolgen, die möglicherweise auf eine Blutzuckerherabsetzung durch Resorption der Speichelfermente selbst bezogen werden müssen (*94*). Nie kann eine derartige Behandlung das Insulin ersetzen (*95*). Sie ist infolgedessen entbehrlich.

Ausgehend von den Beobachtungen eines Antagonismus des adrenalen Systems zum Zellapparat des Pankreas hat man geglaubt, durch Hemmung der Nebennierenfunktion, durch eine *einseitige Nebennierenexstirpation* [Crile (*96*), Oppel (*97*)] bzw. durch eine Entnervung der Nebenniere mittels *Splanchnicusdurchtrennung* [Corachan (*98*) u. a. (*99*)] auch auf den menschlichen Diabetes einwirken zu können. Wir haben schon im physiologischen Teil ausgeführt, daß die Adrenalin-Blutzuckervermehrung nicht durch eine Hemmung der Funktion der Inselzellen erklärt werden kann, daß es sich hier also nicht um einen *echten* Antagonismus handelt, wenn ein solcher auch in anderen Beziehungen besteht. Die Wechselwirkungen Nebennierenmark—Pankreas, denen VON NOORDEN eine große Bedeutung für das Wesen der diabetischen Störung zuerkennen wollte, sind für die *Gesamtheit* der diabetischen Erkrankungen sicher untergeordneter Natur. Nur für bestimmte Fälle ist eine extrainsuläre Überlagerung anzunehmen. Diese kann, braucht aber nicht immer, auf einer Hyperfunktion des adrenalen Systems beruhen. Wir haben oben ausgeführt, daß diese Fälle zu der kleineren Gruppe der *insulinresistenten* gehören (FALTA), daß es sich um Erkrankungen handelt, die meist erst im mittleren und höheren Lebensalter beginnen. Sie verlaufen im allgemeinen, wenn auch durchaus nicht immer, leichter und nicht progressiv.

Die bisherigen Erfahrungen mit Nebennierenoperationen beim Diabetes sind über das Versuchsstadium noch nicht hinausgekommen. Dauererfolge liegen wohl kaum vor. Auch manche experimentellen Befunde haben sich als falsch erwiesen (*100*). Wenn, dann ist ein derartiger Eingriff wohl nur bei solchen insulinresistenten Diabetikern erlaubt und nach FALTA gelegentlich indiziert, die wirklich adrenal überlagert sind, bei denen man unter Umständen eine Hyperadrenalinämie nachweisen kann, und deren Krankheit progressiv verläuft. Das wird nach dem oben Gesagten nur sehr selten der Fall sein; die Indikation wird absolut der Internist zu stellen haben. Immer ist daran zu denken, welch verhängnisvolle Folgen die Einschränkung eines Hormongebietes haben kann, das, wie wir heute wissen, für die Blutverteilung im Organismus, für die „Ökonomisierung" [REIN (*101*)] von so wesentlicher Bedeutung ist. ROGOFF (*102*) hat kürzlich einen Fall von Morbus *Addison* nach einer solchen wegen Diabetes vorgenommenen Entnervung der Nebenniere beschrieben.

Wenn auch gelegentlich der Diabetes eines Basedowikers durch die Resektion einer Struma günstig beeinflußt wird, so ist es doch keinesfalls angebracht, eine totale *Schilddrüsenentfernung* bei nicht hyperthyreoten Diabetikern zu empfehlen, wie das geschehen ist (*103*).

Wir kommen zu dem Schluß, daß *nur höchst selten eine chirurgische Therapie des Diabetes angezeigt* sein wird. Die Zuckerkrankheit des Menschen ist durch Regelung der diätetischen Verhältnisse und durch Ersatz des fehlenden Hormons zu behandeln.

d) Zur chirurgischen Behandlung von Diabetikern.

Ähnliche Grundsätze gelten bei der *chirurgischen Therapie diabeteskranker Menschen*. Diabetiker sind zweifellos gefährdeter als Stoffwechselgesunde. Die Komplikationen, die ihnen drohen oder die schon vorhanden sind, verpflichten zu besonders sorgfältiger operativer Indikation und prä- und postoperativer Behandlung. Es ist oft mit Recht betont worden, welch gewaltigen Umschwung das Insulin auch für die Aussichten der operativen Behandlung von Diabetikern bewirkt hat. Eingriffe, die früher mit einer erschreckenden Mortalität gerade wegen des Diabetes behaftet waren, erscheinen jetzt kaum belasteter als die an Nichtzuckerkranken. Dennoch ist wohl eine allzu optimistische und sorglose Beurteilung fehl am Platz, das heben viele erfahrene Chirurgen hervor (*104*). Vor allem ist vor einer Vernachlässigung der Kostregelung und einer *Überschätzung* der Insulintherapie zu warnen. Auch das Insulin hat seine Gefahren. *Der Insulinshock mit seinen Gefahren für den Kreislauf muß vermieden werden.* Sicherlich ist in vielen Fällen auch keineswegs mit Insulin allein eine Behandlung durchführbar. Es sei ferner an die insulinresistenten Fälle erinnert.

Wir halten es nicht für richtig, wie das BÜTTNER (*105*) empfiehlt, chirurgisch kranken Diabetikern Kohlehydrate in jeder Form zu geben und die Störungen im Zuckerhaushalt voll mit Insulin auszugleichen. Das wäre eine Therapie, die bei leichten Fällen anwendbar sein mag, die aber bei schweren, verwickelt liegenden Stoffwechselverhältnissen von sehr unangenehmen Nackenschlägen gefolgt sein kann.

Vielmehr ist, wie wir das schon ausführten, unbedingt eine Zusammenarbeit mit einem erfahrenen Internisten und die Beobachtung intern bewährter Diätvorschriften notwendig. Die Behandlung läßt sich dann sicherlich auch auf einer chirurgischen Station gut durchführen. Dem steht nicht entgegen, daß auch der Chirurg, wie das A. W. FISCHER (*106*) mit Recht fordert, die Grundlagen der Insulinbehandlung kennt. Ist er auf sich allein gestellt, so wird das noch notwendiger sein.

Es kann hier nicht auf die Einzelheiten der Vor- und Nachbehandlung bei Operationen von zuckerkranken Menschen eingegangen werden. Sie sind im Schrifttum des öfteren ausführlich behandelt [siehe u. a. A. W. FISCHER (*106*, *107*), ZUKSCHWERDT (*108*)]. Man kann wohl *zwei Gruppen von chirurgisch kranken Diabetikern* unterscheiden. Bei der einen ist, gleichgültig ob es sich um eine interkurrente Erkrankung oder um eine chirurgisch zu behandelnde Komplikation des Diabetes handelt, *sofortiges Eingreifen* erforderlich, ohne Rücksicht auf die Stoffwechsellage. Bei der anderen brauchen wir erst dann operieren, wenn das Optimum durch eine *vorbereitende* Behandlung erreicht ist.

Es liegt auf der Hand, daß die Prognose bei den Kranken der ersten Gruppe ungleich schlechter ist als bei der letzteren. Die Operationsgefährdung kommt zu einer möglicherweise besonders ungünstigen Stoffwechsellage hinzu. Man muß dann sehen, wie man durchkommt [KATSCH (*109*)]. Bei der zweiten Gruppe können wir regelrecht vorbehandeln. Wichtig ist hier, gerade wegen der Gefahr einer weiteren, durch Operation und Narkose bedingten Azidose das Freiwerden des Kranken von Ketokörpern. Ist Aceton vorhanden, so wird er etwas mehr Kohlehydrate und mehr Insulin als gewöhnlich erhalten müssen. Auch dem leichten Diabetiker, der sonst ohne Insulin auskommt, sind zweckmäßigerweise kleine Insulindosen zu geben. Diese Überinsulinisierung wirkt sich nach UMBER (*110*) und KATSCH durchaus günstig aus. Die Leber, die für das postoperative Durchhalten so sehr in Betracht kommt, muß durch eine Glykogenanreicherung hierzu instand gesetzt werden. KATSCH und andere Autoren (*111*) halten eine geringfügige, unter 20 g bleibende Zuckerausscheidung für nicht so schädlich wie Aceton.

Auch am Operationstag und *postoperativ* ist Insulin weiter zu verabreichen. In der postoperativen Periode ist eine genügende und schnelle Zufuhr von Kohlehydraten in Form von Traubenzuckerinfusionen oder Einläufen, unter Umständen auch von Fruchtsäften u. dgl., notwendig. Hier, in dem ersten postoperativen Stadium, muß man den Neigungen des Kranken hinsichtlich der Wahl der Nahrungsmittel etwas entgegenkommen.

Die *Insulintherapie* an sich verlangt Erfahrung und stete Kontrolle des Blutzuckers bzw., wenn dies nicht möglich sein sollte, tägliche und unter Umständen mehrmals tägliche Kontrolle des Harnzuckers. Daß *fraktionierte, verteilte Dosen* Insulin zweckmäßiger und wirkungsvoller sind als gleichgroße einmalige, ist bekannt. Die Dosierung ist nach der Höhe des Blutzuckers einzurichten; die jeweiligen Tagesgipfel des Blutzuckers lassen sich so am besten abfangen. Nur wenn dies nicht möglich ist, muß das Insulin vor den Mahlzeiten gespritzt werden.

Hinsichtlich der *Anästhesie* sind sich alle Autoren über die Gefahren der Inhalationsnarkose einig. Kreislauf, Azidose, Leberschaden — das sind die Stichworte, die für die Wahl auch des Betäubungsmittels in Frage kommen. Chloroform ist schon beim Stoffwechselgesunden nicht anzuwenden. Der Lachgasnarkose, der lumbalen oder der lokalen Betäubung ist vor dem Äther der

Vorzug zu geben. Bei der lokalen Anaesthesie ist der Zusatz des Suprarenins möglichst gering zu halten.

Der *Eingriff* selbst soll „*so leicht und einfach wie möglich*" gestaltet werden [KAPPIS (*112*)]. Statt einzeitig und radikal wird man unter Umständen mehrzeitig operieren müssen. Es wird je nach den Verhältnissen vorzugehen sein, die beim einzelnen Fall vorliegen.

e) Chirurgisch wichtige Komplikationen des Diabetes.

Es ist bekannt, daß Diabetiker gerade wegen der durch die Stoffwechselstörung bedingten *Komplikationen* oft chirurgischer Behandlung bedürfen. Diese waren ja auch der Hauptgrund für die so schlechte operative Prognose bei Diabetikern in der Vor-Insulin-Ära. Daß die Prognose auch mit Insulin keineswegs immer als rosig angesehen werden kann, erwähnten wir. Was ist letzten Endes die *Ursache für das Eintreten solcher Verwicklungen? Trotz der Zuckerstauung im Blut besteht ein Zuckerhunger der Gewebe.* Die Kohlehydrate der Nahrung werden nur höchst ungenügend verbrannt. Daraus folgert eine erhebliche Störung der Stoffwechselvorgänge in jeder Körperzelle. Die Leistungsfähigkeit der Gewebe ist vermindert, die Resistenz gegenüber Schädlichkeiten, insbesondere Infektionen, herabgesetzt. Dies dürfte das Wesentliche sein, nicht so sehr, wie früher angenommen wurde, der Zuckerreichtum an sich, der gute Nährboden für die Bakterien. Hinzu kommt bei älteren Diabetikern oft die *schlechte Durchblutung* infolge Sklerose der Gefäße.

Untersuchungen über die Phagocytose histiocytärer Zellen bei experimentellem Diabetes ergaben eine deutliche Abschwächung dieser Funktion im Vergleich mit gesunden Tieren [KAWANO (*113*)].

Aus dem Gesagten wird verständlich, *warum das Insulin* gerade auch bei den chirurgischen Komplikationen des Diabetes *von so großer Wirkung* ist. *Durch die Regelung der Zuckerverbrennung beseitigt es den relativen Zuckerhunger der Gewebe.* Deren Vitalität und Widerstandskraft wird gehoben, Infektionen lassen sich viel besser als früher beherrschen. Die Regelung der Diät *allein* hat diese Wirkung nicht hervorbringen können.

Auf die Verwicklungen im einzelnen kann hier nur kurz verwiesen werden. Es ist bekannt, daß *Wunden* bei nicht insulinbehandelten Diabetikern (ebenso wie bei pankreaslosen Tieren (*114*)] leichter auf eine Infektion ansprechen als diejenigen normaler Menschen und Tiere, daß *Pyodermien* häufig sind, daß sehr gefährliche *Furunkel* und *Panaritien* auftreten, daß der *Altersbrand* bei Diabetikern besonders früh und häufig ausbricht, daß er zweifellos viel leichter zur feuchten *Gangrän* führt als bei nicht zuckerkranken Arteriosklerotikern.

Ob man die *diabetische Gangrän* von der arteriosklerotischen, nicht diabetischen abtrennen darf, muß bezweifelt werden. Es handelt sich allem Anschein nach um denselben ursächlichen Prozeß, der allerdings durch den Diabetes zu einem besonderen Typ umgestaltet wird (*115*).

Von besonderer Bedeutung für das ganze Problem ist das Vorliegen eines *Circulus vitiosus:* Der Diabetes begünstigt Infektionen und diese beeinflussen wieder die Stoffwechselvorgänge in höchst unzweckmäßiger, schädlicher Weise. *Sie erhöhen den Insulinbedarf.*

Gerade für die chirurgischen Komplikationen des Diabetes ist der Grundsatz wichtig, der immer wieder zu betonen ist, *nie einen Diabetes zu übersehen.* Schon *vor* einem Eingriff muß die diabetische Ätiologie oder Mit-Ätiologie durch Untersuchung des Urins auf Zucker klar gestellt sein. Bei negativem Zuckerbefund und weiter bestehendem Verdacht bestätigt diesen oft die Untersuchung des Blutes, die eine Vermehrung des Blutzuckers ergibt. Eiterungen, wie Furunkel usw., können durchaus ein *Frühsymptom* der Zuckerkrankheit sein, ohne daß schon Zucker im Harn ausgeschieden wird (*116, 117*).

Wird der diabetische Charakter solcher Eiterungen nicht erkannt (fehlende Blutzuckeruntersuchung), so können sie, wie BÜTTNER (*117*) hervorhebt, jeder Therapie trotzen. Kleine Insulindosen mit entsprechender Zufuhr von Kohlehydraten ändern das Bild in oft überraschend günstigem Sinn (*118*). Ähnliches gilt auch für den Pruritus, die intertriginösen Ekzeme und andere, ähnliche diabetische Manifestationen.

Von großem Wert ist eine Insulinbehandlung bei der *diabetischen Gangrän*. Während man bei der Unterschenkelgangrän früher gezwungen war, sehr hohe Oberschenkelamputationen vorzunehmen, kann man mit Hilfe des *Insulins* und daneben anderer Maßnahmen jetzt viel *konservativer* vorgehen, die Eingriffe örtlich begrenzen, oft Glieder erhalten (*119*). Doch muß man auf der anderen Seite vor allzu starkem Konservatismus *warnen* und ebenso vor zu starker Überinsulinisierung, da letztere zu Gefäßkrämpfen führt [KATSCH (*120*)].

2. Nichtdiabetisch bedingte Unterfunktionen des Inselzellenapparates.

Der Diabetes mellitus ist *die* mit Hypofunktion einhergehende Erkrankung des Inselzellenapparates der Bauchspeicheldrüse. Wir sagten schon, daß Dispositionsfaktoren, Minusvarianten des Inselapparates (UMBER), bei ihrer Entstehung eine große Rolle spielen. Diesem echten „spontanen" Diabetes gegenüber treten andersartig bedingte Unterfunktionszustände des Pankreas durchaus zurück. Zwar können auch sie, wenn sie stark ausgeprägt sind, zu einem richtigen, schweren Diabetes führen; jedoch ist das die Minderzahl. Vor allem kommt bei diesen ursprünglich nicht diabetischen Prozessen die *akute Pankreasnekrose* in Betracht, andere Pankreaserkrankungen weniger. Auch bei Cholecystopathien hat man Beziehungen zum Diabetes feststellen zu können geglaubt.

Wir müssen hierbei unterscheiden zwischen einer die betreffende Krankheit *selbst* begleitenden diabetischen Stoffwechselstörung und einer solchen, die durch die *Folgen* der Erkrankung, den Verlust oder die Atrophie des Drüsengewebes, bedingt ist.

a) Die akute Pankreasnekrose.

Die diabetische Komponente in dem Krankheitsbild der akuten Pankreasnekrose ist so gut wie nie von wesentlicher Bedeutung [BÜTTNER (*121*) u. a.]. Nur ganz selten ist schwerster, tödlich verlaufender Diabetes während des akuten Krankheitsverlaufs beobachtet worden. Gewisse, auf die Störung der inneren Sekretion der Drüse zurückzuführende Zeichen sind dagegen häufig. Sie sind für die *Diagnose* der Erkrankung unter Umständen recht wertvoll. In 10% aller akuten Pankreaserkrankungen ist eine Glykosurie feststellbar. Deutlicher ist die Schädigung der LANGERHANSschen Inseln und die Zerstörung des Hormons durch das Pankreasferment, das Trypsin, zu erkennen, wenn man eine Traubenzuckerbelastung durchführt. Diese führt fast bei der Hälfte aller akuten Pankreaserkrankungen und fast bei jeder schweren akuten Pankreasnekrose zum Erscheinen von Zucker im Harn [BERNHARD (*122*)]. Auch eine Hyperglykämie soll stets bei einer schweren akuten Pankreasnekrose nachzuweisen sein.

Die übrigen diagnostischen Proben bei der akuten Pankreatitis betreffen die Störungen der *äußeren* Sekretion. Hier ist die Bestimmung der Diastase im Urin, mehr wohl noch die allerdings nur klinisch durchführbare Untersuchung auf Vermehrung der Pankreaslipase im Blut von Wert [BERNHARD].

Die diabetischen Symptome während des akuten Verlaufs der Pankreasnekrose und anderer lokaler Pankreaserkrankungen sind also recht gering. Trotzdem wird man auf diese Schädigung des Inselapparates zu achten haben und in der Behandlung, besonders der postoperativen Behandlung, *Insulin* einer intravenösen Dauertropfinfusion zufügen bzw. spritzen. Die Dosierung richtet sich nach der Höhe des Blut- bzw. Harnzuckers.

Etwas anders wird das Bild, wenn man die *Spätfolgen akuter Pankreaserkrankungen,* insbesondere der akuten Pankreasnekrose, betrachtet. Trotz der großen Regenerationskraft der Bauchspeicheldrüse und hier auch der LANGERHANSschen Inseln kommt es, wie Nachuntersuchungen ergaben [BERNHARD (*123*), BRÜTT (*124*) u. a.], in etwa 10% zu einem mehr oder weniger schweren *Diabetes,* in 20% zu leichteren Kohlehydratstoffwechselstörungen. Meist werden das Fälle sein, bei denen der allergrößte Teil der Drüse sequestriert ist. Wir erwähnten schon beim experimentellen Diabetes: Es müssen etwa $^6/_7$—$^8/_9$ des Organs entfernt sein, ehe die Erkrankung eintritt.

Wichtig ist, diese Fälle schon frühzeitig zu erkennen. Nach SCHMIEDEN (*125*) lassen sich im ersten halben Jahr nach einer akuten Pankreasnekrose *regelmäßig vorübergehende Störungen* der inneren Sekretion feststellen. Die Traubenzuckerbelastungsproben weisen sie an der Höhe des Blutzuckers nach. Erst in der späteren Zeit, nach $^3/_4$—1 Jahr, nähern sich die Kurven der Norm. SCHMIEDEN zieht daraus die Folgerung, dem Kranken im ersten Jahr nach Überstehen einer akuten Pankreasnekrose eine *Schonungsdiät,* eine Beschränkung der Kohlehydratzufuhr, anzuraten.

Der Grund für die erst später festzustellende Besserung der innersekretorischen Funktion ist sicherlich in der Regeneration des Inselzellenapparates zu erblicken.

Wenn auch SCHMIEDEN selbst in keinem seiner Fälle eine Dauerschädigung des Inselapparates nachzuweisen vermochte, so weist er doch auf die Beobachtungen im Schrifttum hin. Der Fall KÖRTES (*126*) (8 Jahre nach der Operation Tod im Coma diabeticum) ist bekannt; die Befunde der Nachuntersuchungen anderer Autoren haben wir bereits erwähnt. Nach TAMMANN (*127*) sollen besonders Kranke jenseits des 40. Lebensjahres gefährdet sein. Man muß die operierten Kranken also eine ganze Reihe von Jahren hindurch regelmäßig nachuntersuchen, um rechtzeitig eingreifen zu können.

Immer ist ein Moment bei solchen Spätfällen von Diabetes nach lokalen Pankreaserkrankungen in Betracht zu ziehen, das, wie wir sahen, für den echten Spontandiabetes von Bedeutung ist: die *Disposition.* Nicht selten ist die Anlage zu einem Diabetes schon gegeben. Sie wird durch die Pankreasnekrose zur manifesten Erkrankung.

Zusammenfassend ist zu sagen, daß *die akute Pankreasnekrose nur in einem geringen Bruchteil der Fälle einen späteren endokrinen Funktionsausfall der Drüse bewirkt,* daß man aber um dieser Fälle wegen die Kranken weiter postoperativ beobachten muß.

b) Andere Pankreaserkrankungen.

Andere Erkrankungen der Bauchspeicheldrüse kommen für die Ätiologie eines sekundären Diabetes nur vereinzelt in Frage, so gelegentlich die *Lues,* insbesondere die ererbte Form, kaum die *Tuberkulose.* Den Chirurgen interessieren mehr die Folgen von *Pankreasverletzungen.* Endokrine Funktionsausfälle sind in grober Form aber wohl ziemlich selten (*128*).

Zur viel diskutierten Frage des *traumatischen Diabetes* ist hier keine Stellung zu nehmen. Es würde das zu weit in spezielles und internes Gebiet hineinführen.

Auch bei *Pankreascysten* sind Diabetessymptome recht selten festzustellen, mehr vielleicht bei *Pankreassteinen,* die relativ oft zu Störungen der inneren und äußeren Sekretion Anlaß geben sollen [BÜTTNER (*129*)]. Bösartige *Geschwülste* des Pankreas, besonders Carcinome, weisen sehr selten einen Diabetes auf, mitunter eine leichte Glykosurie [GROSS-GULEKE (*130*)].

c) Cholecystopathie und Diabetes.

Nur einige wenige Ausführungen zu der von mehreren Autoren [WÖHRMANN (*131*), KATSCH (*132*) u. a.] angenommenen Beziehung *Cholecystopathie—Diabetes*. Sie scheint wohl kaum verallgemeinert werden zu dürfen. LANDÉ (*133*), der 2100 Diabetiker der UMBERschen Klinik auf ursächliche und auslösende Faktoren ihrer Erkrankung untersuchte, konnte nachweisen, daß Gallensteinerkrankungen bei ihnen nicht häufiger als bei anderen Kranken vorkamen. Auch nach pathologisch-anatomischen Feststellungen TERBRÜGGENS (*134*) besteht kein Grund, den Diabetes als zweite Krankheit in bezug auf Gallenleiden anzusehen. Es schließt das nicht aus, das bei einer schweren Cholecystitis, falls die Entzündung auf das Pankreas übergreift, gelegentlich diabetische Symptome beobachtet werden können, — besonders wenn noch eine Disposition hierzu vorhanden ist. Es ist aber, wie gesagt, *vorläufig nicht erwiesen, daß dem Gros der Gallensteinträger die Gefahr eines, wenn auch nur leichten, sekundären Diabetes droht* (*135*).

B. Überfunktion des Inselzellenapparates — das Inselzellenadenom (Spontanhypoglykämie).

Den bisher besprochenen Hypofunktionen des Inselzellenapparates, dem echten „spontanen“ Diabetes und den mehr oder weniger schweren diabetischen Erscheinungen, die durch lokale Pankreaserkrankungen verursacht werden, steht eine andere Krankheitsgruppe gegenüber, die mit *Hyperfunktion* des endokrinen Apparates der Bauchspeicheldrüse einhergeht. Es handelt sich um die Fälle von *„Spontanhypoglykämie“*. Sehr bald nach der Entdeckung des Insulins und der Kenntnis der Insulinhypoglykämie wurde man auf derartige nicht insulinbedingte, dem Insulinshock durchaus ähnelnde Erscheinungen am Menschen aufmerksam. HARRIS beschrieb 1924 den ersten Fall; bis 1934 wurden von ihm allein 112 Fälle beobachtet (*135a*). In allen Ländern lernte man dieses eigenartige Krankheitsbild kennen. Im Schrifttum mag bis jetzt über mehrere 100 Fälle berichtet sein.

Für die *Chirurgie* ist diese inkretorisch bedingte Störung des Kohlehydratstoffwechsels seit 1926 wichtig geworden. In diesem Jahr wurde die erste Operation eines derartigen Kranken in der MAYO-Klinik vorgenommen. Nach MCCAUGHAN (*136*) waren bis 1935 26 Fälle operativ behandelt. Seitdem sind noch einige hinzugekommen, unter ihnen der erste in Deutschland, von SAUERBRUCH, operierte Fall (*137*). Eine weitere Beobachtung von vollständiger Heilung nach operativer Beseitigung eines Adenoms wurde jüngst von REITER (*137a*) aus Frankfurt mitgeteilt.

Um es gleich vorwegzunehmen, bei diesen Spontanhypoglykämien liegen verschiedenartige Pankreasveränderungen vor. Bei einem Teil der Fälle stellt das anatomische Substrat ein *Adenom* (selten ein Carcinom) *der Inselzellen* dar, das auch in der Mehrzahl vorhanden sein kann. Bei einem anderen Teil aber findet man so gut wie *keine krankhaften Veränderungen an der Bauchspeicheldrüse*. Und noch ein weiteres ist zu beachten: Eine spontane Hypoglykämie ist nicht *stets* auf das Pankreas zu beziehen, es gibt auch *andersartig bedingte Formen*. Wir werden unten kurz hierauf eingehen.

Es drängen sich bei diesen Hyperfunktionszuständen des Inselzellenapparates *Parallelen zu anderen innersekretorischen Drüsen* auf. Im Schrifttum wird meist die Schilddrüse herangezogen, der Vergleich zum Morbus *Basedow* gezogen. Ebensogut könnte man die Nebenschilddrüsen nennen. Auch bei ihnen ergeben sich eine ganze Anzahl von Analogien: Adenom und Hyperplasie, Stoffwechselumschlag nach Exstirpation der Geschwülste, Erfolge und Mißerfolge. Auf pathogenetischem Gebiet sind Vergleiche nicht so gut möglich.

Das *klinische Bild* dieser pankreatogenen Spontanhypoglykämien ähnelt weitgehend dem hypoglykämischen Insulinshock. Hier wie dort ist besonders kennzeichnend die Plötzlichkeit des Eintritts des Koma, das von Krämpfen begleitet sein kann; bei beiden überaus eindrucksvoll der schlagartige Umschwung, wenn Kohlehydrate per os, sichtbarer noch, wenn sie intravenös zugeführt werden. Der präkomatöse Zustand, die Unruhe, die beschleunigte Atmung, der Schweißausbruch usw., — sie entsprechen ja auch durchaus dem von der Insulinüberdosierung her bekannten Bild. Die *Untersuchung des Nüchternblutzuckers* ergibt das *starke Absinken von der Norm,* durchschnittlich 80 bis 100 mg-%, zu Werten von 30—40 mg-% und darunter. Nach Zufuhr von Kohlehydraten steigen diese Werte sofort wieder an. Das Lebensalter scheint keine besondere Bedeutung zu haben; auch bei kleinen Kindern findet man schon solche spontanen Hypoglykämien.

Die *pathogenetischen und pathophysiologischen Zusammenhänge* sind ziemlich eindeutig, wenigstens bei den Fällen mit umschriebenen Adenomen des Inselzellapparates. Durch die anlagemäßig bedingte Adenombildung kommt es zu einer dauernden übermäßigen Insulinproduktion, die den Kohlehydratstoffwechsel im Sinn einer vermehrten Verbrennung von Zucker beeinflußt. Diesem gesteigerten Verbrauch von Kohlehydraten steht im Nüchternzustand ein Minus an Material gegenüber. Betreffs der Stoffwechselverhältnisse im einzelnen muß auf die Ausführungen im physiologischen Teil verwiesen werden. Wir sagten schon dort, der Befund der Glykogenverarmung der Leber, der sowohl beim experimentellen Insulinshock wie auch bei der Spontanhypoglykämie des Menschen zu erheben ist, muß als indirekte Folge der durch Insulin bedingten Blutzuckersenkung betrachtet werden.

Im Prinzip ähnlich werden die Verhältnisse bei den Fällen liegen, die kein Adenom aufweisen, aber doch das gleiche *Bild* der Spontanhypoglykämie zeigen. Man wird auch hier ein Plus an Inselzellgewebe annehmen müssen, nur daß dieses nicht, wie beim Adenom, in umschriebener, dafür aber in diffuser Weise vorhanden ist. Es besteht allerdings auch die Möglichkeit, daß von zahlenmäßig nicht veränderten Inseln vermehrt Hormon abgegeben wird. Eine Erweiterung unserer bislang recht spärlichen morphologischen Kenntnisse gerade dieser Formen wäre dringend erwünscht. Der *Grund* für eine solch diffuse Hyperplysie des Inselzellapparates wird nicht immer einfach aufzufinden sein. Daß hier Anlagestörungen eine gewisse Rolle spielen können, zeigt eine kürzlich mitgeteilte Beobachtung von BERBLINGER-BENOIT (*138*).

Diese sahen bei der Sektion eines Kindes mit Hypoglykämie und Krämpfen die Inseln vermehrt und vergrößert als Folge einer angeborenen Atresie des Ductus pankreaticus.

Wir erwähnten schon, daß es *auch noch andere als pankreatogene Formen von Spontanhypoglykämie* gibt. So kann ein besonderer Typ von Leberinsuffizienz das klinische Bild einer Hypoglykämie zeigen (*139*). Auch bei schwersten Nebenniereninsuffizienzen, bei pluriglandulären Insuffizienzen usw. kann es auftreten.

Keine *echten* pankreatogenen Spontanhypoglykämien stellen die allerdings recht seltenen Fälle eines Diabetes dar, bei denen es als Ausdruck eines Überschußregenerates zu der Bildung eines Inselzelladenoms mit seinen Folgen gekommen ist. BIELSCHOWSKY (*139*) und BÜCHNER (*140*) haben über eine derartige Beobachtung berichtet: ein Hochdruckdiabetes, der infolge der Summation des von außen zugeführten und des von einem derartigen Adenom gebildeten Insulins in eine schwere Hypoglykämie umschlug, die den Tod im hypoglykämischen Koma bedingte.

Welche Folgerungen ergeben sich für die Therapie? Sicherlich kann man eine Zeitlang versuchen, durch eine geeignete diätetische Behandlung der übermäßigen Insulinproduktion entgegenzuarbeiten. Zufuhr von Kohlehydraten, die vielleicht am ehesten empfohlen würde, ist durchaus nicht immer zweckmäßig. Wir sahen schon, daß eine Erhöhung des Zuckergehalts des Blutes einen wichtigen humoralen Faktor für eine vermehrte Sekretabgabe der Inselzellen darstellt, ja, daß sogar eine Überkompensation eintritt. Zuckerdiäten haben sich in der Tat auch in der Praxis nicht immer bewährt. Man muß schon zu komplizierteren Vorschriften übergehen, etwa zu einweißreicher Kost u. dgl., unter Umständen auch zur Zufuhr von insulinantagonistisch wirkenden Stoffen, wie Thyroxin, Pituitrin usw. Es liegt auf der Hand, daß es sehr schwer ist, derartige Diäten durchzuführen, ohne daß immer wieder schwerwiegende Diätfehler vorkommen. Öfter wiederkehrende schwere Komaanfälle sind aber durchaus nicht leicht zu nehmen, sie können zu einer Bedrohung des Lebens führen. Aus diesen Gründen ist es erklärlich, daß schon bald nach dem Kennenlernen der Spontanhypoglykämien die *operative Behandlung* versucht wurde. Die Erfolge zeigten, daß sie *durchaus berechtigt, ja angezeigt* ist. Die meisten Fälle wurden in den Vereinigten Staaten operiert. Wir können auf die Einzelheiten nicht eingehen [s. u. a. WILDER (*141*) und Mitarbeiter, GRAHAM (*142*), MUNAKATA (*143*) — hier eindrucksvolle Kurven und Abbildungen].

Die Lage, der der Operateur gegenübersteht, kann eine durchaus verschiedene sein. Ist ein Inselzellenadenom zu fühlen, so wird es relativ einfach sein, es zu exstirpieren. Die nach der Operation auftretende Besserung ist eine eklatante. Auch in dem oben erwähnten Fall SAUERBRUCHs, bei einem 7jährigen Mädchen, war sie festzustellen. Sehr oft sind aber diese kleinen, unter Umständen nur kirschkerngroßen Knoten nicht durchzutasten, oder aber es sind mehrere vorhanden, die man vielleicht nicht alle palpieren kann. Und ferner, wie gesagt, kann es sein, daß überhaupt keine Knoten existieren, daß es sich um einen „diffusen“ Hyperinsulinismus handelt.

In solchen Fällen versuchte man, durch Teilresektion des Pankreas eine Besserung des Zustandes herbeizuführen, in einer Reihe von Fällen aber ohne durchschlagenden Erfolg [JUDD (*144*) und Mitarbeiter]. Das ist verständlich, wenn wir uns vergegenwärtigen, ein welch geringer Bruchteil von Bauchspeicheldrüsengewebe zur vollen Aufrechterhaltung der endokrinen Funktion genügt. BERRY (*145*) empfiehlt deshalb die Entfernung etwa der Hälfte der Drüse oder mehr. Er hatte mit einer solch ausgedehnten Resektion einen guten Erfolg. GRAHAM (*146*) entfernte sogar zwischen 80—90% des Pankreas, nahm also eine subtotale Resektion vor. Es ist das wohl hart die Grenze, bis zu der man gehen kann, will man nicht die *notwendige* Insulinproduktion gefährden.

Der Fall GRAHAMs ist im übrigen dadurch bemerkenswert, daß es sich um ein 1 Jahr altes Kind mit wiederholten Krämpfen wegen chronischer Hypoglykämie handelte. Der Blutzuckerspiegel wurde nach der Operation praktisch normal. Alle Symptome schwanden prompt. Auch die bis dahin gestörte geistige Entwicklung des Kindes soll sich fast zur Norm entwickelt haben.

Die bisherigen chirurgischen Erfahrungen sind noch zu gering, als daß sie gestatteten, eingehend kritisch zu den verschiedenen Fragen Stellung zu nehmen. Daß die Auswahl der Fälle nur in engster Zusammenarbeit mit erfahrensten Internisten möglich ist, braucht kaum besonders betont zu werden. Auch die Nachbehandlung ist in diese Zusammenarbeit einzuschließen. Die Operation selbst stellt unter Umständen einen recht großen Eingriff dar. Von der Schwere des Krankheitsbildes wird es abhängig zu machen sein, ob die technisch zwar durchaus mögliche, aber immerhin mit Gefahren belastete Resektion großer Teile des Pankreas vorgenommen werden kann, — in Fällen, in denen kein Adenom vorhanden oder zu fühlen ist. Die bisherigen Ergebnisse der operativen Behandlung sprechen aber dafür, daß *hier der Chirurgie durch die Fortschritte der endokrinen Forschung ein neues schönes Arbeitsfeld erwachsen* ist, an das sie ohne Zögern herangehen kann.

III. Chirurgische Anzeigestellungen zur Zufuhr von Insulin.

Anzeigen zu einer Einschränkung der endokrinen Funktion der Bauchspeicheldrüse, *ohne* daß eine Hyperfunktion derselben besteht, gibt es nicht. Über den Ersatz fehlenden Inselzellenhormons haben wir aus praktischen Gründen schon oben berichtet. Es verbleibt die Besprechung der *therapeutischen Verwendung von Insulin* in der allgemeinen Chirurgie und bei Nichtdiabetikern.

Bekannt ist die auf FALTA zurückgehende Insulinmedikation zum Zweck einer *Fettmast*. Auch für chirurgische Zwecke wird sie gelegentlich in Frage kommen, weniger vor der Operation als *postoperativ*. Nach operativer *Behebung* ihres Leidens reagieren Rekonvaleszente, die stark abgemagert sind, oft recht günstig auf eine Zeitlang verabreichte kleine Insulindosen. Der Appetit wird ein besserer, die erwünschte Gewichtszunahme kommt in Gang. ORATOR (*147*) u. a. berichteten über gute Erfolge einer solchen Insulinmastkur bei Kranken mit chronischer Pylorusstenose, Gallensteinleiden, Nierentuberkulose, Prostataerkrankungen, Rectumcarcinomen.

Wir erwähnten bereits im physiologischen Teil, daß der Fettansatz nach Insulingaben auf erhöhte Eßlust (hypoglykämische Hungerempfindung) und auf eine durch Steigerung des Kohlehydratumsatzes bewirkte erhöhte Fetteinsparung bezogen werden muß.

Eine wohl an den meisten chirurgischen Krankenabteilungen geübte Indikation der Insulinzufuhr hat zum Zweck eine bessere *Anreicherung der Leber mit Glykogen*. Sie wird stets mit der Darreichung von *Traubenzuckerinfusionen*, -einläufen usw. zu verbinden sein. Diese Wirkung des Insulins ist ebenfalls aus seinem physiologischen Wirkungsmechanismus heraus zu verstehen. *Kleine*, nicht zu Hypoglykämie führende Insulingaben haben einen Einfluß auf die Leberglykogenbildung, falls die Leber glykogenverarmt ist und falls genügend Kohlehydrate dem Körper zur Verfügung stehen bzw. gestellt werden. Diese Wirkung tritt außer beim Pankreasdiabetes bei allen möglichen anderen Krankheitszuständen auf.

Wir wissen, welch große Bedeutung der Leber nicht nur bei lebernahen, auch bei anderen Erkrankungen und vor allem im postoperativen Stadium zukommt. Für eine solche Insulin-Traubenzuckerbehandlung kommen demnach alle Fälle in Frage, bei denen die Leberfunktionsproben eine Schädigung, meist eine Glykogenverarmung dieses Organs nachweisen können und solche, bei denen erfahrungsgemäß das Vorliegen oder das Auftreten eines derartigen *Leberschadens* angenommen werden muß. Die Indikationen im einzelnen sind hier nicht näher zu erörtern. Vor allem ist es die Bauchchirurgie (Gallen-, Magen-Darmerkrankungen), die aus dieser Methode Nutzen zieht. Aber auch an den Morbus *Basedow* und seinen Leberschaden sei erinnert, an die Avitaminosen usw. Eine solche Insulin-Traubenzuckerbehandlung wird *präoperativ und postoperativ* durchzuführen sein.

Die Bekämpfung der vor- und nachoperativen *Azidose* ist nur ein Spezialfall des eben erwähnten Anwendungsgebietes. Wir kennen die Gefahren einer bei vielen Erkrankungen vorhandenen präoperativen Azidose, die wir an der Verminderung der Alkalireserve des Blutes feststellen. Derartige Kranke mit stark herabgesetztem Kohlensäurebindungsvermögen des Blutes sind hochgradig operations- und narkosegefährdet (E. Rehn). Denn beide, Operation und Narkose, wirken in demselben azidosefördernden Sinn weiter. Sie können zu höchst bedrohlichen postoperativen Erscheinungen führen, zu Kreislaufstörungen, die den postoperativen Kollaps und andere Komplikationen bedingen. Es ist also wichtig, eine postoperative Azidose zu bekämpfen. Dies geschieht am besten durch Traubenzuckerzufuhr in Form von Infusionen [siehe u. a. Orator (*148*), Kappis (*149*)] und gleichzeitige zusätzliche Insulingaben. Es braucht nicht besonders erwähnt werden, daß das Insulin nur in kleinen Dosen verabreicht werden darf. Man wird *dann* bestimmt nichts Ungünstiges, das etwa auf *Insulin* zurückzuführen wäre, sehen.

Die Wirkungsart des Insulins bei der prä- und postoperativen Azidose wird meist der Wirkung auf die Acetonkörper beim Diabetes gleichgesetzt, wohl nicht mit Unrecht. Doch darf man sich die *Wirkung* nicht direkt antiketogen vorstellen, sie *geht über das Leberglykogen,* das ja durch Insulin wieder vermehrt gebildet wird. Bei jeder Glykogenverarmung des Körpers kommt es zu gesteigerter Ketokörperbildung. Aus diesem Grunde auch kann Insulin nur bei gleichzeitiger Zufuhr von Glykogen wirksam sein.

Aus dem Gedanken eines Antagonismus zwischen Schilddrüsen- und Inselzellenhormon heraus hat man das Insulin ferner beim Morbus *Basedow* und überhaupt bei *Hyperthyreosen* gegeben, meist nur mit recht geringem Erfolg. Eine irgendwie breitere Anwendung verdient es hier wohl nicht.

Von anderen Anwendungsgebieten, die ernstlich in Frage kommen, ist nur noch der Einfluß des Insulins auf die *Wundheilung* anzuführen. Wir erwähnten schon, welch gute Wirkung kleine Insulingaben auf manche sonst nicht heilende Panaritien, Furunkel und ähnliche Prozesse ausüben können, selbst wenn kein Zucker im Harn vorhanden ist und nur die Erhöhung des Blutzuckers die diabetische Stoffwechselneigung anzeigt. Auch bei schon viele Jahre bestehenden Unterschenkelgeschwüren soll Insulin, sowohl parenteral wie als Salbe lokal verabreicht, Gutes bewirkt haben (*150*).

Wie Tierversuche von Lauber (*151*) zeigten, hat Insulin auf die *normale* Wundheilung keinen Einfluß. Hingegen ist seine Wirkung auf torpid granulierende und *infizierte* Wunden nach den experimentellen Untersuchungen von Kosdoba (*152*) ausgesprochen. Sowohl bei parenteralen Insulingaben wie bei lokaler Anwendung verkürzte es die Wundheilungsdauer gegenüber den Kontrollen, ähnlich wie Schilddrüsen-, Geschlechtsdrüsenhormon und Milzextrakte.

Diese im Experiment festgestellten Erfolge lassen sich anscheinend auch für die Anwendung am Menschen in weiterem Umfange verwerten. Wie Flossbach (*153*) aus der von Habererschen Klinik mitteilte, sprechen torpide Wunden aller Art, nicht etwa nur diabetischer Genese, gut an auf eine *Salbe,* in der außer den Pankreasfermenten auch *Insulin* enthalten ist (Pankredermasalbe). Man wird bei dieser lokalen Verwendung wohl auch in einem örtlich gesetzten Reiz auf die Zelle die Ursache der in Gang kommenden Regeneration sehen müssen, — ähnlich wie wir das schon für die Schilddrüse ausführten.

Literatur.

Inselzellen der Bauchspeicheldrüse.

(*1*) Siehe G. Herxheimer in M. Hirschs Handbuch der inneren Sekretion, Bd. 1, S. 25. 1927. — (*2*) Bouchardat, A.: De la Glycosurie. Paris 1883. — (*3*) Mering, J. v. u. O. Minkowski: Zbl. klin. Med. **10**, 393 (1889). — Arch. f. exper. Path. **26**, 371 (1890). — (*4*) Langerhans, P.: Beiträge zur mikroskopischen Anatomie der Bauchspeicheldrüse. Inaug.-Diss. Berlin 1869. — (*5*) Ssobolew, L. W.: Virchows Arch. **168**, 91 (1902). — (*6*) Heiberg: Siehe G. Herxheimer in M. Hirschs Handbuch der inneren Sekretion, Bd. 1, S. 29. 1927. — (*7*) Laguesse, E. G.: J. Physiol. et Path. gén. **13**, 6 (1911). — (*8*) Siehe P. Trendelenburg: Die Hormone, Bd. 2, S. 302. 1934. — (*9*) Herxheimer, G. in M. Hirschs Handbuch der inneren Sekretion, Bd. 1, S. 66. 1927. — (*10*) Banting,

F. G. and C. H. Best: J. metabol. Res. **2**, 547 (1922). — J. Labor. a. Clin. Med. **7**, 251 (1922). — (*11*) Abel, J. J. u. Mitarbeiter: Proc. nat. Acad. Sci. U.S.A. **12**, 132 (1926). — J. of Pharmacol. **31**, 65 (1927). — (*12*) Trendelenburg, P.: Die Hormone, Bd. 2. 1934. — (*13*) Schmidt, A. A.: Klin. Wschr. **1930 II**, 1021. — Z. of exper. Med. **70**, 27 (1930). — (*14*) Siehe P. Trendelenburg: Die Hormone, Bd. 2, S. 342. 1934. — (*15*) Bomskov, Ch.: Methodik der Hormonforschung, Bd. 1, S. 637. 1937. — (*16*) Siehe P. Trendelenburg: Die Hormone, Bd. 2, S. 348. 1934. — (*17*) Best, C. H. u. Mitarbeiter: Amer. J. Physiol. **100**, 285 (1932). — (*18*) Trendelenburg, P.: Die Hormone, Bd. 2. 1934. — (*19*) Mering, J. v. u. O. Minkowski: Arch. f. exper. Path. **26**, 371 (1890). — (*20*) Asher, L.: Physiologie der inneren Sekretion. Leipzig u. Wien: Franz Deuticke 1936. — (*21*) Siehe auch M. Reiss: Die Hormonforschung und ihre Methoden, S. 202. Wien u. Berlin: Urban & Schwarzenberg 1934. — (*22*) Best, C. H. u. Mitarbeiter: J. of Physiol. **79**, 94 (1933). — (*23*) Staub, H. in Handbuch der normalen und pathologischen Physiologie, Bd. 16, H. 1, S. 575. 1930. — (*24*) Reiss, M.: Die Hormonforschung und ihre Methoden, S. 205. Wien u. Berlin: Urban & Schwarzenberg 1934. — (*25*) Isaac, S.: Klin. Wschr. **1935 I**, 449. — (*26*) Schereschewsky, M. A. u. Mitarbeiter: Endokrinol. **5**, 204 (1929). — (*27*) Best, C. H. u. Mitarbeiter: J. of Physiol. **79**, 94 (1933). — (*28*) Sahuyn u. Blatherwick: bei P. Trendelenburg: Die Hormone, Bd. 2, S. 360. 1934. — (*29*) Macleod, J. J. R.: Physiologic. Rev. **4**, 21 (1924). — (*30*) Siehe P. Trendelenburg: Die Hormone, Bd. 2. 1934. — (*31*) Mann, F. C. u. T. B. Magath: Arch. int. Med. **30**, 73, 171 (1922); **31**, 797 (1923). — Erg. Physiol. **23**, 212 (1924). — (*32*) Mann, F. C. and J. L. Bollman: Amer. J. Physiol. **103**, 45 (1933). — (*33*) Ledebur, J. v.: Handbuch der Biochemie von C. Oppenheimer, Erg.-Werk Bd. 3, S. 935. 1936. — (*34*) Macleod, J. J. R.: Kohlehydratstoffwechsel und Insulin. Berlin 1926. — (*35*) Möbius, W.: Pflügers Arch. **224**, 511 (1930). — (*36*) Bickel, A. u. Mitarbeiter: Dtsch. med. Wschr. **1925 II**, 1408. — Biochem. Z. **166**, 251 (1925). — (*37*) Trendelenburg, P.: Die Hormone, Bd. 2, S. 388. 1934. — (*38*) Reiss, M.: Die Hormonforschung und ihre Methoden, S. 203. Wien u. Berlin: Urban & Schwarzenberg 1934. — (*39*) Trendelenburg, P.: Die Hormone, Bd. 2, S. 396. 1934. — (*40*) Boldyreff, E. B. and J. F. Stewart: J. of Pharmycol. **46**, 419 (1932). — (*41*) Hanke, H.: Z. exper. Med. **93**, 447 (1934). — (*42*) Biedl, A.: Innere Sekretion, 3. Aufl., Bd. 2, S. 359. 1916. — (*43*) Siehe P. Trendelenburg: Die Hormone, Bd. 2, S. 312. 1934. — (*44*) Ledebur, J. v.: C. Oppenheimers Handbuch der Biochemie, Erg.-Werk Bd. 3, S. 951. 1936. — (*45*) Asher, L.: Physiologie der inneren Sekretion, S. 335. 1936. — (*46*) Zunz, E. et J. La Barre: Arch. intern. Physiol. **31**, 162 (1929). — La Barre: Bull. Acad. Méd. de Belg. **1931**, 304. — (*47*) Trendelenburg, P.: Die Hormone, Bd. 2, S. 419. 1934. — (*48*) Staub, H.: Z. klin. Med. **91**; **93**, 104. — Insulin, 2. Aufl. 1925. — (*49*) Grafe, E. u. F. Meythaler: Arch. f. exper. Pathol. **125**; **131**; **136**. — (*50*) Gayet, G. R. et M. Guillaumie: C. r. Soc. Biol. Paris **112**, 1197 (1933). (*51*) Ledebur, J. v.: C. Oppenheimers Handbuch der Biochemie, Erg.-Werk, Bd. 3, S. 950. 1936. — (*52*) Debois, G.: C. r. Soc. Biol. Paris **103** (1930). — (*53*) Siehe P. Trendelenburg: Die Hormone, Bd. 2, S. 421. 1934. — (*54*) Zuelzer, G.: Dtsch. med. Wschr. **1908 II**, 1380. — (*55*) Siehe P. Trendelenburg: Die Hormone, Bd. 2, S. 427. 1934. — (*56*) Bischoff, F. u. Mitarbeiter: Amer. J. Physiol. **99**, 253 (1932). — (*57*) Trendelenburg, P.: Die Hormone, Bd. 1, S. 338. 1929. — (*58*) Kraus, E. J. u. A. Weichselbaum: Handbuch der speziellen pathologischen Anatomie, Bd. 5, II, S. 705. 1929. — (*59*) Siehe P. Trendelenburg: Die Hormone, Bd. 1. 1929. — (*60*) Trendelenburg, P.: Die Hormone, Bd. 2, S. 428. 1934. — (*61*) Siehe S. Thaddea: Die Nebennierenrinde, S. 154. Leipzig: Georg Thieme 1936. — (*62*) Houssay: B. A.: Klin. Wschr. **1933 I**, 773. — (*63*) Siehe P. Trendelenburg: Die Hormone, Bd. 2, S. 438. 1934. — (*64*) Kraus, E. J. u. A. Weichselbaum in Henke-Lubarschs Handbuch der speziellen pathologischen Anatomie, Bd. 5, II, S. 705. 1929. — Kraus, E. J.: Med. Klin. **1933 I**, 449. — (*65*) Houssay, B. A.: Klin. Wschr. **1932 II**, 1529. — (*66*) Trendelenburg, P.: Die Hormone, Bd. 2, S. 441. 1934. — (*67*) Houssay, B. A.: Endokrinol. **5**, 103 (1929). — (*68*) Herxheimer, G. in M. Hirschs Handbuch der in Sekretion, Bd. 1, S. 99. 1931. — (*69*) Siehe P. Trendelenburg: Die Hormone, Bd. 2, S. 432. 1934. — (*70*) Asher, L. u. T. Okumara: Biochem. Z. **176**, 325 (1926). — (*71*) Omura, S.: Fol. endocrin. jap. **5**, 118 (1930). — (*72*) Noorden, C. v. u. S. Isaac: Zuckerkrankheit. Berlin: Julius Springer 1927. — Isaac, S.: Klin. Wschr. **1935 I**, 449. — (*73*) Falta, W.: Klin. Wschr. **1935 I**, 697. — (*74*) Thannhauser, S. J.: Lehrbuch des Stoffwechsels und der Stoffwechselkrankheiten, S. 388. München: J. F. Bergmann 1929. — (*75*) Siehe S. J. Thannhauser: Lehrbuch des Stoffwechsels und der Stoffwechselkrankheiten, S. 388f. München: J. F. Bergmann 1929. — (*76*) Isaac, S.: Klin. Wschr. **1935 I**, 449. (*77*) Thannhauser, S. J.: Lehrbuch des Stoffwechsels und der Stoffwechselkrankheiten, S. 393. München: J. F. Bergmann 1929. — (*78*) Ledebur, J. v.: C. Oppenheimers Handbuch der Biochemie, Erg.-Werk, Bd. 3. 1936. — (*79*) Isaac, S.: Klin. Wschr. **1935 I**, 449. (*80*) Katsch, G.: Zbl. Chir. **1934**, 2111. — Klin. Wschr. **1937 I**, 399. — (*81*) Falta, W.: Klin. Wschr. **1935 I**, 697. — Die Zuckerkrankheit. Berlin u. Wien: Urban & Schwarzenberg 1936. — (*82*) Rosenberg, M. in M. Hirschs Handbuch der inneren Sekretion, Bd. 3, II.

1928. — (*82*a) Bürger, M.: Jkurse ärztl. Fortbildg **1937**, H. 3, 8. — (*83*) Übersicht bei M. Donati: Med. Welt **1934**, 37, 77. — (*84*) Jorns, G.: Bruns' Beitr. **139**, 325 (1927); **146**, 51, 269 (1929). — (*85*) Herxheimer, G. in M. Hirschs Handbuch der inneren Sekretion, Bd. 1. 1927. — (*86*) Demel, R. u. E. Krammer: Mitt. Grenzgeb. Med. u. Chir. **41**, 582 (1928/30). — (*87*) Mansfeld, G. u. L. Szirtes: Arch. f. exper. Path. **130** (1928). — Mansfeld, G.: Klin. Wschr. **1924 II**, 2378; **1928 I**, 14, 645. — (*88*) Galehr, O. u. Mitarbeiter: Pflügers Arch. **218**, 477 (1928). — (*89*) Depisch, F. u. R. Hasenöhrl: Z. exper. Med. **58**, 81 (1927). — (*90*) Linhart, W.: Siehe R. Demel u. E. Krammer: Mitt. Grenzgeb. Med. u. Chir. **41**, 587 (1928/30). — (*91*) Hüttl, Th.: Bruns' Beitr. **163**, 206 (1936). — (*92*) Manfeld, G. u. E. Schmidt: Klin. Wschr. **1928 II**, 1457. — (*93*) Gohrbandt, E.: Arch. klin. Chir. **157**, 330 (1929). — (*94*) Rosenfeld: Siehe G. Büttner in M. Hirschs Handbuch der inneren Sekretion, Bd. 3, Teil 2, S. 2049. 1933. — (*95*) Seelig, S. u. E. Gohrbandt: Arch. klin. Chir. **157**, 322, 330 (1929). — (*96*) Crile, G.: Amer. J. Surg. N. s. **24**, 378 (1934). Ann. Surg. **100**, 667 (1934). — (*97*) Oppel, W. A.: Ann. Surg. **87**, 801. — (*98*) Corachan, M.: Procès-verb., 43. Congr. franc. Chir., p. 898. 1934. — (*99*) Takats, G. de u. Mitarbeiter: Arch. Surg. **30**, 151 (1935). — Ann. int. Med. **7**, 1201 (1934). — (*100*) Siehe P. Trendelenburg: Die Hormone, Bd. 2, S. 429. 1934. — (*101*) Rein, H.: Med. Ges. Freiburg, Sitzg 12. Jan. 1937. — (*102*) Rogoff, J. M.: J. amer. med. Assoc. **106**, 279 (1936). — (*103*) Rudy, A., H. L. Blumgart and D. D. Berlin: Amer. J. med. Sci. **190**, 51 (1935). (*104*) Siehe M. Kappis: Vorbeugung und Bekämpfung der Operationsgefahren, S. 93. Leipzig: Georg Thieme 1933. — (*105*) Büttner, G. in M. Hirschs Handbuch der inneren Sekretion, Bd. 3, Teil 2, S. 2055. 1933. — (*106*) Fischer, A. W.: Erg. Chir. **19**, 1 (1926). — (*107*) Fischer, A. W.: Diabetes und Chirurgie. Stuttgart: Ferdinand Enke 1937. — (*108*) Zukschwerdt, L.: Zbl. Chir. **1935**, 2983. — (*109*) Katsch, G.: Zbl. Chir. **1934**, 2112. — (*110*) Umber, F.: Dtsch. med. Wschr. **1932 I**, 241, 287. — (*111*) Ralli, E. P. and S. Standard: Surg. etc. **58**, 228 (1934). — (*112*) Kappis, M.: Vorbeugung und Bekämpfung der Operationsgefahren, S. 98. Leipzig: Georg Thieme 1933. — (*113*) Kawano, N.: Verh. jap. Chir. Ges. **15**; **16** (1934). Ref. Z. org. Chir. **75**, 320. — (*114*) Siehe P. Trendelenburg: Die Hormone, Bd. 2, S. 309. 1934. — (*115*) Baur, H. u. E. Seifert: Zbl. Chir. **1934**, 2205. — Münch. med. Wschr. **1934 II**, 1640, 1645. — (*116*) Thannhauser, S. J.: Lehrbuch des Stoffwechsels und der Stoffwechselkrankheiten, München: J. F. Bergmann 1929. — (*117*) Büttner, G. in M. Hirschs Handbuch der inneren Sekretion, Bd. 3, Teil 2, S. 2052. 1933. — (*118*) Siehe auch A. W. Fischer: Erg. Chir. **19**, 1 (1926). — (*119*) Kirschner, v., Redwitz, Frey: Zbl. Chir. **1934**, 2207. — (*120*) Katsch, G.: Zbl. Chir. **1934**, 2112. — (*121*) Büttner, G. in M. Hirschs Handbuch der inneren Sekretion, Bd. 3, Teil 2, S. 2041. 1933. — (*122*) Bernhard, F.: Zbl. Chir. **1935**, 71. — (*123*) Bernhard, F.: Klin. Wschr. **1931 I**, 632. — Zbl. Chir. **1935**, 71. — (*124*) Brütt, H.: Arch. ıkln. Chir. **148**, 72 (1927). — (*125*) Schmieden, V. u. W. Sebening: Arch. klin. Chir. **148**, 319 (1927). — (*126*) Körte, W.: Die chirurgischen Krankheiten und die Verletzungen des Pankreas. Deutsche Chirurgie, Bd. 45d. 1898. — (*127*) Tammann, H.: Bruns' Beitr. **148**, 49 (1930). — (*128*) Siehe a. G. Jorns: Bruns' Beitr. **161**, 520 (1935). — (*129*) Büttner, G. in M. Hirschs Handbuch der inneren Sekretion, Bd. 3, Teil 2, S. 2045. 1933. — (*130*) Gross, O. u. N. Guleke: Die Erkrankungen des Pankreas. Berlin: Julius Springer 1924. — (*131*) Wöhrmann: Z. klin. Med. **108** (1928). — (*132*) Katsch, G.: Arch. Verdgskrkh. **43** (1928). — Jkurse ärztl. Fortbildg **1930**, Nr 3. — (*133*) Landé, K.: Klin. Wschr. **1931 I**, 359. — (*134*) Terbrüggen, A.: Klin. Wschr. **1937 I**, 161. — (*135*) Siehe a. G. Büttner in M. Hirschs Handbuch der inneren Sekretion, Bd. 3, Teil 2, S. 2043. 1933. — (*135a*) Siehe Henner, Jirásek u. Postránecký: Ref. Z. org. Chir. **78**, 612 (1936). — (*136*) McCaughan, J. M.: Ann. Surg. **101**, 1336)1935). — (*137*) Krauss: Arch. klin. Chir. **186**, 38 (1936). — (*137*a) Reiter, G.: Klin. Wschr. **1937 I**, 844. — (*138*) Berblinger, W.: W. Stoeckels Handbuch der Gynäkologie, Bd. 9, S. 26. München: J. F. Bergmann 1936. — (*139*) Bielschowsky, F.: Klin. Wschr. **1932**, 1492. — (*140*) Büchner, F.: Klin. Wschr. **1932 II**, 1494. — (*141*) Wilder, R. M. u. Mitarbeiter: J. amer. med. Assoc. **89**, 348 (1927). — (*142*) Graham, E. A. and N. A. Womack: Surg. etc. **56**, 728 (1933). — (*143*) Munakata, M.: Arch. klin. Chir. **185**, 624 (1936). — (*144*) Judd, E. S., F. N. Allan and E. H. Rynearson: J. amer. med. Assoc. **101**, 99 (1933). — (*145*) Berry, J. A.: Brit. J. Surg. **23**, 51 (1935). — (*146*) Graham, E. A. and A. F. Hartmann: Surg. etc. **59**, 474 (1934). — (*147*) Orator, V.: Dtsch. Z. Chir. **195**, 57 (1926). — (*148*) Orator, V.: Dtsch. Z. Chir. **195**, 57 (1926). — (*149*) Kappis, M.: Vorbeugung und Bekämpfung der Operationsgefahren, S. 80. Leipzig: Georg Thieme 1933. — (*150*) Siehe A. W. Fischer: Erg. Chir. **19**, 1 (1926). — (*151*) Lauber, H. J.: Bruns' Beitr. **157**, 244 (1933). — (*152*) Kosdoba, A. S.: Mitt. Grenzgeb. Med. u. Chir. **43**, 470 (1932/34). — Arch. klin. Chir. **182**, 414 (1935). — (*153*) Flossbach, F.: Dtsch. Z. Chir. **238**, 503 (1933).

E. Nebennieren.

Geschichtliche Bemerkungen.

Die Nebennieren scheinen im Jahre 1563 durch den Anatomen BARTHOLOMÄUS EUSTACHIUS (*1*) entdeckt worden zu sein. Eine ausführliche Beschreibung der anatomischen Verhältnisse liegt aber erst aus dem Jahre 1752 durch J. B. WINSLOW vor. In den 40iger Jahren des vorigen Jahrhunderts stellten dann verschiedene Anatomen in vergleichend-anatomischen und histologischen Untersuchungen fest, daß es sich bei diesem Organ, soweit Menschen und höhere Wirbeltiere in Frage kamen, eigentlich um 2 Organe handelte: Rinde und Mark. Über ihre Funktionen wußte man nichts.

Dies wurde anders durch die Entdeckung THOMAS ADDISONS (*2*) in London aus dem Jahre 1855. Er beschrieb die Symptome einer durch Abmagerung, Muskelschwäche, Sinken des Blutdrucks und Melaninpigmentation der Haut gekennzeichneten schweren und meist zum Tode führenden Erkrankung, als deren morphologische Unterlage er eine Zerstörung der Nebennieren, meist eine Tuberkulose, feststellen konnte. Es handelte sich um die sog. ADDISONsche *Krankheit.* ADDISONS Entdeckung gab den Anstoß zur experimentellen Erforschung der Nebennierenfunktion. BROWN-SÉQUARD (*3*) entfernte beide Nebennieren bei verschiedenen Tieren und sprach sie 1856 und 1857 auf Grund des sehr bald nach der Exstirpation eintretenden Todes als *lebenswichtige Organe* an. Sind auch diese Versuche auf Grund unserer heutigen Kenntnisse nicht als beweisend anzusehen, ihre große Bedeutung für die Erforschung der Nebennierenfunktion und die Funktionen des endokrinen Apparates überhaupt bleibt bestehen.

In der Folgezeit beschäftigte man sich fast ausschließlich mit dem *Mark.*

Wichtig waren hier die Entdeckungen VULPIANS (*4*) (1856): Grünfärbung des Nebennierenmarks bei Benetzen mit verdünnter Eisenchloridlösung und die von HENLE (1865): Dunkelbraunfärbung des Nebennierenmarks in Lösungen von Kaliumbichromat. A. KOHN (*5*) konnte später feststellen, daß diese Braunfärbung auch in anderen Geweben auftrat, z. B. der Carotisdrüse oder dem Ganglion paraorticum. Damit war der Begriff des „*chromaffinen Systems*" für alle Zellen, die eine solche Bichromatreaktion aufweisen, geschaffen.

Durch Forschungen von LEWANDOWSKY (*6*) und LANGLEY (*7*) wurde der Zusammenhang wirksamer Auszüge aus dem Mark mit der *Sympathicuswirkung* nachgewiesen. Den wirksamen Stoff selbst, das *Adrenalin,* stellten 1901 der Japaner TAKAMINE (*8*) und der Amerikaner ALDRICH (*9*) unabhängig voneinander in krystallinischer Form rein dar. STOLZ (*10*) und DAKIN (*11*) glückte 1905 seine Synthese. Es handelte sich um das erste Hormon, dessen chemische Konstitution ermittelt und dessen Synthese daraufhin möglich wurde.

Erst in den letzten Jahren begann man sich intensiv mit der Physiologie der *Nebennierenrinde* zu beschäftigen. Ihre bedeutungsvolle hormonale Funktion und ihre Lebenswichtigkeit ist erkannt. Ja, sie nimmt wahrscheinlich eine wichtigere Stellung im Lebenshaushalt des Körpers ein als das Mark. Reindarstellung und Nachweis des Nebennierenrindenhormons sind bisher noch nicht gelungen. Doch ist es wohl nur eine Frage der Zeit, bis die biochemische Forschung an diesem Ziel ist.

I. Physiologie und Biologie der Nebennieren.

Nach allem, was wir bisher an Physiologischem und Klinischem über die Nebennieren wissen, steht fest, daß es sich bei Rinde und Mark dieses Organs um zwei durchaus verschiedene Zellsysteme handelt. Ihre An- und Ineinanderlagerung ist nach TRENDELENBURG (*12*) u. a. ebenso belanglos für ihre funktionellen Leistungen, wie die nahen örtlichen Beziehungen der LANGERHANSschen Inseln zum übrigen Pankreasparenchymgewebe oder der Epithelkörperchen zur Schilddrüse, des Hinterlappens der Hypophyse zum Vorderlappen. Aus diesem Grunde ist eine getrennte Besprechung von Rinde und Mark nicht nur gerechtfertigt, sondern notwendig.

A. Nebennierenrinde.

a) Morphologische Bemerkungen.

Die Verschiedenheit der Zellsysteme der Rinde und des Marks erhellt schon aus den entwicklungsgeschichtlichen und morphologischen Verhältnissen der Nebenniere. Die Rinde stammt vom Mesoderm, das Mark vom Ektoderm ab. Bei den Fischen sind das Interrenalsystem (der Rindenanteil) und das Adrenalsystem (der Markanteil) örtlich vollkommen voneinander getrennt. Wirbellose weisen kein der Nebennierenrinde entsprechendes Gewebe auf. Von den Amphibien an sind beide Organsysteme vereinigt, bei manchen Reptilien und bei den Vögeln innig miteinander verflochten. *Ontogenetisch* entstehen die Nebennierenrindenzellen aus dem Mesoderm am Kopfende der Urniere. Bemerkenswert ist die *nahe örtliche Verwandtschaft der Anlage der Nebennierenrinde zu der der Keimdrüsen.* Vom Sympathicus stammende Zellen wandern in das Nebennierenrindengewebe ein und bilden das Mark. Rinde und Mark unterscheiden sich bekanntlich durch ihre Farbe: die Rinde ist durch ihren Gehalt an Fetten und Lipoiden, besonders Cholesterin, weiter an gelbem Pigment, gelb; das Mark ist weißlichgrau gefärbt.

Das *Gewicht* der Nebennieren ist bei der Geburt ein relativ sehr hohes, es beträgt etwa 4 g. Schon zu diesem Zeitpunkt sind die Nebennieren aber bereits als involviert zu betrachten, waren sie doch im zweiten Fetalmonat bedeutend größer als die Nieren (s. KRAUS) (*13*). Bald nach der Geburt machen die Nebennieren des Menschen bestimmte Wandlungsprozesse durch: eine physiologische Involution der inneren Rindenschichten, die gegen Ende des ersten Lebensjahres den Höhepunkt erreicht. Bei Erwachsenen wiegen beide Organe zusammen durchschnittlich 10 g [nach MATERNA (*14*) zwischen 5 und 13 g].

Die *Blutversorgung* der Nebennieren geschieht durch Gefäße aus der Aorta und durch Äste aus den Nieren- und Zwerchfellarterien. Die Venen sollen einen Sperrmechanismus enthalten, um den Blutabfluß in die Zentralvene eindämmen zu können. Die Durchblutung ist eine sehr reichliche. Dasselbe gilt von der Lymphgefäßversorgung. Auch die *nervöse* Versorgung mit sympathischen Nerven ist eine außerordentlich gute. Die Nerven stammen meist aus dem Plexus coeliacus, haben dadurch also Beziehungen zu den Nervi splanchnici wie zum Vagus, die ihrerseits direkt im Plexus suprarenalis vertreten sind (KRAUS). Es kommen markscheidenhaltige und markscheidenlose Nervenfasern vor. Am stärksten ist das Mark versorgt; jede einzelne chromaffine Zelle wird vom Terminalreticulum erfaßt [SUNDER-PLASSMANN (*15*)].

Der *histologische Aufbau der Nebennierenrinde* ist bekannt. Unter der Nebennierenkapsel liegt die Zona glomerulosa. Es folgt die den stärksten Lipoidgehalt aufweisende Zona fasciculata, der sich zum Mark hin die Zona reticularis anschließt. Die reichliche Versorgung mit Capillaren, die von einem Reticuloendothel ausgekleidet sind (*16*), ist am stärksten in der Zona reticularis; in dieser finden sich auch die meisten Nervenfasern der Rinde. — Die Zona glomerulosa soll die „Keimschicht" der Nebennierenrinde sein, die Zona reticularis die „Verbrauchsschicht", da in ihr Zellen regelmäßig zugrunde gehen (nach KRAUS).

Von großer Bedeutung vor allem für krankhafte Verhältnisse ist das Vorkommen von *akzessorischem Rinden- (Interrenal-) Gewebe.* Meist ist es lediglich aus Zellen von der Art der Nebennierenrinde zusammengesetzt, ohne Beimengung von chromaffinen Zellen. Nach POLL (*17*) gibt es drei Gruppen solchen akzessorischen Rindengewebes. Die eine findet sich in der Nebennieren- und Nierenregion, die andere im Retroperitonealraum, die letzte in der Genitalgegend (Lig. rotundum, Samenstrang, Zwischenhoden und Nebenhoden). *Nach*

Entfernung der Nebennieren kann sich dieses akzessorische Gewebe kompensatorisch vergrößern.

Von welchen Zellen der Nebennierenrinde das jetzt herstellbare *Rindenhormon* abgegeben wird, ist nicht bekannt. Sicher ist, daß die Lipoide und die Cholesterinester keine inkretorische Funktion besitzen. Daß ihnen eine *entgiftende Funktion* zugeschrieben werden kann (*18, 19*), ist auch nicht sehr wahrscheinlich (*20*).

b) Chemie und Resorption des Nebennierenrindenhormons.

Ein rein dargestelltes Nebennierenrindenhormon gibt es bisher noch nicht, doch scheint man diesem Ziele nahe zu sein. KENDALL (*21*) und Mitarbeiter wollen bereits das Hormon in krystallisierter Form isoliert haben, mit der Bruttoformel $C_{20}H_{30}O_5$. Die wirksamsten Rindenauszüge sind außer von HARTMAN (1927), ROGOFF und STEWART (*22*) (1928), von SWINGLE und PFIFFNER (*23*) (1931) hergestellt worden. Mit ihrer Hilfe gelingt es, die Symptome des Nebennierenrindenausfalles völlig zu beheben und sowohl rindenlose Tiere wie addisonkranke Menschen am Leben zu erhalten (THADDEA u. v. a.).

Diese Rindenpräparate („Interrenin, Cortin, Cortigen, Eucortone nach SWINGLE") sind eiweiß- und lipoidfrei; sie enthalten ebenso wie die menschliche Nebennierenrinde *kein* Adrenalin, auch keine Ascorbinsäure.

Gewinnung. Frische Rindernebennieren werden mit organischen Lösungsmitteln extrahiert. Das Adrenalin wird mittels Filtration durch Permutitröhren entfernt.

Das Rindenhormon ist alkohol- und wasserlöslich, bei 80° wird es zerstört. *Ob es sich bei ihm um einen einheitlichen Stoff handelt, ist fraglich.* SCHMITZ und KÜHNAU (*24*) stellten fest, daß das Rindeninkret, das in den Extrakten der Nebenniere enthalten ist, aus mindestens drei Komponenten zusammengesetzt ist.

Der *Nachweis* der Wirkung von Hormonpräparaten ist bislang nur am biologischen Testobjekt möglich. Vorläufig dient als *Maßeinheit die lebensverlängernde Wirkung auf nebennierenexstirpierte Tiere* (meist Hunde). Diese Wirkung ist die bisher einzige absolut spezifische [REISS (*25*)].

Das Rindenhormon ist auch peroral wirksam; jedoch benötigt man viel größere Mengen als bei parenteraler Zufuhr. Eine Speicherung des Hormons findet nicht statt. Im Harn ist es nach subcutanen Gaben nicht nachweisbar, so daß angenommen werden muß, daß das Hormon im Stoffwechsel zerstört wird. Die Angabe einiger Autoren, auch im normalen menschlichen Harn seien Stoffe mit Nebennierenrindenhormonwirkung vorhanden, muß vorerst noch als nicht gesichert bezeichnet werden. — Über die Bedeutung des reichen Gehalts der Nebennierenrinde an *Vitamin C* ist unten einzugehen.

c) Folgen des Nebennierenrindenmangels und Wirkungen der Nebennierenrindenhormonzufuhr.

1. Die Lebensnotwendigkeit des Rindengewebes.

Daß *die Nebennierenrinde ein für die Erhaltung des Lebens notwendiges Gewebe* darstellt, ist naturgemäß nicht durch die Exstirpation der Mark und Rinde enthaltenden Nebennieren zu beweisen. Hier kamen vorerst Tiere in Betracht, bei denen die Rinde vom Mark örtlich getrennt liegt. BIEDL (*26*) und KISCH (*27*) zeigten in Exstirpationsversuchen an *Selachiern,* daß auf die Entfernung des Interrenal- (Rinden-) Gewebes eine zunehmende Muskelschwäche einsetzt, daß Muskelkrämpfe hinzutreten und daß nach wenigen Tagen der Tod infolge Atemstillstands erfolgt.

In Versuchen an *Säugetieren* (*28*) ergab sich, daß die einzeitige Nebennierenexstirpation bei den Tieren, die kein akzessorisches Rindengewebe aufweisen, ausnahmslos, bei Hunden schon nach 14 Stunden und früher, zum Tode führt. Bekanntlich hatte dies bereits Brown-Séquard festgestellt. Die Tiere überlebten den Eingriff nur, wenn entweder, wie z. B. bei Ratten und Mäusen, weniger bei Kaninchen, genügend akzessorisches Rindengewebe vorhanden war, oder wenn ein kleines Stückchen Rinde, etwa $^1/_8$, zurückgelassen wurde. Daß zweizeitig operierte Tiere länger überlebten als einzeitig operierte, ist nach Trendelenburg (*28*) und anderen auf die starke kompensatorische Hypertrophie des Rindengewebes der zweiten Nebenniere *und* des akzessorischen Gewebes zurückzuführen.

Die sichere Bestätigung der Lebenswichtigkeit der Nebennierenrinde erbrachten aber erst die Versuche mit Rindenextraktzufuhr (*29, 30, 31*). *Gab man nebennierenlosen Tieren Rindenhormon, so konnten sie beliebig lange am Leben erhalten werden,* auch solche Tiere, die kein akzessorisches Rindengewebe außerhalb der Nebennieren besaßen. Ja, man vermißte jegliche Ausfallssymptome. Nicht bei allen Tieren konnte indessen die Extraktzufuhr heilend wirken, so z. B. nicht bei Katzen und Kaninchen, und, wenn die Ausfallssymptome schon eine gewisse Zeit bestanden. Es ist das wohl auf die Entstehung irreversibler Stoffwechselabbauprodukte oder auf eine nicht rückgängig zu machende Schädigung eines Körperorgans, vielleicht der Niere, zurückzuführen [Reiss (*32*)] und mit den Verhältnissen beim *menschlichen Morbus Addison* zu vergleichen. Auch hier kommt bekanntlich der Rindenextraktzufuhr keine regelmäßige oder dauernde Wirkung zu.

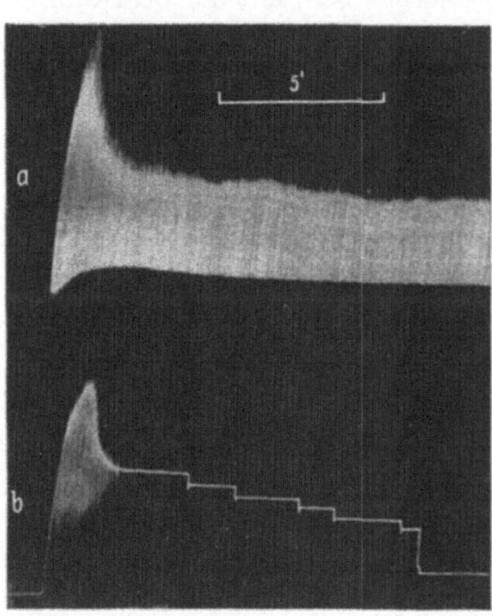

Abb. 11. Adynamie nach Nebennierenrindenverlust. Obere Kurve: Muskelermüdung eines normalen Meerschweinchens. Untere Kurve: Muskelermüdung 4 Stunden nach Nebennierenentfernung. (Nach G. Kühl: Pflügers Arch. **215**, 277 (1927).]

Falls nebennierenexstirpierte Tiere, die genügend akzessorisches Gewebe aufweisen oder denen Rindenextrakt zugeführt wird, nach geringfügigen Eingriffen plötzlich sterben, so ist dies wohl auf „Versagen der Notfallsfunktion des Adrenalins“ (Reiss) zu beziehen (s. unten).

Steht nach all diesen Versuchen die Lebensnotwendigkeit des Rindengewebes fest, die hierfür in Frage kommende *Qualität der Rindenfunktion* ist noch nicht eindeutig geklärt. Im folgenden seien die zahlreichen Erscheinungen, die mit dem Nebennierenrindenausfall einhergehen, und die Wirkungen der Hormonzufuhr etwas ausführlicher behandelt, da es sich hier um ein sehr junges Wissensgebiet handelt, das in der Zukunft sicherlich eine größere praktische Wichtigkeit erlangen wird.

2. Muskelschwäche.

Die Schwäche der Muskulatur, die sog. *Adynamie,* steht beim Menschen und beim Tier im Vordergrund der Nebennierenrindenausfallserscheinungen. Die Muskeln sind viel weniger leistungsfähig bzw. viel stärker ermüdbar als die eines normalen Organismus. Es ist das durch die verschiedensten Methoden, meist mit elektrischer Reizung, festgestellt worden. Die Abbildung eines Versuches von Kühl (*33*) (elektrische Reizung des Gastrocnemius des Meerschweinchens) möge dieses wichtige Symptom verdeutlichen (Abb. 11).

Intravenöse Zufuhr von Rindenhormon behebt die Muskeladynamie deutlich (KÜHL u. a.).

Wie ist die Muskelermüdung nebennierenloser Tiere zu erklären? Nach Untersuchungen von THADDEA (*34*) ist sie auf *Störungen im Muskelchemismus* zu beziehen.

Der Glykogengehalt faradisch gereizter Muskeln von nebennierenlosen Meerschweinchen ist geringer als der von faradisch gereizten Muskeln normaler Tiere. Dies bedingt auch eine Verminderung der Milchsäurebildung und des Phosphagenzerfalls.

Auch REISS (*35*) betont, daß die gesteigerte Muskelermüdbarkeit eine *Folgeerscheinung* des veränderten Stoffwechsels, nicht etwa ein Primärsymptom, darstellt.

Ob die Muskelleistungsfähigkeit *normaler* Tiere nach Zufuhr von wirksamem Rindenextrakt gesteigert werden kann, ist strittig. KÜHL und THADDEA konnten mit ihren Präparaten keine Wirkung erzielen.

3. Atmung.

Von manchen Autoren, wie z. B. von BORNSTEIN und HOLM (*36*), wird die *Änderung der Atmung* als besonders kennzeichnend für den Ausfall der Nebennierenrinde angesprochen. Nach Nebennierenexstirpationen komme es zu einer Überventilation mit ihren Folgen: Verminderung des Sauerstoffverbrauches der Tiere, Tod durch Atemstillstand. Doch sind die Angaben über Veränderungen der Atmung nicht einheitlich. Die meisten Untersucher, so auch THADDEA (*37*), stellten eine *Verlangsamung und Vertiefung der Atemfrequenz* fest. Diese schreitet bis zum Tode fort. Durch Zufuhr von Rindenextrakt ließ sich eine normale Atmung wieder herstellen. Wahrscheinlich ist also nur im Beginn des nebennierenlosen Zustands eine Atmungsbeschleunigung vorhanden. — Nebennierenlose Tiere sind stark empfindlich gegen Sauerstoffmangel.

Nach REISS (*38*) sind die *Atemänderungen Folgen einer Stoffwechselstörung*, die ihren Ausdruck in einer Senkung der Alkalireserve findet.

4. Kreislauf.

Die Zusammenhänge der Nebennieren*rinde* mit den nach Nebennierenexstirpation auftretenden *Änderungen des Kreislaufs*, vor allem der Blutdrucksenkung, sind noch wenig geklärt. Untersuchungen von THADDEA (*39*) ergaben, daß die *Blutdrucksenkung* nach Entfernung der Nebennieren bei gleichzeitiger Zufuhr von Rindenextrakt viel geringer ausfällt, sich also *teilweise kompensieren* läßt. Er deutet diesen Befund in der Richtung der Beseitigung eines Ausfallssymptoms der fehlenden Rinde. — Bei *normalen* Tieren ließ sich keine Wirkung auf den Blutdruck erzielen.

5. Wachstum.

Beziehungen der Nebennierenrinde zum *Wachstum* liegen sicher vor. Das zeigen schon die enormen Einflüsse, die Nebennierenrindengeschwülste auf die Entwicklung und die sexuelle Frühreife der betreffenden Träger ausüben. *Die Nebennierenrinde sendet ebenso wie die Hypophyse und die Schilddrüse Wachstumsimpulse aus.*

Kennzeichnend für Rindenausfall ist die *nach Nebennierenentfernungen* zu beobachtende *Abmagerung* der Tiere. Sie ist nicht lediglich auf Mangel an Freßlust zurückzuführen, da sie auch nach einseitiger Exstirpation zustande kommt, nach der sich eine Störung in der Nahrungsaufnahme nicht bemerkbar macht (*40*). Jugendliche Tiere bleiben, falls sie die Nebennierenentfernung länger überleben, im Wachstum deutlich *zurück* (*41*).

Zufuhr von Rindenextrakt an junge *normale* Meerschweinchen ergab eine *bedeutende Gewichtssteigerung* im Vergleich zu unbehandelten Tieren; desgleichen war die Wirkung auf das *Wachstum* eine „äußerst günstige" und *spezifische* (THADDEA). Auch bei Tieren, die ihr Wachstum abgeschlossen hatten, war eine Gewichtsvermehrung erzielbar. Vitamin-C-frei ernährte Meerschweinchen nahmen, wenn sie gleichzeitig mit Rindenhormon behandelt wurden, weniger an Gewicht ab (*42*). — Doch wurden nicht von allen Forschern wesentliche Wirkungen auf das Wachstum durch Rindenhormongaben gesehen. — Die *Metamorphose* des Axolotl wird anscheinend durch Rindenhormon beschleunigt (*43*).

Ob die Nebennierenrinde *unmittelbar oder auf dem Umweg über andere innersekretorische Drüsen,* z. B. die Hypophyse, in die für das Wachstum in Frage kommenden Stoffwechselfunktionen eingreift, ist nach THADDEA noch nicht geklärt.

6. Stoffwechsel.

Die nach Nebennierenentfernung bzw. nach Zufuhr von Rindenhormon auftretenden *Änderungen des Stoffwechsels* sind bisher noch unvollkommen bekannt. Die wichtigsten und vor allem die feststehendsten seien besprochen.

Der **respiratorische Stoffwechsel** ist nach der Exstirpation der Nebennieren eindeutig gestört: *der Sauerstoffverbrauch sinkt langsam ab.* Kurz vor dem Tode kann der Grundumsatz bis auf unter die Hälfte der Norm erniedrigt sein (*44*). Es entspricht dies Verhalten dem beim *Addison*kranken mit Insuffizienzerscheinungen. Gibt man Rindenhormon, so steigt der Grundumsatz wieder an, und zwar unabhängig von der Schilddrüse. Auf dem Ausfall des Marks kann nach TRENDELENBURG die Grundumsatzerniedrigung nicht beruhen. Nach REISS (*45*) ist aber auch *fraglich, ob hier spezifische hormonale Wirkungen der Rinde vorliegen.* Wohl mit Recht verweist er auf die Schwere des ganzen Krankheitsbildes, bei der ein Sinken des Sauerstoffverbrauchs kaum verwunderlich sei.

Daß bei Kaninchen, Mäusen und Ratten der Grundumsatz nach der Nebennierenentfernung unter Umständen sogar gesteigert wird, hängt wohl mit dem akzessorischen Rindengewebe, das diese Tiere besitzen und das hyperplasiert, zusammen.

Zu der Senkung des Sauerstoffverbrauchs kommt bei nebennierenexstirpierten Tieren eine ausgesprochene *negative spezifisch-dynamische Eiweißwirkung* hinzu (*46*).

Bei *normalen* Tieren sollen Rindenextrakte den Sauerstoffverbrauch steigern, doch sind die Angaben widersprechend. Die Verhältnisse bedürfen noch der Klärung. — Bei kurzfristigen Versuchen an Kaninchen wurde nach Zufuhr von Rindenhormon ein Gleichbleiben des Sauerstoffverbrauchs, aber ein *Absinken des respiratorischen Quotienten* festgestellt. Man schloß daraus auf eine Einsparung an Kohlehydraten, damit auf eine *adrenalin-antagonistische Wirkung* (*47*).

Von Veränderungen des **Eiweißstoffwechsels** bei nebennierenlosen Tieren ist die *Vermehrung des Reststickstoffgehalts des Blutes und der Gewebe* (Leber, Muskeln) bemerkenswert. Sie geht in der Höhe parallel der Schwere der Ausfallserscheinungen. Nach HARROP (*48*) soll dies so ausgeprägt sein, daß *eine Vermehrung des Reststickstoffs über 50 mg-% für Beginn der Nebenniereninsuffizienz spricht.* THADDEA bezeichnet die Veränderungen des Reststickstoffes als *spezifisch* für die Nebennierenexstirpation. Durch Gaben ausreichender Rindenhormonmengen erhielt er wieder eine Annäherung an die normalen Werte.

Auch REISS (*49*) glaubt, besonders auf Grund der Befunde einer stärkeren Leberautolyse bei nebennierenlosen als bei normalen Tieren, daß die Vermehrung des Reststickstoffes bei nebennierenexstirpierten Tieren nicht lediglich Folge der Bluteindickung, sondern auf einen tatsächlich gesteigerten Eiweißabbau zu beziehen sei.

Daß der **Fett- und Lipoidstoffwechsel** durch die Entfernung der Nebennieren deutlich gestört sein muß, ist bei dem Lipoidreichtum der Rinde von vorneherein anzunehmen. Nach ASCHOFF (*50*) hat die Rinde eine große Bedeutung für den Cholesterinumsatz, auch wenn nach ihm das Cholesterin hier wohl nicht, wie CHAUFFARD (*51*) annimmt, gebildet, sondern nur gespeichert werde.

Nach der Nebennierenentfernung wird der *Cholesterinspiegel* des Blutserums fast regelmäßig *erhöht* gefunden (*52*); vor allem sind hier die Ester beteiligt. Das Gesamtcholesterin der Leber und der quergestreiften Muskulatur nimmt ab, insbesondere auch das freie Cholesterin. Führt man Rindenhormon zu, so sind die Veränderungen reversibel. Woher das nach der Exstirpation vermehrte Serumcholesterin stammt, ist noch unklar. Nach THADDEA ist eine pathologische Ausschwemmung aus lebenswichtigen Organen infolge mangelnder Fixierung wahrscheinlich.

Umgekehrt ist bei *normalen* Tieren *auf Rindenhormonzufuhr* eine *Erniedrigung des Serumgesamtcholesterins* feststellbar. Wieder sind es die Ester, die hier vor allem in Betracht kommen (THADDEA).

Schädigte man das Reticuloendothel mit Tusche, so war die Senkung des Serumcholesterins nach Extraktzufuhr nur unbedeutend (*53*).

Die von vielen Autoren und in vielerlei Versuchen festgestellte Hypertrophie der Nebennierenrinde auf Cholesterinfütterung oder bei sonstiger Störung des Lipoidstoffwechsels beruht nach REISS auf Erhöhung des Blutcholesterinspiegels. Senkte man durch Zufuhr von Rindenextrakt nun den an sich bei der B-Avitaminose deutlich erhöhten Cholesterinspiegels des Blutes, so konnte auch die sonst bei Beri-Beri-Tauben feststellbare Hypertrophie der Rinde verhindert werden (*54*).

Gab man Mäusen längere Zeit Rindenhormon, so stieg das Gesamtcholesterin im Körper an [REISS (*55*)].

Es ist aus diesen und aus den oben angeführten Versuchen THADDEAs zu folgern, daß *die Nebennierenrinde eine gewebscholesterinfixierende Wirkung besitzt.*

Ob das Nebennierenrindenhormon in seiner Einwirkung auf den Lipoidstoffwechsel nicht einheitlicher Natur ist, sondern, wie anfangs erwähnt, nach SCHMITZ und KÜHNAU (*56*) in drei verschiedene und verschieden auf diesen Stoffwechsel einwirkende Fraktionen aufzuteilen ist, muß noch weiter geklärt werden.

Das von HUECK (*57*) festgestellte *Schwinden der Fettdepots nach Nebennierenentfernung* ist wahrscheinlich der Grund für den Gewichtsverlust dieser Tiere. *Zufuhr von Rindenhormon* bewirkt *Vermehrung des Körperfettes* (*58*).

Außer der bekannten Wirkung des Nebennieren*marks* auf den **Kohlehydratstoffwechsel** kommt auch der *Rinde* ein Einfluß zu. Nach der *Nebennierenentfernung sinkt der Blutzucker- und der Glykogengehalt* der Leber und Muskeln deutlich ab, jedoch erst in späteren Stadien. Die Leber kann auch nach reichlicher Zuckerzufuhr kein Glykogen mehr bilden (*59*). Die *Blutmilchsäure steigt an.* Führt man Rindenhormon zu, so können diese Störungen vollkommen behoben werden. Nach THADDEA (*60*) ist hier Angriffspunkt und Erfolgsorgan die Leber mit ihrem Bestand an Glykogen, bzw. es sind die Glykogendepots des Körpers überhaupt. — Auch beim *normalen* Tier und beim Menschen *steigt* nach Rindenextraktzufuhr der *Blutzucker.*

Eine Adrenalinbeimengung zu den Extrakten kommt bei dieser Wirkung nicht in Frage. Auch ist die Wirkungsart des Adrenalins eine andere: es steigert den Blutzucker kurz und vorübergehend, während Rindenhormon erst nach 6—8 Stunden die Höhe der Wirkung erreicht (*61*).

Nicht nur das Nebennierenmark, auch die Rinde hat demnach einen deutlichen regulierenden Einfluß auf den Kohlehydratstoffwechsel.

Bezüglich des **Intermediärstoffwechsels** ist der wichtigste Befund das regelmäßige *vermehrte Auftreten von Ketokörpern* (β-Oxybuttersäure, Acetessigsäure und Aceton) im Blut nach Entfernung der Nebennieren. Sie können schwere

Vergiftungszustände, unter Umständen das sog. *Nebennierenkoma* bedingen. Nach Untersuchungen von THADDEA (*62*) kann Rindenhormon die Werte annähernd wieder zur Norm zurückbringen.

Auch der **Mineralstoffwechsel** ist nach der Nebennierenexstirpation deutlich gestört. Die Na- und Cl-Konzentration des Blutes sinkt ab; nach Rindenextraktzufuhr ist ein Wiederanstieg zu bemerken (*63*). Die Kochsalzausscheidung durch den Harn steigt bei der Katze an. Die Ergebnisse der Untersuchungen des NaCl-Gehalts von Organen und Geweben sprechen dafür, daß dem nebennierenlosen Organismus die Fähigkeit einer normalen Regulation seines Kochsalzhaushalts verloren gegangen ist: „*Die Nebennierenrinde ist offenbar regulierendes Organ des NaCl-Stoffwechsels*" (THADDEA).

Man hat versucht, durch Kochsalzzufuhr die Nebennierenrindenausfallssymptome zu beeinflussen. Das gelingt aber wirksam nur bei gleichzeitigen Gaben von Rindenhormon, da ohne dieses das zugeführte NaCl rasch wieder ausgeschieden wird. — Auf die interessanten Versuche mit gleichzeitigen Gaben von Kochsalz und Natriumbicarbonat kann hier nur verwiesen werden (*64*). Es gelang hiermit, nebennierenlose Hunde *ohne* Rindenpräparate mehrere Monate am Leben zu erhalten.

Während *Natrium* und *Chlor* des Körpers im Verlauf der Nebenniereninsuffizienz schwinden, ist der *Kaliumgehalt* meist sehr stark *erhöht*. Es kommt zu einer Störung des Na-K-Gleichgewichts.

Der *Calciumgehalt* des Serums ist nach Nebennierenentfernung vermehrt, nach Rindenhormonzufuhr läßt sich auch beim normalen Tier eine Senkung erzielen (*65*). — Der *anorganische Phosphorgehalt* des Serums nimmt entsprechend der Schwere der Ausfallserscheinungen zu, anscheinend sind auch die *Magnesiumwerte* erhöht.

Man hat der Nebennierenrinde eine *schwefelspeichernde* Wirkung zugesprochen [LOEPER (*66*)]. Nach Nebennierenentfernung kommt es dementsprechend zu einer Steigerung des Blutschwefelgehalts, bei Rindenhormonzufuhr zu einer Senkung.

Auch der **Glutathionhaushalt** des Körpers wird durch die Nebennieren beeinflußt. Sie sind das an Glutathion reichste Organ des Körpers und spielen nach THADDEA bei der Bildung des Glutathions wahrscheinlich wesentlich mit. Zufuhr von Rindenhormon bedingt ein Ansteigen des Glutathiongehalts des Blutes (*67*). Möglicherweise spielt das Glutathion bei der Funktion des Rindenhormons irgendwie mit.

Das **Säurebasengleichgewicht** des nebennierenlosen Organismus ist infolge der oben angeführten Anhäufung intermediärer saurer Stoffwechselprodukte im Blut im Sinne einer *Azidose* verändert. Die Alkalireserve des Blutes ist vermindert, das p_H nach der sauren Seite verschoben. Wiederholte Zufuhr von Rindenextrakt führt zur Steigerung des Bicarbonatgehalts des Blutes (*68*). *Die Nebennierenrinde übt also wohl auch einen wichtigen Einfluß bei der Regulierung des Säurebasengleichgewichts aus* (THADDEA).

7. Wasserhaushalt.

Anschließend an die Veränderungen des Stoffwechsels sei über den *Wasserhaushalt* berichtet. Ähnlich wie das Schilddrüsen-, das Inselzellen- und das Hypophysenhinterlappenhormon hat auch die Nebennierenrinde einen regulierenden Einfluß auf den Wasserhaushalt. Nach der Nebennierenentfernung ist regelmäßig eine *Verminderung des Blutwassergehalts* festzustellen. Der Wassergehalt mancher Gewebe (Leber und Muskeln) nimmt dementsprechend zu. Zufuhr von Rindenhormon behebt diese Störungen [THADDEA (*69*)].

Die Nieren können für den erhöhten Plasmaverlust des Körpers nicht angeschuldigt werden, denn die Urinsekretion nimmt bei nebennierenlosen Tieren ab. Auch eine Steigerung der Ausscheidung durch den Magen-Darmkanal kommt kaum in Frage. Nach SWINGLE (s. unten) und THADDEA *beruht der Plasmaverlust auf erhöhter Capillardurchlässigkeit und Abstrom in die Gewebe.*

Daß die Nebennierenrinde für die *Regulation der Permeabilität* von großer Bedeutung ist, erhellt auch aus Hautquaddeluntersuchungen (*70*). Das Hautquellvermögen nimmt nach Nebennierenentfernung ab; ebenso ist die Quaddelresorption verkürzt. Hier kommt auch dem jeweiligen Gehalt der Haut an Kochsalz eine Bedeutung zu.

Die *Nieren* sollen nach Nebennierenexstirpation stellenweise Hämorrhagien und trübe Schwellung aufweisen, die Harnkanälchen fettig degeneriert sein (*„Lipoidnephrose"*). Im Urin findet man eine leichte Albuminurie (*71*).

8. Blutzusammensetzung, -konzentration und -gerinnung.

Eng mit den Störungen des Wasserhaushalts sind die der *Zusammensetzung des Blutes* verbunden. Es wurde schon auf die Verminderung des Blutwassergehalts, d. h. die *starke Bluteindickung*, hingewiesen. Statt 65% bei normalen Tieren macht bei nebennierenlosen Katzen die Plasmamenge des Blutes nur noch 57% aus (*72*). Dementsprechend nimmt die Zahl der Erythrocyten und der Hämoglobingehalt nach der Nebennierenentfernung erheblich zu. Zeichen für eine Regeneration von roten Blutkörperchen fehlen (*73*). Auch die Leukocyten sollen entsprechend der Bluteindickung zunehmen; es findet sich eine relative Lymphocytose. Alle diese Veränderungen sind nicht nach Adrenalin-, nur nach Rindenhormonzufuhr reversibel (*74*).

THADDEA spricht auf Grund von Versuchen mit dem Fiebermittel Tetrahydronaphthylamin der Nebennierenrinde eine „entscheidende Bedeutung für das Zustandekommen einer neutrophilen Reizleukocytose" zu.

Er konnte auch bei durch laktovegetabile Ernährung anämisch gemachten Katzen diese Anämie durch Rindenhormonzufuhr kompensieren (*75*). In gleichem Sinne sprechen die günstigen Ergebnisse CATELS (*76*) mit peroraler Darreichung roher Nebennierenrinde bei sekundären Anämien des Säuglings und bei Frühgeburtenanämien.

Nach SWINGLE (*77*) ist *der Verlust an Blutflüssigkeit als Kardinalsymptom der Nebenniereninsuffizienz* anzusehen. Die Regulation des Blutvolumens soll die Hauptfunktion des Nebennierenrindenhormons darstellen. Wir verwiesen bereits auf die gleichartigen Versuchsergebnisse THADDEAS, der ebenfalls die *Störung der Permeabilität* bei der Nebenniereninsuffizienz in den Vordergrund stellt.

In der Tat sind nebennierenlose Tiere schon durch ganz geringfügige Aderlässe, die bei einem normalen Tier nichts ausmachen würden, aufs höchste gefährdet. Aus dem Zustand solcher schwerster Prostration kann sie dann nur die Rindenhormonzufuhr retten. Nach REISS (*78*) ist es aber noch *fraglich, ob hier*, wie SWINGLE meint, *ein Kardinalsymptom vorliegt.* Die besonders starke Durchlässigkeit der Capillarwände des nebennierenexstirpierten Tieres könnte durch Veränderungen des Stoffwechsels und, noch wahrscheinlicher, durch Anhäufung körpereigener toxischer Abbauprodukte bedingt sein.

Der Bluteiweißgehalt ist nach Nebennierenentfernung kaum verändert, stärker die *Viskosität* des Blutes, die erheblich zunimmt (*79*). — Die *Blutgerinnungszeit* soll bei nebennierenlosen Tieren beträchtlich beschleunigt, bei gleichzeitiger Rindenhormonzufuhr praktisch normal sein (*80*). Die Thrombocytenwerte des Blutes sind nach der Exstirpation der Nebennieren erhöht. Über den Fibrinogengehalt gehen die Befunde auseinander.

9. Wärmeregulation.

Die *Wärmeregulation* wird außer von der Schilddrüse auch von den Nebennieren beeinflußt. Die *Körpertemperatur* sinkt bei nebennierenexstirpierten

Tieren sehr stark und typisch ab; Rindenhormonzufuhr bessert dieses Ausfallssymptom weitgehend [Reiss (*81*)]. Es ist aber noch nicht ganz entschieden, ob und welche Rolle hier das Adrenalin spielt. Hartman (*82*) und Thaddea (*83*) konnten durch Adrenalin keinerlei Einfluß auf die Temperatursenkung gewinnen, nur durch Rindenhormon.

Worauf die Störung der Wärmeregulation beruht, ist noch nicht klar gestellt. Nach Thaddea ist bei Fehlen der Nebennierenrinde eine völlig mangelhafte Wärmeeinsparung und eine geschädigte chemische Wärmeproduktion anzunehmen.

10. Resistenz gegenüber Infektionen, Intoxikationen und Avitaminosen.

Schon Brown-Séquard hatte über im Blut nebennierenloser Tiere enthaltene „Giftstoffe“ berichtet. Nach ihm haben sich zahlreiche Untersucher mit diesem Problem, dem *Zusammenhang der Nebennierenrinde mit Entgiftungsvorgängen,* beschäftigt. Der nebennierenlose Organismus ist sowohl gegenüber autogenen, im eigenen Stoffwechsel entstandenen, wie gegenüber exogenen Giftstoffen stark empfindlich.

Eine erhöhte Empfindlichkeit besteht gegenüber zahlreichen *Giften:* Atropin, Diphtherietoxin, Tetanustoxin, Morphin, Nicotin, Kobragift usw., auch gegenüber *Infektionen,* z. B. mit Staphylokokken, Streptokokken, Typhusbacillen (*84, 85*).

Es ist bekannt, daß die Nebenniere und besonders die Rinde auf die verschiedenartigsten Vergiftungen mit histologisch nachweisbaren Schädigungen antwortet. Dietrich (*86*) sieht deshalb in der Rinde einen Reaktionsort gegen infektiös-toxische Schädigungen. Bayer (*87*) bringt die so oft festzustellende Schädigung der Nebennierenrinde bei Infektionen und Intoxikationen mit der sehr starken Durchblutung des Organs zusammen, die höhere Giftmengen an die Zellen herankommen lasse.

Eine Entgiftung der Gifte in der Nebennierenrinde selbst, wie man früher annahm, ist nicht anzunehmen. Es kann nämlich *der Zustand erhöhter Giftempfindlichkeit nebennierenloser Tiere durch Rindenhormonzufuhr beseitigt werden* [Reiss (*88*)]. Ob wirklich nach der Nebennierenentfernung im Blut giftige Stoffe auftreten, ist noch nicht endgültig geklärt.

Trendelenburg und Ehrismann (*89*) konnten eine toxische Wirkung des Blutserums vollkommen nebenniereninsuffizienter Hunde auf das isolierte Froschherz und den isolierten Kaninchendarm nicht feststellen.

In diesem Zusammenhang ist nach der *Bedeutung* des in der Nebennierenrinde bekanntlich so reichlich enthaltenen **C-Vitamins** für die Rolle des Rindenhormons bei Entgiftungsvorgängen zu fragen. Zahlreiche experimentelle Untersuchungen der letzten Jahre haben die besondere Wirksamkeit gleichzeitiger Askorbinsäure- und Rindenhormongaben bei der Bekämpfung infektiös-toxischer Prozesse (z. B. der Diphtherie) erwiesen. Nach Thaddea (*90*) *kommt in der Tat dem gleichzeitigen reichlichen Vorkommen beider Substanzen in der Nebennierenrinde eine wichtige Rolle zu.* Die Ascorbinsäure soll die Rindenhormone vor zu schneller Zerstörung schützen. Man erhält so stärkere und länger dauernde Wirkungen.

Umgekehrt begünstigen Nebennierenrindenextrakte, die keine Ascorbinsäure enthalten, die Ausnützung des im Körper noch vorhandenen C-Vitamins (*91*). So fand man, daß der Skorbut durch Rindenhormonzufuhr günstig beeinflußt wird (*92*), desgleichen die Insuffizienzerscheinungen der B-Avitaminose (*91*). *Es ist also auch bei der Resistenz des Organismus gegen Avitaminosen das Rindenhormon von Bedeutung.* — Betreffs der bisher vorliegenden Beziehungen der Nebennierenrinde zum Vitaminhaushalt müssen wir im einzelnen auf Thaddea verweisen.

Zusammenfassend ist zu sagen, daß *die Nebennierenrinde eine wichtige Funktion bei der Erhaltung und Steigerung der Resistenz des Organismus gegenüber Infektionen, Intoxikationen und Avitaminosen ausübt.*

Toxisch werden von THADDEA (*93*) auch die bei der Sektion nebennierenexstirpierter Tiere oft nachweisbaren Geschwürsbildungen in Magen und Darm aufgefaßt. Daneben ergibt der *Obduktionsbefund* eine allgemeine Kongestion der Baucheingeweide, eine Atrophie der Leberzellen und die oben erwähnten fettig-degenerativen Veränderungen in den Nieren.

Die *Entgiftungstheorie,* die man bezüglich der Nebennierenrindenfunktion aufgestellt hat, ist nach REISS (*94*) aber viel zu allgemein. REISS vergleicht die Verhältnisse mit denen bei den Epithelkörperchen. Auch hier hatte man ursprünglich eine entgiftende Funktion angenommen, so lange, bis die primäre Bedeutung des Calciummangels erkannt wurde.

Alle Symptome des Nebennierenrindenausfalls sind wohl auf eine gemeinsame Ursache, auf bestimmte Veränderungen im Stoffwechsel, zu beziehen (REISS). *Diese würden als das Kardinalsymptom der Nebenniereninsuffizienz anzusehen sein. Sie sind uns bis jetzt noch nicht bekannt.*

d) Beziehungen der Nebennierenrinde zu anderen innersekretorischen Organen.

1. Nebennierenmark. Bei der örtlich so engen Verbindung der Nebennierenrinde mit dem *Nebennierenmark* wäre in erster Linie an Wechselbeziehungen zwischen diesen beiden innersekretorischen Organsystemen zu denken. Doch muß gesagt werden, daß uns bis jetzt wenigstens *nichts über derartige Zusammenhänge bekannt* ist. Weder experimentelle Untersuchungen noch klinische Beobachtungen haben einen Anhaltspunkt für das Bestehen eines Synergismus oder eines Antagonismus ergeben. Über die Ursache der räumlichen Vereinigung von Rinde und Mark sind viele Hypothesen aufgestellt. So solle z. B. jeder Anteil notwendig sein für die Bildung des von dem anderen Teil abgegebenen Hormons usw. Doch spricht gegen solche Hypothesen schon die bei den Selachiern vorhandene örtliche Trennung von Rinden- und Markgewebe, die hier also selbständige Organe darstellen.

2. Geschlechtsdrüsen. Nach *Entfernung der Keimdrüsen* und bei der *Schwangerschaft* ist häufig eine Hypertrophie der Nebennierenrinde festgestellt worden (bei allen Tierarten ?). Die Ausbildung der Rinde soll gleichsinnige Änderungen mit den Zyklen der geschlechtlichen Tätigkeit aufweisen (*95*). Mit *Sexualhormon* gelang es, eine Reifung der infantilen Rinde bzw. bei älteren Tieren eine Wiederverjüngung derselben zu erzielen [POLL (*96*), NÜRNBERGER (*97*)].

Falls Tiere längere Zeit die *Nebennierenexstirpation* überleben, so sollen bei ihnen hochgradige Genitalveränderungen nachweisbar sein [NOVAK (*98*)]: die Ovarien sind kleiner, sie enthalten weniger Follikel als die Kontrollen. Nach LEUPOLD (*99*) bedingt schon die Entfernung nur einer Nebenniere eine Degeneration der Eizellen. Bei nebennierenexstirpierten Rattenweibchen sollen die Brunstzyklen völlig sistieren, Rindenhormon behebt die Störung (*100*).

Die bisher vorliegenden Beobachtungen über die *Wirkung von Rindenextrakten* bei *normalen* Tieren sind noch sehr uneinheitlicher Natur. Nach REISS (*100*) ist aber anzunehmen, daß in der Nebennierenrinde eine besondere *gonadotrope Komponente* gebildet wird, die anscheinend bei der gonadotropen Wirkung des Prolans eine Rolle spielt. Möglicherweise wird auch ein für die *Lactation* notwendiger Wirkstoff in der Rinde gebildet. ASHER (*101*) schreibt der Nebenniere einen Einfluß auf die Entwicklung der sekundären Geschlechtsmerkmale zu.

Dafür, daß *zwischen Nebennierenrinde und Keimdrüsen enge Beziehungen* bestehen, sprechen besonders auch *klinische Befunde*, auf die wir weiter unten eingehen werden.

3. Schilddrüse. Auf die Wechselbeziehungen Schilddrüse—Nebennierenrinde haben wir bereits bei Besprechung der Schilddrüse hingewiesen. *Zufuhr von Schilddrüse* bewirkt einerseits eine Hypertrophie der Nebennierenrinde, andererseits soll sie die Rindenausfallserscheinungen verstärken, den Verlauf der Nebenniereninsuffizienz beschleunigen (*102*).

Gaben von Nebennierenrindenhormon sollen nach experimentellen Stoffwechseluntersuchungen *antagonistisch auf die Schilddrüsenfunktion* einwirken. So wird unter anderem der Glykogenstoffwechsel, sowohl der Leber wie teilweise der quergestreiften Muskulatur, antagonistisch durch beide Hormone beeinflußt. Auch die Symptome von menschlichen Basedowikern sollen durch Rindenhormonzufuhr gebessert werden (*103*), ohne daß hier etwa Ascorbinsäure in Frage kommt. Ein endgültiger Beweis für die Gegensätzlichkeit von Schilddrüse und Nebennierenrinde ist bisher aber noch nicht erbracht. Die Untersuchungen können noch nicht als abgeschlossen gelten. Neuerdings berichtete Oehme über antithyreoide Stoffe der Nebennierenrinde, die weder Vitamin A noch Tyrosin sind.

4. Nebenschilddrüsen, Thymus. Über Wechselbeziehungen zwischen Nebenschilddrüsen und Nebennierenrinde ist kaum etwas bekannt. — Auch die Zusammenhänge Nebennierenrinde — Thymus bedürfen noch sehr der Klärung. Daß die *Nebennierenentfernung* eine Thymushyperplasie bedingt und eine solche auch beim Morbus *Addison* vorhanden ist, erwähnten wir bereits bei der Thymusbesprechung. Sie ist wohl dem Verlust der Nebennieren*rinde* zuzuschreiben (*105*). Die Wirkung auf den Thymus ist also ähnlich wie die nach der Kastration.

Die Angabe, daß *Thymusextraktzufuhr* die Lebenszeit nebennierenloser Katzen um mehr als das Doppelte gegenüber nicht thymusbehandelten Kontrolltieren verlängert (*105*), ist vorläufig, so lange wir noch kein echtes Thymushormon besitzen, mit Zurückhaltung zu betrachten.

5. Hypophyse. Zwischen der Hypophyse und den Nebennieren bestehen enge Beziehungen. *Exstirpation der Hypophyse* führt zu Atrophie der Nebennierenrinde (*106*). Diese restituiert sich wieder bei Behandlung mit Vorderlappenextrakt. Zufuhr von *thyreotropem Vorderlappenhormon* bedingt, wie früher erwähnt, eine auf die gesteigerte Schilddrüsenfunktion zu beziehende Hypertrophie der Nebennierenrinde. Dasselbe gilt vom *gonadotropen Hormon (Prolan)*. Daß die Nebennierenrinde möglicherweise eine mit dem Prolan zusammenwirkende gonadotrope Komponente enthält, führten wir oben an. — Mit dem von Anselmino und Hoffmann (*107*) dargestellten *corticotropen Hormon des Hypophysenvorderlappens* (nähere Angaben siehe Hypophyse), sowie mit dem vielleicht identischen *Melanophorenhormon des Hypophysenvorderlappens* (*108*), ist in gleicher Weise eine Vergrößerung der Nebennierenrinde erzielbar.

Auch bei der menschlichen *Akromegalie* findet sich gelegentlich eine Rindenvergrößerung der Nebennieren, umgekehrt bei der Simmondsschen Krankheit und bei der endokrinen Magersucht eine kleine Nebennierenrinde (*109*).

Rindenhormonzufuhr soll zu besonders den Vorderlappen betreffender Hypertrophie der Hypophyse führen (*110*). Bei der *Addison*krankheit des Menschen sind die basophilen Zellen des Hypophysenvorderlappens als stark vermindert bezeichnet worden (*109*).

6. Inselzellenapparat des Pankreas. Hinsichtlich der Beziehungen zwischen Nebennierenrinde und Inselzellenapparat sei auf die Ausführungen über Kohlehydratstoffwechsel und Nebennierenrinde verwiesen. Nicht nur das Nebennierenmark, auch die Rinde spielt eine Rolle bei der bekannten Gegenregulation gegen die Insulinwirkung. Aber ebenso wie es sich beim Adrenalin nicht um einen *echten* Antagonismus handelt, ist ein solcher wohl auch für das Rindenhormon unwahrscheinlich.

B. Nebennierenmark.

a) Morphologische Bemerkungen.

Unsere bei der Besprechung der Morphologie der Nebennierenrinde gemachten Ausführungen auch über das Mark bedürfen noch einiger Ergänzung. Wir sagten, daß im Gegensatz zum Ursprung der Rinde vom Mesoderm das Nebennierenmark vom Ektoderm abstammt. Die Markzellen treten aus dem in der Nähe der Rindenanlage gelegenen *Sympathicusstamm* heraus. Sie wandern in das Rindengewebe hinein, wo sie sich im 3. Fetalmonat in sympathische Nervenzellen und in chromaffine Zellen differenzieren (*111*). Ein Teil dieser einwandernden Zellen bleibt als *Paraganglien* in der Nähe der Aorta liegen (Paraganglion aorticum = ZUCKERKANDLsches Organ). Von der Zahl der Paraganglien möge die Abb. 12 einen Eindruck vermitteln.

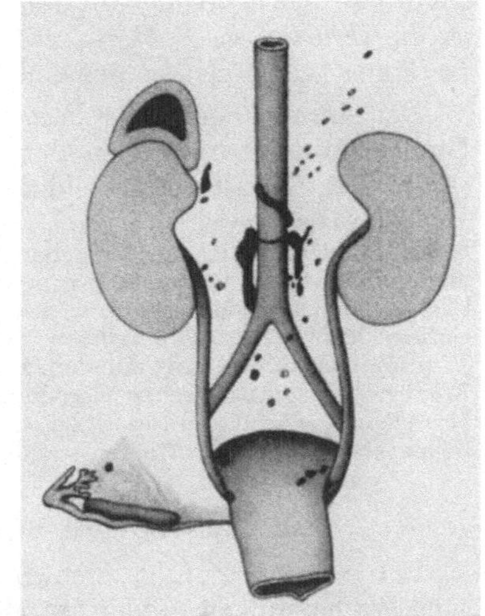

Abb. 12. Paraganglien eines 45 Tage alten Mädchens. Die linke Nebenniere ist entfernt, um die verdeckten Paraganglien sichtbar zu machen. (Nach A. KOHN, bei E. J. KRAUS: W. STOECKELs Handbuch der Gynäkologie, Bd. 9, S. 581. München: J. F. Bergmann 1936.)

Während wirbellose Tiere kein der Nebennierenrinde entsprechendes Gewebe besitzen und auch anderer Produkte der inneren Sekretion ermangeln, können sie sehr wahrscheinlich *Adrenalin* bilden. Über die Verflechtung der Zellen der Rinde und des Marks bei Vögeln und einigen Reptilien berichteten wir bereits oben.

Der *histologische Aufbau des Marks* aus polyedrischen Zellen, die zu unregelmäßiger Balkenform angeordnet sind, ist bekannt. Der Reichtum des Marks an nervösen Gebilden, Nervenfasern (aus den Splanchnici und dem Vagus) und auch reichlich Ganglienzellen, ist ganz erstaunlich. Die Nervenfasern treten in engste Beziehung zu jeder einzelnen Zelle. Es handelt sich um präganglionäre Fasern; nach der Splanchnicusdurchtrennung degenerieren sie bis zu den Enden, an den Markzellen (*114*). — Über die Blutversorgung siehe oben.

b) Chemie des Nebennierenmarkhormons (Adrenalin).

Das Adrenalin war der erste hormonale Stoff, dessen Konstitution klargestellt und dessen Synthese ermöglicht wurde. Es ist ein *Brenzkatechinabkömmling*:

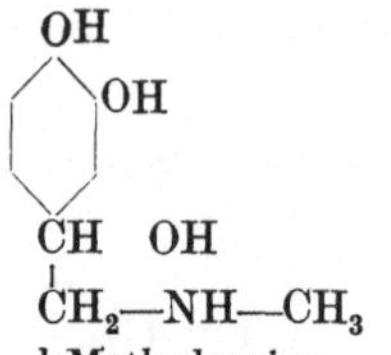

OH
OH

CH OH
CH_2—NH—CH_3
l-Methylamino-aethanol-brenzkatechin.

Es krystallisiert in sphärischen, farblosen Krystallen aus, ist in Wasser sehr wenig löslich und unlöslich in organischen Lösungsmitteln, dagegen leicht löslich in anorganischen und organischen Säuren. Das natürliche Adrenalin ist optisch aktiv, linksdrehend. Rechtsdrehendes Adrenalin findet sich im Körper nicht; seine biologische Wirkung ist, wenn auch gleichartig, so doch viel geringer als die des linksdrehenden. — Auf Zusatz von Säure entstehen aus der Adrenalinbase gut wasserlösliche Salze. Das salzsaure synthetische l-Adrenalin stellt das offizinelle *Suprareninum hydrochloricum* dar (als Lösung 1 : 1000).

Novocainzusatz zu Adrenalinlösungen beseitigt nach LANGECKER (*115*) deren Blutdruckwirkung.

Bei der Oxydation des Adrenalins entsteht ein braunschwarzes Pigment, das chemisch dem Melanin entspricht und das durch gewisse Fermente (z. B. aus Krebsblut, aus Harn von Menschen mit Melanosarkom, aus Leukocyten usw.) schnell gebildet werden kann.

Wie der *Aufbau des Adrenalins* im Körper vor sich geht, ist noch unbekannt (Synthese aus Tyrosin, Bildung aus Dioxy-phenylalanin ?). *Fraglich* ist auch, *ob die chromaffine Substanz des Nebennierenmarks mit dem Adrenalin identisch ist* [REISS (*116*)]. Ist sie nur eine Vorstufe des Adrenalins oder bereits Adrenalin ?

Der *Adrenalingehalt der Nebennieren* wird recht verschieden angegeben. Die Durchschnittswerte für den Menschen betragen für beide Nebennieren 7,3—9 mg (*117*). Der Gehalt ist in beiden Nebennieren fast stets der gleiche.

Der *Adrenalingehalt der Paraganglien* ist je nach der Entwicklungsstufe verschieden. In der Fetalzeit und beim Neugeborenen enthalten sie weit mehr Adrenalin als die Nebennieren, deren Mark noch relativ arm an chromaffiner Substanz ist. Das sich zurückbildende Paraganglion aorticum des erwachsenen Menschen soll frei von Adrenalin sein (*112*). — Geringe Mengen von *chromaffiner Substanz* wurden *auch in manchen sympathischen Ganglienzellen* der Säugetiere gefunden, z. B. im Ganglion cervicale uteri. Doch ist es fraglich, ob Auszüge aus sympathischen Ganglienzellen adrenalinartige Wirkungen aufweisen (*113*). — Das gleiche gilt für die *Carotisdrüse,* die sich aus dem Sympathicus entwickelt und deren Zellen ebenfalls chromaffine Einschlüsse enthalten können.

c) Resorption und Schicksal des Adrenalins.

Bei *peroraler* Zufuhr auch großer Mengen von Adrenalin sind keine Vergiftungserscheinungen, weder am Menschen noch am Tier, zu bemerken. Es weist dies darauf hin, daß nur Spuren zur Resorption gelangen können und, wie z. B. die leichte Pupillenerweiterung bei Katzen beweist, auch gelangen. Nach TRENDELENBURG (*118*) beruht diese geringe Wirksamkeit oral gegebenen Adrenalins weniger auf einer Zerstörung im Magen-Darmtrakt als auf einem Abbau in der Leber.

Hierfür spricht auch eine gewisse glykogenmobilisierende Wirkung. Nach 4 mg per os tritt beim Menschen ein Ansteigen des Blutzuckerspiegels auf.

Rectal zugeführt wirkt Adrenalin viel besser als oral. Die *subcutane* Injektion soll beim Menschen wirksamer sein als beim Tier. Beim Menschen führt eine Adrenalinmenge von 0,005—0,02 mg pro kg meist zu einer Erhöhung des Blutdrucks (*119*, *120*), beim Tier nicht. Die *intramuskuläre* Applikation ist der subcutanen überlegen, der *intravenöse* Weg der beste.

Daß das subcutan gegebene Adrenalin nicht infolge rascher Zerstörung im Gewebe schlechter wirkt als das intravenöse, haben viele Versuche gezeigt. Die guten Erfolge, die BRAUN durch den Zusatz von Adrenalin zu Novocain bei der örtlichen Betäubung erzielte, beruhen ja auf der kontrahierenden Wirkung auf die Capillaren an Ort und Stelle. Das Adrenalin bleibt lange liegen, es fließt langsam mit der *Lymphe* ab. — Nach TRENDELENBURG (*121*) ist es sehr unwahrscheinlich, daß Adrenalin in den Nerven fortbefördert wird, wie das einige Autoren behauptet haben.

Adrenalin *wirkt,* in die Blutbahn gegeben, *sehr rasch: es wird schnell zerstört.* Doch kann der Ort der Zerstörung nicht das Blut selbst sein, da Zusatz von Blut zu Adrenalinlösungen sogar einen Schutz vor zu schneller Oxydation bedeutet. TRENDELENBURG (*122*) hält auf Grund vieler älterer und neuerer Versuche die *Leber* für *das wichtigste Organ beim Adrenalinabbau.*

Unter anderem zeigten Versuche von PAK (*123*), daß bei kontinuierlicher Durchströmung der Leber mit adrenalinhaltigem Blut aus der Pfortader das abfließende Blut viel weniger Adrenalin enthält als das zufließende.

Adrenalin tritt sehr schnell in die Gewebe über, die Capillaren lassen es leicht durch. Für klinische Zwecke ist daher eine dauernde Zufuhr in das Blut zu fordern, soll eine konstant bleibende Erhöhung des Blutdrucks bewirkt werden. Es geschieht dies am besten in Form der *intravenösen Dauerinfusion.*

Eine physiologischerweise unveränderte *Ausscheidung des Adrenalins* durch den Harn ist nach REISS (*124*) als unwahrscheinlich zu bezeichnen. Zumindest geht nur sehr wenig Adrenalin nach intravenöser Zufuhr in den Harn über, wie pharmakologische Untersuchungen ergaben. Über das Schicksal des Adrenalins im einzelnen ist man noch kaum unterrichtet.

d) Nachweis und Auswertung des Adrenalins, Bedingungen der Adrenalinproduktion und -abgabe.

1. Nachweis und Auswertungsmethoden des Adrenalins.

Schon in der Einleitung erwähnten wir die Eisenchlorid- und Bichromatreaktion, die das Adrenalin gibt. Sie sind nicht die einzigen Farbreaktionen und ebenso wie diese nicht für das Molekül spezifisch. Man kann die kolorimetrischen Methoden des *Adrenalinnachweises* nur sehr bedingt für Zwecke der *Auswertung* gebrauchen.

Auch die *chemischen* Methoden des Adrenalinnachweises sind unspezifisch. Nur der *biologische* Versuch sagt, ob der betreffende Stoff wirklich l-Adrenalin ist (*125*). Es gibt eine ganze Reihe biologischer Prüfungsmethoden, von denen eine der wichtigsten der Blutdruckversuch besonders an der Katze darstellt. Aber auch am Frosch- und Ohrdurchströmungspräparat, an der Iris des Frosch- und Warmblüterauges, am ausgeschnittenen Darm oder Uterus ist der Adrenalingehalt einer Flüssigkeit auswertbar [siehe im einzelnen BOMSKOV (*126*)]. REIN (*127*) erwiesen sich als geeignetstes Testobjekt die Gefäße der quergestreiften Muskulatur, deren Durchströmung gemessen wurde.

2. Bedingungen der Adrenalinproduktion und -abgabe.

Beim Nebennierenmark sind wir über die Bedingungen der Sekretproduktion und -abgabe neben der Hypophyse noch relativ am besten von allen innersekretorischen Organen unterrichtet. Es ist jedoch nicht möglich, die *normalerweise* vom Nebennierenmark abgegebene Adrenalinmenge zu bestimmen. Wir wiesen bereits auf die starke Zerstörung des Adrenalins im strömenden Blut hin. Wie Untersuchungen CANNONS (*128*) ergaben, *erfolgt die Adrenalinabgabe nicht kontinuierlich.* Adrenalin wird wohl nur zeitweise, unter bestimmten Bedingungen und in verschiedenem Maß, aus der Nebenniere abgegeben (*129*).

Über diese Bedingungen, also über die Verhältnisse der *geänderten Adrenalinabgabe,* sind wir besser unterrichtet. In erster Linie kommen hier die Zusammenhänge mit dem *Splanchnicus* und *Vagus* in Betracht.

Schon 1897 hatte BIEDL (*130*) nach Reizung des *Splanchnicus* eine vermehrte Ausschüttung blutdruckwirksamer Substanz aus der Nebenniere festgestellt. Viele andere

Untersucher haben mit den verschiedensten Methoden diesen Befund erhärtet. *Splanchnicusreizung löst eine vermehrte Abgabe von Adrenalin aus den Nebennieren aus.* Wie der Mechanismus im einzelnen vor sich geht, ist noch unklar (Wirkung einer durch die Splanchnicusreizung hervorgerufenen stärkeren Durchblutung? (*131*)).

Das *Zentrum* der sympathisch angeregten Adrenalinsekretion soll sich im *Brustmark* befinden und durch am Hirnstamm gelegene Zentren gezügelt werden (*132*).

Auch der *Vagus* ist von Einfluß auf die Adrenalinproduktion bzw. -abgabe. Vagusdurchschneidung soll eine starke Ausschüttung von Adrenalin bedingen (*133*). Bei der Wirkung eines Vagusreizes scheint es auf seine Stärke anzukommen; schwächere Reize sollen die Abgabe von Adrenalin hemmen, mittlere erst hemmen, dann steigern, stärkere steigern.

Es ist nach neueren Untersuchungen aber auch möglich, daß die verschiedenen Resultate der Vagusreizversuche auf verschiedenen Qualitäten der Vagusfasern beruhen (*134*). Einige Fasern sollen bei Reizung eine Mehrabgabe von Adrenalin auslösen, andere sie hemmen, wieder andere sollen gar keine Vagus-, sondern Sympathicusfasern darstellen.

Aber auch die *vegetativen Zentren* spielen bei der Adrenalinsekretion und -abgabe eine Rolle. So bedingen *Schmerz und psychische Einflüsse* eine Mehrabgabe von Adrenalin.

Cannon und de la Paz, ferner Elliot (*135*), stellten fest, daß das Blut einer durch Anbellen eines Hundes erregten Katze mehr Adrenalin enthält als normalerweise.

Auch eine *Asphyxie* (Anoxämie oder Kohlensäureanhäufung) läßt den Adrenalingehalt des Blutes ansteigen. Das gleiche gilt von *Blutdruckänderungen* (Senkung des Blutdrucks), die durch einen traumatischen Shock, durch Verblutung, anaphylaktischen Shock usw. hervorgerufen werden. Bekanntlich bedingen stärkere Blutdrucksenkungen auch einen Sauerstoffmangel der Gewebe. Erhöhter Blutdruck soll die Adrenalinabgabe hemmen (*135*).

Daß die Wirkung des *Zuckerstichs* wenigstens teilweise über das Nebennierenmark zustande kommt, ist bekannt. Ist die nach dem Zuckerstich festgestellte Vermehrung des Adrenalins im Blut auch relativ gering und ruft sie auch eine Blutdrucksteigerung nicht hervor, so reicht sie doch für einen glykogenolytischen Reiz auf die Leber aus. Den Zweck einer Zuckermobilisierung verfolgt auch die vermehrte Adrenalinabgabe bei *Senkung des Blutzuckers*. Es kommt hier also ein antagonistischer Effekt gegenüber der durch eine Hyperglykämie bedingten Mehrabgabe von Insulin zustande.

Dafür, daß einer vermehrten Adrenalinabgabe eine Bedeutung als Gegenregulation bei der Insulin*hypo*glykämie zukommt, sprechen Untersuchungen von Brandt und Katz (*136*), die in dem 2 Stunden nach Insulininjektion entnommenen menschlichen Blut eine deutliche Vermehrung des Adrenalingehalts nachweisen konnten.

Daß *Muskelarbeit* zu Adrenalinmehrabgabe führt, hängt wohl, wenigstens zum Teil, mit der u. a. von Rein nachgewiesenen, die Blutverteilung im Organismus regulierenden Funktion des Hormons zusammen. Die gleichen Zusammenhänge bedingen wahrscheinlich auch eine Ausschüttung von Adrenalin zum Zweck der *Wärmeregulation* (bei Kälte und im Fieber).

Eine ganze Reihe von *Pharmaca* beeinflussen dann noch die Adrenalinabgabe (*137*, *138*).

So steigert *Morphin* sie auf das Zehnfache. Pilocarpin, Nicotin, Strychnin, Histamin, Coffein usw. wirken ebenfalls im steigernden Sinne. Adrenalin selbst wirkt anscheinend nicht.

Hinsichtlich der *Narkose* sind die Angaben uneinheitlich. Es kommt hier auf die verschiedenen Stadien an. Im Exzitationsstadium ist eine Mehrabgabe von Adrenalin beobachtet worden und auch wahrscheinlich. Im weiteren Verlauf der Narkose *braucht* dies nicht mehr der Fall zu sein. Bei der Narkose des zu Operierenden und bei der *Operation* selbst kommen naturgemäß noch ganz andere Einflüsse in Betracht: die Fesselung, der Blutverlust, die Störung der Wärmeregulation usw.

e) Folgen des Mangels an chromaffinem Gewebe.

Das Nebennierenmark ist nicht das einzige Gewebe des Körpers, das chromaffine Substanz aufweist. Mit der Carotisdrüse und den Paraganglien bildet es das sog. „*chromaffine System*“. Es liegt auf der Hand, daß es nicht möglich ist, das gesamte chromaffine System zu entfernen und die Folgen dieser Entfernung zu untersuchen. Zwar scheint die Menge des außerhalb der Nebennieren vorhandenen chromaffinen Gewebes recht zu wechseln; auch wissen wir nicht, ob wir die chromaffine Substanz mit dem Adrenalin ohne weiteres gleichsetzen können, — das ändert aber nichts daran, daß *Möglichkeiten* der Bildung von Adrenalin auch ohne Beteiligung der Nebennieren bestehen.

Das Nebennierenmark stellt an sich kein lebensnotwendiges Organ dar. Aus vielen Experimenten geht das hervor. Entfernte man Hunden eine Nebenniere ganz und ließ von der zweiten nur etwas Rinde zurück, so blieben die Tiere am Leben [Biedl (*139*)]. Auch durch Kauterisation des Marks und Einlegen von Radium erhielt man dasselbe Resultat, nicht dagegen, wenn man die Rinde ganz entfernte und das Mark beließ (*140*, *141*). Die *Lebenswichtigkeit der Rinde* haben wir ja bereits oben besprochen.

Eine *kompensatorische Hypertrophie* des Markgewebes nach Exstirpation einer Nebenniere erfolgt anscheinend *nicht*. Auch der Adrenalingehalt der zweiten Nebenniere soll nicht zunehmen, nur Stewart und Rogoff (*142*) berichten über eine Steigerung.

Im späteren Verlauf der durch vollkommene Exstirpation bedingten Nebenniereninsuffizienz ist immer ein *starkes Sinken des Blutdrucks* und eine *deutliche Verminderung des Zuckergehalts des Blutes* festzustellen. Doch ist die oft gezogene Schlußfolgerung, das Nebennierenmark reguliere die Blutdruckhöhe und den Blutzuckerspiegel normaler Tiere, nicht zu halten [Trendelenburg (*143*), Reiss (*144*)]. Blutdruck und Blutzucker sinken, wie gesagt, immer erst in *späteren* Stadien der Erkrankung ab, „offenbar außer Zusammenhang mit der Adrenalinsekretion“ (Trendelenburg).

Versuche von W. Trendelenburg (*145*) zeigten, daß der Blutdruck bei Katzen und Hunden vor und nach der Nebennierenexstirpation nicht unterschiedlich ist. Ähnliche Verhältnisse fanden andere Untersucher (*146*) hinsichtlich des Blutzuckers.

Auf die Zusammenhänge der *Rinde* mit Blutdruck und Blutzuckerregulation gingen wir oben ein. Zweifellos spielt die Rinde bei der Blutdrucksenkung und Blutzuckerverminderung nach Nebennierenentfernung eine große Rolle, ob aber die alleinige, ganz ohne das Mark, möge dahingestellt bleiben.

Von Interesse ist, daß die beim Menschen, z. B. beim *Addison*kranken, so typische *Hautpigmentierung* nach Nebennierenausfall beim Tier nur sehr selten zu beobachten ist (*147*). Wie die Zusammenhänge hier liegen, ist noch nicht geklärt.

f) Wirkungen der Adrenalinzufuhr.

1. Die Funktion des Adrenalins.

Rein (*148*) spricht auf Grund seiner Versuche das Adrenalin als ein *ökonomisierendes Hormon* an. Es reguliert die Blutverteilung im Organismus und wirkt dabei aufs engste mit dem lokalen Stoffwechsel zusammen. Man darf hieraus eine starke Abhängigkeit des Hormons, seiner Wirkungen und seiner Abgabe, von Veränderungen der Körperfunktionen folgern. Je nachdem wie der Organismus gestört ist, greift das Adrenalin regulierend, ökonomisierend ein. Diese Anschauung kommt der von Cannon ja weitgehend entgegen. Cannon hat von der „*emergency function*“, der „*Notfallsfunktion*“ *des sympathico-adrenalen Systems* gesprochen. Das Adrenalin unterstützt die für sich allein zu schwachen sympathischen Impulse; es ist gleichsam „ein vom Körper selbst zur Behebung seiner eigenen Regulationsschwierigkeiten gebildetes Pharmacon“ [Reiss (*149*)].

2. Allgemeine Wirkungen des Adrenalins und die allgemeinen Bedingungen seiner Wirkung.

Die Wirkungen des Adrenalins im biologischen Geschehen sind zahlreiche und, wie aus dem vorhin Gesagten zu folgern ist, auch sehr wechselnde. Sie müssen in weitgehendem Maße von der Menge des abgegebenen bzw. zugeführten Hormons und von Bedingungen des Organismus abhängen. Wir können hier die Pharmakologie des Adrenalins, — von einer solchen kann man auf Grund der überaus reichlich vorliegenden Untersuchungsbefunde sprechen, — keinesfalls ausführlich im einzelnen abhandeln. Nur soweit Adrenalinwirkungen für das gesamtendokrinologische Verstehen in Frage kommen und auch den Chirurgen berühren, seien sie angeführt.

Bereits bei der Besprechung der Verhältnisse der Adrenalinabgabe wiesen wir darauf hin, daß Adrenalin nur zeitweise, unter bestimmten Bedingungen, abgesondert wird. Im Normalzustand, d. h. bei vollkommener körperlicher Ruhe, wie im Schlaf, braucht der Organismus kein Adrenalin. Es wird infolgedessen auch nicht abgegeben. Anders wird es, wenn sich durch die Störung von Körperregulationen ein *Bedarf* einstellt, vor allem bei der Arbeit, bei Erkrankungen usw. Es kommt dann zu einer plötzlichen Mehrabgabe von Adrenalin. *Dieses wirkt, peripher angreifend, auf alle postganglionären, sympathisch innervierten Organe und auf den Stoffwechsel* (Reiss).

Über den *Ort des Adrenalinangriffs* ist viel gearbeitet worden. Wir sehen hier noch nicht ganz klar; wir wissen nicht, ob das Adrenalin an Nervenelementen oder an der innervierten Zelle selbst angreift. Sicher ist nur, daß der Angriffsort peripher von den Elementen liegen muß, die nach der Degeneration der Nerven zugrunde gehen [Trendelenburg (*150*)].

Daß die Wirkungen des Adrenalins *in innigem Zusammenhang mit dem autonomen Nervensystem* stehen, wurde schon mehrfach erwähnt. Adrenalin wirkt auf alle sympathisch innervierten Organe sympathicusartig, so, als ob die betreffenden Sympathicusfasern elektrisch gereizt worden wären. Eine Unwirksamkeit des Adrenalins auf Organe, die vom Sympathicus versorgt werden, ist nicht bekannt. Noch nicht geklärt ist hingegen, ob Adrenalin auch auf nicht sympathisch innervierte Organe einzuwirken vermag. Versuche an Kaltblütern sprechen für gewisse parasympathische Wirkungsmöglichkeiten. Die Ausnahmen sind aber wohl noch nicht ganz sichergestellt und nach Trendelenburg (*151*) nur gering. Es kann keinem Zweifel unterliegen, daß Sympathicus und Nebennierenmarkhormon eine enge Arbeitsgemeinschaft bilden. Sympathicusreizung führt zu Mehrabgabe von Adrenalin, und letzteres wirkt sympathicusartig. Dieser Wirkungsmechanismus ist es, der Anlaß zu dem bekannten Ausdruck „*sympathico-adrenales System*" (Cannon) gegeben hat.

Ob die Erregbarkeit der sympathischen Nerven durch Adrenalin beeinflußt wird, ist bisher nicht sichergestellt. Eine Erhöhung der Erregbarkeit tritt wohl kaum ein, eher eine Herabsetzung (*152*).

Die *Beziehungen des Adrenalins zum Zentralnervensystem* sind experimentell recht schwierig zu klären. Es spielen bei den Versuchsbedingungen viele andere Faktoren mit. So ist nicht klar gestellt, ob das *Vaguszentrum* direkt durch Adrenalin erregt werden kann. Dasselbe gilt für die *Vasomotorenzentren* und das *Atemzentrum* (*152*).

Die sensiblen und motorischen Nerven werden durch Adrenalin nicht beeinflußt.

Das Vorliegen bestimmter *Bedingungen* im Organismus ist nun nicht nur für die Adrenalinabgabe, auch für seine *Wirkung* erforderlich. Die erregende Wirkung des Adrenalins kann zu einer hemmenden werden, wenn die jeweiligen Bedingungen verändert werden. Als eine der wichtigsten dieser Bedingungen wäre die *Abhängigkeit vom Tonus* der betreffenden glatten Muskulatur zu nennen.

Der Gefäßmuskeltonus ist z. B. für die Stärke der Blutdrucksenkung, die kleine Adrenalingaben bei narkotisierten Fleischfressern hervorrufen, abhängig: der Blutdruck sinkt um so stärker, je höher der Tonus ist [Cannon und Lyman (*153*)].

Sodann besteht eine *Abhängigkeit von der Erregbarkeit der sympathisch innervierten Organe*. Die Adrenalinwirkung wird eine bedeutend stärkere, wenn die postganglionäre sympathische Bahn durchtrennt oder das zugehörige sympathische Ganglion entfernt ist.

Betreffs der *Abhängigkeit vom Kationen- und Anionengehalt der die Zellen umgebenden Flüssigkeit* liegen eine sehr große Zahl sich widersprechender Befunde vor, so daß nach TRENDELENBURG von einer Gesetzmäßigkeit einstweilen kaum gesprochen werden kann.

Über die *Antagonisten und Synergisten des Adrenalins* ist hier nicht zu sprechen. Es sei auf die rein pharmakologischen Darstellungen verwiesen (*154*).

Von Wichtigkeit ist die *Steigerung der Aktivität des Adrenalins durch* die in der Nebennierenrinde so reichlich enthaltene *Ascorbinsäure*. Sie wurde experimentell von KREITMAIR (*155*) nachgewiesen. Ebenso wie zum Rindenhormon bestehen also auch zum Adrenalin wichtige Beziehungen des Vitamin C.

3. Spezielle Adrenalinwirkungen.

a) Allgemeines Vergiftungsbild. Von den Adrenalinwirkungen auf den Organismus im besonderen, — wir folgen hier zumeist der TRENDELENBURGschen Darstellung, — wäre zuerst das *allgemeine Vergiftungsbild* kurz zu schildern.

Wie Adrenalin auf *wirbellose* Tiere wirkt, ist noch kaum bekannt. Seidenraupen sollen sich nach der Injektion von Adrenalin rascher entwickeln. Die *Kaulquappenmetamorphose* wird nicht beeinflußt.

Beim *Warmblüter* bewirkt eine tödliche Injektion von Adrenalin ins Blut zuerst eine Apnoe, dann eine Dyspnoe. Bald tritt eine Lähmung der Extremitäten ein, motorische Erregungserscheinungen (klonische Zuckungen) begleiten sie. Der Tod erfolgt meist in wenigen Minuten: Atemstillstand, Herzdilatation oder akutes Lungenödem. Von Sympathicusreizwirkungen sind u. a. die Pupillenerweiterung, die Protrusio bulbi, auch Pulsbeschleunigung und Speichelfluß feststellbar. Sektionsbefund: Hyperämie der Lungen oder Lungenödem, Blutungen in den serösen Häuten oder Blutergüsse in den serösen Höhlen, Blutungen in den Nieren.

Wie die manchmal zu beobachtende *Giftfestigkeit* nach wiederholten Einspritzungen nicht tödlicher Gaben zu erklären ist, weiß man noch nicht.

Adrenalininjektionen, die längere Zeit fortgesetzt werden, führen zu schweren degenerativen Veränderungen besonders in der Media der größeren Schlagadern. Sie sind nicht analog den sklerotischen Veränderungen beim Menschen. Auch sind sie wohl weniger auf eine spezifische Adrenalinwirkung als auf die Folge der wiederholten starken Drucksteigerungen zurückzuführen [TRENDELENBURG (*156*)].

Sehr unterschiedlich ist die *individuelle Empfindlichkeit* gegenüber Adrenalin. Sie ist auch beim *Menschen* zu beobachten. Bereits 0,3 mg, intravenös gegeben, können zu bedrohlichen Kreislaufstörungen führen. 1 mg intravenös bedingte mehrmals den Tod. Das gleiche gilt von subcutanen Injektionen von 4, 8, 10 mg (*157*).

b) Kreislauf. Einen bekanntlich sehr starken Einfluß übt Adrenalin auf den Kreislauf aus. Sowohl bei Kalt- wie bei Warmblütern wirkt es grundsätzlich gleich. Es soll die Herztätigkeit steigern und die Gefäßweite verändern, meist diese verengen. *Der Angriffspunkt liegt in den kleineren Schlagadern und in den Capillaren.*

Es liegt auf der Hand, daß die Veränderungen, die Adrenalin an der Gefäßweite bedingt, außerordentlich variieren. Strenge Gesetzmäßigkeiten bestehen hier nicht. *Keineswegs verengern sich die Gefäße allgemein.* Was hinsichtlich des Adrenalins bereits gesagt wurde, seine Abgabe nur bei Bedarf, zur Behebung von Regulationsstörungen, seine Wirkung in starker Abhängigkeit von verschiedensten Einflüssen, das gilt vor allem für die Bedürfnisse der einzelnen Gefäßgebiete. Je nachdem, welche Bezirke es sind, an die Anforderungen gestellt werden, und je nachdem, von welcher Art und welchem Umfange diese Anforderungen sind, wird sich das Bild gestalten. Die Kontraktion des einen Gefäßgebietes bedingt eine Dilatation des anderen. Dies stete Wechseln und die *Anpassung an die funktionellen Bedürfnisse* entspricht ja auch dem Sinn der Adrenalinwirkung, *regulierend auf den Blutumlauf zu wirken.* Es folgt hieraus, daß die so oft behauptete Funktion des Adrenalins als eines blutdruckwirksamen Hormons wohl nicht ganz das Richtige trifft. Die Blutdrucksteigerung ist etwas Sekundäres, das oft vorhanden ist, oft aber auch nicht.

Es ist unnötig, hier im einzelnen auf die so reichlich wechselnden Verhältnisse der Kreislaufwirkung des Adrenalins einzugehen. Nur die großen Linien seien gezeichnet.

Der Darm, besonders aber die Milz und die Nieren weisen nach plethysmographischen Untersuchungen der Organe, bei gleichzeitiger Registrierung des Blutdrucks, auf Adrenalin meist eine recht erhebliche Volumenverkleinerung auf. Sie kann, wenn der Blutdruck gesteigert ist, nur in einer *Verengerung* der Arterien ihren Grund haben. Auch die Lebergefäße verengern sich (die Leberarterien stärker als die Pfortadervenen), weiter die Gefäße der Speicheldrüsen und der Schilddrüse. Eine starke Kontraktion erfahren die Gefäße der Haut und der Schleimhäute. Der Verengerung dieser Gefäßstromgebiete steht nun die *Erweiterung* anderer gegenüber, so derjenigen der Extremitäten, der Lungen und des Gehirns. Sie ist nach dem, was oben gesagt wurde, als mechanisch notwendige und biologisch zweckmäßige Ausweichgelegenheit für das Blut anzusehen [ASHER (*158*)]. Injiziert man das Adrenalin direkt in die Carotis, so können z. B. auch die Gehirngefäße verengert werden. Auf der anderen Seite kann es bei andauernder Gesamtwirkung des Adrenalins sogar zu einer Erweiterung der sonst so stark sich verengernden Nierenarterien kommen.

Wichtig ist das Verhalten der *Coronararterien,* das besonders von REIN (*159*) mit Hilfe seiner Thermostromuhr untersucht wurde. Es hängt in hohem Maße von dem vasoconstrictorischen Tonus des Vagus ab. In der Norm ist dieser vorhanden. Nur bei seiner Ausschaltung wirkt Adrenalin dilatatorisch auf die Coronarien, fördert also die Durchblutung. Ist der Vagus intakt, so sind zu einer Erweiterung außerordentlich große Adrenalindosen notwendig.

Von großer Bedeutung ist die Adrenalinwirkung für die Durchblutung der quergestreiften Muskulatur. Die *Muskelgefäße* weisen eine deutliche dilatatorische Reaktionsbereitschaft gegen Adrenalin auf, wenn der Muskel *Arbeit* leistet. Das ist durch Untersuchungen REINS (*160*) und seiner Schüler sowie amerikanischer Autoren (*161*) festgelegt.

Auch die *Venen* des großen Kreislaufs werden durch Adrenalin unmittelbar verengt. Am deutlichsten tritt das bei den oberflächlichen Hautvenen und bei lokaler Anwendung des Hormons hervor (*162*). Eine Kontraktion erfahren sodann die *Lymphgefäße* des Mesenteriums.

Eine Folge der Capillarkontraktionen ist die *Endothelabdichtung,* die Adrenalin bewirkt. Sie bedingt eine Abschwächung der Reaktion der betreffenden Gefäße auf entzündliche Reize (*162*).

Die früher für das Adrenalin so stark betonte Eigenschaft, den arteriellen *Blutdruck zu erhöhen,* ist, wie gesagt, keineswegs immer zu beobachten. Es kommt hier auf die Menge des Hormons an, (kleine Dosen können den Blutdruck senken), auf die Reaktion der verschiedenen Gefäßgebiete, auf den Zustand des Herzens, wahrscheinlich auch auf das Ionenmilieu und auf alle möglichen äußeren Bedingungen. Von großer Bedeutung ist auch die Tätigkeit der Nervi vagi und des Vaguszentrums. Sind sie intakt, so bewirkt bekanntlich ein erhöhter Blutdruck sogleich eine reflektorische Erregung des Vagus, die zu Herzschlag-(Puls-)verlangsamung und damit zu einer mechanisch bedingten Senkung des Blutdrucks führt.

Blutdruckerniedrigung durch Aderlaß oder tiefe Narkose wirkt abschwächend auf die durch Adrenalin erzielbare Blutdrucksteigerung (*163*).

Die durch Adrenalin bewirkte Blutdrucksteigerung ist durch die Einengung bestimmter Gefäßgebiete bedingt. Das geht auch aus der Latenzzeit zwischen Injektion und Beginn der Blutdrucksteigerung hervor, die nur wenige Sekunden beträgt. Es handelt sich im wesentlichen um eine *periphere* Wirkung. Doch kann auch die *verstärkte Tätigkeit des Herzens* mitspielen. Der Herzschlag wird durch Adrenalin verstärkt, die Schlagzahl vermehrt. Es resultiert ein vergrößertes Minutenvolumen. Der Vagus wirkt auch hier als Gegenregulator.

Sehr klar tritt die fördernde, verstärkende Adrenalinwirkung auf das Herz bei Schädigung desselben durch Gifte, z. B. Chloroform, hervor [GOTTLIEB (*164*) u. a.]. — Für den mit der Förderung der Herztätigkeit durch Adrenalin parallel gehenden *gesteigerten Sauerstoffverbrauch* des überlebenden Säugetierherzens kommen einmal die geänderten mechanischen Bedingungen in Betracht, sodann aber auch spezifische Wirkungen auf den Ablauf der chemischen Prozesse in der Herzmuskelfaser (*165*).

Bei *Menschen* ist der Verlauf der Blutdruckschwankung individuell stark verschieden. Nach TRENDELENBURG (*166*) ist es noch nicht bewiesen, daß für diese individuellen Unterschiede eine etwa konstitutionell bedingte verschiedene Erregbarkeit des sympathischen oder parasympathischen Systems in Frage kommt. Man muß also Untersuchungen, die aus dem Ausmaß der Adrenalinreaktion Rückschlüsse auf das Vorhandensein einer „Sympathicotonie" ziehen, mit Zurückhaltung betrachten.

c) Glatte und quergestreifte Muskulatur. Die Wirkung des Adrenalins tritt außer auf den Kreislauf besonders auch auf die glatte und quer gestreifte Muskulatur hervor.

Im *Auge* erweitert sich die Pupille infolge Erregung des Dilatator pupillae und Hemmung des Sphincter iridis. Doch ist die Iris nicht sehr adrenalinempfindlich. Ferner tritt eine Mydriasis und eine Protrusio bulbi auf, alles Zeichen einer Reizung des Sympathicus. — Die glatten Muskelfasern der *Lunge* und der Bronchien erschlaffen durch Adrenalin. Diese Wirkung wird therapeutisch besonders beim Asthma bronchiale ausgenutzt. — Im *Magen* und *Darm* des Menschen und der Säugetiere sinkt der Tonus ab. Die Dünndarmbewegungen werden gehemmt. Es kommt hier aber auch auf die Konzentration des Adrenalins und auf den augenblicklich vorhandenen Tonus an. Der Sphincter pylori, der sympathisch innerviert wird, kontrahiert sich meist. Die Muskeln der Gallenblase und des Sphincter Oddi sollen erschlaffen, gelegentlich aber auch sich kontrahieren. — Die Muskelfasern der *Milz* kontrahieren sich bekanntlich schon bei blutdruckunwirksamen Dosen. Der schwangere und nichtschwangere *Uterus* des Menschen soll erregt werden, doch sind die Angaben nicht ganz einheitlich. Ebenso kontrahieren sich die Muskeln der *Haarschäfte* („Gänsehaut").

Auf die *quergestreifte Muskulatur* hat Adrenalin einen deutlichen Einfluß. Meist wird eine Verbesserung der Muskeltätigkeit erzielt. Sie ist ja schon aus der besseren Durchblutung der Muskelgefäße zu folgern. Die für Adrenalin so kennzeichnende Erholung der Muskelermüdung ist allerdings nach TRENDELENBURG (*167*) von der verstärkten Blutdurchströmung zum Teil unabhängig.

Die *Analyse der Adrenalinwirkung auf den Muskel,* besonders der Ermüdungshemmung, ist nicht ganz einfach. Es kommen mehrere Faktoren in Betracht, einmal die direkte Sympathicuswirkung, dann die bessere Durchblutung und dadurch verstärkte Zufuhr von Nahrungsstoffen, die Steigerung des Gesamtstoffwechsels durch physiologische Adrenalindosen, ferner die Wirkung des Hormons auf den Glykogenabbau.

Verstärkte Muskeltätigkeit bedingt vermehrte Adrenalinabgabe. Das Adrenalin wirkt aber wieder günstig auf die Muskeltätigkeit. Wir haben hier einen sehr zweckmäßigen biologischen Vorgang vor uns, den BRÜCKE (*168*) als „*Bereitschaftsreaktion*" bezeichnet hat.

d) Drüsen. Die sympathische Nervenversorgung der Drüsen bedingt ihre Ansprechbarkeit auf Adrenalin. So regt Adrenalin bei allen Speicheldrüsen eine starke Sekretion an. Jedoch hält diese nur recht kurze Zeit an. Das Ausbleiben der Schweißsekretion beim Menschen ist wohl durch die starke Gefäßverengerung zu erklären.

Die Sekretion der *Magendrüsen* wird nicht einheitlich beurteilt. Es wurde teils Steigerung, teils Abnahme der Magensaftabsonderung beobachtet. Die Widersprüche liegen wohl in den verwickelten Innervationsverhältnissen begründet; auch die Dosierung spielt wieder eine große Rolle [Bayer (*169*)]. Die Acidität des Magensaftes wird in nur mäßigem Grade geweckt, oft fehlt sie [siehe auch Hanke (*170*)].

Es gelingt, durch hohe parenterale Suprareningaben eine **akute erosive Gastritis** bei der nüchternen Katze hervorzurufen, wie dies in eigenen Versuchen erstmalig festgestellt wurde (*170, 171*). Diese hormonale Suprareningastritis ist in Parallele zu der oben erwähnten Insulingastritis zu stellen, auch sie ist als eine *peptische* aufzufassen. Die Bedeutung dieser hormonalen Gastritiden für die Beurteilung der Pathogenese von Magengeschwüren haben wir an anderer Stelle erörtert.

Bei der *Niere* wirken blutdrucksteigernde Adrenalingaben vermindernd auf die Harnmengen. Subcutane Injektionen beim Menschen zeigen dies meist; doch kann die Harnmenge gelegentlich auch ansteigen (*172*).

e) Zentralnervensystem. Die beim allgemeinen Vergiftungsbild beschriebenen *Lähmungen* und *Krämpfe* sind zentralen Ursprungs. Sie müssen wohl lediglich als Folgen der veränderten Blutversorgung des Zentralnervensystems angesehen werden (*172*).

Dasselbe gilt wahrscheinlich für die Veränderungen der *Atmung*. Adrenalininjektionen regen gelegentlich die Atmung an, nicht durch direkte Wirkung, sondern infolge besserer Durchblutung des Atemzentrums. 0,5—1 mg Adrenalin, subcutan injiziert, bewirken beim Menschen eine Vermehrung des Atemvolumens um 50—100% (*173*). — Auch die Vasomotorenzentren und das Vaguszentrum werden vermutlich nicht direkt durch Adrenalin erregt.

f) Stoffwechsel. Adrenalin beeinflußt in hohem Grade auch den Stoffwechsel. Vor allem ist es bei der Regulierung des *lokalen* Stoffwechsels tätig. Wie aber alle Adrenalinwirkungen, so sind auch die auf den Stoffwechsel flüchtig.

Beim **respiratorischen Stoffwechsel** ist bei allen Säugetieren und beim Menschen die Steigerung des Grundumsatzes nach subcutaner Injektion des Hormons kennzeichnend. Schon nach 1 mg subcutan kann er beim Menschen für einige Stunden bis zu 50% ansteigen. Es handelt sich hier um eine *periphere* Wirkung.

Winterschlafende Igel erwachen kurze Zeit nach Injektion von Adrenalin, selbst dann, wenn das Wärmeregulationszentrum entfernt oder das Halsmark durchschnitten war (*174*).

An den Oxydationssteigerungen nehmen vor allem die Leber, aber auch das Herz, die Muskeln usw. teil. Eine Blutzuckervermehrung kann beim Menschen *nicht* die alleinige Ursache für die Steigerung der Verbrennungen sein.

Der respiratorische Quotient verhält sich unterschiedlich. Meist ist er gesteigert (beim Menschen), was auf eine vermehrte Oxydation von Kohlehydraten hinweisen würde.

Die nach psychischen Affekten beobachtete Gewichtsabnahme, das Magerwerden von Menschen nach psychischen Traumen wird von Grafe (*175*) mit einer durch die Adrenalinmehrabgabe hervorgerufenen Stoffwechselsteigerung erklärt. Doch fragt es sich wohl, ob hier nicht der Weg vegetatives Nervensystem — Schilddrüse oft stärker in Betracht kommt.

Boothby und Sandiford (*176*) nehmen als Ursache der stoffwechselsteigernden Wirkung des Adrenalins in physiologischen Dosen eine katalytische Wirkung in den Zellen an. Nach Reiss (*177*) ist es wahrscheinlich, daß *die gesteigerte Kohlehydratausschüttung und die Beschleunigung der Zelloxydationen zusammenwirken.*

Die starken Einflüsse des Adrenalins auf den **Kohlehydratstoffwechsel** sind bekannt. BLUM (*178*) hat die Glykosurie nach Nebennierengaben entdeckt. Die *Adrenalinhyperglykämie* hat ihren Ursprung in einer peripher in den Leberzellen angreifenden *Glykogenolyse*. Durchtrennt man Lebernerven oder Splanchnici, so ist sie nicht aufgehoben. Es handelt sich also nicht um eine direkte insulinantagonistische Wirkung. Parallel mit der Hyperglykämie geht eine Verminderung des Glykogens in der Leber. Von großer Bedeutung ist, daß Adrenalin aber auch eine *Vermehrung* des Glykogens in der Leber bewirken kann: falls die Leber durch Hunger oder Vergiftungen glykogenarm gemacht war [CORI (*179*)]. Es zeigt dies wieder den regulierenden, ökonomisierenden Einfluß des Hormons. REISS (*180*) weist auf die Bedeutung der Höhe der Adrenalindosen hin, die die beiden bei der Zuckermobilisierung in Betracht kommenden Komponenten der Arbeit der Leberzelle selbst und der Durchblutung der Leber stark variieren können.

Aus dem Leberglykogen wird nur zum kleinen Teil Milchsäure, zum überwiegenden Teil Zucker gebildet. Anders beim Muskelglykogen, das mehr in Milchsäure verwandelt wird. Der *Milchsäurespiegel* des Blutes erhöht sich dementsprechend. Nach CORI soll die Milchsäure zum Teil in der Leber wieder resynthetisiert werden. Das würde eine Umlagerung der Glykogenvorräte von den Muskeln in die Leber durch Adrenalin bedeuten und wohl den Zweck haben, das Glykogendepot der Leber wieder aufzufüllen. — Neuere Untersuchungen (*181*) haben gezeigt, daß Adrenalin aber auch aus dem Muskel Zucker mobilisiert.

Der blutzuckererhöhende Schwellenwert beim Menschen liegt bei 0,2 mg subcutan. Er befindet sich damit weit unter dem blutdruckerhöhenden Schwellenwert. Wir wiesen bereits bei Besprechung der Nebennierenrinde auf die Flüchtigkeit und den schnellen Eintritt der Adrenalinhyperglykämie im Gegensatz zu der durch Rindenhormon bewirkten hin. Glykosurie tritt beim Menschen nach Adrenalingaben nur ausnahmsweise auf.

Ob durch Adrenalin Kohlehydrate vermehrt aus Fetten oder Eiweiß gebildet werden können, ist noch nicht sicher geklärt.

Ähnlich wie der respiratorische Stoffwechsel, kann auch die Beeinflussung des Kohlehydratstoffwechsels durch Adrenalin stark psychisch bedingt sein. Aufregungen aller Art können eine Mehrabgabe von Adrenalin zur Folge haben. REISS (*182*) weist darauf hin, wie leicht es bei Laboratoriumstieren schon bei der geringsten Alteration zu Blutzuckersteigerungen kommen kann. — Über die Zusammenhänge des *Zuckerstiches* in der Rautengrube mit dem Nebennierenmark sprachen wir schon. Bei nebennierenlosen Tieren ist der Zuckerstich wirkungslos.

Von Wichtigkeit sind die *Beziehungen des Adrenalins zum Insulin*. Auch wenn das Adrenalin nicht durch Hemmung der Insulinproduktion wirkt, so scheint sich doch die Adrenalinsekretion umgekehrt wie die Insulinsekretion zu verhalten. Steigende Insulinsekretion bedingt Absinken des Adrenalins, sinkende Insulinsekretion umgekehrt Wiederansteigen des Adrenalins (*183*). — Über die Steuerung der Adrenalintätigkeit durch das *kontrainsuläre Hormon des Hypophysenvorderlappens* siehe Hypophyse.

Der **Fett- und Eiweißstoffwechsel** werden durch Adrenalin weniger verändert (*184*). Ob durch seine Wirkung Fett in Kohlehydrate verwandelt werden kann, ist, wie gesagt, noch fraglich. Der Fetttransport zur Leber soll durch Adrenalin zunehmen, infolgedessen auch das Blutfett. Die Fettverbrennung soll gesteigert sein; hierfür spricht auch die Zunahme der Acetonkörperausscheidung. Das Blutcholesterin beim Menschen verändert sich anscheinend nicht einheitlich.

Die Stickstoffausscheidung soll durch Adrenalin häufig zunehmen, ebenso der Harnstoffgehalt von Blut und Urin. Die Angaben gehen aber auseinander.

Wenig verändert wird auch der *Mineralstoffwechsel*. Na und K werden stark vermehrt in den Harn abgegeben. Die Kalkausschüttung soll vermehrt sein, Folge der leichten Azidose (*185*)? Im Blut ist das Calcium kaum verändert.

Das **Säurebasengleichgewicht** ist durch die Vermehrung von Milchsäure und Ketokörpern im Blut im Sinn einer leichten Azidose, also einer Verminderung der Alkalireserve des Blutes, verändert.

Die *Steigerung der Körpertemperatur* nach Adrenalingaben geht nach REISS (*186*) parallel dem Einfluß auf den Gesamtstoffwechsel. Die Analyse des nach TRENDELENBURG (*187*) „ungemein komplexen Vorgangs" ist aber bis jetzt noch keineswegs exakt möglich. Große Dosen Adrenalin können bei Tieren die Temperatur senken. Beim Menschen ist die Temperatur nach 1 mg subcutan nur um Bruchteile eines Grades erhöht.

Wir wiesen schon darauf hin, daß das Adrenalin in der Kälte und im Fieber wichtige regulatorische Funktionen im Wärmehaushalt ausübt.

g) Blut. Die Einflüsse des Adrenalins auf die Zusammensetzung des Blutes sind nicht einheitlicher Natur. Die roten Blutkörperchen sollen mäßig zunehmen, jedoch durchaus nicht regelmäßig. Diese Zunahme ist verschiedenartig zu erklären (Milzentleerung, Zurückhaltung in den Capillaren usw.). Von gewisser Bedeutung auch für die Erythrocytenzunahme mag eine Ausschwemmung aus dem Knochenmark sein, für die das Auftreten unreifer roter Blutkörperchenelemente im Blut spricht. Auch Blutplättchen treten in das Blut über. Die Vermehrung der weißen Blutkörperchen nach Adrenalin wird in ähnlicher Weise erklärt; die Lymphocyten kommen wohl zum Teil aus der Milz.

Die Blutgerinnung wird durch kleine Hormongaben gefördert (Leberbeteiligung durch Ausschwemmung gerinnungsfördernder Substanzen ?), durch große gehemmt.

g) Beziehungen des Nebennierenmarks zu anderen innersekretorischen Organen.

Auf die Beziehungen des Nebennierenmarks zur *Nebennierenrinde,* zu den *Nebenschilddrüsen* und dem *Thymus* gingen wir bei den betreffenden Organen ein. Die Zusammenhänge zwischen Nebennierenmark und *Keimdrüsen* sind nicht von besonderer Bedeutung.

Zum *Hypophysenvorderlappen* bestehen anscheinend keine engeren Beziehungen, nähere aber zum *Hypophysenhinterlappen.* Pituitrinzufuhr soll die Sekretion von Adrenalin steigern (*188*). Nach REISS (*189*) spielt wahrscheinlich Pituitrin zentralangreifend eine ähnliche Rolle wie Adrenalin in der Peripherie.

Von den Beziehungen zur *Schilddrüse* führten wir bei diesem Organ bereits einige an. Eine der wichtigsten ist die *Adrenalinüberempfindlichkeit nach längerer Zufuhr von Schilddrüsenhormon,* die für dieses spezifisch ist. Es können dann schon geringe, sonst nicht schädliche Adrenalindosen nach Versuchen am Tier schwere Rhythmusstörungen des Herzens, etwas größere den Tod bedingen. Adrenalin kann bei hyperthyreoten Kranken einen Angina pectoris-Anfall auslösen, mit hohem Blutdruck- und Pulsanstieg, nach Schilddrüsenentfernung nicht mehr (*190*).

REISS meint, daß die Verminderung der Glykogenreserven von Tieren, die mit Schilddrüsenhormon behandelt sind, vielleicht durch eine schilddrüsenbedingte Mehrproduktion von Adrenalin erklärt werden könne.

Ob *Adrenalinzufuhr* die Schilddrüsensekretion beeinflußt, ist nicht klargestellt. Die Stoffwechselsteigerung, die Adrenalin hervorruft, ist von anderer Art als die durch Schilddrüsenhormon bedingte. Letztere bewirkt ganz allmählichen, erstere sofortigen und flüchtigen Anstieg des Stoffwechsels. Adrenalin wirkt auch bei schilddrüsenlosen Tieren stoffwechselsteigernd; das gleiche gilt von Thyroxin bei nebennierenlosen Katzen (*191*).

Die sehr wichtigen Wechselbeziehungen *Nebennierenmark-Inselzellenapparat* haben wir beim Pankreas besprochen.

II. Erkrankungen der Nebennieren.

So umfangreich unsere Kenntnisse über die Physiologie der Nebennieren, insbesondere des Marks sind, — hinsichtlich der Rindenfunktion beginnen wir erst seit einigen Jahren klarer zu sehen —, so unbefriedigend liegen die Verhältnisse auf klinischem Gebiet. Gewiß, auch hier kennen wir die Bilder der wichtigsten Erkrankungen. Hat doch gerade die Entdeckung der Nebenniereninsuffizienz durch ADDISON den gewaltigen Impuls geweckt, der in der klinischen und experimentellen Nebennierenforschung seitdem nicht nachgelassen hat. Aber auf dem Gebiet, das uns hier beschäftigt, dem klinisch-pathogenetischen, ist man noch sehr im Unklaren. Die Verhältnisse liegen in der Klinik noch weit komplizierter als in den schon an sich recht verwickelten Bedingungen des Versuchs. Die räumliche Zusammenfassung von Rinde und Mark zu *einem* Organ bedingt, daß viele Schädigungen beide Teile zugleich treffen. Es ist das ja für die wichtigste Erkrankung, den Morbus *Addison,* wohl bekannt. Wir können also die Funktionsstörungen des Marks und der Rinde nur sehr unvollkommen gegeneinander abtrennen. Es ist aber zu hoffen, daß die Klinik aus den Ergebnissen der experimentellen Forschung auch in dieser Beziehung weitgehenden Nutzen wird ziehen können, besonders seitdem wir über die Funktion der Rinde besser unterrichtet sind.

Eine klarere Kenntnis der pathogenetischen Bedingungen bei den Störungen der Funktion wäre gerade für die Chirurgie von großem Nutzen. Die Nebennierenchirurgie stellt bislang ein nur wenig beachtetes Gebiet der Chirurgie der inneren Drüsen dar. Mißerfolge, die man hier schon gehabt hat, haben zu starker Zurückhaltung Anlaß gegeben, wenigstens in Deutschland. Aber auch die Aktivität, die in manchen Kliniken des Auslands hinsichtlich der Nebennierenchirurgie neuerdings geübt wird, hat ihre Schattenseiten, — bedeutet sie doch vielfach ein Arbeiten auf einem noch nicht genügend bestellten Boden.

Im folgenden möge in großen Zügen zu einigen Fragen der Klinik und der chirurgischen Behandlungsmöglichkeiten bei Nebennierenerkrankungen Stellung genommen werden, wobei nach Möglichkeit die Funktionsstörungen des Marks von denen der Rinde gesondert seien.

A. Unterfunktionszustände.

1. Ausfall von Rinde und Mark. Chronische und „akute“ ADDISONsche Erkrankung.

Unter den Erkrankungen der Nebennieren, die mit einer *Unterfunktion* ihres endokrinen Apparates einhergehen, ist die wichtigste die ADDISONsche *Krankheit.* Sie beschäftigt in erster Linie den Internisten. Wir werden hier nur kurz auf sie einzugehen haben. Die gewöhnlich zu beobachtende Form tritt meist im 3. und 4. Lebensjahrzehnt auf und entwickelt sich schleichend. Adynamie und Apathie, später Störungen des Magendarmkanals (Verstopfung und Durchfälle), Haut- und Schleimhautpigmentierungen sind ihre Symptome. Es kommt zu starker Kachexie, nicht selten auch zu stürmischen Terminalerscheinungen [FALTA (*192*)]. Bei der Sektion findet sich fast immer eine Erkrankung beider Nebennieren, meist eine tuberkulöse Verkäsung.

Der *Verlauf* der Erkrankung ist jedoch verschieden. Man kann Formen mit chronischem und akutem Verlauf unterscheiden. Die *chronischen* sind in der Mehrzahl. Das Leiden kann sich hier viele Jahre, gelegentlich bis zu 10 Jahren, unter Remissionen und Wiederverschlimmerungen hinziehen. Die *akut* verlaufenden Addisonerkrankungen sind meist durch Zirkulationsstörungen in den Nebennieren, durch Blutungen, Thrombosen, Embolien bedingt. Ihre Symptome ähneln weit mehr denen der beiderseitigen Nebennierenexstirpation im Experiment (*193*). Es kommt zu allgemeiner Schwäche, zu Erbrechen, Durchfällen, Herz- und Kreislaufstörungen, zu Konvulsionen und zum Koma. In wenigen Tagen kann die Erkrankung abgelaufen sein. *Ihre Kenntnis ist für den Chirurgen auch aus differentialdiagnostischen Gründen heraus von Wichtigkeit.*

Gelegentlich kann das Bild einer Peritonitis entstehen, das dann meist verkannt wird. Auch bei den chronischen Fällen können Exacerbationen zu solchen peritonitisähnlichen Symptomen Anlaß geben. EHRMANN und DINKIN (*193*) weisen hier auf die fehlende Leukocytose und Linksverschiebung im Gegensatz zur wirklichen Peritonitis hin. Auch einer akuten Appendicitis, einer toxischen Gastroenteritis, einem Darmileus, einer Pankreasapoplexie kann das Krankheitsbild manchmal ähneln.

Hinsichtlich der *Pathogenese* zeigen uns die anatomischen Befunde, daß etwa 80% aller *chronischen* Addisonfälle durch *Phthise* bedingt werden. Nach DIETRICH und SIEGMUND (*194*) erscheinen neben dieser Häufigkeit der tuberkulösen Zerstörung der Nebennieren „alle anderen Ursachen nur als seltene Vorkommnisse". Diese Autoren erwähnen neben der Phthise die Fälle von *schwieligen Umwandlungen der Nebennieren,* die sehr verschieden bedingt sein können (durch Syphilis, durch früher durchgemachte Infektionskrankheiten); auch durch Verletzungen sollen sie hin und wieder hervorgerufen werden können. Bei den Sektionsbeobachtungen von *einfacher Atrophie der Nebennieren* wird zum Teil an angeborene Hypoplasie des ganzen chromaffinen Systems gedacht. Auch Zerstörung der Nebennieren durch *Geschwülste* kann zum Morbus Addison führen.

Die seltenen ADDISON-Fälle mit nur *einseitiger* Nebennierenerkrankung werden entweder durch Insuffizienz der nicht zerstörten Nebenniere oder durch toxische Beeinflussung dieser erklärt (*195*).

Nun die **akut** verlaufenden Addisonfälle, die DIETRICH und SIEGMUND nicht als Addisonkrankheit, sondern als *„akuten Nebennierenausfall"* bezeichnen möchten. Wir erwähnten schon, sie können infolge Zerstörung der Nebennieren durch Blutung, häufiger durch Thrombosen und Embolien, auch Vereiterung, bedingt sein. Die Ursache dieser Prozesse sind meist schwere Infektionen. Die Diphtherie spielt hier eine Rolle, aber auch infektiöse Darmerkrankungen kommen in Betracht. Wir sagten oben, daß oft das Bild der Peritonitis entstehen kann. Umgekehrt ist zu betonen, daß auch die Peritonitis manche auf Nebennierenbeteiligung hindeutende Züge aufweist. In ähnlicher Weise wird bei Allgemeininfektionen und nach Wundinfektionen, nach Verbrennungen und Verbrühungen der Tod manchmal durch Nebennierenausfall bedingt. Das Nebennierengewebe, besonders das der Rinde, spricht ja sehr leicht auf Infektionen und Intoxikationen an. DIETRICH (*196*) hat bei Peritonitis acuta, bei Gasödem usw. frühes Auftreten und vielfältige Ausbildung von Rindenveränderungen festgestellt. Dasselbe gilt vom toxischen Verbrennungstod. Wir möchten auf diese wichtigen, *besonders auch für den Chirurgen wichtigen Befunde* ausdrücklich hinweisen.

In diesem Zusammenhang seien auch die *Nebennierenverletzungen* erwähnt. Sie haben anscheinend in den letzten Jahren stark zugenommen. HARNIK-FINKENTHAL (*197*) stellte das an Hand der Sektionsprotokolle des Basler Pathologischen Instituts vor kurzem fest. Sie weist mit Recht darauf hin, daß bei Adynamie, Peritonismus, Hypotonie und anderen Nebennierenzeichen bei akut Verletzten stets an Nebennierenbeteiligung gedacht werden müsse.

Bedingt nun den Funktionsausfall bei der ADDISON*schen Erkrankung das Mark oder die Rinde?* Wir müssen sagen, es kommen beide in Betracht. Bei der Tuberkulose sind fast stets Rinde und Mark zusammen befallen. Früher hat man die größere Bedeutung dem Mark zugeschrieben. Heute, wo wir über die Funktionen der Rinde schon recht gut unterrichtet sind, wissen wir, daß *die Rindenstörung wesentlicher* ist, daß sie die Ursache für den ungünstigen, zum Tode führenden Verlauf des Leidens darstellt. Viele im Vordergrund stehende Symptome, wie z. B. die Adynamie, sind hauptsächlich Folgen des Rindenausfalls. Der niedrige Blutdruck und die Pigmentierung sind mehr „Marksymptome". — Die Ausfallserscheinungen des Markgewebes können begreiflicherweise durch das übrige im Körper vorhandene chromaffine Gewebe teilweise kompensiert werden.

Die *Prognose* der Addisonkrankheit, sowohl der chronischen Form wie des akuten Nebennierenausfalls, ist eine durchaus schlechte. Nach FALTA betreffen die wenigen sicheren Fälle von Heilung meist Nebennierenerkrankungen, die durch Lues bedingt sind. Die Heilungen durch operative Eingriffe werden wir gleich erwähnen.

Die Möglichkeiten der *Behandlung* des Leidens, wenigstens des *chronischen,* sind auch jetzt, nach Herstellung wirksamer Nebennierenrindenpräparate, noch recht unbefriedigend. Wir wiesen im physiologischen Teil bereits darauf hin, daß Tiere, bei denen die Rindenhormonbehandlung erst einige Zeit nach Beginn des nebennierenlosen Zustandes einsetzt, nicht immer am Leben gehalten werden können. Wahrscheinlich sind hier schon irreversible Stoffwechselabbauprodukte entstanden. Das gleiche mag von der menschlichen Erkrankung gelten, die ja lange Zeit verlaufen kann, ohne erkannt zu werden. Immerhin sind wesentliche Fortschritte gegenüber früher erzielt (*198, 199*). Daß auch eine dem Schwund der Glykogendepots entgegenkommende *Diät* in Form einer kohlehydratreichen, eiweiß- und fettarmen Ernährung von großer Wichtigkeit ist, möge betont sein. Die Adrenalintherapie der ADDISONschen Krankheit beurteilt FALTA mit anderen Autoren recht skeptisch. Sie kann zu recht unangenehmen Überempfindlichkeitserscheinungen führen.

Etwas anders könnten die Verhältnisse bei dem akuten Nebennierenausfall (durch Infektionen, Verbrennungen usw.) liegen, wenigstens so weit man die Bedingungen des Experimentes als Vergleich heranzieht. Doch wird man wohl auch hier selten schon im *Beginn* möglicher Nebennierenausfallserscheinungen Rindenhormon zuführen. Wir stehen hier noch völlig am Anfang unserer Erfahrungen, auf die wir im 3. Teil näher eingehen werden.

An dieser Stelle sei lediglich auf die wenigen im Schrifttum mitgeteilten Fälle von *operativer Heilung eines chronischen Addisonleidens* hingewiesen. Eine Operation kann nur für Ausnahmefälle in Betracht kommen, da ja fast immer *beide* Nebennieren erkrankt sind. Doch gibt es hie und da einen Fall mit *einseitig* befallener Nebenniere, bei der die andere vielleicht reflektorisch insuffizient oder toxisch geschädigt ist; und hier sind denn auch vereinzelte Heilungen durch Exstirpation des kranken Organs erzielt worden, nach SUDECK (*200*) in 4 Fällen. Bei Addisonerscheinungen durch Hypernephrom ist eine Heilung durch Operation ebenfalls erklärlich (*201*). SUDECK hält bei der ADDISONschen Krankheit eine Probelaparotomie für erlaubt; bei einseitiger Affektion wäre die erkrankte Nebenniere zu entfernen. Doch wird zumindest die *Indikation* von einem sehr erfahrenen Internisten zu stellen sein. *Transplantationen* waren beim Menschen bisher sehr wenig erfolgreich (*202*).

BEER (*203*) berichtete kürzlich über einen wenigstens temporären guten Erfolg bei einem Addisonkranken durch die Einpflanzung von Nebennierenrinde in den Rectus. Das Transplantat war von einem Nierensteinkranken gewonnen. Ältere Beobachtungen hat BÜTTNER (*204*) zusammengestellt.

Anders mögen die Bedingungen bei den *akut* verlaufenden Fällen, dem „akuten Nebennierenausfall", liegen. Besteht ein begründeter Verdacht auf eine *einseitige* Nebennieren*blutung,* so wird die Exstirpation dieses Organs lebensrettend sein können. Doch wird leider die Diagnose intra vitam nur sehr selten gestellt.

Corcoran und Strauss (*205*) berichteten über die Heilung eines Nebennierenhämatoms bei einem Neugeborenen nach Incision. — Büttner (*206*) glaubt, daß auch für manche *retroperitoneale,* bisher ungeklärte *Blutungen* die Ursache in einem durchbluteten akzessorischen Nebennierenrindengewebsteil beruhen könnte. In solchen Fällen wäre nach Nebennierengewebe zu suchen, es könne dann vielleicht durch Ausräumung des Blutergusses und Tamponade eine Nebennierenexstirpation vermieden werden. Bisher sind jedoch die sicheren Unterlagen für derartige Zusammenhänge noch dürftig.

2. Konstitutioneller „Addisonismus".

Neben den ausgeprägten, meist schwer und progredient verlaufenden Addisonerkrankungen soll es nun auch *konstitutionell bedingte Unterfunktionen des Nebennierenapparates* geben. Ehrmann-Dinkin (*207*) u. a. (*208*) haben hier von *„konstitutionellem Addisonismus"* gesprochen. Nach Pende kann man diesen Zustand bei Individuen mit allgemein asthenischem und lymphatischem Habitus beobachten, die vor allem auch eine Hypoplasie des Herzens und der Gefäße, sowie eine Hypotension aufweisen. Daneben besteht Neigung zu Untertemperaturen, eine oft pigmentierte Haut, mangelnde allgemeine Leistungsfähigkeit. Sehr kennzeichnend sei das Ausbleiben der monatlichen Regel.

Wir können auf diesen konstitutionellen „Addisonismus" nur verweisen. Inwieweit es sich hier um eine isolierte Unterwertigkeit des Nebennierenapparates handelt, inwieweit andere innere Drüsen (Schilddrüse, Epithelkörperchen, Thymus) daneben in Frage kommen, sei hier nicht erörtert. Man wird wohl oft eine pluriglanduläre Insuffizienz mit besonderem Hervortreten der Nebennierenhypofunktion anzunehmen haben.

Eine gewisse Verwandtschaft zum typischen Morbus Addison mag gelegentlich bestehen. Auch bei diesem hat man eine *konstitutionelle Disposition,* auf dem Boden einer Hypoplasie des gesamten chromaffinen Systems, erörtert (*209*).

3. Unterfunktionszustände mit vorwiegendem Rindenausfall.

Als dritter Typ der Unterfunktionen der Nebennieren seien die Hypofunktionszustände mit *vorwiegendem Ausfall der Rinde* angeführt. Es kommen hier vor allem *Mißbildungen* in Betracht. Sie sind recht selten und praktisch wohl bedeutungslos. Von Interesse ist nur, daß es sich bei diesen Aplasien hauptsächlich um *Rindendefekte* handelt (*210*). Das Nebennierenmark ist oft intakt, oder, wenn es fehlt, so sind doch die Paraganglien vorhanden.

Erwähnt sei, daß sich solche Nebennierenaplasien vergesellschaftet mit Anomalien in der Entwicklung der Keimdrüsen häufig bei Anencephalen finden.

Der in Fällen von Aplasie oft vorhandene isolierte Rindenmangel gestattet uns von der *klinischen* Seite her einen gewissen Einblick in die Nebennierenrindenfunktionen. Nach Falta (*211*) darf man aber nicht zu viel erwarten. Die bisherigen Beobachtungen scheinen für einen *fördernden Einfluß der Rinde auf die Genitalsphäre und besonders auf die Behaarung* zu sprechen. Sie stimmen mit den Erfahrungen überein, die man an *hyper*plastischen Zuständen der Rinde hat sammeln können.

B. Überfunktionszustände.

1. Nebennierenrindengeschwülste und Nebennierenrindenhyperplasie („Interrenalismus“ — sexuelle Frühreife).

Überfunktionszustände der Nebennieren werden fast ausschließlich durch Geschwülste hervorgerufen. Die häufigsten und wichtigsten sind die *Rindentumoren.* Man kann bei ihnen zwei Gruppen unterscheiden, einmal die destruierend wachsenden Geschwülste der Nebennierenrinde mit mangelnder Gewebsreife und sodann die ausgereiften echten Adenome.

Die erste Gruppe, die also die *bösartigen Neubildungen der Rinde* umschließt, ist recht selten. Nach DIETRICH und SIEGMUND (*112*) ist es sehr fraglich, ob ein großer Teil der beschriebenen primären Nebennierencarcinome vom GRAWITZschen Typ wirklich primäre Tumoren der Nebennieren darstellen. Von Interesse sind diese malignen Geschwülste dadurch, daß sie, ebenso wie die gleich zu besprechenden Adenome, sehr oft mit Störungen in der Ausbildung der sekundären Geschlechtsmerkmale vergesellschaftet sind. Es kommt bei Kindern vor allem zu *sexueller Frühreife.* Mit dem schnelleren Wachstum der bösartigen Geschwülste im Vergleich zu dem der Adenome hängt es zusammen, daß die Veränderungen in der Sexualsphäre zwar nicht so tiefgreifend wie bei diesen sind, sich aber rascher entwickeln.

Von Wichtigkeit ist, daß nur Neubildungen des *Rinden*gewebes, nicht aber solche des Marks und ebensowenig GRAWITZsche Nierentumoren derartige morphogenetische Wirkungen ausüben (*213*).

Von größerer Bedeutung als diese malignen Tumoren der Nebennierenrinde sind, auch für die Chirurgie, die *Adenome.*

Nach DIETRICH und SIEGMUND (*214*) sind kleine, gut abgegrenzte, oft multiple Knötchen der Rinde nichts Seltenes. Sie finden sich bei fast 33% aller Erwachsenen und fast durchweg beiderseitig. Von klinischer Bedeutung werden sie mit zunehmender Größe. Sie können das ganze Organ um ein Vielfaches übertreffen. Auch dann sind sie gewöhnlich beiderseitig entwickelt und im allgemeinen gut von dem übrigen, verdrängten Organgewebe abzugrenzen. Sie sind oft radiär gezeichnet und gelb oder gelb und braun gefleckt; die inneren Teile sind gelegentlich durchblutet. Ist das ganze Organ, was sehr selten vorkommt, vollständig durchsetzt, so kann man von einer *Struma suprarenalis* sprechen.

Größere Knoten lassen eine besondere Anordnung der Zellen vermissen. Die blassen Zellen sind immer sehr lipoidreich, die Kerne klein. Glykogen kommt in den Zellen im Gegensatz zu den hypernephroiden Geschwülsten der Niere so gut wie nicht vor.

Wenn nun auch nicht selten beide Nebennieren betroffen sind und meist ein Blastom vorliegt, so gibt es doch auch Fälle mit Befallensein nur *einer* Nebenniere und Fälle, bei denen eine bloße *Hyperplasie,* hier allerdings *beider* Nebennieren, vorliegt [KRAUS (*215*)]. Auch sind nicht immer die Nebennieren der Sitz der Geschwulstbildung. Es sind Fälle von Gewächsentwicklung im *Ligamentum latum* und im *Ovarium* beschrieben.

Wie entstehen diese Rindenadenome? DIETRICH und SIEGMUND wollen, wenigstens in manchen Adenomen und wohl mehr in den kleinen, *örtliche Regenerate* nach Ausfall anderer Rindenbezirke erblicken. Für die Mehrzahl, besonders die großen Knoten, kommt ursächlich sicher eine entwicklungsgeschichtliche *Fehlbildung* in Betracht. Enge Beziehungen bestehen hier zu den *akzessorischen,* in der Umgebung der Nebenniere und Niere verstreuten *Rindenknoten.* Doch wird man nicht immer mit Sicherheit den Ursprung von solchem akzessorischen Gewebe gegenüber dem von der Rindensubstanz selbst bestimmen bzw.

abgrenzen können. Die Beziehungen der außerhalb der Nebennieren, in der Genitalregion, beobachteten Geschwülste zu akzessorischem Rindengewebe sind eindeutig.

Die Nebennierenrindenadenome können nun ziemlich symptomlos verlaufen. Manifest werden sie bei maligner Umwandlung. Sie zeigen dann große Neigung zu Metastasenbildung (Falta). In dem uns beschäftigenden Zusammenhang sind die Zeichen ihrer *Überfunktion* von besonderer Bedeutung, mag es sich nun um gutartige oder maligne degenerierte Adenome handeln. Die Überfunktion dieses adenomatösen Rindengewebes äußert sich vor allem in der Genitalsphäre. Die Franzosen (Gallais) haben von einem „*syndrome génito-surrénal*" gesprochen. Apert (*216*) war es, der zuerst, 1910, auf dieses Syndrom hinwies: prämature Entwicklung, Störung in der Sexualsphäre, Fettansatz, stärkere Behaarung (Hirsutismus) bei hyperplastischen Zuständen der Nebennierenrinde (*217*).

Wir können hier nicht auf die Einzelheiten der Symptomatik der Rindentumoren eingehen, so interessant sie rein endokrinologisch sind. Es sei auf die ausführlichen Zusammenstellungen, insbesondere die eben erschienene von Kraus (*218*) im Handbuch der Gynäkologie, verwiesen.

Das *klinische Bild* ist unterschiedlich und hängt naturgemäß von dem Zeitpunkt der einsetzenden Störung ab. Trifft diese einen noch *kindlichen* Organismus, so kommt es zu exorbitantem Wachstum und prämaturer Entwicklung der Genitalien, mehr der äußeren als der inneren. Meist handelt es sich um Mädchen, deren Körperbehaarung auffallend stark wird und männlichen Typ annimmt.

Wirkt das geschwulstige Nebennierenrindengewebe auf einen *juvenilen* oder *reifen* Organismus ein, so ist ebenfalls die sehr starke Beeinflussung der sekundären Geschlechtscharaktere festzustellen. Bei Frauen kommt es zum Aufhören der Menses, zur übermäßigen Behaarung von männlichem Typ und zu starker Fettsucht.

Bemerkenswert ist weiter, daß in manchen Fällen von *Pseudohermaphroditismus femininus*, selten bei Hermaphroditismus masculinus (Falta), eine beiderseitige Hypertrophie der Nebennierenrinde gefunden ist. Auch bei der *Akromegalie* hat man in einzelnen Fällen eine Vergrößerung der Nebennieren, besonders der Rinde, festgestellt. Sodann bedingt die sehr häufige Hyperplasie der Nebennierenrinde in der *Schwangerschaft* angedeutete Zeichen von Hypergenitalismus mit Zunahme der Behaarung oft männlichen Typs. Die Erscheinungen gehen nach der Gravidität wieder zurück.

Auch zu arteriellem Hochdruck sollen manche Nebennierenrindengeschwülste führen [Bauer (*219*)].

Zur Erklärung der Zusammenhänge zwischen Nebennierenrindenveränderungen und der Umgestaltung von Körperbau und Geschlechtsmerkmalen sind eine ganze Reihe von *Theorien* aufgestellt worden. Es geht daraus hervor, daß die Zusammenhänge nicht einfach liegen können. Nach Mathias (*220*), der für alle diese Fälle die Bezeichnung „*Interrenalismus*" prägte, und anderen Autoren soll auch beim Pseudohermaphroditismus die primäre Mißbildung in der Nebenniere liegen. Wir müssen hier hinsichtlich des einzelnen wieder auf die Darstellung vor allem von Kraus verweisen. Die Verhältnisse sind noch nicht geklärt. Sicher ist, daß die Nebennierenrindengeschwülste einen mächtigen Einfluß auf das Körperwachstum und die Entwicklung der sekundären Geschlechtsmerkmale ausüben. *Man darf hierin wohl auch begründete Hinweise auf die Funktion der Nebennierenrinde überhaupt erblicken.* Erinnert sei an experimentelle Untersuchungen, die es wahrscheinlich machen, daß der Nebennierenrinde die Bildung einer besonderen *gonadotropen Komponente* zukommt (Reiss), weiter an entwicklungsgeschichtliche Vorgänge: die engen örtlichen Beziehungen der Anlage der Nebennierenrinde zu der der Keimdrüsen. Aber man darf nicht übersehen, daß in den meisten Fällen von erworbenem Interrenalismus die Keimdrüsen atrophisch bzw. hypoplastisch sind (Kraus). Es handelt sich bei der Pubertas praecox also nicht um eine normale, lediglich verfrühte Geschlechtsreife, sondern um einen durchaus *krankhaften Vorgang*. Das geht ja auch aus den ganzen klinischen Erscheinungen hervor.

Bei der *Behandlung* der Nebennierenrindentumoren kommt außer vielleicht der Röntgenbestrahlung vor allem die *operative Therapie* in Betracht. Ungünstig, ohne Dauerheilung, ist sie naturgemäß bei den bösartigen Geschwülsten. Erfolge aber kann sie bei den Adenomen erzielen, wenigstens soweit diese nicht auch maligne entartet und metastasiert sind. Aus diesem Grunde ist mit FALTA eine *frühzeitige Stellung der Diagnose* nachdrücklich zu fordern. Leider sind die Geschwülste sehr oft beiderseitig. Der Entschluß, den Körper allen Nebennierenrindengewebes bei der Exstirpation solcher beiderseitigen Tumoren zu berauben, wird nicht ganz einfach sein, auch wenn wir jetzt wirksame Nebennierenrindenauszüge besitzen. Zudem sind solche Kranke äußerst *operationsgefährdet*. Die plötzliche Entfernung des Tumors, der hierdurch bedingte gewaltige Eingriff in das innersekretorische Gefüge, löst oft sehr rasches Zusammenbrechen der Kranken unmittelbar nach der Operation aus. Daß sich auch technisch bei großen Adenomen erhebliche Schwierigkeiten ergeben können, liegt auf der Hand. Um so erfreulicher sind bei all diesen Schwierigkeiten die *Erfolge der operativen Entfernung derartiger Nebennierenrindentumoren*, selbst wenn sie bis jetzt noch vereinzelt dastehen.

Die Fälle von BOVIN, COLLET und HOLMES hat FALTA (*221*) wiedergegeben. — Des weiteren wurde 1930 durch HOLL (*222*) über eine in mancher Hinsicht bemerkenswerte Beobachtung berichtet. Bei dem betreffenden Kranken handelte es sich um einen 44 Jahre alten Mann, bei dem das Kommen der Symptome und ihr Verschwinden nach der Entfernung des Rindentumors zeitlich genau beobachtet werden konnten. — WALTERS-WILDER-KEPLER (*223*) konnten bei 9 Fällen von „Nebennierenrindensyndrom“, die sie an der MAYO-Klinik beobachteten, operieren. 5 Fälle wiesen einen unilateralen Tumor auf, 2 von ihnen waren 4 Monate nach der Operation vollkommen symptomlos, ein 3. nach 4 Wochen völlig beschwerdefrei und symptomlos. 2 Kranke starben. Bei 2 weiteren Fällen fand sich eine „bilaterale Hyperplasie“; die 2 letzten ließen äußerlich keinen besonderen Befund an den Nebennieren erkennen. — BOEMINGHAUS (*224*) hatte durch Exstirpation eines palpablen Nebennierenrindentumors bei einer 33 Jahre alten Frau einen vollen Erfolg. — Ob die Fälle GOLDZIEHERS und KOSTERS (*225*) und die recht weitgehenden operativen Indikationen, die diese Autoren für *nicht* geschwulstig veränderte Nebennieren aufstellen, sich als zu recht bestehend herausstellen werden, muß zukünftigen Erfahrungen überlassen bleiben.

Bei der Aussichtslosigkeit und Schwere mancher Fälle wird sicherlich eine nicht zu engherzige *Indikationsstellung* für die operative Behandlung gut geheißen werden können. Doch wird man wohl bei einer äußerlich *normal* erscheinenden Nebenniere zurückhaltend sein müssen. Einmal kann sich der Rindentumor noch an anderer Stelle befinden (Genitalregion), sodann ist aber auch nicht immer eine Hyperfunktion der *Nebennieren* anzuschuldigen.

Es soll Fälle von Formes frustes des Virilismus geben, denen eine luteinzellige Hyperplasie in den Ovarien mit sekundärer Wirkung auf die Nebennieren zugrunde liegt [sog. WOLFFscher Virilismus (*226*)].

Es ist zu hoffen, daß bei näherer Kenntnis des Krankheitsbildes und rechtzeitigem Eingreifen noch weitere Erfolge erzielt werden.

2. Nebennierenmarkgeschwülste und Nebennierenmarkhyperplasie („Suprarenalismus“ — Paroxysmale Blutdrucksteigerung).

Tumoren des chromaffinen Gewebes sind seltener als die der Rinde. Indes haben sie klinisch eine gewisse Bedeutung dadurch erlangt, daß gewisse Formen mit einer meist krisenhaften *Hypertonie* einhergehen. Solche Beobachtungen haben an engere Zusammenhänge des Nebennierenmarks mit den Hypertonien überhaupt denken lassen.

Die Verwandtschaft des Nebennierenmarks mit dem sympathischen Nervensystem bedingt nun eine verschiedene Entwicklungsrichtung der Nebennierenmarkgeschwülste. Nach DIETRICH und SIEGMUND (*227*) steht am Anfang als vollständig unreife Geschwulstform das *Sympathogoniom*. Die verschiedene Differenzierung kann dann zum Ganglienzellen und marklose Nervenfasern enthaltenden *Ganglioneurom* oder zum chromaffinen Tumor, dem *Paragangliom*, führen.

Die näheren morphologischen Verhältnisse müssen hier übergangen werden. Das *Sympathogoniom* kommt fast nur bei jungen Kindern und Frühgeburten vor; es wächst infiltrierend und metastasiert schnell. Die Geschwulstzelle entspricht durchaus der sympathischen Bildungszelle.

Die ebenfalls seltenen *Ganglioneurome* gehören in die Gruppe der auch sonst im Sympathicusbereich auftretenden Geschwülste. Wir erwähnten schon, diese Tumoren enthalten marklose Nervenfasern und typische Ganglienzellen, auch Zellen der SCHWANNschen Scheide. Meist handelt es sich um zufällige Sektionsbeobachtungen.

Das *Paragangliom* oder Phaeochromocytom ist eine Geschwulst aus chromaffinem Gewebe. Die Zellen geben also die Bichromatreaktion. Derartige Geschwülste sind weich, stark durchblutet, oft cystisch durchsetzt, die Grenzen gegen die Umgebung sind meist unscharf. Das Gewebe setzt sich aus großen, epithelähnlichen Zellkomplexen zusammen. Man hat diese Gewächse als Hamartome anzusehen, sie metastasieren nicht. Einige sind mit multiplen Neurofibromen bei allgemeiner Neurofibromatose VON RECKLINGHAUSEN vergesellschaftet gefunden. Sie können auch von dem außerhalb der Nebenniere befindlichen chromaffinen Gewebe, den Paraganglien, ihren Ausgangspunkt nehmen.

Diese Geschwülste, die Paragangliome, sind es, die mit einer *paroxysmalen Drucksteigerung* und einer mehr oder weniger starken *Sklerose* des Gefäßsystems einhergehen können. Sie finden sich anscheinend nur bei Erwachsenen. Nicht immer ist dieses klinische Hochdruckkrisenbild zu beobachten. Ist es jedoch vorhanden, so ist der Zusammenhang zwischen Hyperadrenalinämie und der Hypertonie sowie der Gefäßsklerose naheliegend und auch bewiesen, einmal durch den starken Adrenalingehalt solcher Geschwülste, sodann durch die Auslösung einer Blutdrucksteigerung durch Massieren des Tumors in vivo [KALK (*228*)]. Es handelt sich also um eine Hyperfunktion allein des chromaffinen Gewebes. KRAUS (*229*) hat hierfür die Bezeichnung „*Suprarenalismus*" vorgeschlagen.

Für die Chirurgie sind diese Geschwülste durch ihre operative Beeinflußbarkeit von Interesse geworden. Es sind bis jetzt 7 Fälle bekannt (unter ihnen die neuesten von SUERMONDT (*230*), NORDMANN (*231*)-KALK (*228*), BAUER-LERICHE (*232*), COLLER-FIELD-DURANT (*233*)], bei denen es zur *Heilung der anfallsweisen Blutdruckerhöhung durch Exstirpation des Tumors oder der betreffenden Nebenniere* kam. Nach NORDMANN sind derartige Fälle viel häufiger als man denkt. Hinsichtlich der Einzelheiten des außerordentlich kennzeichnenden klinischen Bildes und der morphologischen Befunde bei solchen mit Hochdruckkrisen einhergehenden Markgeschwülsten sei auf die Darlegungen KALKS (*228*) und BÜCHNERS (*234*) verwiesen. Jedoch nicht alle Fälle von Hochdruckkrisen sind adrenalogenen Ursprungs [BAUER (*232*)], man muß auch nach rein sympathisch-nervösen Auslösungen fragen!

Sicherlich ist die *Indikation zur Operation* bei solchen Fällen berechtigt. Operiert man nicht, so nehmen sie einen sehr ungünstigen Verlauf. Es kommt zum Versagen des Herzens oder zu weiterer Sklerose mit Gefäßruptur, meist im Gehirn. Die innere Behandlung ist erfolglos. Schwierigkeiten mag die Seitenbestimmung des Tumors bedingen.

Meist sollen die Geschwülste aber auf der rechten Seite vorkommen (KALK). SUERMONDT weist auf das Symptom des Tiefstandes der Niere bei über ihr liegender Nebennierengeschwulst hin. — In dem Fall von BAUER-LERICHE waren die Nebennieren gesund. Das kirschkerngroße Paragangliom befand sich in Höhe der linken Nebenniere auf der Aorta!

So klar nun die Zusammenhänge bei manchen eben besprochenen Geschwülsten des chromaffinen Systems mit einer durch die Hyperadrenalinämie bewirkten paroxysmalen Hypertonie liegen, so *ungeklärt sind noch die Zusammenhänge einer Hypertrophie des Nebennierenmarkgewebes mit der* **Hypertonie im allgemeinen.** Wir müssen auf diese Frage kurz eingehen, da der vermeintliche Zusammenhang schon zu weittragenden therapeutischen, operativen Schlüssen geführt hat, zur Exstirpation unveränderter Nebennieren bei Blutdrucksteigerung. Sie wurde 1921 erstmalig von STEPHAN vorgeschlagen. Auch hier allerdings denkt man an das Vorliegen einer Hyperfunktion, einer vermehrten Adrenalinausschüttung. BAUER (*232*) hält gewisse Fälle von *permanentem Hochdruck,* die den Charakter der *malignen Nierensklerose* (blasser Hochdruck) an sich tragen, für sehr wahrscheinlich adrenalogen bedingt. Besonders wenn zu solchen Fällen ein Diabetes hinzutrete, müsse an Wucherungen bzw. Tumoren des chromaffinen Gewebes gedacht werden. Doch ist bisher ein Tumor bei solchen Fällen nicht entfernt worden.

Früher wurde, besonders von französischen Autoren, der Zusammenhang der Hypertonie mit Funktionsstörungen der Nebennieren*rinde* betont. Nach der Erkenntnis der Bedeutung des chromaffinen Gewebes für die Regulation des Blutdrucks wurde der Überfunktion des *Marks* eine größere Bedeutung zugeschrieben [WIESEL (*235*) u. a.]. Man brachte eine Hyperplasie des Nebennierenmarkgewebes, die man bei Sektionen feststellte, ursächlich und primär mit einer im Leben vorhandenen Hypertonie zusammen. Doch konnte die Vergrößerung des Nebennierenmarks durchaus nicht immer bei Blutdrucksteigerungen nachgewiesen werden [BITTORF (*236*)]. Dasselbe gilt von dem vermehrten Adrenalingehalt im Blut, besonders wenn feinere biologische Methoden zu seinem Nachweis herangezogen wurden.

Sodann ist auf etwas *Grundlegendes* aufmerksam zu machen. Die experimentelle Adrenalinsklerose führt, wie wir im physiologischen Teil sagten, zu schweren degenerativen Veränderungen besonders der *Media* der großen Arterien. Auch bei den menschlichen Nebennierenmark-Hypertoniefällen liegt eine Mediaerkrankung vor. Bei der menschlichen Atheromatose und Atherosklerose handelt es sich aber um einen „sich über das ganze Leben erstreckenden, mit Ablagerung bestimmter Stoffwechselprodukte und mit Wucherungsprozessen verbundenen gesteigerten Abnutzungsvorgang der Arterien“ [ASCHOFF [*237*)]; bei ihr spielen sich alle Prozesse im wesentlichen in der *Intima* ab.

Kausale Zusammenhänge zwischen Nebennierenmark und der durch eine Arteriosklerose bedingten Hypertonie sind also wenig wahrscheinlich, ausgenommen vielleicht die oben erwähnte Gruppe von Fällen, die gleichzeitig eine Nierensklerose und einen Diabetes aufweisen.

VON LUCADOU (*238*) hat festgestellt, daß auch bei nicht hypertonischen Herzkrankheiten eine Markhyperplasie vorkommt. Auch nach ihm kann die Vermehrung des Marks als solche nichts Spezifisches für die Hypertonie bedeuten. Vielmehr ist zu behaupten, „daß die Markhyperplasie und damit eine chronische Steigerung der Adrenalinbildung bedingt sein muß durch die funktionelle Mehrbeanspruchung des Herzens“.

Auch bei einer anderen Form von Blutdrucksteigerung, der *essentiellen Hypertonie,* ist eine Nebennierenmarksüberfunktion angenommen worden. Doch haben K. KURÉ (*239*) und Mitarbeiter ihre früheren Mitteilungen über Hyperadrenalinämie bei essentieller Hypertonie größtenteils wieder zurücknehmen müssen. Nicht jede essentielle Hypertonie sei durch eine Hyperfunktion der Nebennieren erklärbar. — Auf Zusammenhänge zwischen essentieller Hypertonie und Überproduktion des corticotropen und adrenalotropen *Hypophysenvorderlappenhormons* hat JORES (*240*) kürzlich hingewiesen.

Legt man diese Maßstäbe an die besonders im Ausland nicht so selten geübten Nebennierenoperationen bei Hypertonie an, so kann man sich des Eindrucks nicht erwehren, daß hier nicht immer eine kausale Therapie getrieben wird. Man muß die von manchen Autoren [LERICHE (*241*), DE COURCY (*242*) u. a. (*243*) mitgeteilten Erfolge wohl mit großer Zurückhaltung ansehen. Über die Dauerbeeinflussung des Blutdrucks ist bisher noch wenig bekannt. Schädigungen des Organismus durch Wegnahme eines so wichtigen inkretorischen Organs sind doch nicht ausgeschlossen, selbst wenn das andere vollkommen unangetastet und intakt bleibt. De Courcy empfiehlt sogar doppelseitige, subtotale Excisionen! Mehrere Autoren (*244*, *245*), unter ihnen Crile (*246*), haben von der Entfernung einer sonst normalen Nebenniere bei permanentem arteriellen Hochdruck keinen dauernden Erfolg gesehen.

Die so schönen chirurgischen Erfolge bei Geschwülsten des chromaffinen Gewebes und paroxysmaler Hypertonie sind *kausal begründet.* Die Indikation steht fest. Bei den Hypertonien, die lediglich mit einer Hyperplasie des Nebennierenmarks oder gar normalem Nebennierenmarkbefund einhergehen, befindet sich die Indikationsstellung auf unsicherem, noch nicht genügend unterbautem Boden. Nur für die konservativ *nicht* beeinflußbaren Fälle, bei denen eine dauernd vermehrte *Adrenalinmehrabgabe* vermutet oder sogar nachgewiesen werden kann, dürfte eine Indikation zur Operation allenfalls gegeben sein. *Die Empfehlung der allgemeinen Anwendung von Nebennierenexstirpationen bei essentiellen Hypertonien und permanentem Hochdruck ist keineswegs möglich.*

III. Chirurgische Anzeigestellungen zur Herabsetzung, zum Ersatz und zur Steigerung der Nebennierenfunktion.

A. Anzeigestellungen zur Herabsetzung der Nebennierenfunktion.

Mit der Erörterung der Zulässigkeit von Nebennierenreduktionen bei *nicht* paroxysmalen Hypertonien sind wir eigentlich schon in das Gebiet übergegangen, das sich mit den chirurgischen Anzeigestellungen zur Herabsetzung der Funktion normaler Nebennieren befaßt. Was wir abschließend für die Hypertonien sagten, gilt in demselben Maße auch für die Ausführungen im folgenden: die Nebennierenchirurgie befindet sich hier noch im Stadium tastender Versuche, — Versuche, die vorläufig *nicht* für eine allgemeine Anwendung in Frage kommen.

Ja, *ein* solcher Versuch, derjenige der Beeinflussung der *Epilepsie,* ist nach kurzer Zeit wieder verlassen worden. Die operativen Nebennierenreduktionen bei der Epilepsie gingen auf eine Anregung des Psychiaters H. Fischer (*247*) zurück, der der Nebennierenrinde nahe funktionelle Beziehungen zum Krampfmechanismus zuschrieb. Brüning (*248*) entfernte daraufhin als erster Nebennierengewebe bei Epileptikern, mit anscheinend günstigen Anfangserfolgen. In den Jahren 1920—1922 wurden in vielen Kliniken Nebennierenoperationen bei Epilepsie ausgeführt. Das Resultat war ein praktisch vollkommen negatives. Dauererfolge waren nicht zu verzeichnen (*247*). Die Methode ist überall verlassen.

Dieser Mißerfolg hat in Deutschland mit Recht zu einer Zurückhaltung in der Nebennierenchirurgie geführt, wenigstens was die Entfernung *normalen* Nebennierengewebes angeht. Im Ausland, in Rußland (Oppel), in Frankreich (Leriche), in den Vereinigten Staaten (Crile) ist man unbedenklicher gewesen. Übersieht man das recht umfangreiche ausländische Schrifttum zu dieser Frage, so muß man zweifellos anerkennen, daß uns diese Aktivität manches Gute gebracht hat, Einblicke in bis dahin dunkle Zusammenhänge der Nebennierenfunktionen, Förderung der nicht ganz einfachen Technik der Nebennierenchirurgie und anderes mehr. Auf der anderen Seite jedoch ist zu sagen, daß ein bleibender Gewinn vorläufig nicht erzielt ist und vorderhand auch noch fraglich erscheint.

Wir gehen in Kürze auf die verschiedenen Indikationen ein.

Hier wäre als wichtigste die 1921 von OPPEL inaugurierte Beeinflussung der **Spontangangrän** durch Nebennierenexstirpation anzuführen. Nach OPPEL (*249*), der mit seinen Schülern weit über 200 Nebennierenentfernungen vorgenommen hat, soll bei der juvenilen Gangrän und ebenso bei der RAYNAUDschen Krankheit eine Überfunktion der Nebennieren, eine sog. „suprarenale Arteriose", bestehen. Die Spasmen der Vasa vasorum sollten durch die Hyperadrenalinämie bedingt werden; sekundär käme es dann zu Endothelschädigungen und zu arteriellen Thrombosen. LERICHE (*250*) will durch wiederholte Nebennierenverpflanzungen an Arterien und Venen von Kaninchen ähnliche Veränderungen wie bei der BUERGERschen Krankheit erzielt haben.

Wenn auch meist die unteren Gliedmaßen bei dieser *Endarteriitis obliterans*-WINIWARTER-BUERGER befallen sind, so können doch auch die oberen Extremitäten, die Mesenterial-, Herz-, Lungen- und Nierenarterien erkranken. Bekanntlich werden vor allem jüngere Männer bevorzugt. — Im Gegensatz zu dieser Gangränform tritt die RAYNAUD*sche Krankheit,* die angiospastische Form des Extremitätenbrandes, hauptsächlich an den Händen und bei Frauen auf.

Wir können auf die Krankheitsbilder und die anatomischen Unterlagen hier nicht näher eingehen. Sie sind durchaus abzutrennen von anderen Gangränformen, insbesondere dem embolischen, angiosklerotischen (senilen und diabetischen) Brand. RÖPKE (*251*) und CEELEN (*252*) haben 1932 über diese Fragen ausführlich referiert.

Die eingehenden Untersuchungen CEELENS haben hinsichtlich der *Endarteriitis obliterans* WINIWARTER ziemlich sichergestellt, daß bei ihr das primäre, den Gefäßverschluß herbeiführende Moment nicht in einer Thrombose, sondern in einer *entzündlichen Gewebswucherung* liegt und daß sich das Leiden durch chronische, immer wiederkehrende *entzündungserregende Einflüsse* in den Gefäßen entwickelt, begünstigt durch eine irgendwie bedingte erhöhte Reaktionsbereitschaft. Das spricht durchaus gegen die OPPELsche Auffassung von einer Hyperadrenalinämie als Ursache *primärer* Gefäßspasmen und als Ursache der gesamten Erkrankung. Auch die Untersuchungen STRADINS (*253*) und RIEDERS (*254*) sprechen gegen OPPEL. RIEDER konnte in 12 von 14 Fällen von Spontangangrän keine gefäßverengernden Substanzen im Blut nachweisen, auch keine Hyperglykämie oder Hypertonie.

Ob gegenüber dieser „*Infektangiitis*" (CEELEN) die angiospastische, neuropathische RAYNAUD*sche Krankheit* hyperadrenalogen erklärt werden kann, wie OPPEL (*255*) es tut, muß ebenfalls dahingestellt bleiben. Bei ihr kommt wesentlich eine *erhöhte Reizbarkeit des sympathischen Systems* in Frage. Die Erkrankung wird durch funktionell bedingte Spasmen vorwiegend der Präcapillaren hervorgerufen und führt höchstens zu Kuppennekrosen, nie zu ausgedehnter Gangrän wie bei der Endarteriitis obliterans (*256*).

Nun die Frage der *Erfolge* der Nebennierenexstirpationen bei der *Spontangangrän,* auf die wir allerdings nicht näher eingehen können. OPPEL und seine Schüler haben über gute Resultate berichtet [in 59% aller operierten Fälle, Sterblichkeit 5,7% (*257*)], LERICHE (*258*) desgleichen, — er sah eine sofortige und lang anhaltende Besserung nach der Herausnahme einer Nebenniere, während lumbale Sympathektomien nie von gleichen Erfolgen begleitet waren. Betrachtet man jedoch seine einzelnen Fälle (*259*) (vollkommenes Resultat nur in 3 von 12 Fällen, Mißerfolg in 5 Fällen), so wird man den Effekt der Operation nicht überschätzen dürfen.

LEIBOVICI (*260*) hat denn auch LERICHE und damit OPPEL geantwortet, daß die Erfolge bei *nicht* nebennierenexstirpierten Kranken bessere sein können als nach Reduktion von Nebennierengewebe. Unter solchen nicht exstirpierten Fällen hatte er eine geringere Prozentzahl von Amputationen, als sie LERICHE nach seinen Nebennierenexstirpationen hatte. Ferner seien die meisten russischen

Chirurgen OPPEL nicht gefolgt und bezweifelten seine Ergebnisse und die Richtigkeit seiner Überlegungen. — Andere Chirurgen sahen nach Nebennierenexstirpationen keine durchgreifende Besserung des Krankheitsbildes [HERZBERG (*261*), CRILE (*262*) u. a.]

LEIBOVICI empfiehlt besonders die konservative Behandlungsmethode von SILBERT (New York): strenges Tabakverbot, 3mal wöchentlich intravenöse Infusionen von 300 ccm 5%iger Kochsalzlösung.

Von deutschen Chirurgen hat anscheinend nur BÜTTNER (*263*) in 2 Fällen von juveniler Gangrän die Nebennierenexstirpation vorgenommen. Beide waren hinsichtlich der Dauerheilung nicht eindeutig zu beurteilen. BÜTTNER fiel auf, daß die Wirkung auf den Allgemeinzustand nach der Nebennierenentfernung sehr günstig war, vor allem ließen die Schmerzen sofort nach. Er hält es für verfrüht, die Nebennierenätiologie der Spontangangrän gänzlich zu den Akten zu legen, auch wenn die bisherigen Theorien nicht genügend Beweiskraft besäßen.

Wenn nun auch die Methode der Nebennierenexstirpation in Fällen von spontaner juveniler Gangrän von OPPEL, LERICHE u. a. geübt und gelobt wird, so scheint das hinsichtlich des *Mb. Raynaud* kaum der Fall zu sein. Die Berichte über Operationen bei RAYNAUDscher Krankheit sind äußerst spärlich. Nach STRICKER (*264*) hat die Operation hier versagt; auch CRILE (*265*) lehnt sie ab.

Es ist schwer, zu diesen widersprechenden Befunden kritisch Stellung zu nehmen. Die juvenile Gangrän ist ein sehr wechselvolles, mit Remissionen verlaufendes Leiden. Es wird vieler persönlicher Erfahrung bedürfen, um zu entscheiden, ob die konservativen Behandlungsmethoden in dem betreffenden Fall ohne Wirksamkeit sind. Nur für solche, also *schwere* Fälle wäre die Exstirpation einer Nebenniere, der linken, als Versuch zu rechtfertigen und nach LERICHE der Sympathektomie vorzuziehen. Der Nachweis einer dauernd vermehrten Adrenalinabgabe ist auch für solche Fälle wünschenswert. Für die RAYNAUDsche Krankheit kommt eine Nebennierenexstirpation kaum in Betracht. Hinzu kommt, daß das Leiden ein sehr viel weniger schwerer ist als das der WINIWARTER-BUERGERschen Erkrankung und deshalb nicht eine so eingreifende Behandlung erfordert.

Über die sehr seltene Indikation zur Nebennierenexstirpation beim *insulinresistenten Diabetes,* der adrenal überlagert ist, sprachen wir bereits im Kapitel „Pankreas" (s. S. 201).

Ist nach all dem für gewisse schwere, als adrenalogen anzusprechende Fälle auch nicht paroxysmaler Hypertonie, von juveniler Spontangangrän und von insulinresistentem Diabetes eine Nebennierenentfernung als letzter Heilversuch nicht ganz von der Hand zu weisen, so muß der Erweiterung dieser Indikation auf Fälle von *Hyperthyreose, Neurasthenie, Magengeschwüren* usw. jegliche Berechtigung abgesprochen werden. Das gleiche gilt für die von CRILE besonders benutzte Methode der Nebennierenentnervung bei solchen Erkrankungen.

CRILE (*266*) spricht bei der „neurozirkulären Labilität", dem Hyperthyreoidismus, dem peptischen Magengeschwür von einer „excessive activity" des „Hirn-Thyreoidea-Nebennieren-Sympathicussystems", die man durch Nebennierenentnervung bzw. -exstirpation beeinflussen könne. Beim Hyperthyreoidismus hatte er, in 79 Fällen, eine 100%ige Heilung oder Besserung: Gewichtszunahme, Sinken des Grundumsatzes, Rückgang der Pulsfrequenz. Beim Ulcus pepticum stellte er, bei 39 Fällen, in 86% eine Heilung, in 10% eine Besserung fest. Über die Dauererfolge kann wohl noch nicht gesprochen werden.

Ohne hier des näheren auf diese Gedankengänge eingehen zu können und ohne die sicherlich oft vorhandene innige Verflechtung hormonaler und vegetativ-nervöser Bedingungen bei manchen Krankheitsprozessen, gerade auch bei der Hyperthyreose und dem Magengeschwür, auch nur im mindesten abstreiten zu wollen, ist doch zu sagen, daß die Bresche, die in diese Kette durch die

Wegnahme eines (halben) Organs, einer Nebenniere, geschlagen werden soll, als eine reichlich willkürliche Maßnahme erscheinen muß. Eine gesteigerte Nebennierenfunktion mag gelegentlich bei einer Hyperthyreose mitspielen. Aber wir müssen unbedingt daran festhalten, daß auch hier der Angriff an dem wirklich erkrankten Organ, der *Schilddrüse,* anzusetzen hat. Und wenn auch das Magengeschwür sicherlich kein rein lokales Leiden darstellt, vielmehr oft auf einer Störung vegetativ-nervöser Funktionen beruht, so kann es nicht eine kausale Therapie bedeuten, *einen* Teil, die sympathische Komponente, und auch diese nur halb, zu entfernen. Die Störung wird dadurch unter Umständen nur noch zu einer ausgeprägteren. Tierexperimente haben gerade die *Entstehung* von Geschwürsbildungen im Magen nach Nebennierenentfernung nachgewiesen (*267*)!

Es ist also eine Nebennierenexstirpation oder -entnervung bei solchen Erkrankungen keinesfalls indiziert. Sie müssen mit anderen, *begründeteren* Methoden beeinflußt werden. Welch Unheil würde eine allgemeine Empfehlung dieser Nebennierenoperationsindikationen bedingen! Mit Recht weist der Amerikaner ROGOFF (*268*) auf die *Gefahren solcher Eingriffe* hin. Er konnte nach Entnervung einer Nebenniere wegen Diabetes die Entwicklung einer ADDISONschen Krankheit beobachten. Die im Körper verbleibende 2. Nebenniere genügt anscheinend nicht immer für die Aufrechterhaltung der physiologisch notwendigen Funktion. Es muß diese Tatsache bei allen derartigen Operationen im Auge behalten werden. Auch andere Autoren [OPPEL, BÜTTNER (*269*)] haben über *Störungen nach Entfernung einer Nebenniere* berichtet, insbesondere über Adynamie. Eine kompensatorische Hypertrophie restlichen Nebennierengewebes tritt anscheinend nicht ein.

Zusammenfassend ist zu sagen, daß die Versuche einer Beeinflussung von Krankheitszuständen durch operative Einschränkung der Nebennierenfunktion bei nicht geschwulstig veränderten Nebennieren vorläufig noch nicht für die allgemeine Anwendung in Frage kommen. Die Unterlagen für eine derartige Therapie sind noch zu dürftig, die Gefahren sekundärer Schädigungen nicht ausgeschlossen.

B. Anzeigestellungen zum Ersatz und zur Steigerung der Nebennierenfunktion.

Über den *Ersatz der fehlenden Nebennierenfunktion,* der vor allem bei der ADDISONschen Krankheit und beim konstitutionellen „Addisonismus" (*270*) in Betracht kommt, haben wir bei der Besprechung dieser Erkrankung schon Einiges gesagt. Die chirurgischen Möglichkeiten sind recht gering. *Transplantationen* normalen Nebennierenrindengewebes anderer Menschen auf Addisonkranke haben, wie angeführt, nur vereinzelten und vorübergehenden Erfolg zeitigen können. Besonders die Marksubstanz geht schnell zugrunde. — Auf die experimentellen Grundlagen der Nebennierentransplantationen, die u. a. von SCHMIEDEN (*271*) und von VON HABERER-STOERK (*272*) geschaffen wurden, ist hier nicht einzugehen.

Von größerer Bedeutung ist die Therapie mit parenteral zugeführtem, wirksamem *Nebennierenrindenhormon,* die seit einigen Jahren möglich ist. Daß und warum auch sie beim chronischen Morbus Addison noch unbefriedigend ist, wurde gesagt.

Den Chirurgen werden mehr die in seinen Bereich fallenden Zustände von Nebennierenfunktionsausfällen beschäftigen. Vor allem kommen hier die *akuten* Nebenniereninsuffizienzen in Betracht, solche, die durch eine Blutung, eine Vereiterung der Nebenniere und durch infektiöse und toxische Schädigung der

Nebennieren bedingt werden. Wir haben mehrfach auf die *starke Ansprechbarkeit des Nebennieren-, insbesondere des Rindengewebes, auf infektiöse Erkrankungen und toxische Prozesse* hingewiesen. Bei der akuten Peritonitis und bei Wundinfektionen sind schon morphologisch sehr frühe und tiefgreifende Rindenveränderungen festgestellt. Dasselbe ist der Fall beim toxischen Verbrennungstod (DIETRICH). BAINBRIDGE u. a. haben ein Versagen der Nebennieren für den Kreislaufkollaps nach Operationen mit verantwortlich gemacht. Bei schweren Verletzungen des täglichen Lebens werden die Nebennierenschädigungen bisher noch zu wenig gewürdigt. Aus den so wichtigen physiologischen Funktionen, die den Nebennieren zukommen, ist die große Bedeutung einer Schädigung dieser Organe zu entnehmen, sind sie doch aus zwei innersekretorischen Drüsensystemen, aus Mark und Rinde, zusammengesetzt, von denen das Mark wichtigste regulatorische Funktionen ausübt, die Rinde aber ein direkt *lebensnotwendiges* Gewebsgebilde darstellt. Auf ihren Zusammenhang mit *Entgiftungsvorgängen* wiesen wir im physiologischen Teil hin. Fehlt die Rinde, so ist die Resistenz des Körpers gegenüber Infektionen, Intoxikationen, Avitaminosen usw. schwerstens beeinträchtigt. Hinzu kommen noch mancherlei andere wichtige Funktionen, über die wir ausführlicher berichtet haben.

Es kann also keinem Zweifel unterliegen, daß *die Nebennieren für den Ablauf mancher krankhafter, besonders auch den Chirurgen beschäftigender Vorgänge im Organismus von außerordentlicher Bedeutung* sind. Wir stehen in der Erkenntnis der näheren Zusammenhänge noch vollständig am Anfang. Hier eröffnet sich ein sicher dankbares, wenn auch schwieriges Arbeitsfeld. Durch die experimentelle Nebennieren-, besonders Nebennierenrindenforschung gerade der letzten Jahre und durch die Herstellung wirksamer Rindenauszüge sind wir gewaltig gefördert worden. Aber, wie gesagt, die einzelnen Zusammenhänge sind noch dunkel. Die Indikationen zu einer Hormontherapie sind noch kaum greifbar. Im folgenden kann nur auf einige Punkte dieses zukünftiger Arbeit offen stehenden Gebietes hingewiesen werden.

1. Chirurgische Anwendungsgebiete des Adrenalins.

Vorher seien die ja schon lange geübten, gar nicht mehr als „Hormontherapie" zu bezeichnenden Anwendungsgebiete des Adrenalins bzw. Suprarenins kurz erwähnt. BRAUN hat das Adrenalin als zusätzliches Mittel in die *Lokalanästhesie* eingeführt. Infolge seiner örtlichen, gefäßkontrahierenden Wirkung hält es das eigentliche Betäubungsmittel länger fest, verstärkt und verlängert daher den Effekt der Anästhesie.

Auch bei *Blutungen* (Darm, Blase usw.) wirkt das Suprarenin am besten durch seine *örtliche* Wirkung, als Zusatz zu Klysmen usw.

Seine Anwendung beim sog. *chirurgischen Kreislaufkollaps*, bei der Peritonitis und bei anderen Infektionen, sowie postoperativ, ist ebenso bekannt. HEIDENHAIN hat 1907 den Suprareninzusatz zu Infusionen vorgeschlagen. Auch nach den experimentellen Erfahrungen, wie wir sie in Teil 1 anführten, erscheint die *intravenöse Dauerinfusion* als die beste Methode der Zuführung des Mittels; die Wirkung auf die Gefäße und auf den Blutdruck ist so am gleichmäßigsten. Auf die Vor- und Nachteile des Suprarenins und die der ihm chemisch verwandten Mittel Ephedrin und Sympatol ist hier nicht einzugehen.

Plötzlicher Herzstillstand während der Operation oder im postoperativen Kollaps erfordert u. a. oft eine *intrakardiale Einspritzung* von Suprarenin (1 ccm 1 : 1000, gelöst in etwas physiologischer Kochsalzlösung). KAPPIS (*273*) schreibt neben der mechanischen Reizung des Herzmuskels die Hauptwirkung dem Suprarenin als typischem Erregungsmittel der Herztätigkeit zu

Experimentell ist diese, die Tätigkeit des Herzens fördernde Wirkung gerade auch bei Schädigungen des Herzens nachgewiesen worden.

Anhangsweise sei erwähnt, daß nach experimentellen Untersuchungen [LAUBER (*274*)] dem Adrenalin auch ein gewisser, die normale *Wundheilung* beschleunigender Einfluß zukommen soll. KOSDOBA (*275*) will entgegengesetzt festgestellt haben, daß eine „Vermehrung des Hormons der Nebennieren im Blut" von Tieren die regenerative Tätigkeit des Organismus verzögere. — An Hand experimenteller Frakturen glaubt ASOH (*276*) eine Verzögerung der *Knochenregeneration* nach Nebennierenentfernungen nachgewiesen zu haben. HEYDEMANN (*277*) erwies sich die Störung der Knochenbruchheilung in Versuchen an Hunden gradmäßig abhängig von der Nebennierenschädigung. Doch wurde nicht festgestellt, welchem Anteil des Organs, der Rinde oder dem Mark, die Hauptrolle hierbei zukam. — Klinische Bedeutung haben diese Versuche bisher nicht erlangt.

2. Chirurgische Anwendungsgebiete des Rindenhormons.

Im Gegensatz zu den eben erwähnten und bewährten Indikationsgebieten des Adrenalins stehen wir beim *Rindenhormon* wirklich durchaus am Anfang.

Der hohe Preis von Nebennierenrindenpräparaten wirkt sich vorläufig praktischen Versuchen gegenüber noch recht hemmend aus. Doch besitzen wir jetzt auch in Deutschland wirksame Präparate (Pancortex, Iliren, Cortidyn, Cortin). Die Zufuhr geschieht am besten parenteral. Die Dosierung muß sich der Erfahrung und den Verhältnissen des jeweiligen Falles anpassen.

Für eine Therapie mit Rindenhormon kommen grundsätzlich solche Zustände in Frage, bei denen wir eine Schädigung der Nebennieren aus dem klinischen Bild heraus annehmen oder gar nachweisen können. So führten wir bereits an, daß bei *schweren Verletzungen* bisher viel zu wenig auf den Zusammenhang des ganzen Zustandes mit etwaigen Nebennierenverletzungen geachtet wurde. Nebennierentraumen haben gegenüber früher stark zugenommen, wie das in der HENSCHENschen Klinik nachgewiesen werden konnte (*278*). Mancher Shock mag wenigstens zum Teil durch eine Nebennierenläsion bedingt sein. Adynamie, Blutdruckabfall, Pulsschwäche, peritoneale oder ileusähnliche Symptome, darunter Erbrechen, Bauchdeckenspannung usw. lassen den Verdacht auf eine traumatische Nebennierenläsion aufkommen. Es erscheint durchaus berechtigt, hier neben intravenösen Dauerinfusionen mit Adrenalinzusatz und anderen Maßnahmen auch den Effekt einer Rindenhormonzufuhr zu prüfen. Daß bei schweren, eindeutigen Verletzungen der Nebennieren mit Blutung eine chirurgische Versorgung in Frage kommt, braucht nicht hervorgehoben zu werden.

In engem Zusammenhang mit dem traumatischen Shock steht der *operative Shock und der postoperative Kollaps.* Wenn auch dieses Problem weder im ganzen noch in seinen etwaigen Beziehungen zur Nebennierenfunktion geklärt ist und die experimentellen Untersuchungen viele Widersprüche aufweisen, so erscheint uns doch im Licht der neuen Erkenntnisse der Rindenfunktionen eine Beteiligung auch der Rinde am Kreislaufversagen, außer dem Mark, für manche Fälle nicht ausgeschlossen. Die nach experimenteller Nebennierenentfernung auftretende Blutdrucksenkung fällt bei gleichzeitiger Rindenextraktzufuhr viel geringer aus (THADDEA). Nach SWINGLE soll die Regulation des Blutvolumens eine Hauptfunktion des Nebennierenrindenhormons darstellen.

BREITFELLNER und HERBST (*279*) aus der DENKschen Klinik konnten als Ursache bestimmter postoperativer akuter Kreislaufinsuffizienzen eine weitgehende Zerstörung der Nebennieren auf tuberkulöser Basis oder durch andere Prozesse (Blutung, Tumormetastasen) feststellen. Sie führen auch die im Schrifttum mitgeteilten Fälle von Nebenniereninsuffizienzen nach operativen Eingriffen an.

Auch eine stark herabgesetzte Nebennierenfunktion bei andersartiger endokriner Störung, z. B. bei hypophysärer Kachexie, kann Ursache schwerer Kollapszustände sein.

Manche Fälle eines latenten Morbus Addison manifestieren sich also durch postoperatives Versagen des Kreislaufs. Daß hier neben einer rationellen Adrenalinzufuhr eine Rindenhormontherapie unbedingt angebracht ist, wird nicht näher ausgeführt zu werden brauchen. Es kommt allerdings sehr auf die rechtzeitige Erkennung des Zustandes an. Kommen zu den oben, bei schweren Verletzungen, genannten Symptomen noch eine Pigmentierung, eine Bewußtseinstrübung, auch Krämpfe hinzu, so ist an einen latenten Morbus *Addison* zu denken.

Aber es braucht nicht immer ein *organischer* Befund der Nebennieren vorzuliegen. Gelegentlich mag wirklich ein konstitutioneller „Addisonismus", eine *Unterleistung der Nebennieren,* ursächlich in Frage kommen. Vorläufig ist das jedoch nur ex iuvantibus zu beweisen.

Ob eine Unterstützung auch des nebennieren*gesunden* Organismus im Kreislaufversagen durch zusätzliche Rindenhormontherapie von Wert ist, muß zukünftiger Erprobung überlassen bleiben. In experimentellen Untersuchungen haben amerikanische Autoren (*280*) die ausgesprochen günstige Wirkung einer kombinierten Transfusions-Nebennierenrindenextraktbehandlung festgestellt. Der Blutdruck wird nahezu zur Norm wieder gehoben und hier gehalten; das Plasmavolumen stellt sich wieder her, der Verlust von Blutflüssigkeit wird verhindert.

Von großem Wert erscheint die Rindentherapie bei *Infektions- und Intoxikationszuständen,* die ja auch den Chirurgen so stark angehen. Nicht nur bei der Diphtherie und beim Scharlach, bei der Grippe, Meningitis, Typhus usw. ist eine kombinierte C-Vitamin-Rindenhormonzufuhr angebracht [u. a. THADDEA (*281*)], auch bei der Peritonitis, bei schweren Wundinfektionen, bei Allgemeininfektionen aller Art, bei schweren Verbrennungen und wohl auch beim Ileus (*282*) kommt sie in Betracht. Die bei diesen Zuständen nachweisbaren Schädigungen der Nebennieren, besonders des Rindengewebes, fordern unbedingt zu einer solchen Behandlung auf (*283*). Manche Erscheinungen im Verlauf der genannten Erkrankungen weisen ja auf einen Ausfall der Nebennierenfunktionen direkt hin. Der Wert der Rindentherapie liegt naturgemäß in der Beeinflussung der verhängnisvollen *Allgemein*erscheinungen; der *lokale* Krankheitsprozeß kann nicht gebessert werden. Es ist die *Resistenz* des Körpers, die durch das Rindenhormon gesteigert werden soll. Der nebennierenlose oder -insuffiziente Organismus befindet sich im Zustand erhöhter Giftempfindlichkeit.

Von Bedeutung scheint der *Zusatz von Vitamin C,* einmal, weil die Ascorbinsäure die Wirkung des Rindenhormons erhöht, und zum anderen, weil gerade Infektionen den inneren C-Vitamin-Verbrauch erhöhen, letztlich auch wegen der Anregung des Stoffwechsels durch das Vitamin selbst.

Die ersten Berichte über die Wirkung der Rindenhormonzufuhr bei schweren Infektionen und toxischen Zuständen liegen vor. Wir erwähnen einige. WILSON, ROWLEY und GRAY (*284*) wollen bei mehreren Fällen schwerster Toxämie infolge *Verbrennungen* die Heilung nur der Behandlung mit Nebennierenrindenextrakt zuschreiben. — THADDEA (*285*) sah bei einer hoch fieberhaften *Erysipel*kranken mit ausgesprochen septischem Eindruck einen nahezu schlagartigen Rückgang der objektiven und subjektiven Symptome, den er ebenfalls dem mit C-Vitamin kombinierten Rindenhormon zuschreibt.

Tierexperimentell hat GRIECO (*286*) einen viel milderen Ablauf pyogener Infektionen bei gleichzeitiger Rindenhormonbehandlung festgestellt.

Weitere Erfahrungen werden zeigen, ob der so hoffnungsvoll erscheinenden Therapie mit Nebennierenrindenhormon ein größerer und bleibender Wert zukommen wird. Eine Vorbedingung hierzu ist ihre *nicht kritiklose Anwendung.* Die Bekämpfung einer Nebenniereninsuffizienz kann bei den oben besprochenen

Krankheitszuständen außerordentlich wertvoll sein. Aber auch bei ihr handelt es sich meist um den Kampf in einem *Teilabschnitt.* Er darf nicht unter Vernachlässigung anderer Gebiete geführt werden.

Unter anderem gilt das auch für die Therapie des menschlichen *Carcinoms* mit Nebennierenrindenhormon. Zwar steht die *Carcinomkachexie* in enger Beziehung zur Funktion der Nebennierenrinde [REISS (*287*)]; es ist aber wohl kaum möglich, Besserungen lediglich durch eine Hormonmedikation zu erreichen.

Literatur.

Nebennieren.

(*1*) Siehe S. THADDEA: Die Nebennierenrinde, S. 10. Leipzig: Georg Thieme 1936. — (*2*) ADDISON, THOMAS: On the constitutional and local effects of disease of the suprarenal capules. London 1855. — (*3*) BROWN-SÉQUARD: C. r. Acad. Sci. **43**, 422, 542 (1856); **45**, 1036 (1857). — (*4*) VULPIAN: Siehe P. TRENDELENBURG: Die Hormone, Bd. 1, S. 209. Berlin: Julius Springer 1929. — (*5*) KOHN, A.: Arch. mikrosk. Anat. **56**, 81 (1900). — (*6*) LEWANDOWSKY, M.: Arch. of Physiol. **1899**, 360. — Zbl. Physiol. **12** (1898); **14** (1901). — (*7*) LANGLEY, J. N.: J. of Physiol. **27**, 237 (1901—02). — (*8*) TAKAMINE, J.: J. of Physiol. **27**, 24 (1901—02). — (*9*) ALDRICH, T. B.: Amer. J. Physiol. **5**, 457 (1901); **7**, 359 (1902). — (*10*) STOLZ, J.: Ber. dtsch. chem. Ges. **37**, 4149 (1905). — (*11*) DAKIN, H. D.: J. of Physiol. **32**, 34 (1905). — (*12*) TRENDELENBURG, P.: Die Hormone, Bd. 1, S. 185. Berlin: Julius Springer 1929. — (*13*) KRAUS, E. J.: W. STOECKELs Handbuch der Gynäkologie, Bd. 9, S. 580. 1936. — (*14*) MATERNA: Siehe E. J. KRAUS: W. STOECKELs Handbuch der Gynäkologie, Bd. 9, S. 582. 1936. — (*15*) SUNDER-PLASSMANN, P.: Dtsch. Z. Chir. **245**, 756 (1935). — (*16*) KOHN, A.: Siehe E. J. KRAUS: W. STOECKELs Handbuch der Gynäkologie, Bd. 9, S. 582. 1936. — (*17*) POLL, H.: Med. Klin. **1931 I**, 231. — (*18*) TRENDELENBURG, P.: Die Hormone, Bd. 1, S. 203. Berlin: Julius Springer 1929. — (*19*) BERBLINGER, W.: W. STOECKELs Handbuch der Gynäkologie, Bd. 9, S. 21. 1936. — (*20*) Siehe THADDEA: Die Nebennierenrinde, S. 177. Leipzig: Georg Thieme 1936. — (*21*) KENDALL, E. C. u. Mitarbeiter: J. of biol. Chem. **105**, 45 (1934). — J. amer. med. Assoc. **105**, 1486 (1935). — (*22*) Siehe THADDEA: Die Nebennierenrinde. Leipzig: Georg Thieme 1936. — (*23*) SWINGLE, W. W. and J. J. PFIFFNER: Proc. Soc. exper. Biol. a. Med. **28**, 510 (1931). — Amer. J. Physiol. **96**, 153 (1931); **98**, 144 (1931). — Medicine **11**, 371 (1932). — (*24*) SCHMITZ, E. u. J. KÜHNAU: Biochem. Z. **259**, 301 (1933). — (*25*) REISS, M.: C. OPPENHEIMERs Handbuch der Biochemie, Erg.-Werk, Bd. 3, S. 971. 1936. — (*26*) BIEDL, A.: Innere Sekretion, 3. Aufl., Bd. 1, S. 474. 1916. — (*27*) KISCH, B.: Pflügers Arch. **219**, 426 (1928). — (*28*) Siehe P. TRENDELENBURG: Die Hormone, Bd. 1. Berlin: Julius Springer 1929. — (*29*) U. a. HARTMAN: Proc. Soc. exper. Biol. a. Med. **25**, 69 (1927). — HARTMAN u. Mitarbeiter: Amer. J. Physiol. **86**, 353, 360 (1928). — (*30*) SWINGLE, W. W. and J. PFIFFNER: Proc. Soc. exper. Biol. a. Med. **28**, 510 (1931). — Amer. J. Physiol. **96**, 153 (1931); **98**, 144 (1931). — Medicine **11**, 371 (1932). — (*31*) REISS, M.: Endokrinol. **6**, 321 (1931). — (*32*) REISS, M.: Die Hormonforschung und ihre Methoden, S. 146. Wien u. Berlin: Urban & Schwarzenberg 1934. — (*33*) KÜHL, G.: Pflügers Arch. **215**, 277 (1927). — (*34*) THADDEA, S.: Die Nebennierenrinde, S. 28. Leipzig: Georg Thieme 1936. — (*35*) REISS, M.: Die Hormonforschung und ihre Methoden, S. 148. Wien u. Berlin: Urban & Schwarzenberg 1934. — (*36*) BORNSTEIN, A. u. K. HOLM: Z. exper. Med. **37**, 1 (1923). — (*37*) THADDEA, S.: Die Nebennierenrinde, S. 72. Leipzig: Georg Thieme 1936. — (*38*) REISS, M.: Die Hormonforschung und ihre Methoden, S. 147. Wien u. Berlin: Urban & Schwarzenberg 1934. — (*39*) THADDEA, S.: Die Nebennierenrinde, S. 70. Leipzig: Georg Thieme 1936. — (*40*) Siehe M. REISS: Die Hormonforschung und ihre Methoden, S. 148. Wien u. Berlin: Urban & Schwarzenberg 1934. — (*41*) THADDEA: Die Nebennierenrinde, S. 31. Leipzig: Georg Thieme 1936. — (*42*) Siehe auch J. E. LOCKWOOD and F. A. HARTMAN: Endocrinology **17**, 501 (1933). — (*43*) ESKIN, J. A.: Endokrinol. **11**, 249 (1932). — (*44*) Siehe P. TRENDELENBURG: Die Hormone, Bd. 1, S. 195. Berlin: Julius Springer 1929. — (*45*) REISS, M.: Die Hormonforschung und ihre Methoden, S. 152. Wien u. Berlin: Urban & Schwarzenberg 1934. — (*46*) Siehe S. THADDEA: Die Nebennierenrinde, S. 100. Leipzig: Georg Thieme 1936. — (*47*) Siehe M. REISS: Die Hormonforschung und ihre Methoden, S. 153. Wien u. Berlin: Urban & Schwarzenberg 1934. — (*48*) HARROP, G. A. u. Mitarbeiter: Science (N. Y.) **1**, 683 (1931); zit. nach THADDEA. — (*49*) REISS, M.: Die Hormonforschung und ihre Methoden, S. 153. Wien u. Berlin: Urban & Schwarzenberg 1934. — (*50*) ASCHOFF, L.: Vorträge über Pathologie. Jena: Gustav Fischer 1925. — (*51*) CHAUFFARD: Ann. méd. **8** (1920). — (*52*) THADDEA, S.: Die Nebennierenrinde, S. 86. Leipzig: Georg Thieme 1936. — (*53*) THADDEA, S.: Die Nebennierenrinde, S. 85. Leipzig: Georg Thieme 1936. — (*54*) SCHMITZ u. REISS: Biochem. Z. **183**, 328 (1927). — (*55*) REISS, M.:

Endokrinol. **7**, 1 (1930). — (*56*) Schmitz, E. u. J. Kühnau: Biochem. Z. **259**, 301 (1933). — (*57*) Hueck, W.: Verh. dtsch. Path. Ges. Würzburg **1925**, 18. — (*58*) Koehler: Verh. 14. internat. physiol. Kongr. Rom **1932**. — (*59*) Britton: Amer. J. Physiol. **101**, 14 (1932). — (*60*) Thaddea, S.: Die Nebennierenrinde, S. 97. Leipzig: Georg Thieme 1936. — (*61*) Siehe M. Reiss: Die Hormonforschung und ihre Methoden, S. 153. 1934. — (*62*) Thaddea, S.: Die Nebennierenrinde, S. 97. Leipzig: Georg Thieme 1936. — (*63*) U. a. S. Thaddea: Die Nebennierenrinde, S. 101. Leipzig: Georg Thieme 1936. — (*64*) Siehe S. Thaddea: Die Nebennierenrinde, S. 105. Leipzig: Georg Thieme 1936. — (*65*) Thaddea, S.: Die Nebennierenrinde, S. 106. Leipzig: Georg Thieme 1936. — (*66*) Loeper, Decourt et Garnu: Presse méd. **1926**, 1209. — (*67*) Siehe M. Reiss: Die Hormonforschung und ihre Methoden, S. 157. 1934. — (*68*) Siehe S. Thaddea: Die Nebennierenrinde, S. 98. Leipzig: Georg Thieme 1936. — (*69*) Siehe S. Thaddea: Die Nebennierenrinde, S. 46. Leipzig: Georg Thieme 1936. — (*70*) Thaddea, S.: Die Nebennierenrinde, S. 52. Leipzig: Georg Thieme 1936. — (*71*) Siehe S. Thaddea: Die Nebennierenrinde, S. 49. Leipzig: Georg Thieme 1936. — (*72*) Siehe P. Trendelenburg: Die Hormone, Bd. 1, S. 197. Berlin: Julius Springer 1929. — (*73*) Siehe S. Thaddea: Die Nebennierenrinde, S. 37. Leipzig: Georg Thieme 1936. — (*74*) Thaddea, S.: Die Nebennierenrinde, S. 38. Leipzig: Georg Thieme 1936. — (*75*) Thaddea, S.: Die Nebennierenrinde, S. 39. Leipzig: Georg Thieme 1936. — (*76*) Catel, W.: Mschr. Kinderheilk. **48**, 22 (1930). — (*77*) Swingle, Pfiffner, Vars, Bott and Parkins: Science (N. Y.) **1933 I**, 58. — (*78*) Reiss, M.: Die Hormonforschung und ihre Methoden, S. 150. 1934. — (*79*) Siehe S. Thaddea: Die Nebennierenrinde, S. 42. Leipzig: Georg Thieme 1936. — (*80*) Siehe S. Thaddea: Die Nebennierenrinde, S. 43. Leipzig: Georg Thieme 1936. — (*81*) Reiss, M.: Die Hormonforschung und ihre Methoden, S. 148. 1934. — (*82*) Hartman: Amer. J. Physiol. **98**, 674 (1931). — (*83*) Thaddea, S.: Die Nebennierenrinde, S. 34. Leipzig: Georg Thieme 1936. — (*84*) Siehe M. Reiss: Die Hormonforschung und ihre Methoden, S. 150. 1934. — (*85*) Siehe S. Thaddea: Die Nebennierenrinde, S. 56. Leipzig: Georg Thieme 1936. — (*86*) Dietrich, A. u. H. Siegmund: Henke-Lubarschs Handbuch der speziellen pathologischen Anatomie, Bd. 8, S. 1028. 1926. — (*87*) Bayer, G.: In M. Hirschs Handbuch der inneren Sekretion, Bd. 2, Teil 1, S. 467. 1929. — (*88*) Reiss, M.: Die Hormonforschung und ihre Methoden, S. 151. 1934. — (*89*) Trendelenburg, P.: Die Hormone, Bd. 1, S. 202. Berlin: Julius Springer 1929. — (*90*) Thaddea, S.: Die Nebennierenrinde, S. 65. Leipzig: Georg Thieme 1936. — (*91*) Reiss, M.: C. Oppenheimers Handbuch der Biochemie, Erg.-Werk, Bd. 3, S. 970. 1936. — (*92*) Hartman: Amer. J. Physiol. **105**, 46 (1933). — (*93*) Thaddea, S.: Die Nebennierenrinde, S. 107. Leipzig: Georg Thieme 1936. — (*94*) Reiss, M.: Die Hormonforschung und ihre Methoden, S. 151. 1934. — (*95*) Trendelenburg, P.: Die Hormone, Bd. 1, S. 52, 82, 206. Berlin: Julius Springer 1929. — (*96*) Poll, H.: Dtsch. med. Wschr. **1933 I**, 567. — (*97*) Nürnberger, L.: Z. mikrosk.-anat. Forsch. **28**, 589 (1932). — (*98*) Novak, J.: Arch. Gynäk. **101**, 36 (1914). — (*99*) Leupold: Siehe M. Reiss: Die Hormonforschung und ihre Methoden, S. 161. 1934. — (*100*) Reiss, M.: C. Oppenheimers Handbuch der Biochemie, Erg.-Werk, Bd. 3, S. 973. 1936. — (*101*) Asher, L.: Physiologie der inneren Sekretion, S. 73. 1936. — (*102*) Thaddea, S.: Die Nebennierenrinde, S. 151. Leipzig: Georg Thieme 1936. — (*103*) Hartman and Brownell: Amer. J. Physiol. **97**, 530 (1931). — (*104*) Oehme, C.: Klin. Wschr. **1936 I**, 512. — (*105*) Siehe S. Thaddea: Die Nebennierenrinde, S. 155. Leipzig: Georg Thieme 1936. — (*106*) Siehe P. Trendelenburg: Die Hormone, Bd. 1, S. 176. Berlin: Julius Springer 1929. — (*107*) Anselmino, K. J. u. F. Hoffmann: Klin. Wschr. **1934 I**, 209. — (*108*) Jores, A. u. H. Beck: Z. exper. Med. **94**, 293 (1934). — (*109*) Siehe S. Thaddea: Die Nebennierenrinde, S. 150. Leipzig: Georg Thieme 1936. — (*110*) Corey, E. L. and S. W. Britton: Amer. J. Physiol. **99**, 33 (1931). — (*111*) Fischel, A.: Siehe E. J. Kraus: In W. Stoeckels Handbuch der Gynäkologie, Bd. 9, S. 580. 1936. — (*112*) Siehe P. Trendelenburg: Die Hormone, Bd. 1, S. 211. Berlin: Julius Springer 1929. — (*113*) Siehe P. Trendelenburg: Die Hormone, Bd. 1, S. 212. Berlin: Julius Springer 1929. — (*114*) Siehe P. Trendelenburg: Die Hormone, Bd. 1, S. 214. Berlin: Julius Springer 1929. — (*115*) Langecker, H.: Dtsch. med. Wschr. **1927 II**, 1895. — (*116*) Reiss, M.: Die Hormonforschung und ihre Methoden, S. 167. 1934. — (*117*) Siehe P. Trendelenburg: Die Hormone, Bd. 1, S. 224. Berlin: Julius Springer 1929. — (*118*) Trendelenburg, P.: Die Hormone, Bd. 1, S. 247. Berlin: Julius Springer 1929. — (*119*) Fornet, B.: Arch. f. exper. Path. **92**, 165 (1922). — (*120*) Csépai, K.: Dtsch. med. Wschr. **1921 II**. — (*121*) Trendelenburg, P.: Die Hormone, Bd. 1, S. 249. Berlin: Julius Springer 1929. — (*122*) Trendelenburg, P.: Die Hormone, Bd. 1, S. 251. Berlin: Julius Springer 1929. — (*123*) Pak, C.: Arch. f. exper. Path. **111**, 43 (1926). — (*124*) Reiss, M.: C. Oppenheimers Handbuch der Biochemie, Erg.-Werk, Bd. 3. 1936. — (*125*) Reiss, M.: Die Hormonforschung und ihre Methoden, 1934. — (*126*) Bomskov, C.: Methodik der Hormonforschung, Bd. 1. Leipzig: Georg Thieme 1937. — (*127*) Rein, H.: Med. Ges. Freiburg, Sitzg 12. Jan. 1937. — (*128*) Cannon: Amer. J. Physiol. **98**, 447 (1931). — (*129*) Siehe M. Reiss: Die Hormonforschung und ihre Methoden, S. 172. 1934. —

(*130*) Biedl, A.: Pflügers Arch. **67**, 443 (1897). — (*131*) Siehe M. Reiss: Die Hormonforschung und ihre Methoden, S. 173. 1934. — (*132*) Siehe M. Reiss: C. Oppenheimers Handbuch der Biochemie, Erg.-Werk, Bd. 3, S. 976. 1936. — (*133*) Houssay et Molinelli: C. r. Soc. Biol. Paris **97**, 1343 (1927). — (*134*) Siehe M. Reiss: Die Hormonforschung und ihre Methoden, S. 173. 1934. — (*135*) Siehe M. Reiss: Die Hormonforschung und ihre Methoden, 1934. — (*136*) Brandt u. Katz: Z. klin. Med. **123**, 23 (1933). — (*137*) Siehe M. Reiss: Die Hormonforschung und ihre Methoden, S. 178. 1934. — (*138*) Trendelenburg, P.: Die Hormone, Bd. 1, S. 326. Berlin: Julius Springer 1929. — (*139*) Biedl, A.: Innere Sekretion, 3. Aufl., Bd. 1, S. 469. 1916. — (*140*) Elman, R. and P. Rothman: Bull. Hopkins Hosp. **35**, 54 (1924). — (*141*) Bornstein, A. u. H. Gremels: Virchows Arch. **254**, 409 (1925). — (*142*) Stewart, G. N. and J. M. Rogoff: J. of exper. Med. **23**, 757 (1916). — (*143*) Trendelenburg, P.: Die Hormone, Bd. 1, S. 217. Berlin: Julius Springer 1929. — (*144*) Reiss, M.: Die Hormonforschung und ihre Methoden, S. 164. 1934. — (*145*) Trendelenburg, W.: Z. Biol. **63**, 155 (1914). — (*146*) Siehe P. Trendelenburg: Die Hormone, Bd. 1, S. 218 (1929). — (*147*) Siehe P. Trendelenburg: Die Hormone, Bd. 1, S. 219 (1929). — (*148*) Rein, H.: Verh. med. Ges. Freiburg, Sitzg 12. Jan. 1937. — (*149*) Reiss, M.: Die Hormonforschung und ihre Methoden, S. 190. 1934. — (*150*) Trendelenburg, P.: Die Hormone, Bd. 1, S. 231 (1929). — (*151*) Trendelenburg, P.: Die Hormone, Bd. 1, S. 228 (1929). — (*152*) Siehe P. Trendelenburg: Die Hormone, Bd. 1, S. 230 (1929). — (*153*) Siehe P. Trendelenburg: Die Hormone, Bd. 1, S. 234 (1929). — (*154*) Trendelenburg, P.: Die Hormone, Bd. 1, S. 239 (1929). — (*155*) Kreitmair: Siehe Stepp-Kühnau-Schroeder: Die Vitamine, S. 81. 1936. — (*156*) Trendelenburg, P.: Die Hormone, Bd. 1, S. 253 (1929). — (*157*) Trendelenburg, P.: Die Hormone, Bd. 1, S. 254 (1929). — (*158*) Asher, L.: Physiologie der inneren Sekretion, S. 30. Leipzig u. Wien: Franz Deuticke 1936. — (*159*) Rein, H.: Z. Biol. **92**, 115 (1931). — (*160*) Rein, H. u. M. Schneider: Z. Biol. **91**, 13 (1930). — (*161*) Siehe L. Asher: Physiologie der inneren Sekretion, S. 31. Leipzig u. Wien: Franz Deuticke 1936. — (*162*) Siehe P. Trendelenburg: Die Hormone, Bd. 1, S. 269 (1929). — (*163*) Siehe P. Trendelenburg: Die Hormone, Bd. 1, S. 262 (1929). — (*164*) Gottlieb, R.: Arch. f. exper. Path. **38**, 99 (1896); **43**, 286 (1899). — (*165*) Siehe L. Asher: Physiologie der inneren Sekretion, S. 33. Leipzig u. Wien: Franz Deuticke 1936. — (*166*) Trendelenburg, P.: Die Hormone, Bd. 1, S. 280 (1929). — (*167*) Trendelenburg, P.: Die Hormone, Bd. 1, S. 291 (1929). — (*168*) Brücke, v.: Wien. klin. Wschr. **1926 II**. — (*169*) Bayer, G.: In M. Hirschs Handbuch der inneren Sekretion, Bd. 2, H. 1. 1929. — (*170*) Hanke, H.: Z. exper. Med. **94**, 405 (1934). — (*171*) Hanke, H.: Klin. Wschr. **1934 II**, 1461. — (*172*) Siehe P. Trendelenburg: Die Hormone, Bd. 1, S. 295 (1929). — (*173*) Siehe P. Trendelenburg: Die Hormone, Bd. 1, S. 296 (1929). — (*174*) Siehe P. Trendelenburg: Die Hormone, Bd. 1, S. 297 (1929). — (*175*) Grafe: Erg. Physiol. **21 II**, 1 (1923). — (*176*) Siehe M. Reiss: Die Hormonforschung und ihre Methoden, S. 185. 1934. — (*177*) Reiss, M.: Die Hormonforschung und ihre Methoden, S. 185. 1934. — (*178*) Blum, F.: Dtsch. Arch. klin. Med. **71**, 146 (1901). — (*179*) Cori, C. F.: Proc. Soc. exper. Biol. a. Med. **25**, 258 (1928). — J. of biol. Chem. **79** (1928). — (*180*) Reiss, M.: Die Hormonforschung und ihre Methoden, S. 186. 1934. — (*181*) Siehe M. Reiss: C. Oppenheimers Handbuch der Biochemie, Erg.-Werk, Bd. 3, S. 978. 1936. — (*182*) Reiss, M.: Die Hormonforschung und ihre Methoden, S. 186. 1934. — (*183*) London u. Kotschneff: Pflügers Arch. **228**, 542 (1931). — (*184*) Siehe P. Trendelenburg: Die Hormone, Bd. 1, S. 306 (1929). — (*185*) Siehe P. Trendelenburg: Die Hormone, Bd. 1, S. 311 (1929). — (*186*) Siehe M. Reiss: Die Hormonforschung und ihre Methoden, S. 185. 1934. — (*187*) Trendelenburg, P.: Die Hormone, Bd. 1, S. 308 (1929). — (*188*) La Barre: Arch. internat. Pharmacodynamie **38**, 409 (1930). — (*189*) Reiss, M.: Siehe C. Oppenheimers Handbuch der Biochemie, Erg.-Werk, Bd. 3, S. 980. 1936. — (*190*) Eppinger and Levine: Proc. Soc. exper. Biol. a. Med. **31**, 485 (1934). — (*191*) Aub, J. C. u. Mitarbeiter: Amer. J. Physiol. **61**, 327, 349 (1922). — (*192*) Falta, W.: Die Erkrankungen der Blutdrüsen. Wien u. Berlin: Julius Springer 1928. — (*193*) Ehrmann, R. u. L. Dinkin: In M. Hirschs Handbuch der inneren Sekretion, Bd. 3, H. 1, S. 299. 1928. — (*194*) Dietrich, A. u. H. Siegmund: In Henke-Lubarschs Handbuch der speziellen pathologischen Anatomie, Bd. 8, S. 1005. 1926. — (*195*) Siehe A. Dietrich u. H. Siegmund: In Henke-Lubarschs Handbuch der speziellen pathologischen Anatomie, Bd. 8, S. 1009. 1926. — (*196*) Siehe A. Dietrich u. H. Siegmund: In Henke-Lubarschs Handbuch der speziellen pathologischen Anatomie, Bd. 8, S. 1027. 1926. — (*197*) Harnik-Finkenthal, F.: Dtsch. Z. Chir. **246**, 228 (1936). — (*198*) Siehe u. a. S. Thaddea: Die Nebennierenrinde. Leipzig: Georg Thieme 1936. — (*199*) Arndt, G.: Fortschr. Ther. **11**, 641 (1935). — (*200*) Sudeck, P.: Kirschner-Nordmanns Die Chirurgie, Bd. 3, S. 343. 1930. — (*201*) Bittorf: Siehe W. Falta: Die Erkrankungen der Blutdrüsen, S. 373. Wien u. Berlin: Julius Springer 1928. — (*202*) Siehe Ehrmann, R. u. L. Dinkin: In M. Hirschs Handbuch der inneren Sekretion, Bd. 3, H. 1, S. 338. 1928. — (*203*) Beer, E. and B. S. Oppenheimer: Ann.

Surg. **100**, 689 (1934). — (*204*) BÜTTNER, G.: In M. HIRSCHS Handbuch der inneren Sekretion, Bd. 3, Teil 2, S. 2092. — (*205*) CORCORAN, W. J. and A. A. STRAUSS: J. amer. med. Assoc. **82**, 626 (1924). — (*206*) BÜTTNER, G.: In M. HIRSCHS Handbuch der inneren Sekretion, Bd. 3, Teil 2, S. 2078. — (*207*) EHRMANN, R. u. L. DINKIN: In M. HIRSCHS Handbuch der inneren Sekretion, Bd. 3, H. 1, S. 285. 1928. — (*208*) THADDEA, S.: Die Nebennierenrinde, S. 170. Leipzig: Georg Thieme 1936. — (*209*) Siehe R. EHRMANN u. L. DINKIN: In M. HIRSCHS Handbuch der inneren Sekretion, Bd. 3, H. 1, S. 288. 1928. — (*210*) Siehe W. FALTA: Die Erkrankungen der Blutdrüsen, S. 375. Wien u. Berlin: Julius Springer 1928. — (*211*) Siehe W. FALTA: Die Erkrankungen der Blutdrüsen, S. 376. Wien u. Berlin: Julius Springer 1928. — (*212*) DIETRICH, A. u. H. SIEGMUND: In HENKE-LUBARSCHS Handbuch der speziellen pathologischen Anatomie, Bd. 8, S. 1036. 1926. — (*213*) DIETRICH, A. u. H. SIEGMUND: In HENKE-LUBARSCHS Handbuch der speziellen pathologischen Anatomie, Bd. 8, S. 1038. 1926. — (*214*) DIETRICH, A. u. H. SIEGMUND: In HENKE-LUBARSCHS Handbuch der speziellen pathologischen Anatomie, Bd. 8, S. 1033. 1926. — (*215*) KRAUS, E. J.: W. STOECKELS Handbuch der Gynäkologie, Bd. 9, S. 613. 1936. — (*216*) APERT, E.: Bull. Soc. Pédiatr. Paris **1910**. — (*217*) Siehe W. FALTA: Die Erkrankungen der Blutdrüsen, 380. Wien u. Berlin: Julius Springer 1928. — (*218*) KRAUS, E. J.: W. STOECKELS Handbuch der Gynäkologie, Bd. 9, S. 607. 1936. — (*219*) BAUER, J.: Klin. Wschr. **1935 I**, 362. — (*220*) MATHIAS: Siehe E. J. KRAUS: W. STOECKELS Handbuch der Gynäkologie, Bd. 9, S. 634. 1936. — (*221*) FALTA, W.: Die Erkrankungen der Blutdrüsen, S. 382. Wien u. Berlin: Julius Springer 1928. — (*222*) HOLL, G.: Dtsch. Chir. **226**, 277 (1930). — (*223*) WALTERS, W., R. M. WILDER and E. J. KEPLER: Ann. Surg. **100**, 670 (1934). — (*224*) BOEMINGHAUS, H.: Z. Urol. **28**, 798 (1934). — (*225*) GOLDZIEHER, M. and H. KOSTER: Amer. J. Surg., N. s. **27**, 93, 134 (1935). — (*226*) CLAUDE: Siehe E. J. KRAUS: W. STOECKELS Handbuch der Gynäkologie, Bd. 9, S. 614. 1936. — (*227*) DIETRICH, A. u. H. SIEGMUND: In HENKE-LUBARSCHS Handbuch der speziellen Anatomie, Bd. 8. 1926. — (*228*) KALK, H.: Klin. Wschr. **1934 I**, 613. — Zbl. Chir. **1934**, 2056. — (*229*) KRAUS, E. J.: W. STOECKELS Handbuch der Gynäkologie, Bd. 9, S. 655. 1936. — (*230*) SUERMONDT, W. F.: Zbl. Chir. **1934**, 70. — (*231*) NORDMANN, O.: Zbl. Chir. **1934**, 2055. — (*232*) BAUER, J. et R. LERICHE: Presse méd. **1934**, 1385. Wien. klin. Wschr. **1934 II**, 1224. — BAUER, J.: Klin. Wschr. **1935 I**, 361. — (*233*) COLLER, F. A., H. FIELD, jr., T. M. DURANT: Arch. Surg. **28**, 1136 (1934). — (*234*) BÜCHNER, F.: Klin. Wschr. **1934 I**, 617. — (*235*) WIESEL: Siehe W. FALTA: Die Erkrankungen der Blutdrüsen, S. 378. Wien u. Berlin: Julius Springer 1928. — (*236*) BITTORF: Siehe W. FALTA: Die Erkrankungen der Blutdrüsen, S. 378. Wien u. Berlin: Julius Springer 1928. — (*237*) ASCHOFF, L.: Die Arteriosklerose. Med. Klin. **1930 I**, Beih. 1. — (*238*) LUCADOU, W. v.: Klin. Wschr. **1935 II**, 1529. — (*239*) KURÉ, K. u. Mitarbeiter: Klin. Wschr. **1936 I**, 477. — (*240*) JORES, A.: Klin. Wschr. **1936 I**, 841. — (*241*) LERICHE, R.: Bull. Soc. nat. Chir., Paris **60**, 386 (1934). — LERICHE, R. u. Mitarbeiter: Presse méd. **1935**, 449. — (*242*) COURCY, J. L. DE: Ann. Surg. **100**, 310 (1934). — J. amer. med. Assoc. **102**, 1118 (1934). — (*243*) PIOTROWSKI, G. u. F. ODY: Schweiz. med. Wschr. **1935 I**, 704. — (*244*) STEPHAN u. FLÖRCKEN: Zbl. Chir. **1922**, Nr 24. — (*245*) Siehe J. BAUER: Klin. Wschr. **1935 I**, 362. — (*246*) CRILE, G.: Ann. Surg. **90**, 742 (1929). **100**, 667 (1934). — (*247*) Siehe V. SCHMIEDEN u. H. PEIPER: Arch. klin. Chir. **118**, 845 (1921). — (*248*) BRÜNING, F.: Zbl. Chir. **1920**, Nr 43. — (*249*) OPPEL, W. A.: Ann. Surg. **87**, 801. — Arch. klin. Chir. **149**, 301 (1928). — Ref. Z.org. Chir. **47**, 84 (1929) (russ.). — (*250*) LERICHE, R. et R. FROEHLICH: Mém. Acad. Chir. **62**, 1032 (1936). — (*251*) RÖPKE, W.: Arch. klin. Chir. **173**, 720 (1932). — (*252*) CEELEN, W.: Arch. klin. Chir. **173**, 742 (1932). — (*253*) STRADIN, P.: Dtsch. Z. Chir. **194**, 338 (1926). — (*254*) RIEDER, W.: Arch. klin. Chir. **173**, 94 (1932). — (*255*) OPPEL, W. A.: Arch. klin. Chir. **149**, 301 (1928). — (*256*) RIEDER, W.: Arch. klin. Chir. **186**, 368 (1936). — (*257*) Siehe ARKANNIKOW: Lyon chir. **31**, 521 (1934). — Z.org. Chir. **74**, 171 (russ.). — (*258*) LERICHE, R. et W. STRICKER: Gaz. Hôp. **1930**, No 39. — Procès verb., 43. Congr. franç. Chir. **1934**, 870. — (*259*) Siehe W. RIEDER: Arch. klin. Chir. **186**, 372 (1936). — (*260*) LEIBOVICI, R.: Procès verb., 43. Congr. franç. Chir. **1934**, 942. — J. de Chir. **44**, 525 (1934). — (*261*) HERZBERG, B.: Arch. klin. Chir. **143**, 125 (1926). — (*262*) CRILE: Siehe BÜTTNER: In M. HIRSCHS Handbuch der inneren Sekretion, Bd. 3, Teil 2, S. 2098. — (*263*) BÜTTNER, G.: In M. HIRSCHS Handbuch der inneren Sekretion, Bd. 3, Teil 2, S. 2097. 1933. — (*264*) STRICKER, P.: J. de Chir. **44**, 513 (1934). — (*265*) CRILE, G.: Ann. Surg. **100**, 667 (1934). — (*266*) CRILE, G.: Ann. Surg. **100**, 667 (1934). — (*267*) Siehe u. a. J. FREUD, D. LUWISCH and F. OESTREICHER: Brit. med. J. **1935**, 1216. — (*268*) ROGOFF, J. M.: J. amer. med. Assoc. **106**, 279 (1936). — (*269*) BÜTTNER, G.: In M. HIRSCHS Handbuch der inneren Sekretion, Bd. 3, Teil 2, S. 2073. 1933. — (*270*) Siehe u. a. STÖRMER: Med. Klin. **1936 II**. — (*271*) SCHMIEDEN, V.: Dtsch. Z. Chir. **1903**, 70. — (*272*) HABERER, H. v.: Arch. klin. Chir. **86**, 339 (1908); **94**, 606 (1911). — HABERER, H. v. u. O. STOERK: Wien. klin. Wschr. **1908 I**, 305, 338. — Z. exper. Med. **6**, 1 (1918). — (*273*) KAPPIS, M.: Vorbeugung und Bekämpfung der Operationsgefahren, S. 201. Leipzig: Georg Thieme 1933. — (*274*) LAUBER, H. J.:

Bruns' Beitr. **157**, 244 (1933). — (*275*) KOSDOBA, A. S.: Arch. klin. Chir. **179**, 435 (1934). — (*276*) ASOH, R.: Arch. jap. Chir. **12**, 538 (1935). — (*277*) HEYDEMANN, E. R.: Bruns' Beitr. **162**, 362 (1935). — (*278*) HARNIK, F.-FINKENTHAL,: Dtsch. Z. Chir. **246**, 228 (1936). — (*279*) BREITFELLNER, M. u. R. HERBST: Dtsch. Z. Chir. **247**, 123 (1936). — (*280*) HEUER, G. J. and W. DE WITT ANDRUS: Ann. Surg. **100**, 734 (1934). — (*281*) THADDEA, S.: Die Nebennierenrinde. Leipzig: Georg Thieme 1936. — (*282*) Zum experimentellen Ileus: LUCARELLI, G.: Clinica chir. **10**, 956 (1934). — (*283*) Siehe A. S. KOSDOBA: Arch. klin. Chir. **185**, 182 (1936). — (*284*) WILSON, W. C., G. D. ROWLEY, N. A. GRAY: Lancet **1936**, 1400. — (*285*) THADDEA, S.: Die Nebennierenrinde, S. 183. Leipzig: Georg Thieme 1936. — (*286*) GRIECO, F.: Ann. ital. Chir. **13**, 1185 (1934). — (287) REISS, M.: Klin. Wschr. **1937 I**, 231.

F. Hypophyse.

Geschichtliche Bemerkungen.

Bereits GALEN hat die Hypophyse gekannt. Von ihm und von VESAL stammt die Bezeichnung „Glandula pituitaria". Es sollte von ihr aus der Gehirnschleim in das Blut bzw. durch die Öffnungen der Siebbeinplatte in die Nase abgegeben werden (*1*). Obwohl der Zusammenhang der Hypophyse mit den Blutdrüsen seit 75 Jahren angenommen wird, ist die erste Beschreibung einer hypophysären Erkrankung, der *Akromegalie*, erst 1886 durch P. MARIE erfolgt. Ein Jahr später bezog MINKOWSKI diese Wachstumsstörung auf eine Vergrößerung der Hypophyse. Das Jahr 1886 ist auch das Jahr des Beginns der *experimentellen* Erforschung dieser Drüse: HORSLEY (*2*) versuchte damals als erster, die Hypophyse zu entfernen. SCHAEFER und OLIVER (*3*) stellten 1894 die starke Wirkung von Hypophysenauszügen auf den Kreislauf fest. UHLENHUTH, LONG und EVANS (*4*) gelang es 1920, durch Extrakte des Vorderlappens eine Förderung des Wachstums bei Tieren zu erreichen. — Inzwischen war die Dystrophia adiposogenitalis durch FRÖHLICH (*5*) 1901, die hypophysäre Kachexie durch SIMMONDS (*6*) 1911 entdeckt worden.

Die klinische, mehr noch die experimentell-biologische und biochemische Erforschung der Hypophyse hat besonders in den letzten 10 Jahren eine gewaltige Menge neuer Erkenntnisse gebracht, von denen die wichtigsten die Zusammenhänge der Drüse mit anderen innersekretorischen Organen, vor allem der Schilddrüse und dem weiblichen Genitalapparat, betreffen. Ein Abschluß der vielerlei Arbeiten ist noch nicht abzusehen. Bis zu 16 verschiedene hormonale Stoffe soll die Hypophyse enthalten. Ihre fundamentale Stellung unter den Drüsen mit innerer Sekretion, ja unter den Organen des Körpers überhaupt, steht fest. Dem steht stark gegensätzlich die nicht einwandfrei erwiesene Lebensnotwendigkeit des Hirnanhangs gegenüber.

I. Physiologie und Biologie der Hypophyse.

a) Morphologische Bemerkungen.

Bei der Hypophyse der Säugetiere und des Menschen können vier Teile unterschieden werden: die Pars anterior, die Pars intermedia, die Pars neuralis und die Pars tuberalis.

Die *Pars anterior,* der Vorderlappen, entsteht aus einer Schleimhautausstülpung vom Dache der Mundhöhle, der sog. RATHKEschen Tasche, die sich am Ende des 1. Embryonalmonats bildet: Orohypophyse (= Adenohypophyse). Die Aussprossung der ventralen Wand der RATHKEschen Tasche liefert den wesentlichsten Teil. Beim Embryo bleibt längere Zeit ein Gang zwischen der Vorderlappenanlage und der Mundhöhle bestehen; später sind nur noch Reste von ihm übrig, die 5 mm lange, regelmäßig vorhandene Rachendachhypophyse unter der Schleimhaut des Pharynxdaches. — Die *Pars neuralis,* der Hinterlappen, entsteht aus einer Ausstülpung des Bodens des Vorderhirnbläschens, aus dem Recessus infundibuli. Beide Teile, der vordere und der hintere, wachsen zusammen. Das Gewebe der zwischen ihnen befindlichen Wand, die *Pars intermedia,* ist beim Menschen nicht sicher nachzuweisen. Bei Amphibien und Reptilien ist sie deutlich abgrenzbar, von den Säugetieren besonders bei der Katze. Die *Pars tuberalis* soll aus der Pars anterior entstehen.

Das gesamte Organ, die Hypophyse, ist also im wesentlichen aus einem epithelialen Anteil, dem Vorderlappen, und aus einem cerebralen, dem Hinterlappen, der Neurohypophyse, zusammengesetzt. Das Durchschnitts*gewicht* der Drüse beträgt 0,64 g; bei Frauen, die geboren haben, etwas mehr, 0,84 g. Sieben Zehntel des Gesamtgewichts der menschlichen Hypophyse entfallen auf den Vorderlappen, etwa 20% auf den Hinterlappen, einige Prozente auf die Pars tuberalis und das Kapselgewebe (*7*).

Die *Blutversorgung* der Hypophyse geschieht aus zwei Quellen. Die eine stellt 4 kleine, aus dem Circulus arteriosus stammende Ästchen dar, die durch die Pars tuberopeduncularis innerhalb der weichen Hirnhäute das Organ erreichen. Die andere Quelle umfaßt 2 Arterien, die aus der Carotis interna innerhalb des Sinus cavernosus entspringen [Benda (*8*)]. — Die Venen sammeln sich in Plexus und fließen hauptsächlich in den Sinus circularis ab. — Lymphbahnen sind in der Hypophyse nicht sicher bekannt.

Von viel wesentlicherer Bedeutung als die makroskopischen Verhältnisse ist der *histologische Aufbau der Drüse*. Wir betrachten zuerst den *Vorderlappen*.

Man kann auch bei ihm noch unterteilen und verschiedene Abschnitte unterscheiden (*9*). Der sog. Hauptlappen der Adenohypophyse ist aus epithelialen Zellen zusammengesetzt. Das Bindegewebe ist spärlich, es tritt erst im Alter stärker hervor. Die Zellmassen sind kaum gegliedert. Wenn Zellstränge vorhanden sind, so sind sie dicht ineinander verflochten, Lumina sind nicht nachzuweisen. Die Form, Größe und Färbbarkeit der Drüsenzellen variieren stark. Es treten aber 3 Hauptarten von Epithelzellen hervor: die chromophoben oder *Hauptzellen,* kleine rundliche Zellen, deren Zelleib unfärbbar ist, ferner chromophile Zellen, die größer sind, eine kolbige oder polygonale Gestaltung aufweisen und die nach der Färbbarkeit ihres Zelleibs in *eosinophile* und *basophile* Zellen getrennt werden können. Am häufigsten sind die eosinophilen Zellen anzutreffen, es folgen die basophilen, die Hauptzellen sind im allgemeinen am spärlichsten vertreten. Nicht nur im gefärbten Zustand, auch schon makroskopisch sind größere Anhäufungen bestimmter Zellarten durch ihre natürliche Farbe von anderen Abschnitten zu unterscheiden. Die genetischen Beziehungen der 3 Zellarten sind noch nicht restlos aufgeklärt. Die ungranulierten Hauptzellen sollen die Stammform darstellen. — Die Grenzschicht zum Hinterlappen bildet der sog. *Mittellappen* oder die Marksubstanz. Funktionell wird dieser Abschnitt jetzt meist *zum Vorderlappen gerechnet.* Er enthält reichlich Bindegewebe und in seinem epithelialen Bestandteile Cysten, die häufig mit *Kolloid* angefüllt sind. Dieses ist übrigens auch in dem an den Mittellappen angrenzenden Teil des Hauptlappens der Adenohypophyse und auch in der Neurohypophyse nachzuweisen. Das Kolloid ist verschieden färbbar; das gegenseitige Verhältnis der Kolloidarten und ihre Bedeutung für die Hypophysenfunktion ist nach Benda (*10*) noch nicht geklärt und morphologisch kaum klärbar. — Die *Pars tuberalis* besteht aus einer größeren Anzahl epithelialer Gebilde. Die Natur der einzelnen Zellen ist noch umstritten. Wahrscheinlich handelt es sich um Funktionsstadien einer und derselben Zellart.

Der *Hinterlappen,* die Neurohypophyse, besteht aus einem stark umgebauten Hirngewebe.

Er enthält Bündel markscheidenloser *Nervenfasern,* ohne Ganglienzellen, weiter stark umgewandelte *Gliasubstanz,* Bündel, die äußerst feinfaserig und feinverzweigt sind. Von zelligen Elementen finden sich *basophile Zellen* und andere nur zellähnliche, kernlose Gebilde. Zwischen den Fasern sind sehr reichlich Kerne eingestreut, die zur Glia gehören. Mit zunehmendem Alter tritt im Hinterlappen ein körniges und scholliges Pigment auf.

In den Vorder- und Hinterlappen der Hypophyse treten mit den Blutgefäßen *sympathische Nervenfasern* aus dem Carotidengeflecht ein (*11*).

b) Chemie, Wirkungen und Auswertung der Hypophysenhormone.

Wir müssen die Vorderlappenhormone von den aus dem Hinterlappen der Hypophyse zu gewinnenden hormonalen Stoffen unterscheiden. Für die Säugetierhypophyse kommen auch Mittellappeninkrete in Betracht, da Säugetiere mit Ausnahme der anthropoiden Affen und im Gegensatz zum erwachsenen Menschen über einen gut ausgebildeten Hypophysenmittellappen verfügen (*12*). Eine *Reindarstellung* der Hypophysenhormone ist bisher noch nicht gelungen. Jedoch vermitteln die wichtigsten Wirkstoffe so klar zu umschreibende und auch relativ konstante Effekte, daß an ihrer Hormonnatur nicht zu zweifeln ist.

1. Vorderlappenhormone.

Wir führen im folgenden zuerst die Inkrete des *Vorderlappens* an, ohne jedoch auf nähere Einzelheiten einzugehen. Es ist noch nicht sichergestellt, ob all die vielen in den letzten Jahren entdeckten hormonalen Stoffe *selbständige* Wirkungen ausüben. Die Hormone des Hypophysenvorderlappens sind zu der Gruppe der Eiweißstoffe zu rechnen; die einzelnen Wirkstoffe gehören wahrscheinlich verschieden hoch molekularen Eiweißkomplexen an [REISS (*13*)]. Sie sind wasserlöslich und alkoholunlöslich. Am geringsten wasserlöslich ist das Wachstumshormon, das als der wahrscheinlich höchst molekulare Eiweißkörper unter den Vorderlappenhormonen anzusprechen ist.

a) Das Wachstumshormon. Im Wachstumshormon des Hypophysenvorderlappens haben wir den Stoff vor uns, der die wachstumsfördernde Eigenschaft der Hypophyse vermittelt. EVANS, CORNISH und SIMPSON (*14*) haben es 1929 isoliert. Der Stoff ist, wie gesagt, ein Eiweißkörper und durch schwach alkalische Lösungen aus der Drüse zu extrahieren. Seine Haltbarkeit ist gering; er ist thermolabil.

Ob es sich bei dem Wachstumsstoff um ein Hormon handelt, das sich getrennt von allen übrigen Wirkstoffen der Hypophyse darstellen läßt, ist noch nicht zu sagen. Möglich ist immerhin, daß im Wachstumshormon der gesamte Hormonkomplex des Vorderlappens enthalten ist, also auch die einzelnen „glandotropen“ Komponenten, vor allem die gonadotropen (*15*). Nach BERBLINGER (*16*) sind die eosinophilen Zellen des Hypophysenvorderlappens die Bildungsstätte des Wuchsstoffes von EVANS.

Das Hormon muß *parenteral* zugeführt werden. Es fördert bei jungen Hunden und jungen Ratten das Körperwachstum, aber nicht die Geschlechtsreife. Die Wachstumshemmung hypophysenloser junger Hunde hebt es auf. Der Mechanismus seiner Wirkung ist noch unklar. Möglicherweise sind hormonale Zwischenstellen eingeschaltet. LAUTENSCHLÄGER (*15*) denkt hier an die Thymusdrüse.

Die *biologische Auswertung* des Hormons ist noch keineswegs ideal möglich. Eine Proportionalität zwischen Extraktdosis und Wachstum ist nach REISS (*17*) nur bei der Auswertung am hypophysektomierten Tier zu erkennen.

b) Die gonadotropen Hormone. Die gonadotropen Hormone des Hypophysenvorderlappens regeln die Tätigkeit der Keimdrüsen. Ihre Entdeckung geht auf die Forschungen von B. ZONDEK (*18*) und von SMITH (*19*) zurück. Es sind zwei übergeordnete Sexualhormone unterschieden worden: das *Follikelreifungshormon* (Handelspräparat: Prolan A) und das *Luteinisierungshormon* (Handelspräparat: Prolan B). REISS (*20*) u. a. betrachten diese Trennung allerdings als vorläufig noch nicht entschieden. Nach LAQUER (*21*) und Mitarbeitern wirkt ganz allgemein das gonadotrope Hypophysenvorderlappenhormon in kleinen Dosen follikelreifend, in großen luteinisierend.

Das Follikelreifungshormon ist am besten durch 40—50%igen Alkohol oder Aceton aus der Drüse zu extrahieren. Es ist thermolabil. REISS (*22*) u. a. zählen es den Albumosen zu. — Das Luteinisierungshormon ist dem Follikelreifungshormon chemisch nahe verwandt. Es ist ebenfalls thermolabil, durch Trypsin wird es zerstört.

Die Handelspräparate Prolan A und B stammen *aus der Placenta bzw. dem Chorionepithel.*

Das gonadotrope Hormon, das mit dem *Schwangerenharn* ausgeschieden wird und das B. ZONDEK zuerst aus diesem gewann („Prolan“), übt physiologisch kaum unterschiedliche Wirkungen aus im Vergleich zu dem aus der *Drüse* gewonnenen Wirkstoff. Ob es aber mit dem letzteren identisch ist, muß sehr bezweifelt werden [REISS (*23*)]. Auch im Blut sind die gonadotropen Wirkstoffe nachgewiesen. — BERBLINGER (*24*) nimmt mit den meisten Forschern an, daß die basophilen Zellen der Hypophyse diese Hormone absondern. Sie sollen unter physiologischen Verhältnissen nicht in das Capillarblut abgegeben werden, sondern durch den Hypophysenhinterlappen zu den nervösen Zentren am Zwischenhirnboden gelangen.

Die gonadotropen Inkrete wirken auch *peroral*; jedoch sind hier 30—100fach größere Hormonmengen erforderlich als bei *parenteraler* Zufuhr. — Das Reifungshormon regt das Wachstum der Follikel an. Diese sondern darauf ihrerseits das spezifische Follikelhormon ab. Tertiäre Folge sind die Erscheinungen der Brunst. — Das Luteinisierungshormon bewirkt die Umwandlung der Follikel in Corpora lutea: des reifen GRAAFschen Follikels in das echte Corpus luteum unter normalen physiologischen Verhältnissen, des unreifen Follikels in das Corpus luteum atreticum bei künstlicher Zufuhr. — *Es sind also für den Effekt der gonadotropen Inkrete die Ovarien notwendig:* kastrierte Tiere werden nach Zufuhr von gonadotropem Hormon nicht brünstig.

Auch auf die männliche Keimdrüse wirken die gonadotropen Inkrete deutlich ein, weniger wohl auf das Keimepithel als auf das Wachstum der *Zwischenzellen* und der *Anhangsdrüsen,* der Samenblasen und der Prostata [Zusammenfassendes siehe FUSSGÄNGER (*25*)].

Die *biologische Auswertung* des Follikelreifungshormons geschieht gewöhnlich an der infantilen Maus oder Ratte. Diejenige kleinste Menge, die in bestimmten Quanten im Verlauf von 48 Stunden injiziert, 100 Stunden nach Beginn der Injektionen Follikelreifung, Uterushypertrophie und Schollenstadium im Vaginalsekret auslöst, bezeichnet man als eine Einheit [REISS (*26*)]. — Auch andere Tiere, z. B. Kaninchen, hat man benutzt.

Auf der durch das Hormon bewirkten Brunstauslösung beruht auch die *Schwangerschaftsreaktion* von ASCHHEIM und ZONDEK, die nach Erfahrung aller Untersucher mit fast 100%iger Genauigkeit arbeitet. Es wird zum Nachweis des Hormons der Harn benutzt. In diesem ist es bei der früh schwangeren Frau stark vermehrt vorhanden.

Das Luteinisierungshormon wird ähnlich ausgewertet. Einheit ist diejenige kleinste Menge, die, auf 48 Stunden verteilt, 100 Stunden nach Beginn der Injektionen im Ovarium der infantilen Maus Luteinisierung bewirkt (*27*).

c) Das Hormon der Milchsekretion. Wahrscheinlich wirkt der Hypophysenvorderlappen auch auf die Tätigkeit der Milchdrüsen steuernd ein. Von RIDDLE (*28*) u. a. ist das sog. *Prolaktin* isoliert. Es soll weder mit dem Wachstumshormon noch mit dem gonadotropen Wirkstoff identisch sein; im Harn laktierender Frauen ist es nachgewiesen (*28a*). Bei kastrierten Tieren wie bei weiblichen und männlichen Meerschweinchen regt es das Wachstum der Milchdrüsenläppchen an und löst die Milchbildung aus (*29*). Für die Säugetiere ist es aber noch nicht entschieden, ob bei der Sekretion der Milchdrüse eine vorbereitende Wirkung der übergeordneten Sexualhormone des Hypophysenvorderlappens erforderlich ist (*30*).

d) Das thyreotrope Hormon. Über das die Tätigkeit der Schilddrüse beeinflussende Inkret des Hypophysenvorderlappens haben wir aus praktischen Gründen bereits bei der Schilddrüse ausführlich berichtet.

e) Das pankreatrope Hormon. Von ANSELMINO, HEROLD und HOFFMANN (*31*) ist ein die Tätigkeit der LANGERHANSschen Zellinseln im Pankreas kontrollierender Stoff isoliert worden. Ob es sich hier aber tatsächlich um ein spezifisches Hormon handelt oder ob es mit einem anderen adenotropen Hormon zusammenfällt, ist noch nicht sichergestellt.

Dieses pankreatrope Hormon soll eine Vergrößerung der LANGERHANSschen Inseln, eine Verschmelzung einzelner Inselkomplexe und ein vermehrtes Auftreten junger Inseln in der Bauchspeicheldrüse der Ratte bewirken. Auch eine durch dieses Inkret bewirkte Steigerung der Insulinausschüttung wurde angenommen.

f) Das kontrainsuläre Hormon. Der Existenz des eben erwähnten pankreatropen, die Insulinsekretion anregenden Hormons widerspricht eigentlich, daß im Hypophysenvorderlappen eine Blutzuckersteigerung und Zuckerausscheidung bewirkende, also insulinantagonistische Substanz gebildet wird, der von LUCKE (*32*) als „*kontrainsuläres Hormon des Hypophysenvorderlappens*" bezeichnete Wirkstoff. Als seine Bildungsstätte werden die eosinophilen Zellen angesprochen. Mit dem gonadotropen und dem thyreotropen Hormon ist der Stoff nicht identisch, möglicherweise hingegen mit dem Wachstumshormon. Die Substanz wird durch den Hypophysenstiel in den Liquor cerebrospinalis abgegeben und wirkt unmittelbar auf das Zuckerzentrum. Dieses soll unter dem Einfluß des kontrainsulären Hormons und mittels Fortleitung des Reizes über die sympathischen Nervenbahnen die Nebennierentätigkeit, die Adrenalinausschüttung, bestimmen. Es ist also letztlich das Adrenalin, das durch die Glykogenolyse den Blutzucker als Gegenspieler des Insulins beeinflußt. — In der Tat gelingt es, durch das Vorderlappenpräparat Präphyson die Insulinüberempfindlichkeit auszugleichen und einen hypoglykämischen Shock zu verhindern. — Betreffs der Beziehungen des kontrainsulären Hormons zum pankreatropen Hormon sei u. a. auf Ausführungen von ANSELMINO und HOFFMANN (*33*) hingewiesen.

g) Das adrenotrope (corticotrope, interrenotrope) Hormon. In welcher Beziehung das kontrainsuläre Hormon zu dem adrenotropen (corticotropen, interrenotropen), aus dem Hypophysenvorderlappen gewonnenen Wirkstoff steht, ist wohl noch nicht geklärt. COLLIP (*34*) und Mitarbeiter konnten durch dieses Inkret die bei hypophysektomierten Ratten auftretende Nebennierenatrophie, besonders der Rinde, wieder beseitigen. Nach ANSELMINO, HOFFMANN und HEROLD (*35*) hypertrophiert nach Zufuhr des „corticotropen" Hormons die Nebennierenrinde (Zona fasciculata, auch die Zona glomerulosa); ein *besonderer* „adrenalotroper" Wirkstoff" soll auf das Mark wirken. Nach JORES (*36*) soll das Hormon möglicherweise mit dem Melanophorenhormon identisch sein.

h) Das parathyreotrope Hormon. Inwieweit die Berechtigung zur Annahme eines besonderen parathyreotropen, die Tätigkeit der Epithelkörperchenfunktion steuernden Hormons des Hypophysenvorderlappens vorhanden ist, steht noch aus. ANSELMINO und HOFFMANN (*37*) wollen durch einen solchen Stoff eine Vergrößerung der Nebenschilddrüsen bis auf das 2—3fache der Vergleichswerte und eine anschließende Erhöhung des Blutkalks bewirkt haben.

Es ist schon aus dieser kurzen Zusammenstellung ersichtlich, daß zwar einige Wirkstoffe des Hypophysenvorderlappens kennzeichnend umschrieben und biologisch auswertbar sind, so das Wachstumshormon, die gonadotropen Inkrete, der thyreotrope Wirkstoff. Ob es sich aber bei den anderen Stoffen um selbständige Hormone handelt, ist noch nicht geklärt. Es ist durchaus möglich, daß sie zum Teil mit den erstgenannten Inkreten zusammenfallen.

Noch eine Reihe anderer Wirkstoffe sollen im Hypophysenvorderlappen vorkommen. Für sie gilt das gleiche, das eben gesagt wurde: ihre selbständige Bedeutung ist noch nicht festgelegt. Wir erwähnen nur noch, daß neben dem Kohlehydratstoffwechsel auch der **Fettstoffwechsel** durch Zufuhr von Hypophysenvorderlappenpräparaten beeinflußt wird. ANSELMINO und HOFFMANN (*38*) konnten als Folge eine beträchtliche Steigerung der Acetonkörper im Blut nachweisen.

Ungeklärt ist die Ursprungsstätte des **Pigmenthormons.** Einige Autoren verlegen sie in den Vorderlappen, andere in den Hinterlappen. Im Pituitrin ist es enthalten. Wieder andere glauben, daß es sich um ein selbständiges Hormon des *Mittellappens* handle. Aus diesem Grunde wird das Pigmenthormon auch als *Intermedin* bezeichnet. Es ist eiweißfrei. Sicherlich ist es im Mittellappen der Hypophyse der Tiere in weit größerer Menge vorhanden als im Vorder- oder Hinterlappen (*39*). Auch in der menschlichen Hypophyse (Vorderlappen) ist es gefunden, besonders reichlich bei Urämie. — Möglicherweise gibt es *verschiedene Stoffe* mit Pigmentwirkung: Melanophorenhormon (DIETEL, JORES) und Intermedin (ZONDEK).

Das Pigmenthormon bringt die Pigmentzellen der Froschhaut zur Ausbreitung, wirkt also verdunkelnd. Nach BERBLINGER ist fraglich, ob es etwas mit dem Pigmentstoffwechsel und -transport zu tun hat, auch wenn das Melanophorenhormon im Blut und im Auge nachgewiesen ist. Für die Pigmentbildung kommt es kaum in Betracht. Die Bedeutung der melanophorenwirksamen Substanz für den Menschen ist noch nicht geklärt. Über seine Beziehungen zum Auge siehe JORES (*40*).

2. Hinterlappenhormone.

Der Gesamtkomplex der Hinterlappenhormone ist im *Pituitrin (Pituglandol, Hypophysin)* enthalten. Man erhält den Stoff durch Extrahieren des Hinterlappens mittels einer schwachen Säure. Er ist im Gegensatz zu den meisten Vorderlappenstoffen nicht thermolabil. Durch weitere Reinigung des Pituitrins sind mindestens 3 verschiedene Wirkstoffe erhältlich, von denen der eine auf den Blutdruck, der andere auf den Uterus und der letzte auf die Diurese einwirkt.

a) Das blutdruckwirksame Hormon. Die kreislaufwirksame Substanz des Hypophysenhinterlappens (Handelspräparate: Vasopressin, Pitressin, in Deutschland *Tonephin*) ist chemisch noch nicht näher aufgeklärt. Dasselbe gilt für die uteruswirksame Fraktion. Beide sollen den Aminen nahestehen (*41*). Ihre Trennung gelang zuerst KAMM (*42*) und Mitarbeitern.

Parenterale Zufuhr des Vasopressins erhöht nach anfänglicher kurzer Blutdrucksenkung den Blutdruck. Doch ist die Wirkung nur eine relativ kurzdauernde. Eine nochmalige Injektion wirkt, wenn sie bald nach der ersten verabfolgt wird, kaum („*Immunisierung*"). — Das deutsche Präparat Tonephin regt besonders die Kontraktion der glatten Muskulatur des Organismus an, vor allem die des Darms, aber nicht die des Uterus. Außerdem wirkt es diuresehemmend (Anwendung bei Diabetes insipidus).

Die *biologische Auswertung* des Hormons geschieht durch Prüfung am Blutdruckverhalten der dekapitierten Katze oder des narkotisierten Hundes.

b) Das uteruswirksame Hormon. Die auf den Uterus wirkende Fraktion des Hypophysenhinterlappens (Handelspräparate: Oxytocin, Pitocin, in Deutschland *Orasthin*) soll auch im Liquor und im Blut kreissender Frauen zu finden sein (*43*). Parenterale Gaben wirken kaum auf den Blutdruck, sie steigern vielmehr die Erregbarkeit der glatten Muskulatur des Uterus, vor allem des schwangeren Uterus. Auch ein entnervter Uterus spricht auf das Hormon an.

Die *biologische Prüfung* geschieht durch Kontrolle der Kontraktionen des isolierten Uterus virgineller Meerschweinchen (Standardisierung nach VÖGTLIN-Einheiten).

c) Das diuresewirksame Hormon. Aus dem Gesamtkomplex des Pituitrins ist außer den beiden eben besprochenen Fraktionen noch eine 3. abgetrennt worden, die im besonderen eine Wirkung auf die Diurese, eine *Diuresehemmung*, ausübt. Es ist aber wohl noch nicht ganz klargestellt, ob es sich hier um ein selbständiges Hormon handelt oder ob diese diuresehemmende Komponente an die blutdruckwirksame gekoppelt ist (*44*). Wir erwähnten schon, daß auch mit dem Präparat Tonephin eine Beeinflussung der Diurese möglich ist.

Nach TAUBER (*45*) hält die Diuresehemmung beim Menschen etwa 2—3 Stunden an; danach kommt es zu einer kompensatorischen Harnflut. Vielleicht spricht man besser von einer *Regulierung* der Diurese.

Überblicken wir die zahlreichen aus der Hypophyse isolierten Stoffe, so dürfte die überragende Bedeutung, die diesem innersekretorischen Organ innerhalb des gesamten inkretorischen Apparates zukommt, feststehen. Auch wenn, was sehr wahrscheinlich ist, nicht alle oben erwähnten Hormone eine *selbständige* Bedeutung besitzen, — die regelnde, mitwirkende Funktion der Hypophyse bei wichtigsten biologischen Vorgängen ist ein für allemal sichergestellt. Doch auch hier müssen wir konsequent *biologisch* weiterdenken. Wir dürfen über dem starken Eindruck, den die zum Erstaunen vielfältige Tätigkeit eines solch kleinen Organs erweckt, nicht vergessen, daß auch hier die Fäden nicht einseitig laufen. Gewiß ist z. B. der Hypophysenvorderlappen der „Motor der Sexualfunktion" (ZONDEK). Aber es ist einwandfrei erwiesen, daß starke regulatorische Einflüsse auch umgekehrt, vom Ovar zum Hypophysenvorderlappen, verlaufen. Hinzu kommt dann noch, wie bei fast allen endokrinen Drüsen, das vegetative Nervensystem. Von allen innersekretorischen Organen ist die Hypophyse auch *räumlich* mit dem vegetativen, dem „Stoffwechselhirn", am engsten verbunden. Die Beziehungen Hypophyse—Zwischen- und Mittelhirn sind in vieler Beziehung sehr enge. Wir haben sie unter anderem beim Morbus *Basedow* kennengelernt. Schon normalerweise ist eine Abgrenzung der Funktionen der Hypophyse von denen der benachbarten Gehirngebiete oft nicht möglich, bei *krankhaften* Prozessen ist das noch viel weniger der Fall.

Alle diese verwickelten Beziehungen und Wechselbeziehungen: „Hypophyse — übrige endokrine Organe — vegetative Zentren" sind in Rechnung zu stellen, wollen wir ein wahres Bild der normalen und krankhaften, mit der Hypophyse in Zusammenhang stehenden Vorgänge im Organismus gewinnen.

c) Folgen der Hypophysenentfernung und Wirkungen der Zufuhr von Hypophysenstoffen.

Es sei im folgenden ein *zusammenhängendes* Bild von den Hypophysenfunktionen gegeben. Wir haben im vorigen Abschnitt aus praktischen Gründen bereits die wichtigsten Teilfunktionen der Drüse an Hand der Wirkungen der einzelnen isolierten Stoffe angeführt. Ein Gesamtbild ergibt sich aber nur bei Betrachtung auch der Ausfallserscheinungen. Vieles in den zu behandelnden Gebieten ist noch durchaus im Fluß. Wir wissen jetzt zwar von den Zusammenhängen, aber ihre Verflechtungen im einzelnen sind noch weitgehend unaufgeklärt. Es soll deshalb nur in großen Zügen auf das Wesentliche hingewiesen werden.

1. Folgen der Hypophysenentfernung.

Die Frage, die am Anfang eines Überblicks über die Funktionen der Hypophyse stehen muß, ist die nach der *Lebensnotwendigkeit* des Organs. Früher hat man die Lebenswichtigkeit der Hypophyse unbedingt bejahen zu müssen geglaubt. Die Tiere, denen die Hypophyse entfernt wurde, gingen nach einigen Tagen zugrunde. Heute wissen wir einwandfrei, daß *die Hypophyse nicht lebensnotwendig* ist. ASCHNER (*46*) und andere haben gezeigt, daß Hunde, die ihrer Hypophyse vollkommen beraubt wurden, dauernd gesund bleiben können. Es treten lediglich Wachstumsstörungen und Störungen des Wasserhaushalts, sowie eine gewisse Apathie auf (*47*).

Die Folgen der Hypophysenentfernung, über die die älteren Autoren berichteten, die sog. „Kachexia hypophyseopriva", sind als durch Nebenverletzungen des Gehirns und der benachbarten trophischen Zentren der Hirnbasis bedingt zu erklären. Mit der Vervollkommnung der experimentellen Technik sah man sie nicht mehr.

TRENDELENBURG (*47*) weist aber, sicher mit Recht, darauf hin, daß zwar die Hypophyse bis zum Stiel vollständig und ohne Läsion des benachbarten Gehirns entfernt werden kann, daß wir aber *über die Folgen einer wirklich völligen Herausnahme alles hypophysären Gewebes,* auch der Reste der Pars tuberalis unter dem Tuber cinerum und der Rachendachhypophyse, *nicht unterrichtet* sind, da eine solche Operation technisch nicht ausführbar ist. Dabei kommen der Pars tuberalis und den Resten des Hypophysenganggewebes nach der Entfernung der Hypophyse sicher funktionelle Mehrleistungen zu, da diese Gewebe eine *starke kompensatorische Hypertrophie* erfahren.

Die *Folgen einer Hypophysenentfernung* sind schon bei den Amphibien deutlich. Wird die bei Froschlarven gut zugängliche Hypophyse entfernt, so bleibt die Metamorphose aus, das Wachstum wird deutlich gehemmt (*48*). Es tritt eine Atrophie der Schilddrüse, der Nebennierenrinde und der Epithelkörperchen ein. Ferner kommt es zu einer Abblassung der Tiere, — Veränderungen, die uns jetzt durch das Fehlen der entsprechenden Hormone durchaus erklärbar sind und die auch durch teilweise Exstirpation der verschiedenen Drüsenteile variiert werden können. — Umgekehrt ist durch *Zufuhr* der entsprechenden Wirkstoffe an normale und hypophysenlose Kaulquappen oder durch Transplantationen ein gesteigertes Wachstum erzielbar, die Metamorphose wird beschleunigt.

Auch bei Vögeln, z. B. Hühnern, sistiert das Körperwachstum nach Entfernung der Hypophyse.

Säugetiere, z. B. Hunde, *denen die Hypophyse entfernt wird,* zeigen, je jünger sie sind, desto stärkere *Wachstumsstörungen* (*49, 50*). Ihre Körpergröße und ihr Körpergewicht bleiben hinter den Kontrollen zurück, die Epiphysenfugen bleiben offen. Dabei ist die Proportionalität des Skelets aber nicht gestört, ebensowenig der Aufbau der Knochensubstanz. Das Milchgebiß bleibt zeitlebens bestehen. An den Zähnen treten Schmelzdefekte und Störungen in der Dentinverkalkung auf (*51*). Auch bei den Säugetieren ist durch teilweise Entfernung der Drüse, lediglich des Vorderlappens, der gleiche Effekt erzielbar. Hingegen erwies sich die Herausnahme allein des Hinterlappens als für das Wachstum belanglos. *Es muß der Vorderlappen sein, von dem starke fördernde Impulse auf das Wachstum ausgehen.*

Neben der Wachstumshemmung ist als weitere Folge der Hypophysenentfernung eine deutliche *Atrophie der Keimdrüsen,* von Hoden und Ovarien, zu bemerken [Cushing (*52*) u. a.]. Auch die sekundären Geschlechtsmerkmale entwickeln sich nicht, der Geschlechtstrieb ist gering, eine Schwangerschaft ist nicht möglich. Die Störungen der Genitalentwicklung und -funktion sind vor allem bei *jungen* Tieren festzustellen. Wieder ist es der Vorderlappen, der hier in Betracht kommt. Isolierte Exstirpation des Hinterlappens hatte keine derartigen Folgen. *Auch die Entwicklung der Keimdrüsen wird also vom Hypophysenvorderlappen maßgebendst beeinflußt.*

Sodann kommt es nach der Herausnahme der Hypophyse, hier wiederum nur der Pars glandularis, zur *Atrophie auch anderer inkretorischer Organe,* besonders der *Schilddrüse* und der *Nebennierenrinde.* Pankreas, Thymus und Nebenschilddrüsen sollen gleichfalls kleiner werden (*53*). *Damit ist eine die Entwicklung und Tätigkeit aller übrigen innersekretorischen Drüsen regelnde Funktion des Hypophysenvorderlappens sichergestellt.*

Des weiteren ist, jedoch nicht stets, eine *Fettsucht* zu beobachten. Sowohl unter der Haut wie im Innern des Körpers sammeln sich ungewöhnlich starke Fettmassen an. Trotz Hemmung des Wachstums kann durch diese Verfettung bei Ratten eine Zunahme des Körpergewichts bedingt werden (*54*). *Junge,* hypophysektomierte Tiere verfetten viel stärker als ältere. Auch für die Verfettung kommt das Fehlen des Vorderlappens ursächlich in Betracht.

Viel erörtert wurde die Bedeutung der nach der Hypophysenentfernung einsetzenden *Polyurie.* Sie ist heute nicht mehr als Folge einer Hirnverletzung aufzufassen, sondern *auf das Fehlen der Hinterlappenwirkstoffe zu beziehen.*

Alleinige Entfernung des Hinterlappens bedingte sie in gleicher Weise (*55*). Polyurie ist jedoch nicht ausnahmslos zu beobachten, auch hält sie nicht immer dauernd an. Sie ist auch nach Entnervung der Nieren vorhanden (*56*).

Die nach der Exstirpation der Hypophyse oft feststellbare *Glykosurie* hängt kaum direkt mit einem Ausfall der Hypophysenfunktion zusammen. Sie ist vorübergehend und wohl als Operationsglykosurie zu erklären. Der *Grundumsatz* sinkt nach der Hypophysenentfernung stark, bis um 50%, ab; die *N-Abgabe* nimmt ebenfalls sehr stark ab (*57*). Die spezifisch-dynamische Eiweißwirkung ist nicht verändert. Die *Körpertemperatur* sinkt nach der Hypophysektomie gewöhnlich um 1—$1^1/_2{}^0$ C ab (*58*).

Es wurde oben schon auf die keineswegs trennbaren *funktionellen Zusammenhänge der Hypophyse mit dem benachbarten Zwischen- und Mittelhirn* hingewiesen. Manche der nach der Hypophysektomie zu beobachtenden Symptome sind auch durch *isolierte* Verletzungen des Bodens des 3. Ventrikels erzielbar, vor allem die Polyurie [„Hypothalamuspolyurie" (*58*)]. Wir können auf die noch stark im Fluß befindlichen und nicht hinreichend geklärten Fragen der Bedeutung einer Hormonsekretion im Zwischenhirn und der Funktionen der verschiedenen nervösen Zentren für die hier zu behandelnden Störungen nicht näher eingehen. Für das Verständnis auch vieler krankhafter Vorgänge werden sie sich wahrscheinlich als sehr bedeutungsvoll erweisen.

2. Wirkungen der Zufuhr von Hypophysenstoffen.

a) Vorderlappen.

Führt man entsprechende Wirkstoffe zu, so bleiben auch bei den Säugetieren die beschriebenen Ausfallserscheinungen aus, bei normalen Tieren werden eindeutige Wirkungen in verschiedener Hinsicht erzielt. Wir betrachten zuerst den *Vorderlappen* und hier zunächst das **Wachstum.**

Der Hypophysenvorderlappen ist für die Regulation des Körperwachstums von ausschlaggebender Bedeutung. Dies erstmalig nachgewiesen zu haben, ist das Verdienst von Evans und Long (*59*), die durch intraperitoneale Injektionen frischer Vorderlappenextrakte bei jungen Ratten eine außerordentlich starke Förderung des Körperwachstums und Zunahme des Körpergewichts, ja sogar Riesenwuchs, erzielen konnten. Zufuhr des Evansschen Extraktes, des späteren *Wachstumshormons,* hatte bei Hunden denselben Effekt. Hier traten die deutlichen Zeichen der Akromegalie auf, an den Schädelknochen der Tiere, wie auch an der Haut. Sodann wurde ein schnelleres Wachstum der Zähne ausgelöst. Nach Reiss (*60*) ist es noch nicht entschieden, ob es sich bei diesem Einfluß auf das Zahnwachstum um eine direkte Wirkung handelt oder ob das Wachstum auf dem Wege über die Epithelkörperchen vor sich geht. Die Möglichkeit, daß auch dem *Thymus* im Wirkungsmechanismus des Wachstumshormons eine Rolle zukommt, erwähnten wir oben.

Bei der Bedeutung, die dem Hypophysenvorderlappen hinsichtlich des normalen Wachstums zuzuschreiben ist, muß auch diejenige kurz erwähnt werden, die ihm beim *krankhaften,* beim *Tumorwachstum,* zukommt. Wir haben hier anscheinend bereits sichere, auf alle Fälle bemerkenswerte Ergebnisse vor uns.

Ratten, denen die Hypophyse entfernt wurde, wiesen eine Einschränkung des Wachstums von Geschwülsten auf, die ihnen implantiert waren; unter Umständen bildeten sich die Tumoren sogar völlig zurück. Umgekehrt wurde das Wachstum wieder angeregt, wenn reiner *Wachstumshormonextrakt* gespritzt wurde [Reiss (*61*) und Mitarbeiter]. Auch ist von einem rascheren Wachstum bösartiger Tumoren in der Schwangerschaft berichtet worden [Wagner (62)]. Aschheim und Zondek (*63*) fanden, daß bei Geschwülsten, besonders solchen des Geschlechtsapparates, *gonadotropes Hormon A* (Follikelreifungshormon) reichlich ausgeschieden wird. Nach LAUTENSCHLÄGER (*64*) mag hier auch eine Erklärung für das Auftreten bösartiger Geschwülste vor allem im höheren Lebensalter liegen, in dem die Hypophyse nicht mehr durch die Sexualhormone gehemmt werde.

Wir kommen auf diese Beziehungen bei Besprechung der Keimdrüsenhormone ausführlicher zurück (s. S. 310). Die Widersprüche in den einzelnen Untersuchungsergebnissen sind noch recht große. So soll z. B. durch Prolan das Geschwulstwachstum gesteigert, nach anderen Autoren weitgehend *gehemmt* werden (*65*).

Das Wachstumshormon übt auch gewisse *Stoffwechselwirkungen* aus (*66*). So wird der Grundumsatz erniedrigt; der Rest-N-Gehalt des Blutes und die Ausscheidung des Stickstoffs im Harn sinken ab. Während nach Hypophysektomie eine Einschränkung des Sauerstoffverbrauches in Leber und Niere festzustellen ist, bewirkt Wachstumshormonzufuhr eine Steigerung bis über die Norm. — Der Rest-N des Blutes sinkt nach Zufuhr von Wachstumshormon bald und deutlich ab, wohl als direkte Folge eines unter dem Einfluß des Hormons in den Geweben einsetzenden Eiweißansatzes (*67*).

Der nach längerer Verabreichung von Wachstumshormon öfter zu beobachtende Diabetes mellitus wird wohl durch das mit dem Wachstumshormon identische oder ihm beigemengte *kontrainsuläre Hormon* bedingt.

Neben dem Wachstum ist es die **Funktion der Geschlechtsdrüsen,** *deren normaler Ablauf durch den Hypophysenvorderlappen reguliert wird.* Vor allem kommen die weiblichen Keimdrüsen in Betracht. Es tritt nach Implantation von Vorderlappengewebe eine *sexuelle Frühreife* der betreffenden jungen Tiere auf [ZONDEK und ASCHHEIM (*68*), SMITH (*69*)]. Die Ovarien können innerhalb von 100 Stunden die 20fache Größe derjenigen von unbehandelten Tieren aufweisen. Sie enthalten viele große, reife Follikel, Blutergüsse in Follikeln (Blutpunkte), sowie gelbe Körper (siehe Abb. 13 u. 14). Ferner vergrößert sich der Uterus, das Scheidensekret weist Epithelschollen auf, die Tiere werden brünstig, geschlechtsreif. Wichtig ist, daß für diese Effekte das Vorhandensein der Eierstöcke erforderlich ist. Die Wirkung des Hypophysenvorderlappenhormons, wie man jetzt weiß, der beiden gonadotropen Hormone (Follikelreifungs- und Luteinisierungshormon), ist also eine indirekte. Die Tätigkeit, die Sekretion des körpereigenen oder auch des transplantierten ovariellen Gewebes wird durch sie angeregt, im normalen Organismus reguliert. Bei alten Tieren mit erloschener Ovarialfunktion wird durch das gonadotrope Hormon die Follikelreifung und die Bildung von Corpora lutea wieder in Gang gebracht.

Wir erwähnten schon, daß das Sexualhormon des Hypophysenvorderlappens in reichlicher Menge in den Körpersäften der schwangeren Frau kreist und durch den Harn ausgeschieden wird. Die ASCHHEIM-ZONDEKsche *Schwangerschaftsdiagnose* beruht auf der Reaktion des Tierovars nach der Einspritzung von mit Äther behandeltem Schwangerenurin.

Auch bei Kastration und bei Genitalgeschwülsten (u. a. bei der Blasenmole und dem Chorionepitheliom) wird gonadotropes Hormon vermehrt gebildet und ausgeschieden.

Die sehr wahrscheinlich vorhandenen *chemischen Unterschiede zwischen dem gonadotropen Hormon der Hypophyse und dem im Schwangerenharn nachweisbaren* können hier nicht erörtert werden; wir haben bereits oben auf sie hingewiesen. Wahrscheinlich stammen die mit dem Harn ausgeschiedenen Hormonstoffe großenteils aus der *Placenta* (*70*) bzw. dem Choriongewebe. Man unterscheidet jetzt zwischen *gonadotropem Hormon hypophysären und placentären Typs* (*71*). Es sei insbesondere auf das gynäkologische Schrifttum [CLAUBERG (*72*)] verwiesen.

An dieser Stelle muß auf die sehr kennzeichnenden *morphologischen Veränderungen der Hypophyse,* vor allem des Vorderlappens, *in der Schwangerschaft* eingegangen werden. ERDHEIM und STUMME (*73*) waren die ersten Beschreiber. Der Vorderlappen nimmt an Gewicht zu, die Hauptzellen hypertrophieren und nehmen auch zahlenmäßig zu. Vor allem ist diese Reaktion beim Tier mit seinem gegenüber dem Menschen gesonderten und aus Hauptzellen bestehenden Mittellappen deutlich zu erkennen. Die als „Schwangerschaftszellen“ bezeichneten

Hauptzellen drängen die anderen Zellarten stark in den Hintergrund. Bemerkenswert ist, daß diese Schwangerschaftsveränderungen der Hypophyse zwar sehr früh, beim Menschen schon im 2. Monat, eintreten, sich aber sehr langsam und

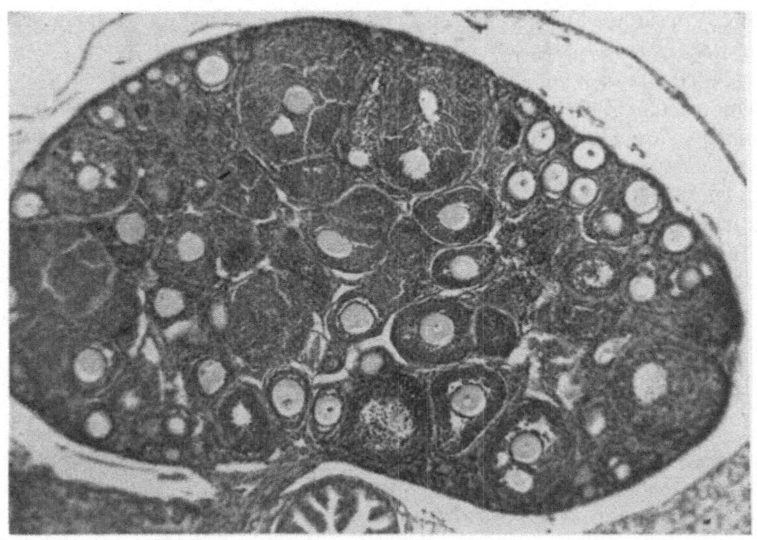

Abb. 13. Ovarium einer infantilen Maus (Kontrolle).

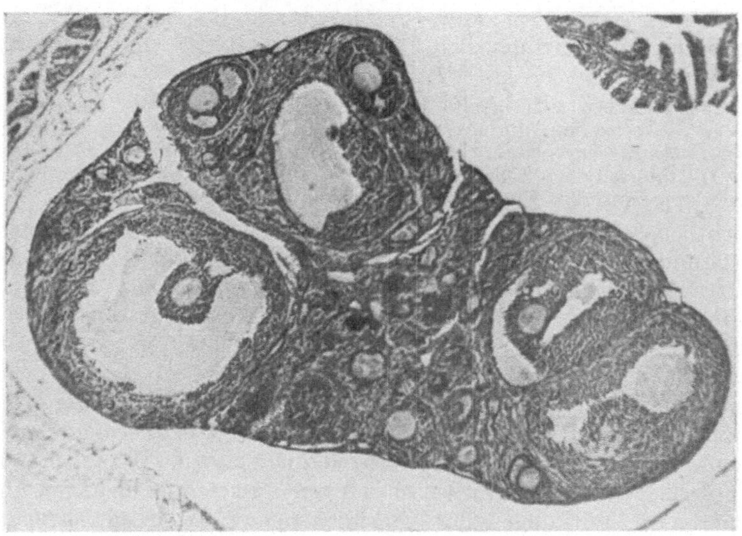

Abb. 14. Wirkung des Hypophysenvorderlappenhormons 60 Stunden nach der Implantation. Große, fast reife Follikel.
(Nach ZONDEK und ASCHHEIM, bei P. TRENDELENBURG: Die Hormone, Bd. 1, S. 127. Berlin: Julius Springer 1929.)

unvollkommen zurückbilden. Der Rückbildungsprozeß kann sich über Jahre erstrecken (*74*).

Von Wichtigkeit sind in diesem ganzen Fragenkomplex noch weitere Beziehungen des Ovars zur Hypophyse. Man kennt, umgekehrt der Schwangerschaft, auch durch *Kastration* bedingte Veränderungen der Hypophyse. Zwar kommt es nach der Exstirpation der Ovarien auch zu einer Vergrößerung und Gewichtszunahme des Organs, zu einer Hypertrophie des Vorderlappens. Jedoch sind es jetzt nicht die Hauptzellen, sondern die Eosinophilen, die sich vergrößern und die zunehmen: „Kastrationszellen“.

Weitere Versuche, auf die hier nur verwiesen sei, haben es *sichergestellt, daß nicht nur der Hypophysenvorderlappen die Sexualorgane dirigiert, sondern daß umgekehrt auch die Hormone des Ovariums und ebenso des Hodens die Tätigkeit des Hypophysenvorderlappens regulieren, und zwar im Sinne einer Herabsetzung dessen biologischer Funktion* [Clauberg (*75*)]. So stimuliert das gonadotrope Hormon des Hypophysenvorderlappens das Ovarium. Das hierdurch entstehende Follikelhormon wirkt auf seinen eigenen Auslöser, den Hypophysenvorderlappen, wieder zurück, indem dessen Sexualhormonproduktion *unterdrückt* wird.

Die Wirkung des gonadotropen Hormons des Hypophysenvorderlappens ist nicht geschlechtsspezifisch. Sie äußert sich auch, quantitativ zwar etwas geringer, *am männlichen Sexualapparat* (*76, 77*). So entwickeln sich bei jungen Tieren die sekundären Geschlechtsmerkmale deutlich; auch bei alten Tieren regenerieren sich diese, es tritt wieder Libido auf. Das Wachstum der Hoden wird jedoch nicht eindeutig oder wenigstens nicht einheitlich beeinflußt, umgekehrt zum Verhalten des Ovars. Höhere Dosen von Prolan bewirken einen Untergang von Spermocyten und degenerative Veränderungen in den Samenkanälchen. Man hat also wohl mehr eine Anregung der Sekretion des männlichen Sexualhormons anzunehmen, das bekanntlich die Entwicklung der sekundären Geschlechtsmerkmale teilweise mit beeinflußt. Hierfür könnte auch die ausgesprochene *Hypertrophie der Zwischenzellen* sprechen, die man an Nagern durch Gravidenharnpräparate hervorrufen kann. Ferner, wir erwähnten es oben schon, erfahren *Samenblase und Prostata* durch Behandlung mit Gravidenharnpräparaten ein sehr deutliches Wachstum [Borst und Döderlein (*78*), Kraus (*79*) u. a.].

Therapeutisch haben sich bereits Experimente von Engle (*80*) ausgewirkt, der an *Primaten,* an Macacusaffen, durch gonadotropes Hormon ein *Wachstum der Hoden mit sekundärem Descensus* hervorrufen konnte. Die *Spermiogenese wurde auch hier nicht beschleunigt.* Die interstitiellen Zellen waren vermehrt. Die Wirkung kam sowohl durch einfache Vorderlappenextrakte wie durch Schwangerenharnpräparate zustande.

Hinsichtlich *Stoffwechselwirkungen des gonadotropen Hormons* ist zu erwähnen, daß der Grundumsatz nicht beeinflußt wird. Prolan und sexualhormonhaltige Drüsenextrakte bewirken aber eine *Hypercholesterinämie,* nach Reiss (*81*) beim Weibchen durch die Mobilisierung des blutcholesterinsteigernden Ovarialbrunsthormons bedingt. In gleicher Weise findet sich ja auch in der Schwangerschaft eine Steigerung des Cholesteringehalts im Blut.

Neben der Wirkung auf das Wachstum und auf die Funktion der Geschlechtsdrüsen kommt dem Hypophysenvorderlappen die Regulierung der Tätigkeit auch der meisten übrigen innersekretorischen Drüsen zu. Bezüglich des **thyreotropen Vorderlappenhormons** verweisen wir auf unsere Ausführungen im Kapitel Schilddrüse. Die Wirkungen der verschiedenen anderen **adenotropen Inkretstoffe** und des **Pigmenthormons** haben wir in unserem Überblick über die Hypophysenhormone bereits kurz angeführt. Eine ausführlichere Besprechung erscheint bei der vorläufigen Ungeklärtheit so vieler Fragen an dieser Stelle nicht angebracht.

Nur kurz sei, aus ähnlichen Gründen, auf die Beziehungen des Hypophysenvorderlappens zum **Stoffwechsel** eingegangen. Stoffwechselwirkungen des Wachstumshormons und des gonadotropen Hormons erwähnten wir; die durch das thyreotrope sind früher besprochen, die durch das adrenotrope und das parathyreotrope Hormon noch relativ wenig geklärt.

Der Einfluß des Hypophysenvorderlappens auf den *Fettstoffwechsel,* durch ein besonderes Fettstoffwechselhormon, ist nach ASHER (*82*) ziemlich sichergestellt. Bei 5 Stunden lang hungernden Kaninchen bewirkt dieser Inkretstoff eine deutliche Steigerung der gesamten Ketokörper im Blut [ANSELMINO und HOFFMANN (*83*)] (*84*). ASHER deutet dies als Anzeichen eines gesteigerten Stoffwechsels. Nach ihm handelt es sich hier um eine spezifische Wirkung. Auch der Grundumsatz wird durch das Fettstoffwechselhormon beeinflußt, er wird herabgesetzt. Sodann soll das Hormon die durch Thyroxin bedingte Verarmung der Leber an Glykogen verhindern (ASHER). Durch Fettbelastung und durch Hunger werde es vermehrt ausgeschüttet und im Blut biologisch nachweisbar. — Andere Autoren, unter ihnen auch REISS (*85*), konnten trotz ausgedehnter Versuche bei keiner einzigen Tierart die von ANSELMINO und HOFFMANN behaupteten Fettstoffwechselwirkungen eines besonderen Vorderlappenwirkstoffs nachweisen.

An dem Zusammenhang des Hypophysenvorderlappens mit dem *Kohlehydratstoffwechsel* ist wohl nicht zu zweifeln. Der Beweis einer spezifischen Wirkung ist nach ASHER durch die Versuche HOUSSAYS (*86*) geliefert, der bei hypophysen- und schilddrüsenlosen Hunden durch Vorderlappenextrakte Hyperglykämie, Glykosurie und Ketonurie hervorrufen konnte.

Das oben beschriebene „kontrainsuläre Hormon" vermittelt diese Effekte in klarer Weise. Doch ist seine Abgrenzung zum Wachstumshormon bisher nicht möglich. Die Herabsetzung der Insulinempfindlichkeit durch Vorderlappenpräparate erwähnten wir. Hinsichtlich der einzelnen Beziehungen Hypophyse — Inselzellapparat — Kohlehydratstoffwechsel siehe Kapitel Pankreas.

Vorläufig muß man wohl mit REISS *der Existenz besonderer „Stoffwechselhormone" des Hypophysenvorderlappens skeptisch gegenüberstehen.* Die Verhältnisse sind noch nicht genügend geklärt. Möglich ist, daß diese Wirkstoffe mit denen des Wachstumshormons oder der adenotropen Hormone zusammenfallen. Auch an bekannte und unbekannte Beeinflussungen anderer Inkretorgane ist zu denken.

b) Hinterlappen.

Haben wir bisher die Wirkungen des Vorderlappens der Hypophyse betrachtet, so wäre im folgenden auf die zwar zum Teil schon länger bekannten, jedoch in ihrer Bedeutung durchaus noch nicht hinreichend geklärten Funktionen des *Hinterlappens* einzugehen. In der Einleitung wurde bemerkt, daß wir die erste Kenntnis der Wirkung von Hypophysenauszügen SCHAEFER und OLIVER verdanken, die 1894 und 1895 durch die intravenöse Injektion derartiger Extrakte eine starke Blutdrucksteigerung, eine Verengerung der Arterien und eine Verstärkung des Herzschlages erzielen konnten. Von HOWELL (*87*) wurde nachgewiesen, daß es sich hier um Effekte des Hinterlappens handelte.

Ganz allgemein ist zu sagen, daß durch die Wirkstoffe des Hinterlappens *vor allem die autonom innervierten Organe beeinflußt werden.* Dabei kommt der Natur dieser autonomen Innervationen keine wesentliche Bedeutung zu. Die Hinterlappenwirkungen entsprechen weder denen der sympathischen Nerven noch denen der parasympathischen [TRENDELENBURG (*88*)]. Daß die früher behauptete Ähnlichkeit der Wirkungen von Hinterlappenstoffen mit denen des Adrenalins zumindest keine Wesensgleichheit bedeutet, geht daraus hervor, daß die gegenüber Adrenalin antagonistischen Mutterkornalkaloide, wie Ergotoxin und Ergotamin, die erregenden Wirkungen der Hypophysenhinterlappenextrakte nicht hemmen [DALE (*89*)]. Aus der Hemmung einiger Hinterlappenwirkungen durch Atropin, so z. B. der auf den Uterus, nicht der auf die Blutgefäße, ist nicht auf einen parasympathischen Angriff der Hinterlappenstoffe zu schließen, da Atropin nach TRENDELENBURG nicht streng spezifisch parasympathisch wirkt. Die Hinterlappenhormone wirken auf diejenigen Zellelemente ein, deren Erregbarkeit auch nach der Durchtrennung der Nerven nicht verloren geht.

Wir erwähnten oben schon die eigentümliche, noch nicht geklärte Eigenschaft von Hinterlappenauszügen, eine „*Immunisierung*" hervorzurufen. Sie äußert sich besonders bei der Wirkung auf die Gefäße. Eine zweite Injektion wirkt erst mehrere Stunden nach der ersten wieder. Antikörper spielen hier nicht mit.

Ebenso eigenartig ist die Beeinflußbarkeit der Hinterlappenwirkungen durch die *Narkose*. Eine Narkose kann die Wirkungsweise der Extrakte völlig umgestalten. So kann die diuresehemmende Wirkung, die am normalen Organismus zu beobachten ist, am narkotisierten zu einer diuresefördernden umschlagen [siehe TRENDELENBURG (*90*)].

Das allgemeine *Vergiftungsbild,* das durch hohe subcutane Dosen von Hinterlappenauszügen hervorzurufen ist, zeigt sich in einer gestörten Atmung, einem beschleunigten und irregulären Herzschlag, in Blässe der Schleimhäute, in Blasen- und Darmentleerungen, Abnahme der Harnmengen und Muskelschwäche. Der Tod tritt unter aufsteigender Lähmung nach starker Temperatursenkung ein. Intravenöse Injektionen führen besonders zu Atemstörungen, nicht selten zu Krämpfen (*91*).

Es ist also *die Applikationsart von gewisser Bedeutung für die Art der Wirkung.* Sodann kommt es auf den *Reinheitsgrad* der betreffenden Auszüge an. Wir führten bei der Besprechung der einzelnen Hormone aus, daß die Wirkungen des Hypophysenhinterlappens nicht auf einen einzigen Stoff, etwa auf das Pituitrin, zu beziehen sind, daß vielmehr der Gesamtkomplex des Pituitrins in *einzelne Wirkstoffe* aufgeteilt werden muß, in *eine blutdruckwirksame, eine uteruswirksame und eine diuresewirksame Substanz.*

Betrachten wir zuerst die Wirkungen des Hypophysenhinterlappens auf den **Kreislauf,** im besonderen die des spezifischen Hormons, des Vasopressins oder Tonephins! Der Blutdruck wird beim Vogel völlig unterschiedlich im Vergleich zum Säugetier beeinflußt; nach intravenöser Injektion kommt es zu einer starken und langdauernden Senkung, ohne daß hier etwa histaminartige Stoffe beteiligt sind. Es beruht dies wohl auf einer Gefäßerweiterung (*92*). — Bei den Säugetieren, wie z. B. der Katze, folgt auf die intravenöse Injektion eine sofortige und starke, etwa $^1/_4$—$^1/_2$ Stunde andauernde *Steigerung des Blutdrucks.* Eine 2., bald folgende Injektion ist infolge der beschriebenen „Immunität“ fast wirkungslos. Die Ansprechbarkeit der Gefäßwand auf das Hormon kehrt erst nach einiger Zeit wieder zurück.

Diese Blutdrucksteigerung ist peripher durch Vasokonstriktion bedingt, die glatten Muskelzellen der Gefäße werden kontrahiert. Auch nach Ausschaltung des Gehirns ist sie erzielbar. Ob das Vasostriktorenzentrum unter normalen Verhältnissen beteiligt ist, weiß man noch nicht.

Über die Beeinflussung der *Herzarbeit* gehen die Angaben noch ziemlich auseinander. Bei der Katze soll es zu einer Steigerung des Minutenvolumens, beim Kaninchen und beim Hund dagegen zu einer Verminderung, also zu einer Schwächung der Herzkraft, kommen. Reinstes Vasopressin wirkt überhaupt nicht direkt auf das Herz (*93*). Der *Rhythmus der Herzaktion* erfährt immer eine *Verlangsamung,* ja, es treten sogar Irregularitäten auf. Nach REISS (*94*) beruht die Pulsverlangsamung auf einer zentralen Erregung des Vagus wie auch auf direkter Wirkung auf das Herz.

Durch die gefäßverengernde Wirkung in der Peripherie wird eine *andere Verteilung des Blutes im Körper* bedingt. Die Eingeweidegefäße sind ebenfalls kontrahiert, hingegen enthalten die Muskeln mehr Blut. Die Nierendurchblutung wird, unter bestimmten Bedingungen, nicht geändert [JANSSEN und REIN (*95*)]. Eine mächtige Blutüberfüllung erfahren die Lungengefäße. Sie kann zum oft tödlichen Lungenödem führen (*96*).

Beim *Menschen* bewirkt die intravenöse Zufuhr auch kleiner Mengen von Hinterlappenextrakt eine sofortige Leichenblässe der Haut durch Kontraktion der Hautcapillaren. Bei etwas größeren Mengen kommt es zu einer sehr flüchtigen Blutdrucksteigerung. Noch größere Gaben bedingen gleichzeitig eine starke Pulsverlangsamung oder Sinusarrhythmien. — Subcutane Injektionen wirken recht unterschiedlich. Der Blutdruck wird meist nur wenig gesteigert, gelegentlich gesenkt (*97*).

Sehr unterschiedlich ist die Wirkung von Hinterlappenstoffen auf die **Atmung.** Während beim Meerschweinchen und beim Hund durch Pituitrin ein bronchialer Muskelkrampf mit gelegentlichem langem Atemstillstand erzielt wird, an dessen Zustandekommen nach REISS (*98*) aber auch unspezifische Begleitsubstanzen beteiligt sind, wirkt Pituitrin beim Menschen mit Bronchialasthma lösend auf die Bronchialmuskelkrämpfe. Bei der Wirkung auf die Atmung kommen aber auch die Einflüsse auf die Gehirndurchblutung und die Erregung zentripetaler Vagusbahnen in Betracht. Unbekannt ist, ob ein Einfluß auf die Erregbarkeit des Atemzentrums ausgeübt wird (TRENDELENBURG).

Sehr kennzeichnend ist die Wirkung auf die **glatte Muskulatur.** Wie erwähnt, kommt der blutdruckwirksamen Substanz, dem Vasopressin oder Tonephin, eine vor allem den Darm beeinflussende, kontrahierende Wirkung zu. Hingegen greift das Oxytocin oder Orasthin isoliert am Uterus an.

Vasopressin wirkt erregend auf *Dünndarm* und *Colon,* auch verengernd auf die gefüllte *Gallenblase.* Beim Menschen ist durch Pituitrin bzw. Hypophysin eine Entleerung der Gallenblase zu erzielen [KALK-SCHÖNDUBE (*99*) u. a.]; die subcutane Injektion führt nach einer halben Stunde zu einem vermehrten Gallenabfluß. — Auch die *Harnblasenmuskulatur* wird infolge unmittelbarer Erregung kontrahiert; der isolierte Ureter meist nur kurz, es folgt eine langdauernde Hemmung (*100*).

Orasthin kontrahiert den *Uterus* aller Säugetiere und des Menschen kräftig. Die Anregung und Verstärkung der Wehentätigkeit wird bekanntlich schon lange, nicht nur durch Orasthin, auch durch Pituitrin, praktisch ausgenutzt. Wir erwähnten bereits früher, auch der entnervte Uterus wird beeinflußt. Es findet also wohl eine unmittelbare Wirkung auf die Muskelfasern statt. Schon geringste Mengen wirken kontraktionssteigernd. Die Stärke der Kontraktionen ist nach REISS (*101*) vor allem abhängig von dem Entwicklungszustand des Ovars des betreffenden Organismus.

Unterschiedlich und meist nur geringgradig sind die Wirkungen von Hinterlappenpräparaten auf die *Drüsensekretion.* Sie seien hier nicht näher besprochen.

HOTTMANN (*103*) spricht auf Grund neuer Untersuchungen mit Tonephin bei gesunden Männern von einer gesetzmäßigen Wirkung des Stoffes auf die Magensekretion im Sinne einer Steigerung der Saftmenge und der Säurewerte.

In eigenen Versuchen konnten wir durch subcutane und hochdosierte Zufuhr von Hypophysin starke *gastritische Veränderungen* bei der nüchternen Katze in Form tiefgehender Erosionen, auch Oesophagusulcerationen, erzielen. Analog den erosiven Gastritiden durch Insulin und Suprarenin war auch diese hormonale **erosive Gastritis** als überwiegend *peptisch* bedingt zu betrachten. Wir haben in ihr einen weiteren experimentellen Beweis für die Bedeutung vegetativer bzw. endokriner Funktionsstörungen für die Genese peptischer Schäden zu erblicken. Betreffs der Einzelheiten sei auf die Originalarbeit verwiesen (*102*).

Über den Einfluß des Hypophysenhinterlappens auf die **Diurese** haben wir schon oben, bei Besprechung der besonderen, aus dem Gesamtkomplex des Pituitrins isolierten diuresewirksamen Substanz, gesprochen. Auch in dem Vasopressin bzw. Tonephin ist ein diuresehemmender Wirkstoff enthalten. Isolierte Exstirpation des Hinterlappens führt zu einer allerdings nicht ausnahmslos zu beobachtenden Polyurie. Diese Polyurie stellt sich auch bei alleiniger Verletzung des Hypothalamus ein. Die Narkose kann, wie erwähnt, zu einer Umkehr der Wirkung führen.

Die Verhältnisse liegen also keineswegs einfach. Immerhin ist es sichergestellt, daß im Hypophysenhinterlappen ein antidiuretisches Prinzip enthalten ist. V. D. VELDEN (*104*) hat es zuerst am Menschen entdeckt. Hier wirkt Pituitrin sowohl beim Normalen wie beim Diabetes insipidus-Kranken deutlich diuresehemmend.

Wie die Diuresehemmung zustande kommt, ist umstritten. Die renale Theorie verficht die direkt hemmende und an der Niere angreifende Wirkung; die extrarenale betrachtet die Störung des Wasser- und Stoffaustausches zwischen Blut und Geweben als ausschlaggebend; die Theorie des zentralen Angriffspunktes verlegt die Beeinflussung in die vegetativen Gehirnzentren (*105*). — Wir können auf die Einzelheiten hier nicht eingehen und müssen auf die Darstellungen Ashers (*106*) und Trendelenburgs (*107*) verweisen. Sehr wahrscheinlich kommt nicht *ein* Faktor allein in Betracht.

Therapeutisch wird die diuresehemmende Funktion des Hinterlappens beim Diabetes insipidus ausgenutzt.

Auch auf den **Stoffwechsel** sollen Hinterlappenpräparate einwirken. Doch sind die Angaben recht widerspruchsvoll. Reiss (*108*) sieht in den Stoffwechselwirkungen u. a. sekundäre Folgeerscheinungen der Kreislaufwirkung. Sodann seien je nach der Herstellungsart den Präparaten verschiedenartige Wirkprinzipien beigemengt, die selbst in verschiedener Richtung auf die einzelnen Stoffwechselkomponenten einwirkten.

Die häufig beobachtete Erhöhung des Zuckergehalts des Blutes und die Glykosurie sollen ursächlich sowohl dem Vasopressin wie auch dem Oxytocin zukommen. Es bestehen hier Zusammenhänge mit dem Leberglykogen, das gleichzeitig abnimmt. Doch ist es nicht geklärt, ob die Glykogenausschüttung durch direkten Angriff des Hormons auf die Leber zustande kommt bzw. Folge einer Gefäßverengerung ist. Inwieweit ein Pituitrin-Adrenalin-Antagonismus besteht, ist noch nicht endgültig geklärt. Pituitrin soll die durch Adrenalin bedingte Glykogenolyse hemmen (*109*).

Außer auf den Kohlehydratstoffwechsel finden auch Wirkungen auf den Fettstoffwechsel statt. Der Fettgehalt des Blutes soll etwas sinken [Raab (*110*)]. Auch soll eine Anhäufung von Fett in der Leber auftreten. Neuerdings ist von Raab (*111*) ein besonderer, die Blutfettsenkung verursachender Wirkstoff aus dem Pituitrin abgetrennt worden, das „Lipoitrin“. Dieses findet sich aber auch im Vorderlappen, im Tuber cinereum usw.

3. Bedingungen der Sekretion und Sekretabgabe.

Die *Physiologie der Absonderung der Hypophysenhormone* ist noch relativ wenig geklärt. Für den *Vorderlappen* erscheint bei seinem Blutreichtum die Abgabe der verschiedenen Wirkstoffe in das Blut am wahrscheinlichsten zu sein. Der *Hinterlappen* soll nach Herring (*112*) seine Hormone in den Liquor cerebrospinalis absondern. Ob die Sekretion der Hypophyse von peripheren Einflüssen so weitgehend *unabhängig* ist, wie Asher (*113*) annimmt, der die besondere Autonomie der Hypophyse und des Zwischenhirns betont, muß wohl dahingestellt bleiben. Die Anforderungen der von der Hypophyse regulierten Funktionen anderer Drüsen wirken sicherlich auf die Hypophyse ein. Asher schließt denn auch ein Eingreifen *nervöser* und auch *hormonaler* Einflüsse in die Absonderung nicht aus. Für die von den anderen innersekretorischen Organen ausgehenden Einflüssen ist das besonders zu betonen. Es sei auf die oben erwähnten hemmenden Einflüsse des Follikelhormons auf die Sexualhormonproduktion des Vorderlappens und auf die Änderungen der Hypophysenstruktur nach Schilddrüsenexstirpation usw. hingewiesen. Sicherlich kommt dem Wechselspiel der Hormone unter sich eine wichtige Rolle gerade auch für die Sekretproduktion und -abgabe zu.

Hierfür sprechen auch neuere Untersuchungen Collips (*114*), der außer dem bekannten antithyreotropen Wirkstoff ein *wachstumshormonhemmendes und ein antigonadotropes Hormon* im Blut von Tieren nachweisen konnte, die lange Zeit mit Wachstums- und gonadotropem Hormon behandelt worden waren.

Nach Engel liegen Anhaltspunkte für eine Beziehung dieser Gegenstoffe *zur Zirbeldrüse vor.* Es sei auf das Kapitel Zirbeldrüse verwiesen.

Es ist unnötig, auf die **Beziehungen der Hypophyse zu den übrigen innersekretorischen Drüsen** noch einmal zusammenfassend einzugehen, sind doch gerade diese Beziehungen zu anderen Drüsen das kennzeichnende Signum der Hypophysenfunktion.

II. Erkrankungen der Hypophyse.

Die experimentelle Erforschung der normalen Physiologie und Biologie der Hypophyse hat uns außerordentlich wertvolle Erkenntnisse vermittelt. Wir wissen, daß dieses Drüsenorgan für die geregelte Tätigkeit fast aller anderen inneren Drüsen notwendig, daß es aber auf der anderen Seite nicht *lebens*notwendig ist. Die Klinik der Hypophysenerkrankungen hat mit den Fortschritten der experimentellen Forschung nicht ganz Schritt halten können. Die engen räumlichen und funktionellen Zusammenhänge der Hypophyse mit dem Gehirn erschweren eine klare Abgrenzung zwischen rein hypophysären und zwischen cerebralen Veränderungen und Störungen. Die Wechselbeziehungen zwischen Hypophyse und den anderen innersekretorischen Drüsen komplizieren das Bild weiter. Es ist deswegen eine eindeutige Festlegung der Genese der verschiedenen Erkrankungen nicht nur in vivo, auch nach dem Tode in manchen Fällen nicht möglich. Das wirkt sich auch auf die *Therapie* aus. Eine hormonal-interne Behandlung der hypophysären Erkrankungen ist noch aus einem anderen Grunde recht erschwert. Die Krankheiten der Hypophyse sind zumeist durch *Tumoren* bedingt. Die ursächliche Entstehung solcher, wenn auch gutartiger Geschwülste ist aber hier ebensowenig geklärt wie an anderen Stellen des Körpers.

Für manche Geschwülste kommt eine *chirurgische Behandlung* in Frage. Und sicherlich hat die Hypophysenchirurgie eine ganze Reihe schöner Erfolge aufzuweisen. Doch sind ihre Indikationen begrenzt. Sie tritt in ihr Recht bei Komplikationen, vor allem bei Drucksymptomen auf das Chiasma, – eine normale Behandlungsmethode kann die operative Therapie, bislang wenigstens, nicht darstellen. Eine radikale Entfernung des Tumors ist selten möglich; der Eingriff selbst kann nicht als harmlos bezeichnet werden. VON EISELSBERG und OEHLECKER (*115*) verlangen deshalb eine genaue und überlegte Indikationsstellung und verweigern für leichtere Fälle die Operation. Die Fortschritte der Hirnchirurgie im letzten Jahrzehnt sind aber auch der Chirurgie der Hypophysengeschwülste zugute gekommen [CUSHING (*116*)].

Bei diesem relativen Zurückstehen chirurgisch-therapeutischer Möglichkeiten erübrigt sich eine ausführliche Darstellung der Hypophysenerkrankungen. Nur die großen Linien seien gezeichnet; betreffs der Einzelheiten sei auf die internen und pathologisch-anatomischen Darstellungen verwiesen. Eine klare Einteilung in Zustände mit Hypo- und Hyperfunktion der Drüse ist bei der Hypophyse nicht möglich.

a) Die Akromegalie.

Die von PIERRE MARIE 1886 als erste entdeckte und gleichzeitig die bekannteste Hypophysenerkrankung ist die *Akromegalie*. Der Name enthält schon das Wesentliche des *klinischen Bildes*, den *Riesenwuchs der Akra*, der Körperenden. Beginnt die Erkrankung im Wachstumsalter, in dem die Epiphysenfugen noch offen sind, so kommt es zu dem typischen Riesenwuchs, den manche Akromegalen aufweisen. Ist das Wachstum abgeschlossen, so tritt die Hypertrophie der Stirnknochen, der Nase, der Kiefer, der Zunge, der Hände und Füße usw. um so deutlicher hervor.

Wie kommt die Vergrößerung der Gewebe zustande? Die Hypertrophie der Weichteile, z. B. der Zunge, wird zum Teil durch Zunahme des Bindegewebes bewirkt. Die Vergrößerung der Eingeweide (Splanchnomegalie), vor allem der Leber und der Nieren, geht auf eine Vergrößerung der epithelialen Anteile zurück. Das Knochenwachstum an den gipfelnden Teilen erfolgt durch *periostale Knochenneubildung*; mikroskopisch ist dies an der Verdickung der osteogenen Schicht zu erkennen. Daneben ist ein langsamer Umbau der Spongiosa mit überwiegender Resorption festzustellen (*117*). — Von ERDHEIM (*118*) wird auf Grund sorgfältiger Untersuchungen der Rippen und des Gelenkknorpels das Wesentliche der akromegalen Skeletveränderung im *Knorpel* erblickt. Der Knorpel soll unmittelbar durch das Hypophyseninkret zur Proliferation angeregt werden. Auch auf diese bemerkenswerten Befunde muß hinsichtlich der Einzelheiten verwiesen werden.

Zu der oben beschriebenen Gestaltsveränderung treten nun weitere Symptome, in der Hälfte der Fälle Sehstörungen, meist eine bitemporale Hemianopsie, hinzu. Sie sind durch das Wachstum und den Druck des der Erkrankung zugrunde liegenden Vorderlappenadenoms auf die Sehnerven bedingt. Auch der Kopfschmerz, oft verbunden mit Schwindel und Erbrechen, ist ein Drucksymptom. Nie fehlt eine Adynamie, die zu einer merkbaren Einschränkung der Erwerbsfähigkeit des betreffenden Kranken Anlaß gibt [VEIL (*119*)]. Sehr kennzeichnend sind Störungen von seiten des Sexualapparates. Die Funktion der Keimdrüsen geht in den meisten Fällen zurück. Doch gibt es auch recht viele Ausnahmen (*120*). Häufig, in etwa einem Drittel der Fälle, ist gleichzeitig ein Diabetes mellitus festzustellen. Auch ist manchmal eine Polyurie zu beobachten, meist aber nur vorübergehend, krisenartig. Nach FALTA hängt sie mit einer *sekundären* Veränderung des Hinterlappens bzw. der Regio hypothalamica zusammen. Rheumatoide Schmerzen, Veränderungen der Psyche und der Intelligenz ergänzen das Bild.

Die Akromegalie beginnt meist nach dem 20. Lebensjahr. Aber es gibt auch recht früh einsetzende Formen: „*Frühakromegalien*"; sie weisen eine besonders große Mannigfaltigkeit der Erscheinungen auf. Der *Verlauf* der Erkrankung ist ein chronischer. Doch kommen die Wachstumsstörungen gewöhnlich nach einigen Jahren zum Stillstand. Im späteren Alter erliegt der Akromegale leicht Infektionen, oder er wird vorzeitig senil kachektisch (VEIL).

Diesem so kennzeichnenden Krankheitsbild liegt eine wohl umschriebene Veränderung der Hypophyse zugrunde, *das aus eosinophilen Zellen bestehende Vorderlappenadenom.* Ja, es braucht noch nicht einmal eine Vergrößerung der Drüse vorhanden zu sein, lediglich eine Vermehrung der eosinophilen Epithelien kann zur Akromegalie führen (*121*). Es besteht, wie das vor allem B. FISCHER (*122*) hervorgehoben hat, eine *direkte ursächliche Beziehung zwischen vermehrter Leistung der Eosinophilen, also einem partiellen Hyperpituitarismus, und der Akromegalie.* Ein solcher Zusammenhang ist sogar zu fordern; die Fälle mit angeblich negativem Hypophysenbefund bei sicherer Akromegalie halten einer strengen Kritik nicht stand. Ausgeschlossen sind hierbei die Fälle, bei denen die Rachendachhypophyse im Sinne des eosinophilzelligen Adenoms gewachsen ist. — Auch *experimentell* hat man, wie im physiologischen Teil erwähnt, durch Zufuhr von Wachstumshormon die Symptome der Akromegalie reproduzieren können.

Die *Pathogenese der Akromegalie* im einzelnen ist noch weitgehend ungeklärt. Nach BERBLINGER (*123*) handelt es sich bei den Adenomen oft um *echte Gewächse* mit destruktivem Wachstum (Veränderungen der Sella usw.), die wir in ihrer Entstehung ebensowenig erklären können wie die an anderen Stellen des Körpers. Der Übergang *physiologischer Hyperplasien* in Adenome ist wenig wahrscheinlich. Die Beobachtungen einer Akromegalieentstehung im Anschluß an die Schwangerschaft sind wohl noch nicht genügend geklärt. Akromegalien kommen weder bei Mehrgebärenden noch überhaupt beim weiblichen Geschlecht häufiger als beim männlichen vor. Ob durch *krankhafte* Veränderungen, Blutungen, Degeneration, vor allem durch Entzündungen bedingte Epithelregenerate Anlaß zu einer Adenombildung geben können, ist bisher morphologisch noch nicht sicher bewiesen. BERBLINGER hält dies jedoch für möglich.

Auf die pathologisch-physiologischen Befunde ist hier nicht näher einzugehen. Es seien lediglich die *Veränderungen der übrigen innersekretorischen Drüsen* kurz zusammengefaßt wiedergegeben. In sehr vielen Fällen von

Akromegalie sind die *Schilddrüse* wie auch die *Nebennierenrinde* auffallend hypertrophisch gefunden worden. Dabei sollen hypofunktionelle Strumen entschieden seltener als hyperfunktionelle sein. Auch ist berichtet, daß die Entfernung einer Struma das Fortschreiten einer Akromegalie verhindere (*124*). In der Nebennierenrinde ist besonders die Zona fasciculata hypertrophisch und hyperplastisch. *Diese Befunde sind mit der Hyperfunktion des Hypophysenvorderlappens ohne weiteres in Zusammenhang zu bringen.* Ob sie auf das Wachstumshormon allein bezogen werden dürfen, ist wohl zu bezweifeln. Es liegt sehr nahe, auch an eine vermehrte Ausschüttung des thyreotropen und des corticotropen Wirkstoffes zu denken. Untersuchungen hierüber liegen anscheinend noch nicht vor. Auch die Vergrößerung der *Epithelkörperchen* (Erdheim) würde in diesem Sinne sprechen (parathyreotrope Hormonwirkung). Es ergeben sich hier recht interessante endokrinologische und pathologisch-physiologische Gesichtspunkte. — Die *Keimdrüsen* werden oft atrophisch gefunden. Die Zwischenzellen in atrophischen Hoden sind nicht vermehrt (Berblinger). In den Ovarien wird die Follikelbildung vermißt; häufig findet sich eine kleincystische Entartung.

Die rein interne *Therapie* der Akromegalie ist vollkommen machtlos und rein symptomatisch. Bei stärkeren Drucksymptomen, vor allem bei Sehstörungen, kommt nur die *Operation* in Frage. Hochenegg (*125*) hat 1908 als erster einen Hypophysentumor bei Akromegalie mit Erfolg reseziert. Eine ganze Reihe weiterer glücklich ausgegangener Fälle sind mitgeteilt worden. Von wesentlicher Bedeutung ist, daß in manchen dieser Fälle nicht nur die Drucksymptome beseitigt wurden, sondern daß auch die Krankheitserscheinungen selbst sich zurückbildeten, daß die Vergrößerung der Akra verschwand, daß rheumatoide Schmerzen nicht mehr auftraten, daß sogar die Menses sich wieder einstellten. *Der anatomische Vorgang bei der Akromegalie ist also umkehrbar* [Veil (*126*)]. Aber nicht alle Fälle sind nach der Operation gebessert. Auch ist die Operationsmortalität nicht unbeträchtlich. Ist der Tumor schon weitgehend destruktiv gewachsen, sitzt er bereits großenteils extrasellär, so sind die Aussichten bedeutend schlechtere.

Ist bei hochgradigen Hirndruckbeschwerden eine radikale Operation nicht durchführbar, so kommt unter Umständen die palliative Trepanation oder der Balkenstich in Frage (*127*).

Die *Strahlenbehandlung* der eosinophilen Vorderlappenadenome vermag nicht das zu leisten, was die Operation in manchen Fällen vollbringen kann. Aber auch sie kann Drucksymptome mildern, ja sogar eine Besserung der Sehstörungen bewirken. Falta zieht der Röntgenbestrahlung die mit Radium noch vor. Nach ihm sollte angesichts der Gefährlichkeit der Operation in jedem Fall zuerst eine Röntgen- oder Radiumbestrahlung versucht werden.

b) Die hypophysäre Kachexie (Simmondssche Krankheit).

Das Gegenstück zur Akromegalie stellt die *hypophysäre Kachexie* dar. Sie wurde 1911 durch Simmonds beschrieben und bald nach ihm benannt. Auch hier kennzeichnet schon der Name das *klinische Bild:* die sich allmählich entwickelnde *Kachexie,* die mit „hochgradiger Abmagerung, Blässe und Runzelung der Haut, mit vorzeitig greisenhaftem Aussehen, mit Splanchnomikrie, Anämie, Ausfall der Augenbrauen, der Zähne, Rückbildung der sekundären Geschlechtscharaktere und des Genitalapparates und Herabsetzung des Grundumsatzes" (Falta) einhergeht. Meist ziemlich plötzlich einsetzende komatöse Erscheinungen bedingen das Ende. Frauen werden weit häufiger von der Krankheit ergriffen als Männer (*128*).

Der *Verlauf* der Erkrankung ist, wie bei der Akromegalie, ein chronischer, oft über viele Jahre. Leichte und symptomarme Formen sollen recht häufig sein. Die Gewichtsabnahme bei den selteneren ausgeprägten Formen ist eine ganz exorbitante. Das greisenhafte Aussehen der kachektischen Patienten ist direkt erschreckend. Die folgenden Abbildungen nach H. ZONDEK mögen das zeigen (Abb. 15 u. 16). Liegen als Ursache Geschwülste vor, so sind auch hier Hirndrucksymptome, Kopfschmerzen, Stauungspapille usw. zu beobachten.

In einem in unserer Klinik vor kurzem beobachteten Fall von SIMMONDSscher Erkrankung bei einer 34 Jahre alten Frau war der schwere Kollapszustand, in dem sich die Kranke befand, kennzeichnend. Er ließ sich durch den lokalen Befund, eine akute Appendicitis mit allerdings hämolytische Streptokokken enthaltendem Bauchhöhlenexsudat, nicht völlig erklären. Erst die Sektion deckte die Diagnose auf: hypophysäre Kachexie. In der gleichzeitig vorhandenen hochgradigen Atrophie der Nebennieren, vorwiegend der Rindensubstanz, läßt sich wohl die Ursache des schweren Kollapszustandes erblicken. In solchen Fällen, denen gerade der Chirurg gelegentlich begegnet, ist eine Nebennierenrinden- und -mark-Ersatztherapie angebracht (s. auch unten).

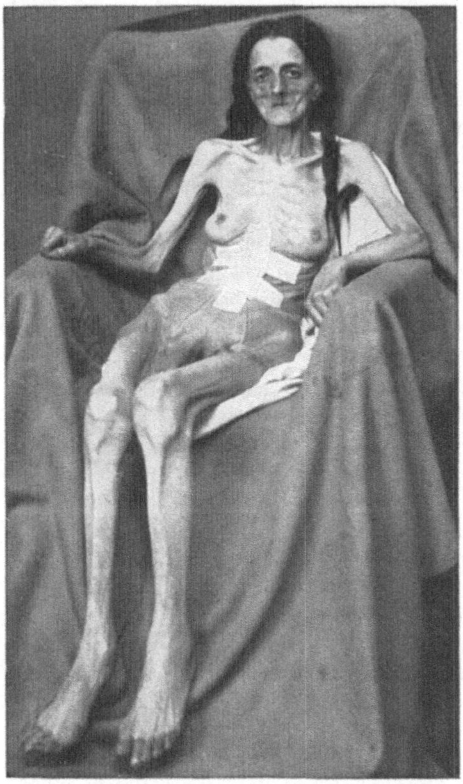

Abb. 15. 42jährige Kranke mit Cachexia hypophysipriva.

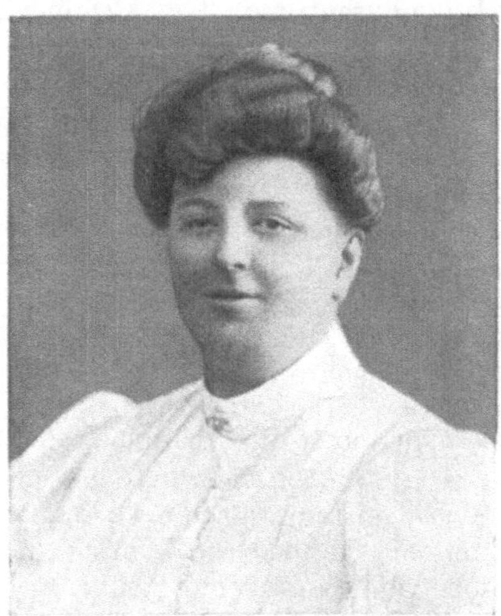

Abb. 16. Dieselbe Kranke wie in Abb. 15, 34jährig, vor Beginn des Leidens.

(Nach H. ZONDEK: Die Krankheiten der endokrinen Drüsen, 2. Aufl. Berlin: Julius Springer 1926.)

Sind schon manche klinische Symptome denen bei der Akromegalie entgegengesetzt, der pathologisch-anatomische Befund zeigt diese Gegensätzlichkeit noch krasser. Statt einer Hypertrophie von Vorderlappengewebe wie bei der Akromegalie findet sich bei der hypophysären Kachexie eine *hochgradige Atrophie*. SIMMONDS bereits erkannte klar die Bedeutung der *Insuffizienz* des Organs für die Entwicklung der Krankheit und für ihren ungünstigen Ausgang. Es könnte scheinen, als ob diese menschliche Erkrankung, die mit Verlust der Drüsenfunktion einhergeht und die meist zum Tode führt, den Erfahrungen der experimentellen Forschung widerspräche, die ja die Lebensnotwendigkeit der Hypophyse nicht nachweisen konnte. Doch liegen die Verhältnisse bei der hypophysären Kachexie anders als im Tierversuch. Die Erkrankung dauert viele Jahre, gelegentlich 17—18 Jahre an, bis sie zum Tode führt. In dieser Zeit werden durch die Ausfallserscheinungen Wirkungen auf die übrigen Organe und Funktionen des Körpers erzielt, die aufeinander ein- und rückwirken und sich auf die Dauer nicht mehr ausgleichen lassen.

Die *Ursachen der Vorderlappenatrophie bei der* SIMMONDS*schen Krankheit* können recht verschiedenartig sein und alle möglichen, zu Gewebsschwund führenden krankhaften Vorgänge umfassen. Nach BERBLINGER (*129*) kommen einmal *traumatische Schädigungen* des Organs in Betracht (bei Blutungen z. B. infolge Schädelbasisbrüchen, bei Schuß- und Stichverletzungen). Sie können zur Atrophie, zur Fibrose des Gewebes Anlaß geben. Spontane Blutungen (bei Herzfehlern, Purpura, Infektionen) und rein degenerative Veränderungen kommen weniger oder kaum in Betracht. Auch echte Cysten im Hypophysengewebe bedingen nur ganz selten eine Atrophie mit folgender Kachexie. Für unspezifische Entzündungen gilt nach BERBLINGER das Gleiche. Abscesse der Hypophyse führen meist vor Ausbildung eines völligen Vorderlappenschwundes zum Tode. Sicher ist, daß *embolische Nekrosen,* z. B. infolge puerperaler Sepsis, zum Untergang des Vorderlappens führen können. Tuberkulose und Lues bedingen nur recht selten hypophysäre Störungen. Hingegen können *Gewächse des Hirnanhangs oder des Hypophysenzwischenhirnsystems* öfter eine hypophysäre Kachexie durch Untergang funktionierenden Vorderlappengewebes bedingen, so z. B. basophile Adenome (SIMMONDS).

ERDHEIM hat die SIMMONDSsche Krankheit als *Folge eines Totalhypopituitarismus* angesprochen. Nach BERBLINGER (*130*) ist sie das aber nicht immer. Sie kann auch die Folge einer schweren Schädigung des *Zwischenhirns* sein, z. B. bei Geschwülsten des Hypophysenganges, die in das Zwischenhirn, nicht aber in das Hypophysengewebe selbst einwachsen, dessen Funktion also nicht aufheben. Jedenfalls kann bei der SIMMONDSschen Krankheit der *Hinterlappen* vollkommen intakt sein.

Die Ausfallserscheinungen der Vorderlappenfunktion bedingen das klinische Bild und die pathologisch-physiologischen Veränderungen, auf die wir im einzelnen hier nicht eingehen. Der Wegfall des Wachstumshormons führt zu der bei jugendlichen Fällen zu beobachtenden Wachstumshemmung, bei älteren Menschen bedingt er die Atrophie der Eingeweide, die atrophischen Prozesse in den Knochen usw. Der Fortfall der adenotropen Wirkstoffe wirkt sich in der Atrophie der anderen innersekretorischen Organe, vor allem auch der Nebennierenrinde, und in dem völligen Erlöschen der Funktionen der Keimdrüsen aus.

Die *Therapie* der hypophysären Kachexie kann entsprechend den verschiedenen Möglichkeiten der Entstehung des Leidens nicht gleichartig sein. Liegt wirklich eine Lues, ein Gumma der Hypophyse, dem Prozeß zugrunde, so wird eine antiluische Kur einzuleiten sein, die zu vollem Erfolge führen kann (FALTA). Es ist einleuchtend, daß gleichzeitig Vorderlappenwirkstoffe gegeben werden müssen. — Bei andersartig bedingten Krankheitsformen kommt wohl nur eine Substitutionstherapie mit Hypophysenvorderlappenstoffen, z. B. Präphyson, in Frage. Mit ihr sind Erfolge erzielt worden, so eine Körpergewichtszunahme, eine Hebung des Grundumsatzes usw. (*131*). Doch ist der Nutzen oft nur vorübergehender Natur. Manche klinischen Symptome, so die Adynamie, werden vielleicht durch die daniederliegende Nebennierenfunktion bedingt. Dementsprechend ist über deutliche Besserung durch Behandlung mit *Nebennierenrindenhormon* berichtet worden (*132, 133*).

Es scheint, daß die *chirurgische Therapie* berufen und in der Lage ist, zu helfen. SAUERBRUCH (*134*) hat in eindrucksvollen Demonstrationen über Erfolge mit Hypophysentransplantationen bei der SIMMONDSschen Krankheit berichtet. Er erzielte durch solche Verpflanzungen (Kalbshypophyse) einen schlagartigen Umschwung, bei einem Mädchen in 3 Wochen die erstaunliche Gewichtszunahme von 32 Pfund. Die KYLINschen Ergebnisse sind dieselben.

Kylin (*135*) transplantierte 24mal die Hypophyse, 23mal bei Simmondsscher Krankheit. 12 Kranke seien vollkommen geheilt, 6 deutlich gebessert. — Man wird abzuwarten haben, wie sich die Dauererfolge dieser Behandlung gestalten werden. Die Erfahrungen mit der Transplantationsbehandlung bei anderen innersekretorischen Drüsen mahnen, wie Sauerbruch selbst ausführte, zur Zurückhaltung. Immerhin können wiederholte Verpflanzungen den einmal erzielten Effekt aufrecht erhalten und die bisher noch nicht ausreichende Therapie mit Vorderlappenpräparaten in glücklichster Weise ergänzen.

c) Die Dystrophia adiposogenitalis (Fröhlichsche Krankheit).

Die *Dystrophia adiposogenitalis* ist bereits 1901 durch Fröhlich beschrieben worden. Die Kombination einer ausgesprochenen *Fettsucht* mit *Dystrophie des Genitalapparates* kennzeichnet sie. Bei der letzteren handelt es sich um schwere dystrophische Veränderungen der Keimdrüsen wie auch um Entwicklungshemmung oder Rückbildung der sekundären Geschlechtsmerkmale: Früh- oder Späteunuchoidismus. Die Fettverteilung ist bestimmt charakterisiert; sie sitzt vor allem an den Hüften, den Nates, dem Mons veneris und den Mammae. Falta (*136*) insbesondere hat auf die *Wachstumshemmung* und die Hemmung der Ossifikation hingewiesen, falls sich die Krankheit im jugendlichen Alter entwickelt. Häufig ist Polyurie, sehr häufig sind Hirndrucksymptome und Sehstörungen festzustellen.

Die Erkrankung beginnt meist im Wachstumsalter, kurz vor der Pubertät; sie kann aber auch erst später beginnen. Der verschiedene Zeitpunkt des Auftretens bedingt ein unterschiedliches klinisches Bild. Wir erwähnten eben den Kleinwuchs bei Entwicklung der Krankheit in der Vorpubertät. Der Verlauf des Leidens ist hier ebenfalls ein chronischer.

Steht auch klinisch bei der Dystrophia adiposogenitalis der Fortfall des gonadotropen Hormons durchaus im Vordergrund des Krankheitsbildes [Veil (*137*)], könnte man also geneigt sein, hieraus auf eine Unterleistung des Hypophysenvorderlappens, einen Hypopituitarismus, zu schließen, so belehren uns die pathologisch-anatomischen Befunde über die *recht verschiedenartige Entstehungsmöglichkeit des Leidens*. Wir können auf die verwickelten Befunde und Überlegungen hier nicht näher eingehen. *Eine Minderleistung des Hypophysenvorderlappens ist sicher in vielen Fällen vorhanden,* sie bedingt vor allem die genitale Dystrophie. Aber neben einer hypophysären Form der Erkrankung kann man auch eine *cerebrale* unterscheiden (Laurence-Biedlsche Krankheit). Nach der Ansicht vieler Kliniker ist die Fettsucht hypothalamisch bedingt. Berblinger (*138*) hält für die Pathogenese der Dystrophia adiposogenitalis eine *Störung im hormonalen Zusammenwirken von Hypophyse und Zwischenhirn für ausschlaggebend*. Von der Vielheit der anatomischen Befunde interessieren hier vor allem die *Hypophysenveränderungen*. Nach Berblinger können Blutungen, Sklerose und auch eine mangelhafte Reife des Vorderlappengewebes die Grundlage für die Funktionsbeeinträchtigung der Adenohypophyse abgeben. Auch umschriebene Meningitiden, Syphilome, Tuberkulose können die Ursache sein (Veil). Meist jedoch sind *Adenome* vorhanden, allerdings keine eosinophilzelligen wie bei der Akromegalie, sondern Geschwülste aller möglichen Art, oft Hauptzellenadenome, weiter Carcinome, Sarkome, cystische Veränderungen. — Der *Hypophysenhinterlappen* kann mit in den Prozeß einbegriffen sein. Keinesfalls ist dies notwendig. Eine auf die Neurohypophyse beschränkte Veränderung hat weder genitale Dystrophie noch Fettsucht zur Folge (Berblinger).

Die *cerebralen Veränderungen* sind ebenfalls recht vielgestaltig. Hypophysengangsgeschwülste und eigentliche Gehirntumoren, Tuberkulose und syphilitische Meningoencephalitiden, ja auch die Encephalitis lethargica, kommen in Betracht. *Die Hypophyse selbst kann hierbei vollkommen intakt gefunden werden!*

Die Erkennung der hypophysären Kachexie, die zwangsläufig mit der genitalen wie der adipösen Dystrophie verbunden ist (VEIL), wird durch die röntgenologisch nachweisbaren, kennzeichnenden Veränderungen des Türkensattels noch erleichtert, falls es sich um Geschwülste der Hypophyse selbst handelt. Diese Sellaveränderungen treten regelmäßiger auf als bei der Akromegalie. Die pathologisch-physiologischen Befunde sind nicht sehr regelmäßiger Natur. So kann der Grundumsatz erniedrigt, aber auch durchaus normal sein. Die spezifisch-dynamische Eiweißwirkung soll herabgesetzt sein.

Bei der so verschiedenartigen Genese der FRÖHLICHschen Erkrankung, die also oft eine kombinierte Hypophysenzwischenhirn-Systemerkrankung darstellt, ist es verständlich, daß die *Therapie* recht unbefriedigend ist. Sie wird versuchen, kausal einzuwirken. Aus diesem Grunde ist die Feststellung der Ätiologie des jeweiligen Falles von großer Wichtigkeit. Die Erfolge mit Hypophysenvorderlappenpräparaten sind zweifelhaft. Gegen die Fettsucht hilft manchmal Thyreoidin (FALTA). Dort, wo es sich um *Tumoren* der Hypophyse selbst oder des Hypophysenganges handelt, die zu Drucksymptomen, vor allem zu Sehstörungen führen, ist die *operative Therapie* angezeigt, ähnlich wie bei der Akromegalie. SCHLOFFER, VON EISELSBERG, CUSHING u. a. haben hierdurch weitgehende Besserungen erzielt. Vor allem werden die Drucksymptome behoben, in wenigen Fällen war auch ein Rückgang der dystrophischen und der anderen Erscheinungen zu beobachten (*139*). Da das Geschwulstgewebe nicht radikal entfernt werden kann, sind Rezidive häufig. Die *Indikation* ist mit äußerster Vorsicht zu stellen. Die Entfernung oder Zerstörung noch funktionierenden Vorderlappengewebes kann eine Kachexie herbeiführen (FALTA).

d) Hypophysärer Basophilismus (CUSHINGsche Krankheit).

Ebenfalls nur kurz sei in diesem Zusammenhang auf das von HARVEY CUSHING (*140*) 1932 beschriebene Krankheitsbild des *hypophysären Basophilismus* eingegangen, — ist doch der pathogenetische Zusammenhang, insbesondere der mit der Hypophyse, noch keineswegs geklärt. Das voll entwickelte klinische Bild ist zwar recht kennzeichnend. Vor allem tritt eine schmerzhafte *Adipositas* an Gesicht, Hals und Rumpf, nicht an den Extremitäten, auf. Infolge Osteoporose der Wirbelsäule sind Kyphose und Rückenschmerzen vorhanden. Gesicht und Rumpf weisen eine Hypertrichose auf, dagegen fällt das Kopfhaar aus. Die Haut ist plethorisch. Am Unterbauch, an den Oberschenkeln, Oberarmen und Mammae sind dunkelrote *Striae* sichtbar. Der Geschlechtsapparat ist dystrophisch. Klinisch äußert sich dies in Amenorrhöe bei Frauen und Impotenz bei Männern. Hypertonie, Polyglobulie, Hyperglykämie und Glykosurie ergänzen das Bild. Die Krankheit führt fast immer schnell zum Tode. Das weibliche Geschlecht wird bevorzugt ergriffen. Betreffs der Einzelheiten, auch der Kasuistik, sei u. a. auf die letzte zusammenfassende Darstellung von KESSEL (*141*) verwiesen.

Bisher sind über 100 Fälle von CUSHINGscher Krankheit im Weltschrifttum mitgeteilt, 40 davon wurden autoptisch bestätigt. Nach KESSEL kommt die Erkrankung kaum seltener vor als die SIMMONDSsche Krankheit. Zugrunde liegt ihr in den meisten Fällen ein *basophiles Adenom des Hypophysenvorderlappens*. CUSHING hat vom ganzen klinischen Bild ausgehend auf das Vorliegen eines Adenoms geschlossen, also bewußt nach ihm gesucht und es gefunden. Das Adenom kann verschieden groß sein, oft ist es nur mikroskopisch feststellbar.

Die Ungeklärtheit dieser Erkrankung liegt nun darin, daß *das Krankheitsbild viele Ähnlichkeiten mit dem bei der Nebenniere beschriebenen „Interrenalismus" aufweist,* von dem es auch nach KESSEL, der für den selbständigen Charakter der CUSHINGschen Krankheit eintritt, zur Zeit kaum abgegrenzt werden kann. *Nicht bei allen Fällen von CUSHINGschem Syndrom ließ sich ein basophiles Vorderlappenadenom nachweisen.* Entweder war ein Hauptzellen- oder ein eosinophilzelliges Adenom vorhanden, oder aber es bestanden Nebennierenadenome, Ovarialtumoren, Thymusgeschwülste usw. Eine Hyperplasie der Nebennierenrinde war fast durchwegs beim Vorliegen eines basophilen Hypophysenvorderlappenadenoms festzustellen, jedoch nicht immer!

Nach CUSHING ist *pathogenetisch* die Hypophysenveränderung als die *primäre* anzusehen. Die Nebennierenrindenhyperplasie kann sehr wohl durch eine Mehrsekretion des corticotropen Hormons bedingt sein. Dieses ist denn auch im Blut von Morbus Cushing-Kranken vermehrt gefunden worden [JORES (*142*)].

J. BAUER (*143*) hält sogar das CUSHINGsche Krankheitsbild für einen von der Hypophyse durch Überproduktion des interrenotropen Hormons zustande gekommenen sekundären Interrenalismus. Dem widerspricht, daß nicht in allen Fällen die Nebennieren vergrößert gefunden sind.

Die experimentellen Versuche CUSHINGS (*144*), mittels gonadotropen Hormons beim Hund das Bild des Basophilismus zu reproduzieren, haben zu bemerkenswerten Resultaten, aber noch nicht zu einer Wesensgleichheit der Erscheinungen am Tier mit denen bei der menschlichen Erkrankung geführt.

Jedoch, die Richtigkeit der Anschauung von einer *primären* Rolle der Hypophyse bei diesem Krankheitsgeschehen wird von einer Reihe von Untersuchern bezweifelt. So weist KRAUS (*145*) einmal auf die Fälle mit fehlendem oder nicht basophilem Hypophysenadenom hin, und zum anderen erhebt er Einspruch gegen den postulierten Zusammenhang eines so schweren chronischen Leidens mit einem oft nur in winzigem Ausmaß vorhandenen Adenom. Nach ihm ist es außerdem schwer vorstellbar, wie Fettsucht einmal, wie bei der FRÖHLICHschen Krankheit, durch Hypofunktion, das andere Mal, wie beim Morbus *Cushing*, durch Hyperfunktion der Hypophyse zustande kommen soll. Auch die Tatsache, daß größere basophile Adenome ohne gleichzeitiges CUSHINGsches Syndrom festgestellt worden sind, spricht ihm gegen eine primäre Rolle der Hypophyse.

KRAUS lehnt es aber ab, das CUSHINGsche Syndrom dem Interrenalismus *gleichzustellen.* Das klinische Bild sei ein anderes: beim Morbus Cushing immer die so kennzeichnend über den Körper verteilte Fettsucht, die Striae, die Kyphose, hingegen im Gegensatz zum Virilismus nur eine geringe Hypertrichose, dem Virilismus fehle oft eine Fettsucht und eine Osteoporose. Man könne bisher beim Morbus Cushing noch nicht die Ursache in ein bestimmtes Organ verlegen; weder Hypophyse noch Nebennierenrinde kämen alleinig in Betracht. KRAUS nimmt eine in ihrer Genese unklare *Fettstoffwechselstörung* als letzte Ursache an, *die Adenombildung in der Hypophyse wie die Hyperplasie der Nebennierenrinde seien kompensatorische Erscheinungen,* die allerdings in einem bestimmten Stadium *selbständig* werden könnten. Die Genese wird hier also ähnlich aufgefaßt, wie wir selbst sie für die Epithelkörperchentumoren bei der RECKLINGHAUSENschen Krankheit entwickelt haben.

Es wird der zukünftigen Forschung die Entscheidung überlassen bleiben, *ob der „pituitary basophilism"* CUSHINGS *einen primären oder einen sekundären, anfangs kompensatorischen, später selbständigen Krankheitsprozeß darstellt.* Die Ausführungen mögen gezeigt haben, mit welcher Kritik und welch umfassender Betrachtung innersekretorische Probleme angefaßt werden müssen.

Die *Therapie* der CUSHINGschen Krankheit müßte, wenn man sie wirklich auf einen hypophysären Basophilismus beziehen will, in der *Exstirpation des Adenoms* bestehen. Doch sagt CUSHING (*146*) selbst, daß die Geschwülste infolge ihrer Kleinheit und der mangelnden Sehstörungen wahrscheinlich kein chirurgisches Problem bilden werden. Die Möglichkeit einer operativen Freilegung der Drüse und einer Auslöffelung der Geschwulst bestehe aber. Bisher ist ein solcher Eingriff noch nicht ausgeführt worden. Auch unter der Annahme einer sekundären, anfangs kompensatorischen Rolle dieser Geschwülste würde ihre Exstirpation berechtigt sein. Die Analogie zu der Therapie bei der generalisierten fibrösen Osteodystrophie besteht auch hier.

Ob die *Röntgenbestrahlung* der Hypophyse das hält, was sich einige Autoren von ihr versprechen, bleibe dahingestellt. Ein vorsichtiger Bestrahlungsversuch ist sicherlich berechtigt. Sehr hoffnungsvoll lauten neueste Berichte englischer Neurochirurgen (PATTISON) über Behandlung der Adenome mit *Radiumemanation*.

Bei der noch bestehenden Unsicherheit einer exakten Diagnose ist der Ausschluß von Ovarialtumoren, Thymusgeschwülsten, insonderheit aber von Nebennierenrindentumoren, notwendig. Unter Umständen, bei starkem Verdacht auf einen Interrenalismus, müssen die Nebennieren freigelegt werden. Es sei auf die Ausführungen im Kapitel Nebennieren verwiesen. CRILE, der für die CUSHINGsche Krankheit den Nebennieren die Hauptrolle zuerteilt, hat mit anderen

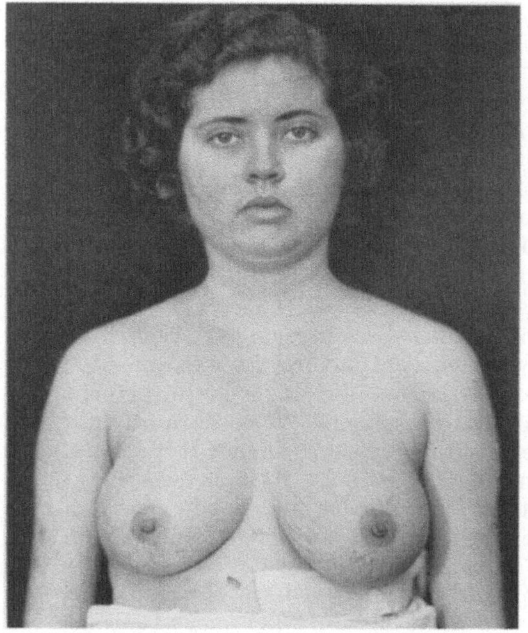

Abb. 17.
17jähriges Mädchen mit CUSHINGscher Krankheit, vor der Operation (Nebennierenentnervung).

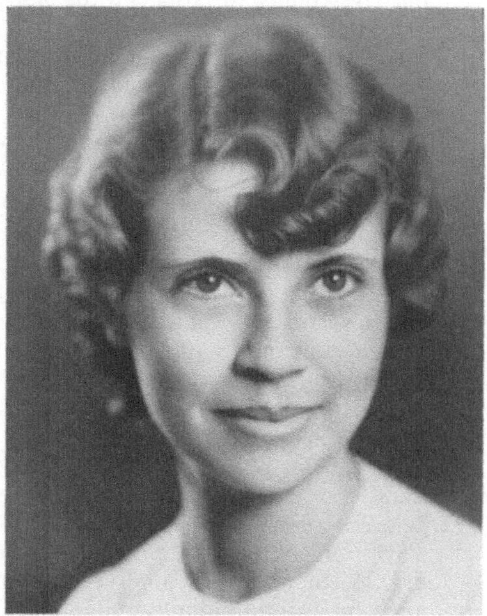

Abb. 18.
Dieselbe Kranke wie in Abb. 17, nach der Operation (CRILE).

[Nach F. K. KESSEL: Erg. inn. Med. **50**, 649 (1936).]

Chirurgen gute Resultate durch *Entnervung und Resektion der Nebennieren* erhalten. Wir möchten uns mangels eigener Erfahrung und der Ungeklärtheit der pathogenetischen Beziehungen einer ausführlicheren Kritik der Berechtigung eines solchen Vorgehens enthalten. Auch wenn wohl die Hypophysenveränderung im Mittelpunkt des Geschehens steht, so erscheint doch der Angriff an den Nebennieren nicht ganz unbegründet. Die Nebennierenrinde hat irgendwie mit dem ganzen Prozeß zu tun, vielleicht im Sinne einer sekundären, anfangs kompensatorischen Beteiligung (siehe KRAUS). Von diesem Standpunkt aus erscheint es auch natürlich, wenn nicht durch alle Nebennierenoperationen die Krankheit beeinflußt werden konnte.

Am Schluß sei an Hand zweier eindrucksvoller Abbildungen (Abb. 17 u. 18) auf die ganz erstaunliche Besserung hingewiesen, die CRILE in einem von KESSEL (*147*) ausführlich mitgeteilten Fall von echter CUSHINGscher Krankheit durch Entnervung beider Nebennieren und Resektion einer Nebenniere erzielen konnte. Es handelte sich um ein 17jähriges Mädchen, dessen Krankheit durch die Nebenniereneingriffe vollkommen geheilt wurde.

Die Aufnahme vor der Operation zeigt die typische Adipositas und die kennzeichnenden Striae an den Mammae. Die Kranke starb später an den Folgen einer Infektion, die zu akuter Epicarditis führte. Die Autopsie ergab bei der mikroskopischen Untersuchung ein basophiles Hypophysenvorderlappenadenom. Die eine Nebenniere war bei der zweiten Operation als doppelt so groß wie normal festgestellt worden. Also hypophysärer Basophilismus bei Nebennierenrindenhyperplasie mit vollständiger Beseitigung der krankhaften Symptome lediglich durch Entnervung und partielle Resektion der Nebennieren!

e) Der Diabetes insipidus.

Das Krankheitsbild des *Diabetes insipidus* hat im Gegensatz zu den bisher beschriebenen Formen hypophysärer Erkrankungen Beziehungen vor allem zum Hypophysen*hinterlappen*. Doch findet es sich auch in Gemeinschaft mit der Dystrophia adiposogenitalis, nach einigen Autoren auch mit der Akromegalie. Ein zweiter, nicht hypophysär bedingter Diabetes insipidus wird durch Erkrankungen des *Zwischenhirns* hervorgerufen. *Wir haben also keine rein hypophysäre Krankheit vor uns.* Da zudem eine operative Therapie nur ausnahmsweise, bei durch Tumoren bedingten Hirndrucksymptomen und Gefahr der Erblindung, in Frage kommt und meist nur in einer Druckentlastung besteht, erübrigt es sich, auf das Krankheitsbild und seine verwickelten pathologisch-physiologischen und pathogenetischen Fragen näher einzugehen.

Bekanntlich handelt es sich beim Diabetes insipidus um eine Störung des Wasserhaushaltes bei gesunden Nieren, die durch eine *auch bei Wasserentziehung* zwangsläufig weiter gehende Polyurie gekennzeichnet ist [Falta (*148*)]. Wir haben schon mehrmals auf die engen funktionellen Beziehungen der Hypophyse zum Zwischenhirn hingewiesen. Das Symptom der Polyurie ist experimentell durch isolierte Zwischenhirnverletzungen erzielbar, die Hypophyse braucht dabei gar nicht geschädigt zu sein. Für die menschliche Wasserharnruhr gilt das gleiche. Nach Veil (*149*) erfolgt ihre Auslösung niemals von der Hypophyse. Sie erscheint nur dann mit der Drüse verknüpft, „wenn die Hypophysenerkrankung mit einer Läsion eines ganz bestimmten, offenbar im Tuber cinereum gelegenen Hirnteils einhergeht". Für die geregelte Tätigkeit dieses Zentrums im Tuber cinereum, das den Wasser- und Mineralhaushalt regelt, ist nach Veil das Hormon des Hypophysenhinterlappens notwendig. Dieses Hormon wird auch im Infundibulum gebildet. Infolgedessen ist das Auftreten eines Diabetes insipidus nur möglich, wenn auch dieser Infundibulumteil zerstört ist. Bei intakter Hypophyse und Erkrankung des betreffenden Hirnteils aber sei anzunehmen, daß das Hinterlappenhormon zu den in Frage kommenden Nervenapparaten nicht mehr hinzutreten kann. — Auf die Veilsche Einteilung der Erkrankung in einen hypo- und einen hyperchlorurischen Typ kann hier nur verwiesen werden.

Die *Ätiologie* des Diabetes insipidus hat hypophysäre und cerebrale Veränderungen zu berücksichtigen. Verletzungen der Hypophyse z. B. bei Schädelbasisfrakturen, Erkrankungen der Hypophyse, besonders oft Carcinommetastasen, weiter Hypophysengeschwülste mit hirnwärts gerichtetem Wachstum können die Wasserharnruhr bedingen. Dasselbe gilt von Veränderungen des Zwischenhirns, hervorgerufen durch luische Hirnhautentzündungen und Hirnprozesse, durch eine frühere Encephalitis lethargica, durch Tumoren usw. Es sei hier u. a. auf eine Zusammenstellung von Leschke (*150*) verwiesen.

Die *Therapie* des Diabetes insipidus ist eine interne. Die aus dem Gesamtkomplex des Pituitrins isolierte diuresewirksame Substanz, die auch in dem deutschen Präparat Tonephin enthalten ist, vermag die so quälende Polyurie in höchst wirksamer Weise einzudämmen. „Ohne Wasserdarreichung sind mit einem Schlage die Durstqualen verschwunden" (Veil).

Eine rein ätiologische Behandlung, die also dem Grundleiden nachgeht und dieses auf die Dauer beseitigt, ist selten möglich. Nach FALTA gelang dies bisher nur in den seltenen Fällen einer syphilitischen Ätiologie.

Daß eine *operative Behandlung* wohl nur bei Komplikationen infolge Hirndrucksymptomen durch Geschwülste am Platze ist, sagten wir. Doch mag gelegentlich auch beim Diabetes insipidus eine *Transplantationsbehandlung* von Nutzen sein, — falls Hypophysenpräparate nicht anschlagen. DEMEL (*151*) berichtete vor kurzem über den jahrelang anhaltenden günstigen Einfluß einer Hypophysentransplantation bei einem derartigen Fall; eine rein suggestive Wirkung der Operation kam nicht in Frage.

Auf die wenigen übrigen hypophysären oder „hypophysäroid-cerebralen" (VEIL) Krankheitsbilder ist hier nicht einzugehen. Sie sind rein intern-medizinisches Gebiet. Hervorgehoben sei als einigermaßen einheitliche Krankheitsgruppe der *hypophysäre Zwergwuchs*, der auf einen Funktionsausfall von Vorderlappengewebe zurückzuführen ist, der wiederum durch die verschiedenartigsten Prozesse bedingt sein kann. — Ebenfalls können wir hier nicht die interessanten Beziehungen vieler klinischer Stoffwechselstörungen, sowie der essentiellen Hypertonie usw. zu Funktionsstörungen der Hypophyse erörtern.

Erscheinen uns nach all dem auch die Hypophysenerkrankungen in ihrem Wesen und ihren genetischen Zusammenhängen noch weitgehend ungeklärt, — es ist doch zu hoffen, daß die so stürmisch fortschreitende physiologisch-biochemisch-experimentelle Forschung vieles, das jetzt noch dunkel ist, aufhellen und so vielleicht auch bessere therapeutische Möglichkeiten schaffen wird. Der Chirurgie wird hierbei eine nicht unwesentliche Rolle zukommen.

III. Chirurgische Anzeigestellungen zur Therapie mit Hypophysenwirkstoffen.

Auf den *Ersatz einer fehlenden Drüsenfunktion* sind wir bei den hierfür in Frage kommenden Krankheiten der Hypophyse bereits kurz eingegangen. Es handelt sich meist um eine intern-medizinisch durchzuführende Therapie. Sie steckt noch in den Anfängen und ist bislang nicht sehr erfolgreich gewesen. Erst die letzten Jahre haben uns eine gewisse Kenntnis der verschiedenen Wirkstoffe des Hypophysenvorderlappens gebracht. Eine Reindarstellung der Hormone ist noch nicht möglich. Das wichtige Wachstumshormon ist sehr wenig haltbar. Auf die günstigen Anfangserfolge einer *Transplantationsbehandlung*, bei der SIMMONDSschen Krankheit, haben wir hingewiesen.

Eine Medikation von **Hypophysenvorderlappenwirkstoffen** bei *normaler* Hypophysenfunktion, zur Anregung anderer biologischer Vorgänge, kommt aus diesem Grunde noch wenig in Frage. Lediglich das thyreotrope Hormon und das Prolan machen hier eine gewisse Ausnahme. Auf die Indikationsgebiete des ersteren sind wir bei der Schilddrüse eingegangen (s. S. 117f.), auf die des Prolans werden wir bei den Keimdrüsen zu sprechen kommen (s. S. 312). Aber auch bei diesen Wirkstoffen beginnt erst langsam die praktische Erprobung. Jüngst berichtete WUSTMANN (*151a*) über günstige Wirkung einer Hypophysenvorderlappenhormon- (Präphyson-) Verabreichung bei akuter Pankreatitis. Die Diastasewerte sollen danach schnell zur Norm abfallen.

Die Wirkung des *Prolans* bei der *Wundheilung* hat LAUBER (*152*) im Tierversuch untersucht. Er erhielt lediglich bei weiblichen Tieren durch Prolanzufuhr eine wesentliche Beschleunigung des Heilungsverlaufs normaler Wunden; durch Hypophysin wurde eine mittelstarke Beschleunigung erzielt.

Boeminghaus (*153*) konnte durch Prolan, Prähormon und andere Hypophysenvorderlappenpräparate keine wesentliche Förderung der *Knochenregeneration* bei Tieren erzielen. Echtes Evanssches Wachstumshormon ist in seinen Versuchen aber nicht geprüft worden. — Nach Versuchen von Heydemann (*154*) wirkt Vorderlappenschädigung auf die Knochenbruchheilung stark verzögernd, es kommt zu ausgesprochenen Pseudarthrosen. Hingegen konnte auch dieser Autor eine günstige Beeinflussung der Heilung normaler Knochenbrüche durch eine Vorderlappentherapie nicht erzielen.

Es bleibt noch übrig, auf die mit der Verabreichung von **Hinterlappensubstanzen** erreichbaren therapeutischen Möglichkeiten hinzuweisen, wobei wir von der intern-medizinischen und geburtshilflichen Verwendung dieser Stoffe ganz absehen.

Vor allem kommt die schon lange bekannte und angewandte aus diesem Grunde hier nicht näher zu erörternde Therapie der *postoperativen Darmatonie* mit Pituitrin, Hypophysin, Pituglandol oder dem aus dem Gesamtkomplex isolierten Präparat Tonephin in Frage, und zwar in Form intravenöser Einspritzungen. Die gleichzeitig dadurch erzielbare Steigerung des Blutdruckes wird bei den Krankheitszuständen, die mit einer solchen Darmschwäche oder Lähmung einhergehen, ebenfalls willkommen sein.

Auch auf die gefüllte Gallenblase wirken diese Präparate kontrahierend. Man wendet sie daher bei *Gallensteinleiden,* auch bei *Nierensteinen* an.

Wir sprachen oben von der blutdrucksteigernden Wirkung von Hypophysenhinterlappenwirkstoffen. Therapeutisch kommt sie in Frage bei *Daniederliegen des peripheren Kreislaufs.* Die durch intravenöse Einspritzung von Hypophysin und Tonephin erzielbare Blutdrucksteigerung ist jedoch relativ flüchtig. Es folgt eine mehrere Stunden anhaltende lokale „Immunität" der Gefäßwand. Erst nach einiger Zeit wieder wirkt eine neue Injektion.

Literatur.

Hypophyse.

(*1*) Siehe W. Berblinger: W. Stoeckels Handbuch der Gynäkologie, Bd. 9, S. 27. 1936. — (*2*) Horsley, V.: Lancet **1886 I**, 5. — (*3*) Schaefer, E. A. and G. Oliver: J. of Physiol. **18**, 277 (1895). — (*4*) Siehe P. Trendelenburg: Die Hormone, Bd. 1, S. 98. 1929. — (*5*) Fröhlich: Wien. klin. Rdsch. **1901**. — (*6*) Simmonds: Dtsch. med. Wschr. **1914 I**, 322. — (*7*) Siehe P. Trendelenburg: Die Hormone, Bd. 1, S. 101. 1929. — (*8*) Benda, C.: In M. Hirschs Handbuch der inneren Sekretion, Bd. 1, S. 905. 1932. — (*9*) Benda, C.: In M. Hirschs Handbuch der inneren Sekretion, Bd. 1, S. 883. 1932. — (*10*) Benda, C.: In M. Hirschs Handbuch der inneren Sekretion, Bd. 1, S. 902. 1932. — (*11*) Siehe P. Trendelenburg: Die Hormone, Bd. 1, S. 102. — (*12*) Siehe W. Berblinger: W. Stoeckels Handbuch der Gynäkologie, Bd. 9, S. 27. 1936. — (*13*) Reiss, M.: Die Hormonforschung und ihre Methoden, S. 112. Wien u. Berlin: Urban & Schwarzenberg 1934. — (*14*) Evans, H. M. u. Mitarbeiter: Proc. Soc. exper. Biol. a. Med. **26**, 595; **27**, 101 (1929). — (*15*) Siehe C. L. Lautenschläger: Medizin und Chemie, Bd. 2, S. 32. Bayer-Meister-Lucius. Leverkusen 1934. — (*16*) Berblinger, W.: W. Stoeckels Handbuch der Gynäkologie, Bd. 9, S. 28. 1936. — (*17*) Reiss, M.: Die Hormonforschung und ihre Methoden, S. 304. Wien u. Berlin: Urban & Schwarzenberg 1934. — (*18*) Zondek, B.: Z. Geburtsh. **90**, 378 (1926). — Die Hormone des Ovariums und des Hypophysenvorderlappens, 2. Aufl. Wien 1935. — (*19*) Smith, Ph. E.: Proc. Soc. exper. Biol. a. Med. **24**, 131. — (*20*) Reiss, M.: Die Hormonforschung und ihre Methoden, S. 95f. Wien u. Berlin: Urban & Schwarzenberg 1934. — (*21*) Laquer, F., K. Döttl u. H. Friedrich: Medizin u. Chemie, Bd. 2, S. 122. 1934. Bayer, Leverkusen. — (*22*) Reiss, M.: Die Hormonforschung und ihre Methoden, S. 114. Wien u. Berlin: Urban & Schwarzenberg 1934. — (*23*) Reiss, M.: Die Hormonforschung und ihre Methoden, S. 86. Wien u. Berlin: Urban & Schwarzenberg 1934. — (*24*) Berblinger, W.: W. Stoeckels Handbuch der Gynäkologie, Bd. 9, S. 33. 1936. — (*25*) Fussgänger, R.: Medizin und Chemie, Bd. 3, S. 184. 1936. Bayer, Leverkusen. — (*26*) Reiss, M.: Die Hormonforschung und ihre Methoden, S. 304. Wien u. Berlin: Urban & Schwarzenberg 1934. — (*27*) Reiss, M.: Die Hormonforschung und ihre Methoden, S. 310. Wien u. Berlin: Urban & Schwarzenberg 1934. — (*28*) Riddle and Braucher: Amer. J. Physiol. **97**, 581, 617 (1931). — Proc. Soc. exper. Biol. a. Med. **30**, 794 (1933). — Riddle: Ann. int. Med. **7**, 23 (1933). — (*28a*) Lyons and PAGE: Proc. Soc. exper. Biol. a. Med. **1935**, 1049. — (*29*) Siehe W. BERBLINGER: W. STOECKELs Handbuch der Gynäkologie, Bd. 9, S. 35. 1936. — (*30*) LAUTENSCHLÄGER, C. L.: Medizin und Chemie, Bd. 2, S. 34. BAYER-MEISTER-LUCIUS. Leverkusen 1934. — (*31*) ANSELMINO, K. J., L. HEROLD u. F. HOFFMANN: Klin. Wschr. **1933 II**, 1245, 1435. — ANSELMINO, K. J. u. F. HOFFMANN: Klin. Wschr. **1936 I**, 999. — (*32*) LUCKE, H.: Erg. inn. Med. **46**, 94 (1934). — (*33*) ANSELMINO, K. J. u. F. HOFFMANN: NAUNYN-SCHMIEDEBERGS Arch. **179**, 273 (1935); **181**, 674 (1936). — (*34*) COLLIP, ANDERSON and THOMSON: Lancet **1933**, 347. — (*35*) ANSELMINO, K. J., F. HOFFMANN u. L. HEROLD: Klin. Wschr. **1934 I**, 209. — (*36*) JORES, A.: Klin. Wschr. **1933 II**, 1989. — JORES, A. u. H. BECK: Z. exper. Med. **94**, 293 (1934). — (*37*) ANSELMINO, K. J., F. HOFFMANN, L. HEROLD: Klin. Wschr. **1934 I**, 45. — (*38*) ANSELMINO, K. J. u. F. HOFFMANN: Klin. Wschr. **1931 II**, 2380. — (*39*) BERBLINGER, W.: W. STOECKELs Handbuch der Gynäkologie, Bd. 9, S. 35. 1936. — (*40*) JORES, A.: Klin. Wschr. **1933 II**, 1599. — (*41*) Siehe F. LAQUER: Hormone und innere Sekretion, S. 229. Dresden: Theodor Steinkopff 1934. — (*42*) KAMM, O. u. Mitarbeiter: J. amer. chem. Soc. **50**, 573 (1928). — (*43*) Siehe W. BERBLINGER: W. STOECKELs Handbuch der Gynäkologie, Bd. 9, S. 36. 1936. — (*44*) Siehe hierzu G. BÖTTGER: Klin. Wschr. **1936 I**, 73. (*45*) TAUBER, K.: Wien. klin. Wschr. **1925 II**. — Bei C. CLAUBERG: In W. STOECKELs Handbuch der Gynäkologie, Bd. 9, S. 428. 1936. — (*46*) ASCHNER, B.: Pflügers Arch. **146**, 1 (1912). — (*47*) Siehe P. TRENDELENBURG: Die Hormone, Bd. 1, S. 113. 1929. — (*48*) ADLER, L.: Arch. Entw.mechan. **39**, 21 (1914). — (*49*) Siehe B. ASCHNER: Pflügers Arch. **146**, (1912). — (*50*) TRENDELENBURG, P.: Die Hormone, Bd. 1, S. 113. 1929. — (*51*) SCHOUR u. DYKE: Siehe M. REISS: Die Hormonforschung und ihre Methoden, S. 75. Wien u. Berlin: Urban & Schwarzenberg 1934. — (*52*) CUSHING, H. u. Mitarbeiter: Quart. J. exper. Physiol. **2**, 389 (1909). — (*53*) Siehe M. REISS: Die Hormonforschung und ihre Methoden, S. 69. Wien u. Berlin: Urban & Schwarzenberg 1934. — (*54*) Siehe P. TRENDELENBURG: Die Hormone, Bd. 1, S. 114. 1929. — (*55*) CROWE, S. J., H. CUSHING and J. HOMANS: Quart. J. exper. Physiol. **2**, 389 (1909). — (*56*) HOUSSAY, B. A. et H. RUBIO: C. r. Soc. Biol. Paris **88**, 385 (1923). — (*57*) ASCHNER, B. u. O. PORGES: Biochem. Z. **39**, 200 (1914). — (*58*) Siehe P. TRENDELENBURG: Die Hormone, Bd. 1, S. 117. 1929. — (*59*) EVANS, H. M. and J. A. LONG: Anat. Rec. **21** (1921); **23** (1922); **32** (1926). — EVANS, H. M. and M. E. SIMPSON: Amer. J. Physiol. **98**, 511 (1931). — (*60*) REISS, M.: Die Hormonforschung und ihre Methoden, S. 75. Wien u. Berlin: Urban & Schwarzenberg 1934. — (*61*) REISS, M., DRUCKREY u. HOCHWALD: Klin. Wschr. **1933**, 1049. — Z. exper. Med. **90**, 408 (1933). — (*62*) WAGNER: Zbl. Gynäk. **1930**, 497. — (*63*) ZONDEK: Klin. Wschr. **1930 I**, 679. — (*64*) LAUTENSCHLÄGER, C. L.: Medizin u. Chemie, Bd. 2, S. 33. 1934. Bayer, Leverkusen. — (*65*) Siehe H. DRUCKREY: Dtsch. med. Wschr. **1936 I**, 717. — Arch. f. exper. Path. **180**, 367 (1936). — (*66*) Siehe M. REISS: Die Hormonforschung und ihre Methoden, S. 76. Wien u. Berlin: Urban & Schwarzenberg 1934. — (*67*) REISS, M. u. Mitarbeiter: Endokrinol. **17**, 167 (1936). — (*68*) ZONDEK, B. u. S. ASCHHEIM: Klin. Wschr. **1927 I**, 248; **1928 I**, 831. — Arch. Gynäk. **130**, 1 (1927). — (*69*) SMITH: Proc. Soc. exper. Biol. a. Med. **24** (1926). — (*70*) LAUTENSCHLÄGER, C. L.: Medizin und Chemie, Bd. 2, S. 23. 1934. Bayer, Leverkusen. — (*71*) FUSSGÄNGER, R.: Medizin und Chemie, Bd. 3, S. 194. 1936. — (*72*) CLAUBERG, C.: W. STOECKELs Handbuch der Gynäkologie, Bd. 9. 1936. — (*73*) ERDHEIM, J. u. E. STUMME: Beitr. path. Anat. **46**, 1 (1909). — (*74*) Siehe C. CLAUBERG: W. STOECKELs Handbuch der Gynäkologie, Bd. 9, S. 323. 1936. — (*75*) CLAUBERG, C.: W. STOECKELs Handbuch der Gynäkologie, Bd. 9, S. 362. 1936. — (*76*) Siehe M. REISS: Die Hormonforschung und ihre Methoden, S. 84. Wien u. Berlin: Urban & Schwarzenberg 1934. — (*77*) FUSSGÄNGER, R.: Medizin und Chemie, Bd. 3, S. 184. 1936. Bayer, Leverkusen. — (*78*) BORST, DÖDERLEIN u. GOSTIMIROVICS: Münch. med. Wschr. **1931 I**, 431. — (*79*) KRAUS, E. J.: Klin. Wschr. **1929 I**, 731. — Münch. med. Wschr. **1931 I**, 214. — (*80*) ENGLE, E. T.: Endocrinol. **16**, 506, 513 (1932), bei FUSSGÄNGER. — (*81*) REISS, M.: Die Hormonforschung und ihre Methoden, S. 89. Wien u. Berlin: Urban & Schwarzenberg 1934. — (*82*) ASHER, L.: Physiologie der inneren Sekretion, S. 384. 1936. — (*83*) HOFFMANN, F. u. K. J. ANSELMINO: Klin. Wschr. **1931 II**, 2380. — (*84*) MAGISTRIS, H.: Endokrinol. **11**, 176 (1932). — Wien. klin. Wschr. **1933 I**, 29. — (*85*) REISS, M.: Die Hormonforschung und ihre Methoden, S. 109. Wien u. Berlin: Urban & Schwarzenberg 1934. — (*86*) HOUSSAY, B. A.: Klin. Wschr. **1932 I**, 773. — (*87*) HOWELL, W. H.: J. exper. Med. **3**, 215, 248 (1928). — (*88*) TRENDELENBURG, P.: Die Hormone, Bd. 1, S. 137. 1929. — (*89*) DALE, H. H.: J. of Physiol. **34**, 163 (1906). — Biochemic. J. **4**, 427 (1909). — (*90*) TRENDELENBURG, P.: Die Hormone, Bd. 1, S. 139. 1929. — (*91*) TRENDELENBURG, P.: Die Hormone, Bd. 1, S. 140. 1929. — (*92*) Siehe P. TRENDELENBURG: Die Hormone, Bd. 1, S. 143. 1929. — (*93*) Siehe L. ASHER: Physiologie der inneren Sekretion, S. 355. 1936. — (*94*) REISS, M.: Die Hormonforschung und ihre Methoden, S. 117. Wien u. Berlin, Urban & Schwarzenberg 1934. — (*95*) JANSSEN, S. u. H. REIN: Arch. f. exper. Path. **128**, 107 (1928). — (*96*) Siehe P. TRENDELENBURG: Die Hormone, Bd. 1, S. 145. 1929. — (*97*) Siehe P. TRENDELENBURG: Die Hormone, Bd. 1, S. 148. 1929. — (*98*) REISS, M.: Die Hormonforschung und ihre Methoden, S. 118. Wien u. Berlin: Urban & Schwarzenberg

1934. — (*99*) KALK, H. u. W. SCHÖNDUBE: Z. exper. Med. **53**, 461 (1926). — (*100*) Siehe P. TRENDELENBURG: Die Hormone, Bd. 1, S. 152. 1929. — (*101*) REISS, M.: Die Hormonforschung und ihre Methoden, S. 118. Wien u. Berlin: Urban & Schwarzenberg 1934. — (*102*) HANKE, H.: Z. exper. Med. **99**, 145 (1936). — (*103*) HOTTMANN, V. K.: Z. exper. Med. **99**, H. 3 (1936). — (*104*) VELDEN, R. v. D.: Berl. klin. Wschr. **1913 II**, 1156. — (*105*) Siehe L. T. POULSON: Z. exper. Med. **71**, 577 (1930). — (*106*) ASHER, L.: Physiologie der inneren Sekretion, S. 358. 1936. — (*107*) TRENDELENBURG, P.: Die Hormone, Bd. 1, S. 159. 1929. — (*108*) REISS, M.: Die Hormonforschung und ihre Methoden, S. 121. Wien u. Berlin: Urban & Schwarzenberg 1934. — (*109*) Siehe L. ASHER: Physiologie der inneren Sekretion, S. 362. 1936. — (*110*) RAAB, W.: Z. exper. Med. **49**, **53**, **62**. — (*111*) RAAB, W.: Z. exper. Med. **89**, 588 (1933). — (*112*) HERRING, P. T.: Quart. J. exper. Physiol. **1**, 121 (1908). — (*113*) ASHER, L.: Physiologie der inneren Sekretion, S. 386. 1936. — (*114*) COLLIP, J. B.: Ann. int. Med. **8**, 10 (1934). — ANDERSON, G. M. and J. B. COLLIP: Lancet **1934**, 784. — (*115*) OEHLECKER, F.: KIRSCHNER-NORDMANN: Chirurgie, Bd. 3, S. 372. 1930. — (*116*) CUSHING, H.: Intracranielle Tumoren, S. 62. Berlin: Julius Springer **1935**. — (*117*) BERBLINGER, W.: In M. HIRSCHS Handbuch der inneren Sekretion, Bd. 1, S. 910. 1932. — (*118*) ERDHEIM, J.: Die Lebensvorgänge im normalen Knorpel und seine Wucherung bei Akromegalie. Pathologie und Klinik in Einzeldarstellungen, Bd. 3. Berlin: Julius Springer 1931. — (*119*) VEIL, W. H.: Münch. med. Wschr. **1935 I**, 58. — (*120*) FALTA, W.: Die Erkrankungen der Blutdrüsen, S. 273. Wien u. Berlin: Julius Springer 1928. — (*121*) Siehe W. BERBLINGER: In M. HIRSCHS Handbuch der inneren Sekretion, Bd. 1, S. 1084. 1932. — (*122*) FISCHER, B.: Frankf. Z. Path. **11** (1912). — (*123*) BERBLINGER, W.: In M. HIRSCHS Handbuch der inneren Sekretion, Bd. 1, S. 1088. 1932. — (*124*) BERBLINGER, W.: In M. HIRSCHS Handbuch der inneren Sekretion, Bd. 1, S. 1076. 1932. — (*125*) HOCHENEGG: Verh. dtsch. Ges. Chir. **1908**. — Dtsch. Z. Chir. **100**, 317. — (*126*) VEIL, W. H.: Münch. med. Wschr. **1935 I**, 59. — (*127*) FALTA, W.: Die Erkrankungen der Blutdrüsen, S. 297. Wien u. Berlin: Julius Springer 1928. — (*128*) BERBLINGER, W.: In M. HIRSCHS Handbuch der inneren Sekretion, Bd. 1, S. 969. 1932. — (*129*) BERBLINGER, W.: In M. HIRSCHS Handbuch der inneren Sekretion, Bd. 1, S. 960. 1932. — (*130*) BERBLINGER, W.: In M. HIRSCHS Handbuch der inneren Sekretion, Bd. 1, S. 979. 1932. — (*131*) Siehe W. FALTA: Die Erkrankungen der Blutdrüsen, S. 306. Wien u. Berlin: Julius Springer 1928. — (*132*) KALK, H.: Dtsch. med. Wschr. **1934 I**, 893. — (*133*) KRAUSE, F. u. O. H. MÜLLER: Klin. Wschr. **1937 I**, 118. — (*134*) SAUERBRUCH, F.: Arch. klin. Chir. **186**, 185 (1936); s. a. STROEBE: Med. Klin. **1936 II**. — (*135*) KYLIN, E.: Sv. Läkartidn. **1935**, 908. — Klin. Wschr. **1936 II**, 1756; s. a. **1937 I**, 447. — (*136*) FALTA, W.: Die Erkrankungen der Blutdrüsen, S. 312. Wien u. Berlin: Julius Springer 1928. — (*137*) VEIL, W. H.: Münch. med. Wschr. **1935 I**, 60. — (*138*) BERBLINGER, W.: In M. HIRSCHS Handbuch der inneren Sekretion, Bd. 1, S. 1043. 1932. — (*139*) FALTA, W.: Die Erkrankungen der Blutdrüsen, S. 337. Wien u. Berlin: Julius Springer 1928. — (*140*) CUSHING, H.: Bull. Hopkins Hosp. **50**, 137 (1932). — (*141*) KESSEL, F. K.: Erg. inn. Med. **50**, 620 (1936). — (*142*) JORES, A.: Klin. Wschr. **1936 I**, 841. — (*143*) BAUER, J.: Klin. Wschr. **1935 I**, 364. — (*144*) THOMPSON, H. W. and H. CUSHING: Proc. roy. Soc. Lond. B, **115**, 88 (1934). — (*145*) KRAUS, E. J.: W. STOECKELS Handbuch der Gynäkologie, Bd. 9, S. 644. 1936. — (*146*) CUSHING, H.: Intrakranielle Tumoren, S. 72. Berlin: Julius Springer 1935. — (*147*) KESSEL, F. K.: Erg. inn. Med. **50**, 646 (1936). — (*148*) FALTA, W.: Die Erkrankungen der Blutdrüsen, S. 337. Wien u. Berlin: Julius Springer 1928. — (*149*) VEIL, W. H.: Münch. med. Wschr. **1935 I**, 691. — (*150*) LESCHKE, E.: Z. klin. Med. **87** (1919). — (*151*) DEMEL, H. u. O. HIRSCH: Klin. Wschr. **1936 I**, 111. — (*151a*) WUSTMANN: Verh. dtsch. Ges. Chir. **1937**. — (*152*) LAUBER, H. J.: Bruns' Beitr. **157**, 244 (1933). — (*153*) BOEMINGHAUS, H.: Dtsch. Z. Chir. **238**, 684 (1933). — (*154*) HEYDEMANN, E. R.: Bruns' Beitr. **162**, 362 (1935).

G. Epiphyse.

Die Epiphyse spielt für chirurgische Belange eine recht geringe Rolle. Der Vollständigkeit halber möge jedoch ein kurzer Abriß des jetzigen Standes der Forschung gegeben werden.

Es ist noch nicht ganz geklärt, ob die Zirbeldrüse überhaupt eine innersekretorische Drüse ist. MARBURG war es, der 1908 auf Grund des eigenartigen klinischen Bildes von Zirbeldrüsenerkrankungen die Vermutung aussprach, es komme der Epiphyse eine derartige innersekretorische Funktion zu. Die Ergebnisse der bald darauf unternommenen Exstirpationsversuche und der Injektionsversuche von Epiphysensubstanz haben bisher eine einheitliche Beurteilung nicht ermöglicht.

Alle Warmblüter besitzen dieses Organ. Beim Menschen wiegt es durchschnittlich 157 mg. Seine Größe entspricht der eines Drittels der Hypophyse. Ontogenetisch bildet sich die Epiphyse aus einer Zellmasse, die in der Wand der sog. Zirbelbucht und in einem benachbarten Teil der Zwischenhirndecke entsteht (*1*). Sie gehört also nicht nur anatomisch, auch entwicklungsgeschichtlich dem *Diencephalon* zu.

Histologisch setzt sich die Zirbeldrüse aus Läppchen zusammen, die durch Bindegewebssepten abgetrennt werden. Doch sind die Läppchen nicht streng gegeneinander abgesetzt [BERBLINGER (*2*)]. Das Parenchym wird größtenteils aus den sog. Pinealzellen gebildet, die, arm an Protoplasma, einen hellen, großen Kern aufweisen. Die Kerne zeigen sehr oft besondere Einschlüsse (Kernkugeln) und Gestaltveränderungen („Kernexkretion"). Ferner sind verschiedene Formen von Gliazellen und weiter Fasergeflechte zu finden. Ganglienzellen fehlen. Der sog. Hirnsand, Acervulus, besteht aus anorganischen Ablagerungen (Calciumphosphat und Magnesiumphosphat); er findet sich schon in Epiphysen von Kindern. Auch wenn mit zunehmendem Lebensalter ein stärkerer Bindegewebsgehalt der Drüse festzustellen ist, so bleiben doch erhebliche Parenchymteile stets erhalten (BERBLINGER). Die Epiphyse stellt also nach der Pubertät ihre Funktion *nicht* ein.

Überblicken wir nun kurz *die Folgen der Epiphysenentfernung und die Wirkungen einer Drüsenzufuhr!* Die Ergebnisse der verschiedenen Versuche sind recht widerspruchsvoll. Nach der *Zerstörung oder Entfernung der Epiphyse* soll bei Kaulquappen die Metamorphose ausbleiben, bei Hühnern das Wachstum anfangs verzögert sein, später sollten die Hähne schneller wachsen als die Kontrolltiere [FOÀ (*3*)]. Bei Säugetieren sollte die somatische Entwicklung vorübergehend rascher vor sich gehen als bei normalen Tieren. Andere Untersucher konnten das nicht bestätigen.

Bei der *Zufuhr von Epiphyse* (Verfütterung oder Extrakt) haben wir dieselben Schwierigkeiten in der Beurteilung der Versuche wie beim Thymus. Weder ein hormonaler Stoff noch ein Testobjekt ist vorhanden. Die Versuche sind also mit großer Kritik zu betrachten. Epiphysenverfütterung soll bei Kaulquappen eine Wachstumssteigerung, nach anderen auch eine Beschleunigung der Metamorphose bewirken. Neben *Wachstumswirkungen* wurden gelegentlich auch Einflüsse auf die *Melanophoren* gesehen. So sollten Kaulquappen hell werden; doch gibt es auch umgekehrte Befunde (*4*). Bei Hühnern erzielte man durch Implantation von Epiphysen keine Veränderung des Wachstumsverlaufs und der somatischen Entwicklung gegenüber unbehandelten Tieren; bei jungen Ratten, Meerschweinchen und Katzen soll eine Wachstumswirkung festzustellen gewesen sein. Nach TRENDELENBURG-KRAYER (*5*) sind die widersprechenden Resultate u. a. auf die verschiedene Art und Zusammensetzung der Nahrung der Versuchstiere zurückzuführen. Eine spezifische Wirksamkeit sei aus den Befunden nicht zu folgern. Vielleicht liegen die Dinge hier auch im besonderen ähnlich wie beim Thymus.

CALVET (*6*) kommt nach der Sichtung der verschiedenen Versuche zu dem Resultat, daß trotz zahlreicher negativer Angaben die Epiphysektomie von einer deutlich verstärkten Keimdrüsenentwicklung gefolgt werde und daß *Zufuhr von Epiphyse die sexuelle Entwicklung hemme.*

ENGEL (*7*) schreibt der Epiphyse *eine die Wirkung des Wachstums und des gonadotropen Hormons der Hypophyse hemmende Eigenschaft* zu. Auch das Tumorwachstum werde durch Zirbelextrakte gehemmt. Die antigonadotrope

Substanz sei in allen menschlichen Zirbeldrüsen enthalten und auch in einigen Fällen im Blut nachzuweisen. Sie wird als spezifisches Produkt der Zirbeldrüse angesehen. Ferner sollen die Verhornungsvorgänge durch die Zirbeldrüse beeinflußt werden. — Auch FLEISCHMANN und GOLDHAMMER (*8*) nehmen an, daß die Zirbeldrüse infantiler Tiere ein den Sexualhormonen antagonistisches Inkret produziere. Der normale Östrus von Mäusen konnte durch die Implantation von Zirbeldrüsen infantiler Ratten gehemmt werden.

Eine Nachprüfung dieser bemerkenswerten Befunde wäre erwünscht.

Die *Beziehungen der Epiphyse zu den anderen innersekretorischen Drüsen* sind trotz mancher Versuche in keiner Weise geklärt. Auch neuere Versuche haben nicht mit Sicherheit eine Beziehung zwischen Epiphysenfunktion und der Entwicklung und Funktion der *Geschlechtsdrüsen* feststellen können [TRENDELENBURG (*9*)]. Ob wirklich, wie berichtet, die *Hypophyse* sich nach der Epiphysektomie vergrößert, vor allem der Vorderlappen, müßte wohl noch genauer untersucht werden. Befunde über Beziehungen und Wechselbeziehungen zu den übrigen innersekretorischen Drüsen sind kaum vorhanden. Wünschenswert wäre eine genauere Kenntnis der Beziehungen der Epiphyse zu der Nebennierenrinde.

Von besonderem Interesse auch hinsichtlich der physiologischen Funktion der Epiphyse war nun der Zusammenhang mancher eigentlicher *klinischer Bilder* mit *Zirbeldrüsengeschwülsten.* Bei gewissen Formen von Pubertas praecox waren solche Tumoren zu finden. VON FRANKL-HOCHWART (*10*) hat sie als erster auf den Ausfall der Epiphysenfunktion bezogen. Und zweifellos liegt oft ein *Hypopinealismus* vor. Aber es gibt auch Tumoren, bei denen spezifisches Epiphysengewebe gewachsen ist, auch Adenome der Epiphyse. Hier ist doch wohl ein *Hyper*pinealismus anzunehmen.

Der Ausdruck „*Makrogenitosomia praecox*“ ist nach BERBLINGER (*11*) nicht allein für Zirbeldrüsenerkrankungen zu reservieren. Auch Gewächse der Nebennierenrinde und primäre Keimdrüsengeschwülste seien so zu bezeichnen.

Das *klinische Bild* dieser durch Zirbeldrüsengeschwülste verursachten Erkrankungen ist durch eine sehr frühzeitig einsetzende Entwicklung des Sexualapparates gekennzeichnet. Sowohl die Keimdrüsenfunktion wie die sekundären Geschlechtsmerkmale, u. a. Behaarung und Stimmwechsel, können schon weit vor der Pubertät voll ausgebildet sein. Auch das Körperwachstum ist ein beschleunigtes; die normalen Proportionen werden dabei eingehalten. Im Ganzen besteht eine weitgehende Ähnlichkeit zu den oben beschriebenen Formen des „Interrenalismus“ bei Nebennierenrindengeschwülsten. Auch *Hirndrucksymptome* können auftreten. Anscheinend erkranken nur Knaben.

Als *anatomisches Substrat* für dieses bei Jugendlichen auftretende Krankheitsbild wurden nun, wie gesagt, häufig Geschwülste der Zirbeldrüse, vor allem Teratome, aber auch Adenome, festgestellt. Wir können auf die einzelnen Befunde hier nicht eingehen. Die Verhältnisse liegen keineswegs einfach. Nicht immer sind Geschwülste der Zirbeldrüse mit einer Makrogenitosomia praecox vergesellschaftet. Zirbeltumoren bei Erwachsenen führen höchstens zu Fettsucht [FALTA (*12*)]. Auch Tumoren im Bereich des 3. Ventrikels sowie nicht geschwulstige Veränderungen in dieser Gegend können, bei intakter Epiphyse, eine Pubertas praecox bedingen (*13*). *Eine einheitliche Erklärung für das Auftreten der frühzeitigen Entwicklung ist noch nicht möglich.* FALTA hält es für nicht ausgeschlossen, daß die trophischen Wirkungen der Zirbeldrüsentumoren im frühesten Kindesalter über das Nebennierenrindensystem gehen. Dafür würden die Befunde von Hyperplasie der Nebennierenrinde bei einigen solcher Fälle sprechen.

Was ergibt sich aus diesen klinischen Feststellungen für die Funktion der Epiphyse? *Ein klarer und einwandfreier Schluß auf eine innersekretorische Funktion der Zirbeldrüse ist noch nicht angängig.* Dasselbe gilt für den behaupteten Zusammenhang zwischen *Epiphysenfunktion und sexueller Entwicklung.* Immerhin scheinen hier doch Beziehungen zu bestehen, denen weiter nachzugehen wäre.

Berblinger (*14*) nimmt an, daß die Zirbeldrüse auf den Funktionszustand der Keimdrüsen in erster Linie *regelnd* einwirkt, daß dieser Einfluß sich *vor* und *nach* der Pubertät geltend macht, nur in wahrscheinlich unterschiedlicher Stärke. Die Pubertätserscheinungen, d. h. die Reifung der Keimdrüsen, kämen nicht lediglich etwa durch Fortfall einer hemmenden Zirbeldrüsenfunktion zustande, sie würden, — was ohne weiteres zugegeben werden muß, — auch von den Nebennieren, dem Thymus, der Thyreoidea, wir fügen hinzu vor allem von der Hypophyse, mitbestimmt.

Nach Engel (*15*) muß man der Epiphyse eine innersekretorische Leistung zuschreiben. Ihre Funktion bestehe im wesentlichen darin, die *Hypophysenwirkung zu regulieren.*

Die *Behandlung* der Zirbeldrüsengeschwülste ist noch sehr unbefriedigend. Röntgenbestrahlung und gelegentlich *Operation* kommen in Frage. Zugänglich ist die Zirbeldrüse für chirurgische Eingriffe durchaus. Dandy (*16*) hat u. a. darüber berichtet. Mehrere sehr erfolgreiche Eingriffe sind mitgeteilt worden [siehe Cushing (*17*)].

Eine *therapeutische Verwendung* von Zirbeldrüsenextrakten kommt, so lange wir noch keinen echten Epiphysenwirkstoff besitzen, auch noch nicht über ein Testobjekt verfügen, wohl kaum in Frage. Therapeutisch *versucht* sind Zirbeldrüsenextrakte allerdings schon, vor allem bei hypergenitalen Zuständen, krankhafter Sexualität, Schizophrenie und anderen Leiden. Es sei auf die Zusammenstellungen von Aschner (*18*), Kraus (*19*) und Engel (*20*) verwiesen. Eine Spezifität dieser angeblichen Wirkungen ist vorläufig noch nicht erwiesen. Für die Chirurgie kommt einer Behandlung mit Zirbeldrüsenstoffen vorerst keine Bedeutung zu.

Literatur.

Epiphyse.

(*1*) Siehe P. Trendelenburg: Die Hormone, Bd. 2, S. 467. 1934. — (*2*) Berblinger, W.: In Henke-Lubarschs Handbuch der speziellen pathologischen Anatomie, Bd. 8, S. 681. 1926. — (*3*) Foà, C.: Siehe P. Trendelenburg: Die Hormone, Bd. 2, S. 471. 1934. — (*4*) Dietel, F. G.: Arch. f. exper. Path. **170**, 417 (1933). — (*5*) Siehe P. Trendelenburg: Die Hormone, Bd. 2, S. 475. — (*6*) Calvet, J.: L'épiphyse. Paris: J. B. Baillière & Fils 1934. — (*7*) Engel, P.: Z. exper. Med. **95**, 441 (1935). — Klin. Wschr. **1934 I**, 266; **1935 I**, 446, 970. — Wien. klin. Wschr. **1935 I**, 481. — Erg. inn. Med. **50**, 116 (1936). — (*8*) Fleischmann, W. u. H. Goldhammer: Klin. Wschr. **1934 I**, 415. — (*9*) Trendelenburg, P.: Die Hormone, Bd. 2, S. 476. — (*10*) Frankl-Hochwart, L. v.: Dtsch. Z. Nervenheilk. **37**, 455 (1909). — Wien. med. Wschr. **1910 I**, 506 (bei Trendelenburg). — (*11*) Berblinger, W.: In Henke-Lubarschs Handbuch der speziellen pathologischen Anatomie, Bd. 8, S. 718. 1926. — (*12*) Falta, W.: Die Erkrankungen der Blutdrüsen, S. 352. Wien u. Berlin 1928. — (*13*) Siehe u. a. H. Hellner: Med. Klin. **1936 II**. — (*14*) Berblinger, W.: In Henke-Lubarschs Handbuch der speziellen pathologischen Anatomie, Bd. 8, S. 749. 1926. — (*15*) Engel, P.: Z. exper. Med. **95**, 441 (1935). — Klin. Wschr. **1934 I**, 266; **1935 I**, 446, 970. — Wien. klin. Wschr. **1935 I**, 481. — Erg. inn. Med. **50**, 116 (1936). — (*16*) Dandy, W. E.: Surg. etc. **33** (1921). — (*17*) Cushing, H.: Intrakranielle Tumoren, S. 58. Berlin: Julius Springer 1935. — (*18*) Aschner, B.: In M. Hirschs Handbuch der inneren Sekretion, Bd. 3, H. 1, S. 265. 1927. — (*19*) Kraus, E. J.: W. Stoeckels Handbuch der Gynäkologie, Bd. 9, S. 839. 1936. — (*20*) Engel, P.: Erg. inn. Med. **50**, 116 (1936).

H. Keimdrüsen.

Geschichtliche Bemerkungen.

Schon in grauer Vorzeit wußte man um die Rolle der Keimdrüsen bei der geschlechtlichen Differenzierung. Entfernungen der *männlichen Keimdrüsen* wurden bereits damals aus den verschiedensten Gründen an Tieren, aber auch am Menschen, vorgenommen. Die planmäßige *experimentelle* Erforschung der Funktion der Keimdrüsen beginnt erst mit dem Jahre 1849. Damals kam BERTHOLD (*1*) auf Grund von Exstirpations- und Transplantationsversuchen der Hoden von Hähnen zu dem Schluß, daß die Hoden über das Blut den Organismus, im besonderen dessen sekundäre Geschlechtsmerkmale, beeinflußten. Die Arbeiten des Göttinger Physiologen blieben jedoch ziemlich unbeachtet. BROWN-SÉQUARD (*2*) war es, der 1889 seine bekannten Selbstversuche über die Wirkung von Extrakten männlicher Keimdrüsen mitteilte. Allerdings, die Erwartungen, die er und manche Nachprüfer hegten, erfüllten sich nur zu einem recht bescheidenen Teil. Der beobachtete Effekt beruhte größtenteils auf Autosuggestion. Durch weitere Versuche, insbesondere von Verpflanzungen von Hodensubstanz, sind wir jetzt einigermaßen über die Funktion der männlichen Keimdrüsen unterrichtet.

Die ersten Transplantationsversuche *weiblicher Keimdrüsen* gehen auf KNAUER (*3*) und MORRIS (*4*) (1895) zurück. Sie ergaben bald, daß die Ovarien, in ähnlicher Weise wie die Hoden für den Mann, endokrin wirksame Organe für die Frau darstellen.

Von großer Bedeutung sind die Fortschritte, die in der Erforschung der *spezifischen Hormone* im letzten Jahrzehnt und gerade in den letzten Jahren erzielt wurden. Die nähere Kenntnis der Wirkstoffe des Hodens steht allerdings gegenüber derjenigen der Ovarialhormone zurück. Doch sind wir durch die Untersuchungen besonders BUTENANDTs jetzt weitgehend über die Natur des Hodenhormons unterrichtet. Die Kenntnis der Ovarialhormone verdanken wir einer ganzen Reihe von Forschern, von denen nur LAQUEUR, B. ZONDEK, DOISY, BUTENANDT genannt seien.

I. Physiologie und Biologie der Keimdrüsen.

Die Zusammenhänge der Keimdrüsen mit den geschlechtlichen Vorgängen im Organismus sind für die weiblichen Drüsen weit bekannter als für die männlichen. Das hat sich ja auch in der Praxis schon ausgewirkt, in der die Therapie mit weiblichen Sexualhormonen eine immer größer werdende Bedeutung erlangt, — ganz im Gegensatz zu der praktisch bisher kaum in Betracht kommenden Rolle männlichen Keimdrüsenhormons. Wir haben uns hier im wesentlichen nur mit dem letzteren zu befassen. Die Lehre von den weiblichen Sexualhormonen und deren praktischer Auswirkung ist ausschließliches Gebiet der Frauenheilkunde. Jedoch bestehen gewisse Beziehungen zwischen den weiblichen und männlichen Keimdrüsenwirkstoffen, so daß, auch der Vollständigkeit halber, ein ganz kurzer Abriß des jetzigen Standes der Physiologie der weiblichen Keimdrüsen angebracht erscheint. Betreffs des einzelnen muß u. a. auf die ausführliche und neueste Darstellung in STOECKELs Handbuch der Gynäkologie durch BERBLINGER, CLAUBERG und KRAUS (*5*) verwiesen werden, der auch wir zu einem Teil folgen.

A. Weibliche Keimdrüsen.

1. Chemie und Vorkommen der weiblichen Sexualhormone.

Wir übergehen hier die Morphologie der weiblichen Keimdrüsen und kommen gleich auf die chemische Natur ihrer Hormone zu sprechen. Es sind zwei verschiedene Inkrete zu unterscheiden, einmal das *Follikelhormon* und zum anderen der Wirkstoff der Corpora lutea, das *Corpus luteum-Hormon*.

Das **Follikelhormon,** von dem mehrere isomere Verbindungen dargestellt wurden, ist dem männlichen Keimdrüsenhormon nahe verwandt. Es wurde

1929 in krystallisierter Form aus Schwangerenharn und aus Stutenharn isoliert, und zwar ziemlich gleichzeitig von DOISY und BUTENANDT. Es besitzt die Bruttoformel $C_{18}H_{22}O_2$ und stellt nach BUTENANDT ein dreifach ungesättigtes tetracyclisches Oxyketon dar:

Das Follikelhormon ist an vielen Orten aufgefunden worden. Es findet sich in den *Ovarien,* in den Corpora lutea und in der Placenta, ferner, wie schon gesagt, im Blut, in den Faeces, in der Ascitesflüssigkeit. Es ist weiter in manchen anderen Organen des weiblichen Körpers festgestellt worden, sowie im Körper des Fetus. Auch der Harn von nicht schwangeren Frauen und der von Männern enthält in geringer Menge den Wirkstoff. Substanzen gleicher Wirkung fand man im Blut von Tumorkranken und in Geschwulstgewebe selbst, ferner in Organteilen niederer Tiere, in Pflanzen und Bakterien, in weiblichen Weidenkätzchen, in Kartoffeln, ja auch in leblosem Material, in Petroleum und Lignit, hier wahrscheinlich infolge der Abstammung von lebendigem Material (*6*). Nach REISS (*7*) ist deshalb die Bezeichnung „Follikelhormon" kaum mehr berechtigt. Man müsse von *Oestrin* oder *Brunsthormon* sprechen, um so die allgemeine Wirkungsrichtung des Stoffes zu kennzeichnen.

O CH3 HO

Follikulin (Progynon).

Die stärksten Konzentrationen sind im schwangeren Stutenharn, im Urin schwangerer Frauen in den letzten Schwangerschaftsmonaten und in der reifen Placenta festgestellt. Für die praktische Gewinnung kommt in erster Linie der Harn in Betracht.

Wir übergehen hier alle Darstellungsverfahren und Nachweismethoden und erwähnen nur die *Testreaktion von* ALLEN-DOISY. Diese Reaktion beruht auf dem Verschwinden kernhaltiger Leukocyten und kernhaltiger Epithelien aus dem Vaginalsekret weiblicher Nagetiere auf der Höhe der Brunst. Es sind dann lediglich kernlose Plattenepithelien festzustellen. Der physiologische Vaginalzyklus bei der geschlechtsreifen Maus setzt sich aus 4 Phasen zusammen, dem Ruhestadium (Dioestrus), der Proliferationsphase (Prooestrus), dem Brunststadium (Oestrus) und der Abbauphase (Metoestrus). Zur Ausführung des Testes zwecks quantitativer Auswertung verwendet man möglichst junge Mäuse, auch Ratten, die vollständig ovarektomiert sind. Das Auftreten eines Schollenstadiums im Vaginalsekret zeigt den Follikulingehalt eines Präparates an, dessen Wirkungsgrad zu dem jeweiligen mikroskopischen Befund des Ausstrichpräparats in Parallele gesetzt werden kann.

Als *Einheit* (1 ME oder 1 RE) gilt diejenige kleinste Substanzmenge an Hormon, die nach subcutaner Injektion am kastrierten Tier innerhalb von 2—3 Tagen einen einmaligen Brunstzyklus auslösen kann (*8*). — 1 g der krystallinischen Substanz von Follikulin enthält 8 Mill. ME.

Das **Corpus luteum-Hormon** stellt ein zweites, von dem Follikelhormon abtrennbares weibliches Sexualhormon dar. Chemisch ist das Luteohormon (Progesteron) dem Follikelhormon (Follikulin, Progynon) nahe verwandt. Es hat nach BUTENANDT und Mitarbeitern die Zusammensetzung $C_{21}H_{30}O_2$ und stellt ein einfach ungesättigtes tetracyclisches Oxyketon dar; rein ist es eine krystallisierte farblose Substanz (*9*). Seine Synthese geht von einem bei der Isolierung des Follikelhormons erhaltenen Körper aus, dem Pregnandiol, ferner von einem in der Sojabohne vorkommenden Sterin (*10*).

Corpus luteum-Hormon läßt sich im Gegensatz zum Follikelhormon nur sehr spärlich nachweisen. Es findet sich fast nur in den Corpora lutea, aus denen es auch praktisch gewonnen wird (Schweinsovarien). In kleinen Mengen ist es neuerdings auch in der Placenta und im Urin festgestellt worden.

Das Luteohormon versetzt die Uterusschleimhaut in den *prägraviden* oder *graviden* Zustand.

Als *Testreaktion* dient die Reaktion von ALLEN-CORNER bzw. CLAUBERG. Bei letzterer wird die Umwandlung der durch Follikelhormon in *Proliferation* versetzten Schleimhaut des Uterus infantiler Kaninchen in eine *Sekretionsschleimhaut* festgestellt. *Einheit* (1 Kan.-E) ist die Gesamtdosis, die bei sämtlichen Versuchstieren eine derartige deutlich wahrnehmbare Umwandlung der Uterusschleimhaut bewirkt (*10*).

2. Folgen der Entfernung der weiblichen Keimdrüsen und Wirkungen der Zufuhr ihrer Hormone.

a) Folgen der Eierstocksentfernung.

Bei wirbellosen Tieren ist die hormonale Einwirkung der weiblichen Geschlechtsdrüsen auf Körper und Psyche von ganz untergeordneter Bedeutung [Trendelenburg (*11*)]. Versuche über Folgen der Eierstocksentfernung bei Kaltblütern sind nur in geringem Umfang vorgenommen worden. Bei Vögeln hat die technisch sehr schwierige Exstirpation der Eierstöcke den bekannten Kapaunentyp zur Folge, der von dem männlichen nicht unterschieden werden kann.

Veränderungen des Körperwachstums sind bei jugendlichen kastrierten *Säugetieren* nicht einheitlich festzustellen. Von Bedeutung ist, daß die sekundären Geschlechtsorgane nach der Kastration *unterentwickelt* bleiben und daß *alle cyclischen Vorgänge an den Geschlechtsorganen ausfallen.* Bei Kastration nach erreichter Geschlechtsreife *bilden sich die Geschlechtsorgane zur infantilen Form zurück*; der Geschlechtstrieb erlischt (*12*).

Von weiteren, nicht unmittelbar auf die Funktion der Geschlechtsdrüsen beschränkten Folgen der Eierstocksentfernung seien die auf den *Stoffwechsel* angeführt. Der Grundumsatz kann bei kastrierten weiblichen Säugetieren in mäßigem Umfang, nicht mehr als um 20—25%, abfallen. Bei der Frau kommt es nach Entfernung der Eierstöcke zu keiner oder höchstens zu einer geringen Senkung des Grundumsatzes. Die Kohlehydrattoleranz soll auch bei der Frau vermindert sein. Die Körpertemperatur wird durch die Kastration nicht beeinflußt.

Die Folgen der Eierstocksentfernung auf einen *schwangeren* Organismus hängen von dem Zeitpunkt des Eingriffs ab. Wird er in der ersten Schwangerschaftshälfte ausgeführt, so kommt es zur Auflösung der Embryonen, zum Schwund der Placenta und zur Rückbildung von Uterus, Milchdrüsen usw.; es tritt Abort ein. Eine in späteren Stadien der Schwangerschaft vorgenommene Kastration hat meist keinen Einfluß auf den Fortgang der Gravidität und auch nicht auf das Eintreten der späteren Lactation. Erst nach der Geburt bilden sich die Geschlechtsorgane und die sekundären Geschlechtsmerkmale zurück (*13*).

Nach *einseitiger Eierstocksentfernung* sind keine Folgen im Organismus zu bemerken. Es kommt zur *kompensatorischen Hypertrophie* des belassenen Organs, in dem sich bald mehr reife Follikel bilden als in einem gleich großen Stück normalen Eierstockgewebes (siehe Trendelenburg).

b) Wirkungen der weiblichen Sexualhormone und ihrer Zufuhr.

Bei der Betrachtung der von den weiblichen Sexualhormonen ausgelösten Wirkungen muß beachtet werden, daß die Wirkstoffe nicht das Ovarium selbst beeinflussen. *Wir müssen streng unterscheiden zwischen dem Ovarium als innersekretorischer Drüse und dem Genitalschlauch als dem Erfolgsorgan der inneren Sekretion des Ovars* [Clauberg (*14*)]. Es kann hier nur sozusagen stichwortartig auf das Wichtigste hingewiesen werden.

1. Die cyclische Hormonproduktion.

Wie kommt die *cyclische Hormonproduktion,* die ja für den Ablauf der ganzen generativen Vorgänge von grundlegender Bedeutung ist, zustande und welche Wirkungen übt sie aus? Bekanntlich sollen durch sie die Bedingungen zur Aufnahme und zur Einbettung eines befruchteten Eies in der Schleimhaut des Uterus geschaffen werden. Hier wirken Follikel- und Corpus luteum-Hormon in bestimmter Weise ineinander. Beide aber sind von spezifischen Wirkstoffen des Hypophysenvorderlappens abhängig. Wir gingen schon bei der Hypophyse auf die Beeinflussung und Steuerung der Sexualhormonproduktion durch die *gonadotropen Hormone des Hypophysenvorderlappens* ein. Von ihnen regt das Follikelreifungshormon, das Prolan A, das Wachstum der Follikel an, die daraufhin das Follikelhormon absondern. Das Luteinisierungshormon, Prolan B, vermittelt die Umwandlung des GRAAFschen Follikels in ein Corpus luteum. Dieses nimmt dann die Produktion *seines* spezifischen Wirkstoffs, des Lutealhormons, auf.

Beginnt nun das Eiwachstum, so bewirkt das produzierte Follikelhormon, (Bildungsstätte wahrscheinlich die Thecazellen), ein Wachstum des Uterus, eine Zellneubildung. Bei den Säugetieren werden die ganzen Geschlechtsorgane und die sekundären Geschlechtsmerkmale in den Zustand der *Brunst* versetzt, deren Wiederkehr je nach der Tierart in verschiedenen Zeitabständen erfolgt. Kurz vor dem Follikelsprung ist die Brunst auf ihrem Höhepunkt angelangt. Auch beim Menschen äußert sich der Einfluß der Follikelreife in der bekannten *Proliferationsphase* des Uterus. Bekanntlich sind beim Menschen und beim Affen die regelmäßigen *Blutungen* aus dem Uterus der Ausdruck cyclischer Vorgänge.

Nach dem Follikelsprung beginnt die Wirkung des von dem sich bildenden Corpus luteum abgesonderten Lutealhormons (Bildungsstätte wahrscheinlich die Granulosazellen). Beim Säugetier und beim Menschen bewirkt es die Umwandlung der durch das Follikelhormon bereits in Proliferation versetzten Uterusschleimhaut in den Zustand, der für die etwaige Aufnahme eines befruchteten Eies notwendig ist. Die Drüsenzellen beginnen zu sezernieren, das ganze Schleimhautgewebe ist ödematös: *Transformationsphase* oder *Sekretionsphase* (CLAUBERG). Wird das Ei nicht befruchtet, so bildet sich das Corpus luteum zurück, die Uterusschleimhaut stößt sich daraufhin ab, die Menstruation setzt ein.

Die Follikelphase und die Corpus luteum-Phase nehmen beim Menstruationszyklus der Frau je etwa die Hälfte der 28 Tage dauernden Zykluszeit in Anspruch. Nach CLAUBERG (*15*) entsprechen 200000—300000 ME Follikelhormon derjenigen Menge, mit der das normale Ovarium der Frau während der Proliferationsphase im Zyklus arbeitet.

Hingewiesen sei auf die Untersuchungen des *Follikelhormongehalts des Blutes* in den verschiedenen Zyklusphasen. Von der Menstruation bis zur Ovulation ist ein dauerndes Ansteigen des Follikelhormongehalts festzustellen, nach der Ovulation ein ziemlich abruptes Absinken [SIEBKE (*16*)]. Ähnlich verhält es sich mit der Hormonausscheidung in Harn und Faeces.

ASCHHEIM und ZONDEK (*17*) wiesen die *starke Vermehrung des Hormons im Blut der schwangeren Frau* nach. Bekanntlich wird dieses während der Gravidität auch im Urin stark vermehrt ausgeschieden. Die Placenta des Menschen enthält reichliche Mengen Follikelhormons, das dort produziert wird. *Während der Schwangerschaft* findet eine „*hormonale Durchdringung*“ [HEIM (*18*)] *des Körpers* statt. In der ersten Hälfte der Gravidität ist besonders reichlich gonadotropes Hormon des Hypophysenvorderlappens zu finden, es nimmt in der 2. Hälfte ab. Umgekehrt verhält sich das Follikelhormon. Dieses kommt in der ersten Hälfte nur spärlich in Blut und Urin vor, es nimmt zu mit Fortschreiten der Schwangerschaft, vor allem in der 2. Hälfte. Luteohormon ist bisher im Blut nicht nachgewiesen.

2. Die Wirkungen des Follikelhormons.

Hinsichtlich der Rolle des *Follikelhormons* beim Brunst- bzw. Menstruationszyklus knüpfen wir an das eben Gesagte an. Es wird das Wachstum der Genitalschlauchwand, vor allem des Uterus, und die Proliferation der Schleimhäute in diesem gewachsenen Genitalschlauch angeregt [CLAUBERG (*19*)]. Das nähere Verhalten des Uterus und der Vagina ist bei den verschiedensten Tierarten und beim Menschen eingehend erforscht worden, wir können nicht darauf eingehen.

Von Wichtigkeit ist, daß auch bei geschlechtsunreifen und kastrierten, ja auch bei senilen Tieren *durch Follikelhormonzufuhr ein Wachstum der Genitalorgane, vor allem des Uterus und ihrer Schleimhäute, wie bei der normalen Brunst,* erzielt werden kann. Hierauf beruht ja auch der Nachweis des Follikulins (ALLEN-DOISY-Test im Vaginalsekret). Derartiges, von außen zugeführtes Follikelhormon wirkt auf den Uterus, das Erfolgsorgan des Ovarialhormons, nicht etwa auf das Ovarium selbst. Wir wiesen bereits darauf hin.

Ob, wie STEINACH (*20*) annimmt, beim *senilen* Ovar durch Follikelhormon eine Regeneration erzielt wird, die möglicherweise über eine gleichzeitige Reaktivierung des senilen Hypophysenvorderlappens zustande kommt, ist noch nicht völlig klargestellt [REISS (*21*)]. STEINACH betont auch die *Rückwirkung auf den Gesamtorganismus,* die in einer körperlichen und geistigen Auffrischung bestehen soll, einer verbesserten Durchblutung der Gewebe, einer Wiederkehr der nervösen Erregbarkeit usw.

Sicher steht, daß der künstlich durch Follikelhormon angeregte *Uterus funktionell leistungsfähiger* wird. Er wird wesentlich empfindlicher gegenüber allen kontraktionsauslösenden Substanzen (*21*).

Welche Wirkungen lassen sich am Genitale der Frau durch Follikelhormon erzielen? Nach CLAUBERG (*22*) scheinen große Dosen bei normal großem Uterus und bei Zeichen einer Ovarialinsuffizienz eine geringe Größenzunahme des Uterus zu bewirken. — Viel ausgesprochener ist aber die Wirkung auf den infantilen oder insuffizienten Uterus. Es kommt hier zur deutlichen Vergrößerung der Gebärmutter und zur Bildung einer typischen proliferierenden Schleimhaut. Ein retroponierter Uterus nimmt eine normale Lage ein. — Auch bei operativ kastrierten Frauen läßt sich mit Follikelhormon ein proliferatives Wachstum der Uterusschleimhaut erzeugen. — Betreffs der künstlichen Blutungen, die hohe Dosen von Follikelhormon auslösen können, die aber nicht mit Menstruationsblutungen gleichgesetzt werden dürfen, müssen wir auf CLAUBERG (*23*) verweisen.

Von weiteren morphogenetischen Wirkungen des Follikelhormons sei die *Beschleunigung* und *Anregung des Wachstums der Brustdrüse* erwähnt. Die Milchsekretion selbst wird vom Hypophysenvorderlappen ausgelöst (Prolaktin).

Auch eine gewisse „antimaskuline" Wirkung des Brunsthormons besteht. Doch darf man hier keinen direkten Antagonismus zwischen Hodenhormon und Follikelhormon annehmen [REISS (*24*)]. Es kommt lediglich zur *Hemmung des Hodenwachstums durch Follikelhormon.* Hoden erwachsener Tiere weisen auf Follikelhormonzufuhr keine Degenerationserscheinungen auf. Die Frage des Antagonismus der verschieden geschlechtlichen Keimdrüsenhormone werden wir unten nochmals berühren.

Läßt man Follikelhormon auf Pflanzen einwirken, so kommt es zum vorzeitigen Blühen derselben (*24*).

Nach Erörterung der morphogenetischen Wirkungen des Follikelhormons sei noch kurz auf seine *Stoffwechselwirkungen* verwiesen. Der *Grundumsatz* wird nicht einheitlich beeinflußt. Es ist die Frage, ob er überhaupt verändert wird. Auch die Gewebsatmung isolierter Organe, z. B. von Leber und Niere, wird durch Zufuhr von Hormon nicht wesentlich geändert (*25*). REISS u. a. Autoren stellten eine deutliche *blutkalksenkende Wirkung des Follikelhormons* fest. Von Interesse ist bei der nahen chemischen Verwandtschaft des Hormons mit dem Cholesterin das Verhalten des letzteren. Es zeigte sich hier, daß der *Blutcholesterinspiegel* durch Hormonzufuhr stark erhöht wird, sowohl beim Tier (REISS) wie beim Menschen [KAUFMANN (*26*)]. Der sog. menstruelle Cholesterinsturz scheint auf das Corpus luteum bezogen werden zu müssen.

3. Die Wirkungen des Corpus luteum-Hormons.

Der Anteil des *Corpus luteum-Hormons* beim Ablauf des *Brunst-* bzw. *Menstruationszyklus* wurde schon besprochen. Seine Wirkung und seine Wirkungsmöglichkeit ist an eine direkt und unmittelbar vorhergegangene Follikelhormonwirkung „unbedingt gebunden" [CLAUBERG (*27*)]. Es besorgt die weitere Vorbereitung der Uterusschleimhaut zwecks Einnistung des befruchteten Eies, das bis zu seiner Selbständigkeit ja auf die Ernährung von diesem Boden aus angewiesen ist. Darüber hinaus ist das Luteohormon „*das Hormon für die mütterlichen Veränderungen am Genitalschlauch während der Frühgravidität,* im besonderen der decidualen Umwandlungen" [CLAUBERG (*28*)]. Es ist sogar möglich, durch Luteohormon die Schwangerschaftsdauer zu verlängern, ein Effekt, der für die Therapie des habituellen Aborts von Bedeutung ist (*29*). *Umgekehrt wirkt Follikelhormon,* das, in genügend großen Dosen gegeben, die Schwangerschaft unterbrechen kann. Es wird durch das Follikulin die Decidua, also der Nährboden des Eies, so verändert, daß das Ei nicht mehr leben kann (*30*).

Am geschlechtsunreifen und kastrierten Tier läßt sich nach Vorbehandlung mit Follikulin durch Zufuhr von Luteohormon eine *geradlinige Fortsetzung der Umwandlung der Uterusschleimhaut,* also die Sekretionsphase, erzeugen. Auch dieser Effekt wurde zu einem Nachweisverfahren ausgebaut (CLAUBERG-Test am infantilen Kaninchen). Doch war es *nicht* möglich, die Sekretionsphase *allein* mit Luteohormon so weit fortzuführen, wie es für die Einbettung des Eies erforderlich wäre. Hier ist ein neuer Reiz von seiten des Follikelhormons notwendig (*31*). Auch am normalen Tier besorgt das Corpus luteum-Hormon die weitere Ausbildung einer in beliebiger Phase der Proliferation befindlichen Schleimhaut. Die Wirkung ist wieder eine unmittelbare, sie geht nicht über das Ovarium.

Außer auf die Schleimhaut des Uterus wirkt das Luteohormon auch auf die *Muskulatur* der Gebärmutter. Ihre ganze Muskulatur hypertrophiert stark, das Gewebe wird mit Flüssigkeit durchtränkt und aufgelockert.

Die Wirkungen des Corpus luteum-Hormons auf das Genitale der Frau sind ebenso nachweisbar wie die des Follikelhormons. Bei der normalen Frau kann durch Luteohormon (+ Follikelhormon) die normale Sekretionsphase der Uterusschleimhaut künstlich verlängert, die Menstruation also hinausgeschoben werden. Bei Frauen mit infantilem Genitale ließ sich ein Zyklus vollständig zu Ende führen. Das gleiche gilt für die operativ kastrierte und die senile Frau, bei der nach Vorbehandlung mit Follikulin und Weiterführung der Behandlung mit Luteohormon eine Menstruationsblutung ausgelöst werden kann (*33*).

Es kommt bei den Wirkungen des Corpus luteum-Hormons auf die Nachahmung der physiologischen Verhältnisse und Bedingungen an. Bei gleichzeitigen Gaben von Follikelhormon und Lutealhormon tritt nur *ein* Effekt auf, der je nach den quantitativen Verhältnissen verschieden sein kann (*34*). *Von Bedeutung ist, um es noch einmal zu sagen, die sich ergänzende, aufeinander folgende Zufuhr von Follikel- und von Luteohormon.*

Der oben hinsichtlich der Schwangerschaft angeführte *Antagonismus zwischen Follikel- und Corpus luteum-Hormon* besteht auch hinsichtlich des Einflusses auf die Funktion des Uterus. Während der Follikelwirkstoff den Uterus leistungsfähiger macht, wirkt Corpus luteum-Inkret entgegengesetzt, *die Erregbarkeit des Uterus wird gehemmt* [REISS (*35*)].

Die **Wechselbeziehungen des Ovariums zu den anderen Drüsen mit innerer Sekretion** haben wir zum großen Teil bereits bei den letzteren besprochen. Besonders eng sind die Beziehungen zum Hypophysenvorderlappen gestaltet. Die gonadotropen Hormone wirken anregend auf die Sekretion der eigentlichen Sexualhormone. Letztere aber wirken auch wieder auf den Hypophysenvorderlappen zurück, im Sinne einer Herabsetzung seiner Funktion.

B. Männliche Keimdrüsen.

1. Morphologische Bemerkungen.

Der Hoden entsteht, ebenso wie das Gewebe der weiblichen Keimdrüsen, aus einer Verdickung des der Urniere aufliegenden Cölomepithels, dem Keimepithel, in das dann mesenchymales Gewebe von der Urniere hineinwächst. Diese Keim- oder Hodenstränge bestehen aus den Keimepithelzellen und den Genital- oder Ursamenzellen. Sie erhalten am Ende der Fetalzeit ein Lumen und heißen dann Samenkanälchen. Die Umwandlung der Genitalzellen zu Spermatogonien und der Keimepithelzellen zu SERTOLIschen Zellen erfolgt in der Pubertät (*36*). — Der ursprünglich neben der Niere liegende Hoden wandert im Laufe der Fetalzeit abwärts. Im 8. Monat befindet er sich im Leistenkanal, zur Zeit der Geburt soll er normalerweise in das Scrotum eintreten. Bekanntlich wird bei dem Descensus das Peritoneum als Processus vaginalis mitgenommen. Es schließt später den Hoden vom Bauchfell ab (*36*).

Die normale Anatomie des Hodens ist bekannt. Histologisch ist ein intra- und ein extratubuläres Gewebe zu unterscheiden. Die Auskleidung der Samenkanälchen erfolgt durch die Schicht der SERTOLIschen Zellen, denen die in verschiedenen Entwicklungsstadien befindlichen *Samenzellen* aufsitzen (Spermiogonien, Spermiocyten, Spermatiden, Spermien). Das extratubuläre Gewebe setzt sich aus gefäßhaltigem Bindegewebe und aus den LEYDIGschen *Zwischenzellen* zusammen. Letztere sind nach JAFFÉ und BERBERICH mitunter schwer erkennbar. Morphologisch trifft man Übergangsbilder zwischen einfachen Bindegewebszellen und LEYDIGschen Zellen. Auch genetisch gehen diese beiden Zellarten ineinander über. Die Zwischenzellen sind meist spindelig gestaltet; sie liegen entweder in Zügen und Haufen entlang den Gefäßen zusammen, oder sie liegen einzeln. Die Kerne sind verschieden groß und verschieden geformt. Die Zwischenzellen entstehen im Embryonalleben, nehmen dann an Zahl ab. In der Kindheit sind sie nur spärlich vorhanden, mit der Pubertät vermehren sie sich und bleiben dann während des ganzen Lebens auf dieser Höhe. Sie sollen durchschnittlich 12% des Gesamtvolumens des Hodens ausmachen. Da auf das Bindegewebe durchschnittlich 22% entfallen, ist der generative Anteil mit durchschnittlich 66% des Gesamtvolumens zu veranschlagen (*37*).

Von Interesse ist das Mengenverhältnis der Zwischenzellen in der Tierreihe. Während sie bei der Ratte, dem Stier, dem Widder und dem Ziegenbock nur spärlich vorhanden sind, finden sie sich außer beim Menschen gut ausgebildet bei Vögeln, beim Eber, beim Maulwurf (*38*).

Beide Hoden weisen einschließlich der Nebenhoden ein *Durchschnittsgewicht* von 40—60 g auf. Die Größe des Hodens soll aber nichts Charakteristisches für die Entwicklung des Organs aussagen.

2. Chemie und Vorkommen des männlichen Sexualhormons.

Forschungen besonders der letzten Jahre haben uns die Kenntnis des chemischen Aufbaues des männlichen Sexualhormons bzw. der männlichen Sexualwirkstoffe vermittelt. Es ist noch nicht entschieden, ob es ein oder mehrere Inkrete gibt. BUTENANDT (*39*) konnte 1931 ein krystallisiertes Hormon aus Urin gewinnen, das *Androsteron*. Es hat die Bruttoformel $C_{19}H_{30}O_2$ und stellt ein gesättigtes tetracyclisches Oxyketon dar; es ist also mit dem Follikelhormon chemisch nahe verwandt. Die synthetische Herstellung gelang RUZICKA (*40*), der folgende Konstitutionsformel des Hodenhormons angab:

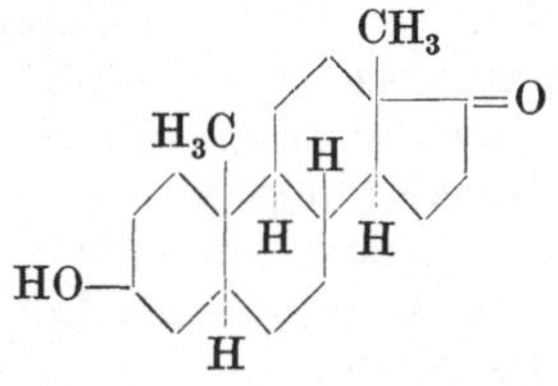

Das Hodenhormon ist hitzebeständig und wird durch Säuren und Alkalien nicht angegriffen. Es ist deswegen auch *peroral* wirksam. Gleiche Gewichtsmengen Stierhoden und Männerharn liefern etwa die gleichen Mengen Hodenhormon. Natürlich gewonnenes und künstlich hergestelltes Androsteron ist gleich wirksam [TSCHOPP (*41*)]. Wirksame Stoffe sind auch im Nebenhoden, in der Nebenniere, im Blut, in den Faeces, ferner im weiblichen Organismus, in Pflanzen, z. B. Weidenkätzchen, auch in Hefe, nachgewiesen worden (*42*). — Am meisten Hodenhormon findet sich im Urin von 20—40 Jahre alten Männern; keine merklichen Mengen sind bei 60—80 Jahre alten Männern nachzuweisen [REISS (*43*)]. Auf die vermutliche Bildungsstätte des Hodenhormons werden wir unten eingehen.

Als *Testreaktion* zum qualitativen und quantitativen Nachweis des Hormons dient einmal der *Hahnenkammtest* am kastrierten jungen Hahn. Es wird bei ihm die Zunahme des Flächenwachstums des Hahnenkamms nach Zufuhr des betreffenden Hodenhormonpräparates ermittelt („Hahnenkammeinheit"). Bei der anderen Reaktion handelt es sich um den *Vesiculardrüsentest.* Hier wird die Größenzunahme der Samenblase eines kastrierten Nagermännchens (Maus) beobachtet. — Die Wirkung zugeführten Hodenhormons läßt sich an Männern, deren Sexualfunktion herabgesetzt bzw. aufgehoben ist, dadurch feststellen, daß sie, wie Gesunde, zugeführtes Kreatin nur in sehr verminderter Menge ausscheiden [BÜHLER, SCHITTENHELM (*44*)]. Knaben und Greise scheiden das Kreatin als solches aus.

3. Folgen der Entfernung der männlichen Keimdrüsen und Wirkungen der Zufuhr ihres Hormons.

a) Folgen der Hodenentfernung.

Ähnlich wie der Einfluß der weiblichen Geschlechtsdrüsen bei wirbellosen Tieren auf die geschlechtliche Ausbildung äußerst gering ist, verläuft diese auch fast ganz unabhängig von den männlichen Keimdrüsen [TRENDELENBURG (*45*)]. Hingegen ist bei kaltblütigen Wirbeltieren, z. B. bei Fischen, der Einfluß der Hodenentfernung auf die sekundären Geschlechtsmerkmale deutlich: das sog. Hochzeitskleid der Fische entwickelt sich dann nicht. Fröschen geht nach der Kastration die Hypertrophie der Armmuskeln verloren, der Umklammerungsreflex wird stark abgeschwächt. Bei Vögeln bewirkt die Kastration das Auftreten des Kapaunentyps. Die Befiederung wird nur wenig verändert, dagegen bleiben der Kamm und die Bartlappen stark unterentwickelt. Der Geschlechtstrieb solcher kastrierter Hähne fehlt. Sie krähen nicht mehr, die Stimme ist heiser. Deutlich ist das Absinken des Stoffwechsels, die Anhäufung von Fett.

Bei den *Säugetieren* kommt es nach einer *vor* der Geschlechtsreife ausgeführten Kastration zu einer *Unterentwicklung der Geschlechtsorgane (Penis, Prostata, Samenblase), sowie der meisten sekundären Geschlechtsmerkmale und des Geschlechtsinstinkts.* Das Körperwachstum wird bei den verschiedenen Arten nicht einheitlich beeinflußt, teils gefördert, teils gehemmt. Der Geschlechtstrieb ist meist nicht vorhanden. — *Nach* einer in der Geschlechtsreife vorgenommenen Kastration bilden sich die sekundären Geschlechtsorgane deutlich zurück, der Geschlechtstrieb wird weitgehend herabgesetzt. Der Stoffwechsel sinkt bei manchen Tierarten ab, wenigstens wird nie der Grundumsatz gesteigert.

Beim *Menschen* sind die gleichen Veränderungen feststellbar (*46*). Doch wird das Körperwachstum nach *Kastration vor der Geschlechtsreife* meist gefördert (durch Steigerung der Hypophysenvorderlappensekretion ?). Aus diesem Grunde sind bei Eunuchen die Extremitäten unverhältnismäßig lang, die Knochen also schlank; ihre Epiphysenlinien verknöchern verspätet. Der Kehlkopf steht in der Mitte zwischen männlicher und weiblicher Form, ein Stimmumschlag tritt nicht ein. Die Muskeln sind wenig entwickelt, die Haut ist blaß, die Haare sind weich, die Barthaare fehlen. Eine Fettsucht ist nur bei einem Teil der Kastrierten festzustellen, nach WOLF (*46*) in 15—20%. Das Fett lagert sich in diesem Fall besonders an Gesäß, Hüften und Brust an. Viele Kastraten sind im Gegensatz dazu sehr mager. Der Grundumsatz wird oft leicht herabgesetzt. — Bei *nach der Geschlechtsreife kastrierten Männern* ist im allgemeinen keine besondere Rückbildung der Geschlechtsorgane und der Geschlechtsmerkmale festzustellen. Bei einem gewissen Prozentsatz entwickelt sich ein eunuchoider Fettwuchs [ASHER (*47*)]. Die Libido ist fast immer abgeschwächt, die Potenz fast stets vermindert.

Sehr kleine, bei der Kastration zurückgelassene Hodenreste genügen, um die Wirkung der Kastration illusorisch zu machen. Bei Meerschweinchen sind hierzu nur $^1/_{20}$—$^1/_{32}$ der gesamten Hodenmasse notwendig [LIPSCHÜTZ (*48*)]. — Eine *kompensatorische Hypertrophie* des nach einseitiger Hodenentfernung belassenen Hodens oder eines restlichen Hodenteils tritt kaum ein. Im zurückgelassenen Teil sollen sich die interstitiellen Zellen etwas vermehren, das Keimgewebe soll degenerative Veränderungen aufweisen (*49*).

b) Wirkungen des männlichen Sexualhormons und seiner Zufuhr.

Eingehende Untersuchungen über die Wirkung zugeführten reinen männlichen Sexualhormons liegen bisher nur zu einem Teil vor. Wir gehen unten auf solche Versuche ein und besprechen vorher kurz die *Wirkung von transplantiertem Hodengewebe.*

Schon die in der Einleitung erwähnten grundlegenden Versuche BERTHOLDS hatten ergeben, daß eine Autotransplantation von Hodengewebe die beim Hahn zu beobachtenden Ausfallserscheinungen nach Kastration völlig hintanhält. Ja, bei späterer Hodenimplantation können sich sogar alle verkümmerten sekundären Geschlechtsmerkmale wieder entwickeln (*50*); Verfütterung von Hodensubstanz läßt bei kastrierten Hähnen den Kamm und die Bartlappen wieder wachsen [LÖWY (*50*)]. STEINACH (*51*) und SAND (*52*) konnten *durch Hodentransplantation* bei Meerschweinchen und Ratten *die Ausfallserscheinungen verhindern bzw. solche wieder zur Rückbildung bringen.* Von Bedeutung war hierbei, daß die Hodentransplantate über Jahre hin ohne besondere Abnahme ihrer Masse erhalten blieben. Vor allem bleiben die Zwischenzellen erhalten; doch ist eine Vermehrung, wie sie STEINACH feststellen wollte, von anderen Untersuchern nicht beobachtet worden (*53*). — Bei anderen Säugetieren als Meerschweinchen und Ratten ist eine dauernde Einheilung transplantierten Hodengewebes sehr viel schwieriger zu erreichen.

Beim *Menschen* führte LESPINASSE (*54*) 1913 die erste homoioplastische Hodentransplantation aus. Der Erfolg soll über Jahre angehalten haben. Ähnliches ist von vielen in der Folgezeit durchgeführten Transplantationen berichtet worden. Doch bleibt sehr oft der Erfolg aus, bzw. er ist infolge schneller Resorption des Pfröpflings nicht von längerer Dauer (Näheres siehe unten).

An dieser Stelle ist auf die *experimentellen „Verjüngungs“versuche* [STEINACH (*55*), SAND (*56*), HARMS (*57*) u. a.] hinzuweisen. Altersimpotente Tiere sollten durch die Einpflanzung von Hoden geschlechtsreifer Tiere geschlechtlich wieder leistungsfähig werden. In der Tat war dies, analog wie bei weiblichen Tieren nach Ovarientransplantation, bis zu einem gewissen Umfang der Fall. Ein objektiver Beweis hierfür war die Wiederkehr der Spermatogenese. Auch der allgemeine Zustand wurde ein belebterer, die Tiere wiesen einen „Rückschlag ins Jugendliche“ auf. Unbewiesen ist aber, daß durch einen solchen Eingriff das Leben verlängert werden könne [TRENDELENBURG (*58*)]. Auch durch Unterbindung der Samenstränge alter Tiere (Ratten) versuchte STEINACH eine solche Verjüngung zu erreichen. Es sollte danach eine Hypertrophie der angeblich Hodenhormon produzierenden LEYDIGschen Zwischenzellen eintreten, wodurch eine Steigerung der Hormonabgabe bedingt würde. Wenn nun auch die inkretorische Funktion der Zwischenzellen höchstwahrscheinlich ist, so ist doch zu sagen, daß weder die Hypertrophie dieser Zellen, noch die eingetretene Verjüngung der Tiere von anderen Untersuchern bestätigt werden konnten. Die tatsächlich nach der Vasoligatur oft eintretende Belebung der psychischen Funktionen, insbesondere des Geschlechtstriebes, ist nach TRENDELENBURG (*58*) wahrscheinlich auf eine *zeitweilige* vermehrte Aufnahme von Hodenhormon in den Kreislauf aus dem nach der Vasoligatur zugrunde gehenden Keimgewebe zurückzuführen. Längere Zeit hält die Hormonproduktion keineswegs an, im Gegenteil, sie nimmt stark ab.

Eine ausführliche und kritische Darstellung der Wirkung der Vasoligatur und der Transplantation auf den alternden Organismus der Tiere gibt ROMEIS (*59*). — Auf die Eingriffe beim Menschen und ihre Wirkungen werden wir unten eingehen.

Die *Wirkung der Injektion von Hodenextrakten* war bis vor einigen Jahren gegenüber derjenigen der Transplantation sehr viel unsicherer. Die Kastrationsatrophie der Geschlechtsorgane sollte nach einigen Untersuchern verhindert werden, andere Autoren konnten nichts Derartiges feststellen. Es erübrigt sich, auf diese älteren Versuche näher einzugehen, zumal sich Wirkungen unspezifischer Art bei ihnen nicht ausschließen lassen. Wir erwähnten schon, daß die damals Aufsehen erregenden Berichte BROWN-SÉQUARDS, der nach Injektionen von Hodenauszügen eine deutliche „Verjüngung" beobachtet haben wollte, zum größten Teil auf Autosuggestion beruhten.

Erst die Herstellung *wirksamer, konzentrierterer Hodenextrakte und die reinen, spezifischen Hodenhormons* führten zu vollkommenen Substitutionswirkungen, die weit konstanter waren als die der Transplantation von Hodengewebe. Das Wachstum des geschrumpften Hahnenkamms des Kapauns geht proportional der zugeführten Menge von Sexualhormon vor sich und dient, wie erwähnt, als quantitativer Test. Die Kastrationsatrophie des Warmblütergenitale, der Samenblasen und der Prostata, wird beseitigt. Auch hierauf ließ sich eine biologische Nachweisreaktion aufbauen, der Vesiculärdrüsentest. Eine weitere Reaktion, der Motilitätstest, beruht auf der Aufrechterhaltung der Spermienbeweglichkeit im Nebenhoden des kastrierten Meerschweinchens, das Hormon erhält, im Gegensatz zu einem kastrierten, nicht behandelten Tier.

Über Stoffwechselwirkungen des Androsterons ist bisher kaum Näheres bekannt.

4. Wirkungen der Hormonzufuhr am ungleichen Geschlecht.

Kurz hingewiesen sei auf die experimentellen Versuche der Erzeugung einer *Geschlechtsumstimmung* und eines *Hermaphroditismus*. Es ist das ein Gebiet, das großes theoretisches, weniger praktisches Interesse besitzt. Auch die Beobachtungen derartiger Zustände beim Menschen sind mehr von Bedeutung für die Lehre von der Geschlechtsentwicklung als für die eigentliche Klinik.

Aus den Ergebnissen der Transplantationsversuche von Keimdrüsen wie der Versuche mit Zufuhr von Sexualhormon ist zu folgern, daß *die geschlechtlich differenzierten Organe von Wirbeltieren durch die Hormone andersgeschlechtlicher Keimdrüsen eindeutig beeinflußt werden können* (*60*). Man spricht von „*Maskulinisierung*", wenn männliche Keimdrüsen bzw. deren Hormone auf weibliche Tiere übertragen werden, umgekehrt von „*Feminisierung*" bei Zufuhr weiblichen Keimdrüsenmaterials oder Hormons auf männliche Tiere. STEINACH (*61*) hat hier grundlegende Versuche ausgeführt.

Relativ am leichtesten gelingt die *„Geschlechtsumstimmung" bei männlichen kastrierten Tieren.* Überpflanzt man auf sie, — meist nimmt man zu diesen Versuchen junge Ratten oder Meerschweinchen, — Eierstocksgewebe, so kann dieses jahrelang überleben. Während bei dem kastrierten Tier die ihm eigenen männlichen Geschlechtsorgane atrophieren, macht sich ein weiblicher Wachstumstyp bemerkbar: die Knochen werden zarter, das Haarkleid wird weicher, der Fettansatz wird typisch weiblich. Brustwarzen und Brustdrüsen bilden sich wie beim echten weiblichen Tier aus. Die Brustdrüsen sondern sogar Milch ab und die Tiere lassen saugen. Auch die psychischen Geschlechtseigenschaften werden umgestimmt (*62*). Nicht nur durch Überpflanzung, auch durch Injektion weiblichen Sexualhormons lassen sich bei kastrierten jungen männlichen Säugetieren diese Veränderungen erzeugen.

Etwas schwieriger ist die *Maskulinisierung.* Doch sind auch hier die analogen Resultate erzielbar, vor allem wenn man wiederholt implantiert und die Blutsverwandtschaft ausnützt. Während die eigenen Geschlechtsorgane der kastrierten weiblichen Tiere die typische Atrophie aufweisen, entwickelt sich der die Klitoris darstellende Urethralhöcker der Ratten und Meerschweinchen zu einem penisähnlichen Gebilde mit Vorhaut. Es kommt ein mehr männlicher Wachstumstyp zustande. Die maskulinisierten Weibchen weisen einen typisch männlichen Sexualtrieb auf (*62*).

Nicht nur eine Geschlechts*umstimmung,* auch ein *Hermaphroditismus* ist experimentell, durch gleichzeitige Implantation heterologer Gonaden, herstellbar. Hier sind Meerschweinchen noch geeigneter als Ratten. Am besten gelingt die gleichzeitige Transplantation homologer und heterologer Geschlechtsdrüsen auf dasselbe *kastrierte,* infantile Tier [ASHER (*63*)]. STEINACH hat diese von SAND angegebene Methode zuerst mit Erfolg angewandt. Derartige Zwittertiere zeigen einen männlichen Charakter hinsichtlich Körperwachstum, Penis und Samenblasen, einen weiblichen hinsichtlich der Milchdrüsen. Durch spätere Entfernung des einen oder des anderen überpflanzten Keimdrüsenanteils kann man beliebig den Wachstumstyp und das psychisch-sexuelle Verhalten umändern. — Auch durch Einpflanzung des Eierstocks in den Hoden sind derartige Hermaphroditen erzielbar. Nach ASHER (*63*) lehrt dies eindringlich, daß *„keine unmittelbare gegenseitige Hemmung von Hoden und Eierstock* ausgeübt wird".

Diese Feststellung ist wichtig. Denn es ist wohl so, daß *sogar dem Follikelhormon eine Bedeutung auch im männlichen Organismus zukommt.* Wahrscheinlich bereitet es die Muskulatur und das Bindegewebe des WOLFFschen Ganges auf die Wirkung von Hodenhormon vor [LAQUEUR (*64*)]. Führt man männlichen infantilen Tieren rein krystallinisches Follikelhormon zu, so erfahren Muskulatur und Bindegewebe der Samenblasen ein starkes Wachstum; das Samenblasenepithel selbst wächst allerdings nur nach Zufuhr von Hodenhormon [LAQUEUR (*65*)].

Eine *„antimaskuline" Wirkung des Follikelhormons* äußert sich, wie bereits erwähnt, nur in einer Hemmung des *Wachstums* des Hodens, nicht in einer Schädigung des Hodengewebes geschlechtsreifer Tiere.

Wir konnten hier nur einige Versuche aus diesem sehr umfangreichen Forschungsgebiet anführen. Betreffs der Einzelheiten muß vor allem auf die ausführlichen Darstellungen von BERNER (*66*) und von KNUD SAND (*67*) hingewiesen werden. Die Fortführung der Untersuchungen mit den jetzt vorliegenden spezifischen Wirkstoffen weiblicher und männlicher Keimdrüsen verspricht weitere Aufklärung über das Zustandekommen der geschlechtlichen Entwicklung und Differenzierung.

5. Sexualhormone und Sexus.

Bei einer Betrachtung der von den Geschlechtsdrüsen ausgehenden Wirkungen darf eine, wenn auch nur ganz kurze Stellungnahme zu dem *Begriff des „Geschlechts"* nicht fehlen. Wir müssen hier u. a. auf die klaren Ausführungen CLAUBERGS (*68*) zu diesem Thema verweisen.

Clauberg sagt mit Recht, daß es sich bei den Sexualhormonen eigentlich nur um „Sexual*organ*hormone“ handelt, um Stoffe, die in den Keimdrüsen gebildet werden und die den morphologischen Auf- und Umbau der gesamten Geschlechtsorgane dirigieren. *Für die Entwicklung der sog. sekundären Geschlechtsmerkmale kommen die Geschlechtsdrüsen zweifellos nicht allein in Betracht.* Hier müssen wir auch an die Nebennierenrinde, die Hypophyse, den Thymus, die Schilddrüse denken. Auf die bei Nebennierenrindengeschwülsten sich entwickelnde sexuelle Frühreife haben wir oben hingewiesen. *Auch bei fehlenden Geschlechtsdrüsen können die übrigen Geschlechtszeichen einen eindeutig männlichen oder weiblichen Charakter aufweisen,* was sich nach Berblinger (*69*) aus dem Vorgange bei der Vererbung des Geschlechts erklärt. Poll (*70*) spricht von eigentlichen oder essentiellen Geschlechtszeichen im Gegensatz zu zusätzlichen oder akzidentellen.

In ähnlicher Weise ist auch das für den Sexus kennzeichnende *Triebgefühl keineswegs allein hormonal bedingt.* Wir wissen darüber noch sehr wenig. Beobachtungen an kastrierten Tieren und an keimdrüsenexstirpierten oder geschlechtlich leistungsunfähigen Menschen, aber auch an Menschen mit durchaus leistungsfähigem, funktionierendem Genitalapparat haben gezeigt, daß „sicherlich nervöse, psychische und andere Faktoren gleichzeitig oder sogar hauptsächlich im Spiele sind“ (Clauberg). Von Interesse ist hierbei auch, daß die Behandlung von Frauen mit sehr hohen Dosen Follikelhormons lediglich allgemeines Wohlbefinden, mehr Schlafbedürfnis und zum Teil Appetitsteigerung zur Folge hatte [Clauberg (*71*)]. Nur enorm hohe Dosen von Follikelhormon können beim Tier und anscheinend auch beim Menschen zu einer Beeinflussung der Libido führen. Hier werden aber auch die Hypophyse und der Gesamtorganismus stimuliert. Von großer Bedeutung für die Ausbildung und die Erhaltung des Geschlechtsgefühls scheint nach allem, was wir bisher wissen, das *Zentralnervensystem* zu sein.

6. Bildungsstätte des männlichen Sexualhormons und Bedingungen seiner Sekretion.

a) Bildungsstätte des Hodenhormons.

Bisher haben wir noch kaum von dem Ort der Bildung des männlichen Keimdrüsenhormons gesprochen. Auch kann auf dieses sehr umstritten gewesene, bis jetzt noch nicht ganz geklärte Gebiet keineswegs in extenso eingegangen werden. Aber die hauptsächlichsten, verschiedenen Ansichten müssen dargestellt werden.

Als mögliche Bildungsstätte kommen in Betracht die zelligen Elemente des Sperma, das samenbildende Gewebe, das Gewebe der Sertolischen Zellen und die Leydigschen Zwischenzellen.

Das Sperma ist das „äußere Sekret“ der Keimdrüsen. Auch nach Versuchen an kastrierten Tieren kann es keineswegs als Produktionsstätte des Hormons in Frage kommen.

Dagegen wird bekanntlich von den meisten Autoren, besonders von Bouin und Steinach, die *innersekretorische Funktion der Leydigschen Zwischenzellen* mit Nachdruck betont. Wir erwähnten oben die angebliche Hypertrophie der Zwischenzellen nach der *Vasoligatur.* Sie diente neben anderem als Beweis für eine Hormonbildung in den Zwischenzellen. Jedoch ist dieser Beweis von anderen Autoren nicht als ein vollgültiger anerkannt. Man hat auch versucht, durch *Einwirkung von Röntgenstrahlen auf das Hodengewebe* (*72*) der Frage näherzukommen.

Durch die Röntgenstrahlen werden vor allem die Spermatogonien geschädigt. Eine Neubildung von Spermatocyten kommt nicht mehr zustande. Jedoch bleiben kleine Reste des samenbildenden Gewebes immer erhalten. Es gelingt nicht, durch die Bestrahlung lediglich ein aus Zwischenzellen sich zusammensetzendes Hodengewebe zu erhalten, selbst wenn die Menge dieser Zellen zunimmt. Der Beweis für eine Hormonproduktion der LEYDIGschen Zellen ist daher mit dieser Methode nicht zu führen.

Wir können auf die verschiedenen Beweisversuche für die hormonproduzierende Rolle der Zwischenzellen hier nicht im einzelnen eingehen. Als stärkstes Argument dienten und dienen wohl die *Hodenimplantationsversuche* bei kastrierten Rattenmännchen. In den Implantaten fanden sich später nur noch enorm gewucherte LEYDIGsche Zellen. Trotzdem waren die Samenblasen und die Prostata vollständig erhalten und funktionstüchtig (*73*). Ähnliche Schlüsse zog man aus Befunden beim klinischen und experimentellen *Kryptorchismus* (*74*). Die Verlagerung der Hoden, besonders die experimentelle, bewirkt eine Atrophie der Samenkanälchen und eine Hyperplasie der Zwischenzellen. Trotzdem bleiben die männlichen Geschlechtscharaktere erhalten. Einen sehr starken Beweis für die inkretorische Funktion der Zwischenzellen stellen die neueren Versuche über die *Einwirkung der gonadotropen Wirkstoffe* auf den Hoden dar (siehe Hypophyse).

Gegen die Ansicht von der hormonproduzierenden Funktion der LEYDIGschen Zellen würde nun u. a. die *starke Variabilität des Zwischengewebes bei verschiedenen Tierarten* sprechen. Wir wiesen in den morphologischen Bemerkungen auf sie hin. BERBLINGER (*75*), der über Beobachtungen von Eunuchoidismus mit starker Zwischenzellwucherung berichtete, glaubt auf Grund solcher und anderer Befunde, daß *keinesfalls, wenigstens nicht beim Menschen, die LEYDIGschen Zellen allein das Hodenhormon liefern, sondern daß sowohl die samenbildenden Epithelien wie die indifferenten Hodenzellen hierfür in Betracht kommen.* Sie bildeten eine funktionelle Einheit, wobei allerdings den Zwischenzellen mehr eine Bedeutung für die Inkretspeicherung und Inkretabgabe zukomme. Auch REISS (*76*) erhebt bemerkenswerte Einwände gegen die inkretorische Rolle der Zwischenzellen. Er konnte aus kryptorchen Schweinehoden, die fast vollständig aus Zwischenzellen bestehen, meist sehr viel weniger wirksame Extrakte herstellen als aus der gleichen Menge Stierhoden.

Nach SAND (*77*), dem sehr erfahrenen Kenner der Physiologie des Hodens, spricht zugunsten des *Samenepithels selbst* als Hormonproduzent so wenig, daß diese Möglichkeit fast mit Bestimmtheit abzulehnen sei. Es bleiben also nur die SERTOLIschen Zellen und die Zwischenzellen übrig. SAND hat hier bereits 1918 seine „Vikartheorie" aufgestellt. Danach vertreten die LEYDIGschen Zellen sowohl den wichtigsten Faktor in der Ernährung des Tubulusepithels wie auch in der endokrinen Funktion des Hodens. Doch seien die Funktionen wohl nicht einseitig absolut an ein einzelnes Gewebe gebunden. Die Zelltypen, im besonderen die LEYDIGschen und die SERTOLIschen Zellen, könnten sich einander unter Umständen vertreten oder ergänzen.

Wir müssen also wohl in den LEYDIGschen Zwischenzellen die Hauptproduzenten des männlichen Sexualhormons erblicken. Daneben kommen aber auch die SERTOLIschen Zellen als Hormonbildner in Betracht.

b) Bedingungen der Sekretion des Hodenhormons.

Bei Besprechung der Hypophyse wurde über die Einwirkung der gonadotropen Wirkstoffe des Hypophysenvorderlappens bzw. des aus Gravidenharn gewonnenen Prolans auf die männlichen Keimdrüsen berichtet. Weniger das Wachstum der generativen Anteile des Hodens als dasjenige der Zwischenzellen und der Anhangsdrüsen, Samenblasen und Prostata, wird durch gonadotropen Wirkstoff in deutlich förderndem Sinne beeinflußt. Es erhebt sich die Frage, ob nicht die Hormonproduktion des Hodens, ähnlich wie der weiblichen Keimdrüsen, von übergeordneten Stellen, etwa auch vom Hypophysenvorderlappen aus, reguliert wird.

Jedoch, die Verhältnisse sind beim männlichen Sexualhormon *noch sehr wenig geklärt.* Es liegt das zum Teil daran, daß eine Reihe von zu Versuchen an sich geeigneten Säugetieren das Hormon ohne eine solche Periodizität absondern, wie sie für das weibliche Geschlecht in Betracht kommt (*78*). Wir sind hier größtenteils auf das Ergebnis zukünftiger Untersuchungen angewiesen.

7. Beziehungen der männlichen Keimdrüsen zu anderen innersekretorischen Organen.

Über die Wechselbeziehungen zwischen Hoden und anderen innersekretorischen Drüsen sind die wichtigsten Angaben bei den verschiedenen Organen gemacht worden. Wir weisen kurz noch einmal auf die engen Wechselbeziehungen mit dem Hypophysenvorderlappen, der Schilddrüse und der Nebennierenrinde hin.

Während die Entfernung des *Hypophysenvorderlappens* die Hodenentwicklung hemmt und gonadotropes Hormon das Wachstum der männlichen Keimdrüsen und ihrer Anhangsdrüsen steigert, hemmt das Hodenhormon die Ausbildung und Funktion des Vorderlappens. Die Hodenexstirpation bedingt häufig eine Hypertrophie des Hypophysenvorderlappens und damit u. a. ein gesteigertes Wachstum [siehe TRENDELENBURG (*79*)].

*Schilddrüsen*entfernung hat eine mangelhafte Entwicklung des Hodengewebes zur Folge, Zufuhr von Thyroxin schädigt es oft. Umgekehrt hemmt die Hodenexstirpation das Wachstum der Schilddrüse, bzw. es wird eine Verkleinerung der Schilddrüse bedingt, Hodenhormon fördert die Schilddrüsensekretion (*80*).

Entfernung der *Nebennieren* bedingt oft eine Hemmung der Spermatogenese. Vor allem wird auch die Ausbildung der sekundären Geschlechtsmerkmale in hemmendem Sinne beeinflußt. Der Hypergenitalismus bei Nebennierenrindengeschwülsten ist allgemein bekannt. Die Kastration führt zu einer Hypertrophie der Nebennierenrinde.

Manche Beziehungen zu anderen innersekretorischen Drüsen sind noch unklar bzw. unbekannt. Hier werden Untersuchungen mit reinem Hodenhormon Aufklärung schaffen müssen.

II. Erkrankungen der männlichen Keimdrüsen.

Die Erkrankungen der *männlichen* Keimdrüsen, — lediglich mit ihnen haben wir uns hier zu beschäftigen, — kommen für unser Thema nur insoweit in Frage, als durch sie eine Störung der innersekretorischen Funktion des Hodens bewirkt wird. Die „äußere Hodensekretion", mit der man die Bildung der Geschlechtszellen bezeichnen könnte, müssen wir grundsätzlich von der Hormonproduktion trennen. Jene geht in dem generativen Anteil des Hodengewebes, in den samenbildenden Zellen, vor sich; diese ist, wie wir ausführten, sehr wahrscheinlich und in der Hauptsache an die LEYDIGschen Zwischenzellen, daneben wohl auch an die SERTOLIschen, die Samenkanälchen auskleidenden Zellen, gebunden. Ein solcher für die Physiologie berechtigter strenger Unterschied läßt sich allerdings in der Klinik und in der Pathologie nicht in dem Maße aufrechterhalten. Wir haben meist *keine isolierte Schädigung* des generativen oder des hormonbildenden Keimdrüsenanteils bei den verschiedenen Erkrankungen vor uns. Beide Teile sind in gleicher Weise betroffen.

Ein Überblick über die Krankheitszustände, die mit einer Herabsetzung bzw. Steigerung der Keimdrüsenfunktion einhergehen, möge mit einer kurzen Darstellung der Bestrebungen zu einer „Verjüngung" des Organismus verbunden werden.

A. Hypogenitalismus.

Ein Hypogenitalismus kann auf völligem oder auf teilweisem Verlust der Keimdrüsen beruhen. Von Wichtigkeit ist der Zeitpunkt, an dem die Schädigung auftrat. Die Entwicklung und das ganze Bild der Frühkastrierten ist ein anderes als das der spät, nach der Geschlechtsreife, Kastrierten. Es ergibt sich danach für den Hypogenitalismus eine klinische Einteilung, wie sie auch FALTA (*81*) und RICHTER (*82*) vorgenommen haben, 1. in den Zustand der *Frühkastration*, 2. in den der *Spätkastration* und 3. in den des *Eunuchoidismus*. Bei diesem kann man einen Früh- von einem Späteunuchoidismus abtrennen.

1. Erscheinungen und Ursachen des Hypogenitalismus.

Das *klinische Bild* haben wir im physiologischen Teil bei Besprechung der Folgen der Keimdrüsenentfernung ganz kursorisch bereits gestreift. Charakteristisch ist bei den *Frühkastraten* die durchaus mangelhafte Entwicklung der Genitalien und das fehlende Auftreten sekundärer Geschlechtsmerkmale. Hinzu tritt die Wirkung auf das Wachstum, das eine deutliche Förderung erfährt (disproportionierter Hochwuchs infolge Offenbleiben der Epiphysenfugen) und das wohl auf eine durch die Kastration bedingte Anregung der Produktion von Hypophysenvorderlappenwachstumshormon zu beziehen ist. Bei einem Teil der Kastrierten entwickelt sich eine auffallende Fettsucht von typisch weiblicher Form. Diese fetten und gedunsen aussehenden Kastraten stehen zu der eben erwähnten Gruppe der hoch aufgeschossenen und mageren in einem auffallenden Gegensatz. Von weiteren Symptomen wären die einer häufigen Polydipsie und Polyurie und die einer manchmal zu beobachtenden starken Abnahme der Muskelkraft zu erwähnen. Auf die psychischen Veränderungen ist nicht einzugehen.

Die *Spätkastraten* weisen viel weniger kennzeichnende Veränderungen auf. Geschlechtsorgane und Geschlechtsmerkmale bilden sich in recht geringem Umfang zurück. Der Grundumsatz soll gewöhnlich, etwa um 20%, herabgesetzt sein, desgleichen die spezifisch-dynamische Wirkung. Ein Fettwuchs tritt nur hier und da auf; ein Hochwuchs, wie bei den Frühkastraten, ist selten. Libido und Potenz nehmen zu allermeist ab. Doch gibt es hier nicht wenige individuelle Unterschiede. Auch die Spätkastraten sollen ein wesentliches Nachlassen der Muskelkraft bzw. ein Erschlaffen des Tonus der Muskulatur aufweisen [RICHTER (*83*)]. Betreffs psychischer Störungen sei auf die Darstellungen von LANGE (*84*) und WOLF (*85*) verwiesen.

Die Ursachen für den Verlust der Keimdrüsen können recht verschiedenartige sein: Trauma, operative Entfernung wegen Erkrankungen, besonders Tuberkulose, oder aus anderen Ursachen (bei Verbrechern, bestimmten Geisteskranken usw.).

Beim *Eunuchoidismus* bestehen wiederum Unterschiede je nach dem Zeitpunkt des Eintrittes der mangelnden Keimdrüsenfunktion. Bei den *Früheunuchoiden* ähneln die klinischen Symptome und Befunde stark denen bei den Frühkastraten. Das Genitale ist hypoplastisch, meist mißgebildet; die Geschlechtsmerkmale sind nur mangelhaft entwickelt. Die Genitalfunktion ist hochgradig herabgesetzt oder sie fehlt ganz. Auch für diese Zustände ist der Hochwuchs typisch, wieder mit der auffallenden Länge der Extremitäten. Auch eine Fettsucht kann sich bei einem Teil der Fälle entwickeln, sie ist dann von demselben Typ und derselben Verteilung wie bei echten Eunuchen. Der Grundumsatz ist nicht wesentlich herabgesetzt [FALTA (*86*) u. a.]. Auch bei den Eunuchoiden sind gewisse psychische Störungen vorhanden, doch sind sie im Vergleich zu denen bei den echten Kastraten gering.

Pathologisch-anatomisch weisen die außerordentlich kleinen Hoden nur spärlich Samenkanälchen auf; doch ist gelegentlich eine Spermatogenese zu beobachten. Die Zwischenzellen verhalten sich unterschiedlich; sie können stark unterentwickelt, aber auch reichlich vorhanden sein (*87*). — Pathogenetisch handelt es sich meist um eine kongenitale Entwicklungshemmung, nach Falta (*87*) sogar um eine Mißbildung. Das meist zu beobachtende Offenbleiben der Leistenkanäle und der mangelhafte Descensus, ebenso die häufige Vergesellschaftung des Eunuchoidismus mit Idiotie und Epilepsie, sprechen dafür. Falta denkt an Entwicklungshemmungen des Gehirns als primäre Ursache und an eine Mitbeteiligung der in der Regio hypothalamica anzunehmenden trophischen Zentren für die Keimdrüsen. Für den Hochwuchs kann eine wohl sekundäre Mitbeteiligung des Hypophysenvorderlappens in Betracht kommen. Möglicherweise hängt auch die Fettsucht, die bei dem anderen, „fetten" Typ zu beobachten ist, mit Funktionsänderungen der Hypophyse zusammen. Die Nebennierenrinde spielt wohl ebenfalls bei dem Auftreten gewisser Erscheinungen eine Rolle.

Wichtig ist die Abtrennung des Eunuchoidismus von einem Infantilismus, bei dem auch eine Unterentwicklung, aber keine Mißbildung des Genitale vorhanden ist. Als weitere differentialdiagnostisch abzugrenzende Erkrankung kommt die Dystrophia adiposogenitalis in Betracht.

Bei den besonders von Falta von den Früheunuchoiden abgetrennten *Späteunuchoiden* treten die Veränderungen des Genitale und der sekundären Geschlechtsmerkmale erst in der Geschlechtsreife auf. Die Symptome ähneln im wesentlichen denen des Früheunuchoidismus. Nur sind sie schwächer ausgebildet, und es fehlen meist, wie bei den Spätkastraten, Veränderungen des Wachstums. Der Grundumsatz ist bei Früh- und Späteunuchoiden im allgemeinen normal (*88*).

Pathogenetisch können die verschiedenartigsten Ursachen in Frage kommen: Trauma, Zerstörung des Hodengewebes auf luischer oder gonorrhoischer Basis und andere Erkrankungen der Keimdrüsen (durch Parotitis, Typhus und sonstige Infektionen).

Der Hermaphroditismus und die Homosexualität sind hier nicht zu behandeln, schon deswegen nicht, weil die Pathogenese dieser Zustände nicht auf abnorme Inkretwirkungen zurückzuführen ist (*89*). Über den experimentellen Hermaphroditismus sprachen wir oben kurz.

2. Zur Behandlung des Hypogenitalismus.

Die *Behandlung* des Hypogenitalismus hat nach Richter (*89*) nicht nur einen *Ersatz,* eine bloße Substitution des verlorengegangenen oder verminderten Keimdrüsenhormons, sondern viel mehr noch seine *Anreicherung,* seine Vermehrung, zum Ziel. Man kann hier in verschiedener Weise vorgehen, einmal Hodenextrakte bzw. -hormon verabreichen und Hodengewebe überpflanzen (reine Substitution), dann aber auch eine Anreicherung der noch im Körper vorhandenen Inkrete erstreben. Hierfür hat Steinach die Vasoligatur angegeben; es kommen weiter in Betracht die Röntgenbestrahlung, die Diathermie und die Sympathicusausschaltung an der Arteria spermatica.

Die verschiedenen Methoden seien in Kürze besprochen. Die Zahl der Arbeiten, die sich mit der Behandlung der Genitalinsuffizienz befassen, ist eine ganz außerordentlich große. Sehr oft fehlt die gerade auf diesem Gebiet so notwendige *Kritik der Erfolge.* Es erschwert das eine sachliche Beurteilung in hohem Grade.

a) Innere Behandlung mit Organextrakten und Hodenhormon. Die Behandlung des Hypogenitalismus mit *Extrakten aus Hodengewebe* hat sich gegenüber den organischen Folgen der Keimdrüseninsuffizienz als wirkungslos erwiesen [Richter (*90*), s. a. Romeis (*91*)]. Eine Steigerung der Libido, von der des öfteren berichtet wird, ist zu allermeist suggestiv bedingt. Nur beim Eunuchoidismus soll die Behandlung mit Keimdrüsenextrakten gelegentlich auch auf objektive Erscheinungen günstig einwirken, doch kommt eine ähnliche Wirkung auch der Schilddrüsenverabreichung zu.

Ob durch eine Behandlung mit *reinem Hodenhormon* wesentlich bessere Resultate erzielt werden können, steht noch nicht genügend fest. Zu versuchen wäre Androsteron, besonders bei durch Trauma oder Erkrankung bedingtem doppelseitigem Hodenverlust, bei Späteunuchoidismus und bei funktionellen Störungen.

Schittenhelm (*91*a) empfiehlt Testoviron (Schering) in Ampullen zu 5 mg intramuskulär zu injizieren, zunächst 14 Tage lang jeden 2. Tag, später jeden 3. Tag.

Mehrere Autoren wollen von der Verabreichung *gonadotropen Hypophysenvorderlappenhormons* Günstiges gesehen haben. Doch sind die Resultate nicht sehr überzeugend [Richter (*92*)]. — Auf die Behandlung des Kryptorchismus mit Prolan, zum Zweck des Hinabtretens des Hodens, gehen wir unten ein.

b) Die Transplantationsbehandlung. Wir erwähnten bereits im physiologischen Teil die *Transplantationsbehandlung* von Kastrationsfolgen. Zweifellos ist sie wirksamer als die bisherige innere Behandlung mit Extrakten aus Hodengewebe, doch müssen auch hier bei der Beurteilung Kritik und Skepsis am Platz sein. Wir können auf die einzelnen Berichte und Statistiken nicht eingehen (*93*). Besserungen, besonders bei Spätkastraten und Späteunuchoiden, sind erreichbar. Bei Frühkastrierten und Früheunuchoiden lassen sich begreiflicherweise versäumte Entwicklungen oder gar Mißbildungen durch eine Transplantation im späteren Leben nicht wieder einholen oder beseitigen. Wie die verschiedenen experimentellen Untersuchungen (*94*) gezeigt haben, besteht kein Anlaß, den verpflanzten Hoden hinsichtlich der Einheilungsmöglichkeiten anders zu beurteilen als die übrigen innersekretorischen Drüsen. Auch autoplastisch überpflanztes Hodengewebe verfällt der bindegewebigen Abkapselung, der cystischen Entartung oder dem Zerfall durch eindringendes Granulationsgewebe. Die Regenerationsvorgänge treten demgegenüber ganz in den Hintergrund, sie können keineswegs einen Dauererfolg garantieren. Was für die Autoplastik gilt, muß in noch höherem Grade für die Homoioplastik gelten, die ja für die menschlichen Verhältnisse so gut wie ausschließlich in Frage kommt.

Immerhin, eine *zeitweilige,* sogar jahrelange Hormonproduktion von der transplantierten Keimdrüsensubstanz ist, bei guter Einheilung, möglich und ebenso eine *Anregung* noch im Körper vorhandenen eigenen Keimdrüsengewebes. Das erklärt manche objektiv nachweisbaren Erfolge, nicht nur bei Eunuchoiden, auch bei einigen Vollkastraten.

Ob bei der von Voronoff ausgeführten Verpflanzung von Hoden menschenähnlicher Affen dieses Material als ein „homoioplastisches" bezeichnet werden kann, wie Voronoff annimmt, muß bezweifelt werden. Bekanntlich hat Voronoff die Hodentransplantation vor allem zu Zwecken der „*Verjüngung*" ausgeführt.

Er hat (*95*), ausgehend von experimentellen Transplantationen, auch beim Menschen Überpflanzungen von Keimdrüsen menschenähnlicher Affen vorgenommen. Er pflanzte die Hodenstücke nicht in die Bauchdecken, sondern in die Tunica vaginalis ein und will hierdurch bessere Bedingungen für die Ernährung des Transplantates geschaffen haben. Auch soll der Effekt infolge der Abgabe der Wirkstoffe von dem Ort, der normalerweise als Ausgangsstelle in Frage kommt, ein größerer sein.

Die pathologisch-anatomischen Befunde Voronoffs, der über ein Jahr nach der Verpflanzung an dem zwar verkleinerten und bindegewebig durchsetzten transplantierten Gewebe das deutliche Vorhandensein von Samenkanälchen festgestellt haben will, konnten von einer Reihe von Nachuntersuchern nicht bestätigt werden (*96, 97*).

Auch die Berechtigung der Operationsindikation Voronoffs zur Verhütung des Alterns bzw. zur Verjüngung muß in dieser allgemeinen Fassung abgelehnt werden. Es läßt sich durch solche Keimdrüsenüberpflanzungen, selbst wenn die Transplantate an sich einheilen, das Leben nicht verlängern, der physiologische Altersprozeß des Körpers nicht aufhalten. Auch ist nicht einzusehen, daß „eine künstliche Lebensverlängerung eines Greises ein erstrebenswertes Ziel ist, weder für diesen selbst noch für die Allgemeinheit" [FROMME (*98*)].

Dem Gedanken VORONOFFS, das Scrotum als Implantationsort zu wählen, scheint eine gewisse Berechtigung zuzukommen. Im Scrotum herrscht eine Temperatur, die um 2 bis 6 Grad tiefer ist als die in der Bauchhöhle. Der Hoden soll die ganze Körperwärme nicht vertragen, das Scrotum daher eine thermoregulatorische Rolle bei der Hodenfunktion spielen [KRAINER (*99*)].

c) Die Vasoligatur (STEINACHsche Operation). Auch auf das STEINACHsche Verfahren der *Vasoligatur* haben wir bereits im physiologischen Teil hingewiesen. Durch die Unterbindung der Samenstränge wird eine Stauung des Spermas in den Hodenkanälchen und damit eine Druckatrophie des samenbereitenden Epithels bewirkt. Hypertrophie der Zwischenzellen des Hodens und damit eine vermehrte Hormonproduktion soll die Folge sein. Diese wiederum sollte sich günstig auf die allgemeine und die geschlechtliche Leistungsfähigkeit auswirken, es sollte gleichsam zu einer „Verjüngung" kommen. Wir sagten schon, die experimentellen Befunde STEINACHS wurden keineswegs bestätigt. Ebenso verhält es sich hinsichtlich der Eingriffe an Menschen (übersichtliche und kritische Darstellung bei ROMEIS (*100*).

Selbst wenn die Unterbindung der Vasa deferentia eine Einwirkung auf den Zwischenzellenapparat ausüben würde, — nach ROMEIS ist sie bisher in keinem einzigen Fall, weder beim Tier noch beim Menschen, festgestellt worden, — so ist damit eine vermehrte Hormonproduktion und -abgabe aus diesen Zellen durchaus nicht notwendig verbunden. Die öfter zu beobachtende Steigerung der Libido kann ebenso wie im Experiment durch eine zeitweilige vermehrte Aufnahme von Hormon aus dem Zerfall des samenbereitenden Hodenanteils erklärt werden (*101*). Sie hält nur relativ kurze Zeit an; die Hormonproduktion sinkt später um so tiefer ab. U. a. konnte BLUM (*102*) nach Vasoligatur zu Verjüngungszwecken wohl eine gewisse Hebung des Allgemeinbefindens feststellen, niemals aber einen Erfolg hinsichtlich des Wiederauftretens einer geschwundenen Potentia coeundi.

Gegen die STEINACHsche Auffassung sprechen auch die chirurgischen Erfahrungen an solchen Prostatektomierten, die mit doppelseitiger Resektion der Samenstränge behandelt wurden. Es ist bei ihnen nie über Verjüngungserscheinungen berichtet worden. Wenn STEINACH das öfter zu beobachtende Wiederaufleben prostatektomierter Kranker für seine Hypothese ins Feld führt, so muß MÜHSAM (*103*) zugestimmt werden, daß hierfür der nächstliegende Grund in der Beseitigung eines auf den ganzen Körperzustand, die Nierenfunktion usw. in höchstem Grade schädigend einwirkenden Leidens liegen dürfte.

Es sind also die angeblichen Erfolge der STEINACHschen Operation mit großer Skepsis anzusehen. Die gelegentlich feststellbare allgemeine Belebung dauert nur kurze Zeit an, ebenso wie die Erhöhung des Grundumsatzes nach diesem Eingriff vorübergehender Natur ist [LOEWY und ZONDEK (*104*)]. *Von einer allgemeinen Verjüngung kann gar keine Rede sein.* In über der Hälfte der Fälle ist überhaupt kein Einfluß festzustellen [KAUDERS (*105*)].

Die *Röntgenbestrahlung* der Hoden und die *Sympathicusausschaltung* an der Arteria spermatica und andere Verfahren zum Zwecke einer Verjüngung sind wohl als noch weniger begründet anzusehen als die Vasoligatur. Wir verzichten deshalb auf ihre nähere Erörterung und verweisen u. a. auf ROMEIS (*106*) und BLUM (*107*).

Fassen wir zusammen, so erscheinen die Resultate einer Behandlung des Hypogenitalismus und die einer „Verjüngungs"therapie keineswegs so vorzüglich, wie das aus manchen Berichten gefolgert werden könnte. Gewiß sind hier und da Erfolge zu verzeichnen, besonders bei Spätkastrierten und Späteunuchoiden. Aber sie sind doch recht wechselnd. Besonderer Nachdruck ist auf die

Indikationsstellung zu legen. *Sie wird sich von unphysiologischen und naturwidrigen Gedankengängen fernhalten und streng ärztlichen und damit ethischen Richtlinien folgen müssen.*

B. Hypergenitalismus.

Dem *Hypergenitalismus,* der sich vor allem in den Erscheinungen der vorzeitigen Geschlechtsreife äußert, sind wir schon bei der Nebennierenrinde und der Epiphyse begegnet. Nebennierenrindentumoren und Geschwülste der Zirbeldrüse können das klinische Bild der *Pubertas praecox* bzw. der Makrogenitosomia praecox ebenso und relativ weit häufiger auslösen als primäre Geschwülste des Hodens.

Nach RICHTER (*108*) sind Beobachtungen von alleinigen Anomalien der Keimdrüsen als Ursache des Hypergenitalismus eine große Seltenheit. Es ist nur der Fall von SACCHI als beweisend anzusehen. Hier handelte es sich um ein Hodencarcinom bei einem Knaben, der die Zeichen der Pubertas praecox aufwies, die nach der Entfernung des Tumors schwanden.

Von Interesse ist hier die Frage, ob es Geschwülste gibt, die sich *allein aus Zwischenzellen,* den vermutlichen Hormonbildnern, zusammensetzen. Das scheint nach DÜRCK (*109*), der 4 solche Fälle beschrieben hat, darunter einen bei Leistenhoden, der Fall zu sein. Es ergibt sich dann allerdings die weitere Frage, ob derartige Tumoren aus LEYDIGschen Zellen echte primäre Geschwülste sind, oder ob sie nicht, wie SIMMONDS und KUNZE (*110*) annehmen, Überschußregenerate nach Atrophie und Degeneration der Samenkanälchen darstellen. Auf weitere Beobachtungen von KAUFMANN (*111*) und auf die Mitteilungen über ähnliche Geschwülsten bei Tieren sei nur hingewiesen (*110*).

Von Wichtigkeit wäre eine genauere Kenntnis des funktionellen Zustandes der Keimdrüsen bei solchen Zwischenzellentumoren. Sie könnte einen wertvollen Beitrag zur Frage der inkretorischen Funktion der LEYDIGschen Zellen liefern.

C. Sexualhormone bei malignen Tumoren der Keimdrüsen. Sexualhormone und bösartige Geschwülste.

Im Anschluß an die Besprechung des primären keimdrüsenbedingten Hypergenitalismus sei in Kürze auf die *Beziehungen der übergeordneten und der spezifischen Geschlechtshormone zu malignen Tumoren* eingegangen. Wir stehen hier erst am Anfang unseres Wissens. Die bisher vorliegenden Einzeltatsachen experimenteller und klinischer Natur verheißen aber für die Zukunft auch *praktisch* wichtige Ergebnisse.

Daß Zusammenhänge bestehen, scheint aus den bisherigen Befunden mit Sicherheit gefolgert werden zu dürfen. Wir erwähnten schon in dem Kapitel Hypophyse, daß der *Hypophysenvorderlappen* und hier insbesondere der auf das Wachstum spezifisch einwirkende Inkretstoff eine Rolle auch beim Geschwulstwachstum spielen kann. Bei Ratten, denen die Adenohypophyse entfernt ist, wachsen implantierte Tumoren schlechter als bei den Kontrollen. Hingegen befördert Injektion von Wachstumshormon das Wachstum.

Aber nicht nur der wachstumsspezifische Stoff, auch die übergeordneten Geschlechtshormone sind irgendwie mitbeteiligt. *Gonadotropes Hormon* ist im Urin von Frauen mit Blasenmole und Chorionepitheliom und bei Metastasen dieser Geschwülste reichlich festzustellen [ASCHHEIM, R. MEYER (*112*) und viele andere], viel reichlicher als in der normalen Schwangerschaft. Die ausgeschiedenen Mengen sind allerdings im einzelnen hinsichtlich ihrer Quantität recht unterschiedlich. Mit größter Wahrscheinlichkeit ist anzunehmen, daß dieser

Wirkstoff im Tumorgewebe selbst produziert wird [CLAUBERG (*112*)]. Es konnte nicht verwundern, daß auch über eine Vermehrung des *Follikelhormons* bei Blasenmole (FELS) und bei Chorionepitheliom (DE SNOO) berichtet wurde (*113*). Indes steht die Ausscheidung des Follikelhormons in einem relativ sehr niedrigem Verhältnis zu den riesigen Hypophysenvorderlappenhormonmengen [CLAUBERG (*114*)].

Der Befund größerer Mengen gonadotropen Hormons im Urin von Frauen wurde in der Folgezeit direkt zu einem *diagnostischen Kriterium* für das Vorliegen einer Blasenmole bzw. eines Chorionepithelioms. Je mehr Hormon, desto wahrscheinlicher die Diagnose einer pathologischen Entartung (*115*). Allerdings ist auch jetzt noch die differentialdiagnostische Abgrenzung zu einer normalen Schwangerschaft nicht immer ohne weiteres durchführbar. Welcher *Art* der ausgeschiedene gonadotrope Wirkstoff ist, ob es sich um Prolan A oder B handelt, möge hier nicht erörtert werden. LAQUER (*116*) u. a. haben aus Harn von Carcinomkranken Präparate gewonnen, die neben Follikelreifung auch eine luteinisierende Wirkung aufweisen. Es ist sehr wohl möglich, daß es sich bei Prolan A und B nur um vermeintlich unterschiedliche Substanzen handelt.

Analog solchen Befunden ist nun auch bei Vorhandensein von Chorionepithelgewebe in Teratomen des Ovariums oder an anderen Stellen des Organismus und *bei Chorionepitheliom des Hodens, sowohl beim Mann wie bei Knaben, gonadotropes Hormon im Urin festgestellt* worden (*117*). Es erscheint möglich, hierauf schon jetzt eine spezifische Tumordiagnostik aufzubauen. Doch ist noch nicht alles geklärt.

Nach BRÜHL (*118*) soll die Ausscheidung von Prolan *B* durch den Träger eines Hodentumors auf ein Chorionepitheliom bzw. Teratom hindeuten; die von Prolan *A* habe nur dann eine Bedeutung, wenn große Mengen ausgeschieden werden. Die Ausscheidung geringer Mengen sei als Reaktionserscheinung des Körpers auf Wachstumsvorgänge oder auch als Reaktion auf eine Schädigung des Hodens anzusehen, sie finde sich in ähnlicher Weise wie bei einem Hodentumor auch bei Tuberkulose des Hodens und Nebenhodens.

Umgekehrt betont FERGUSON (*119*) auf Grund eines sehr großen Materials von untersuchten Hodengeschwülsten den Wert einer quantitativen Prolan *A*-Ausscheidung bei Hodenteratomen. Nach ihm kommt im Harn gesunder Männer oder von Männern mit gutartigen Hodengeschwülsten kein oder nur sehr wenig Prolan A vor. Anders beim Hoden- und extragenitalem Teratom oder beim Chorionepitheliom des Mannes. Man könne hier aus der Höhe des Hormonspiegels geradezu auf den feineren Bau des Teratoms schließen. In einigen Fällen sei mit Zunahme der Tumormassen (Metastasen) ein Ansteigen des Prolan A-Gehalts festzustellen.

Wir begnügen uns mit diesen Hinweisen. Wie mehrfach erwähnt, ist es wahrscheinlich, daß es sich beim Prolan A und B um *identische* Wirkstoffe handelt und daß lediglich Unterschiede *quantitativer* Art auch vermeintlich qualitative bedingen. Die weitere chemische Erforschung der gonadotropen Hormone wird uns wohl in der Zukunft volle Klarheit verschaffen. *Schon jetzt ist aber der große Wert derartiger biologischer Diagnosen für die Klinik der Hodentumoren zu betonen.* Der Nachweis reichlicher Mengen gonadotropen Hormons im Harn sichert die Diagnose eines Teratoms bzw. Chorionepithelioms des Hodens. Negative Proben sind nicht beweisend. Aber nicht nur für die Diagnose, auch für den Verlauf der Erkrankung ist die Beobachtung der Hormonausscheidung von hohem prognostischen Wert. Verringert sich die Ausscheidung nicht oder nimmt sie gar zu, so ist die Prognose schlecht. Außerordentlich wichtig ist der durch die Methode mögliche Nachweis von *Metastasen* in klinisch symptomloser Zeit. Damit ist für *einen* praktischen Fall ein Traum erfüllt, der von so vielen Ärzten gehegt wird. Nach BECLÈRE (*120*) u. a. ist der Prolannachweis auch das sicherste Kriterium für die Strahlenempfindlichkeit der Geschwülste und für die Kontrolle des Bestrahlungseffektes. Weitere Untersuchungen versprechen uns hier in der Zukunft noch manche Fortschritte zu bringen.

Morphologische Hypophysenvorderlappenveränderungen sind bei Chorionepitheliomen bisher noch nicht in eindeutiger Weise festgestellt worden (*121*).

Spezifisches Keimdrüsenhormon, wie *Follikelhormon,* wird zwar auch bei Chorionepitheliom (und Blasenmole) gelegentlich vermehrt im Urin ausgeschieden. Wir erwähnten aber schon, daß die Mengen weit geringer sind als die des gonadotropen Wirkstoffs. Über die Verhältnisse beim Chorionepitheliom des *Hodens* (*vermehrte* Ausschüttung auch des männlichen Keimdrüsenhormons?) liegen sichere Angaben bis jetzt nicht vor.

Sicher ist, daß *Follikelhormon aus Tumorgewebe,* besonders aus dem von Ovarial-, aber auch aus dem anderer Genitaltumoren, reichlich zu gewinnen ist (*122*). Lewis und Geschickter (*123*) fanden es in besonders hoher Konzentration in einem Fibroadenom der Mamma. Sie berichten über *Zusammenhänge der Ovarialhormone mit der Mastitis chronica cystica und mit dem Brustdrüsenkrebs.* Hier bedarf es noch sehr weiterer Untersuchungen, bevor einigermaßen Sicheres über die Bedeutung solcher Beziehungen ausgesagt werden kann. Die von einigen Autoren (*124*) behauptete günstige Wirkung von Ovarialextrakten auf die chronische cystische Mastitis spricht Taylor (*125*) als nicht spezifisch an. Nach ihm ist bei dieser Erkrankung eine spezifische Hyper- oder Hypofunktion des Ovariums nicht nachzuweisen. Es sei auf die ausführliche kritische Originalarbeit Taylors verwiesen.

Sicherlich bestehen **allgemeinere Beziehungen der Geschlechtshormone zum Zellwachstum.** Dafür sprechen u. a. die Befunde Engels (*126*), der im Blut männlicher *Tumor*mäuse größere Mengen von Follikulin fand als bei den Kontrollen, und zwar bei Carcinom- und Sarkom-Tieren mehr als bei Chondromtieren. Reiss will, wie wir oben bemerkten, wegen der so weiten Verbreitung des Follikelhormons in der Natur, auch in anorganischem Material, nicht mehr von „Follikel"hormon sprechen, sondern Bezeichnungen angewandt wissen, die die *allgemeine* Wirkungsrichtung des Stoffes kennzeichnen, wie „Oestrin" u. dgl.

Butenandt (*127*) und Druckrey (*128*) haben auf die allerdings mehr äußerliche Ähnlichkeit der Strukturformeln der Sexualhormone und der als krebserzeugend bekannten Substanzen, wie sie z. B. im Teer vorhanden sind, hingewiesen. Aber nur die krebserzeugenden Stoffe können einen Dauerreiz unterhalten, da sie im Gegensatz zu den Sexualhormonen nicht oxydierbar und nicht löslich sind.

Sauerbruch und Knake (*129*) sprechen den Sexualhormonen direkt oder im Wege der Wechselbeziehung zu anderen Blutdrüsen *(Hypophyse)* und der Milz eine *Schutzwirkung gegen Carcinomentwicklung* zu. Bei kastrierten und Parabiosetieren, auch nach Milzexstirpation, konnten sie ungleich häufiger einen bösartigen Tumor erzeugen als bei den Kontrolltieren. Es komme nach der Kastration zu vermehrter Ausschüttung von gonadotropem Hormon und dadurch möglicherweise zu einer für die Tumorentwicklung wesentlichen *Störung des Zellstoffwechsels.* Nach Sauerbruch bestehen hier Parallelen zur Klinik. Ihm war es aufgefallen, daß vor allem Menschen mit daniederliegender, gestörter Sexualfunktion von bösartigen Tumoren ergriffen werden. Da *im Alter* die Tätigkeit der Keimdrüsen herabgesetzt ist bzw. erlischt, sei hierdurch eine *natürliche Disposition* zur Tumorentwicklung gegeben.

Zweifellos liegen gewisse Zusammenhänge zwischen den Geschlechtsinkreten und dem Wachstum bösartiger Geschwülste vor. Ihre nähere Natur, die auslösenden Bedingungen werden in zukünftigen Untersuchungen im einzelnen geklärt werden müssen. Vorläufig sind die Widersprüche noch groß. Schon jetzt wird man sagen können, daß das Problem nicht einseitig von seiten der Keimdrüsen aus angesehen werden darf. Von größter Bedeutung ist die Tätigkeit der *Hypophyse,* andere Blutdrüsen kommen wohl ebenfalls in Betracht. Im höheren Lebensalter fällt die Hemmung des Hypophysenvorderlappens durch die Keimdrüsenhormone fort. Es scheint daher letztlich dem *Hypophysenvorderlappen* ein *überragender* Einfluß bei der Tumorentwicklung zuzukommen. — Aber die das Lebensgeschehen in den Zellen zweifellos in hohem Grade beeinflussende und regelnde Rolle der innersekretorischen Drüsen kann angesichts der Vielfältigkeit der das Tumorwachstum beeinflussenden Faktoren nur eine Seite dieses biologischen Problems erklären, allerdings eine sehr bedeutsame. Es sei hier u. a. auf das kritische Referat BAUERS (*130*) über die experimentelle Geschwulstforschung hingewiesen.

Ob die gesteigerte Tätigkeit des Hypophysenvorderlappens durch spezifisches Keimdrüsenhormon *wirksam* eingeschränkt werden kann, ist bis jetzt systematisch nicht festgestellt worden.

Auf die beherzigenswerten Ausführungen von REISS (*130a*) über interne (hormonale) Krebsbehandlung sei hingewiesen. Wir sind noch nicht so weit. Weder kennen wir manche hormonale Wirkungen auf *normale* Gewebe, noch können wir vorläufig die *endokrine Konstitution* des Krebsträgers, die Überproduktion bzw. das Fehlen gewisser Hormone, exakt erfassen.

III. Chirurgische Anzeigestellungen zur Zufuhr von Sexualhormonstoffen.

Die Zufuhr von Keimdrüsenhormon zwecks *Substitution* bei den Zuständen eines Hypogenitalismus haben wir bereits besprochen. Ihr Wert ist begreiflicherweise recht bedingt, Mißbildungen und versäumte Entwicklungen werden nicht behoben oder nachgeholt. Doch mögen manche *funktionellen* Störungen jetzt, wo wir einen *reinen*, spezifischen Wirkstoff besitzen, besser zu beeinflussen sein, als das früher der Fall war. Wir weisen im folgenden auf einige chirurgische Indikationsgebiete hin, die zwar auch mehr oder weniger auf Ausfallserscheinungen zurückgehen, die aber doch eine gewisse Selbständigkeit besitzen. Wir verbinden hierbei die Medikation der spezifischen Keimdrüsenwirkstoffe mit der des übergeordneten gonadotropen Hormons des Hypophysenvorderlappens. Beide Inkrete ergänzen sich ja in der Wirkung.

Auf die Therapie der **extragenitalen Ausfallserscheinungen von Frauen** mit Follikulin kann hier nicht eingegangen werden. Sie geht den Chirurgen nur gelegentlich an. Es sei lediglich auf die oft vorhandene übermäßige Ausscheidung von gonadotropem Hormon im Harn klimakterischer Frauen hingewiesen. Nach der Ansicht der meisten Gynäkologen geht die Wirkung der Follikelhormonbehandlung bei Ausfallserscheinungen der Frau über die Hypophyse, indem nämlich das Follikelhormon die gesteigerte Tätigkeit des Hypophysenvorderlappens dämpft (sog. Depressionseffekt). KAUFMANN (*131*) bezeichnet die Heilergebnisse bei Hormonbehandlung als einen „gewaltigen Fortschritt". Die so zahlreichen, durch fehlende Ovarialhormonproduktion bedingten Störungen im Organismus können jetzt sehr wirkungsvoll behandelt werden. Es sei an die des cardiovasculären Apparates (Wallungen, „Herzschmerzen") erinnert, vor allem auch an die in dem letzten Jahrzehnt besonders bearbeiteten klimakterischen *Gelenkerkrankungen*, die ja auch den Chirurgen gelegentlich beschäftigen.

Nicht nur die physiologischen Ausfallserscheinungen der Frau, *auch Mangelerscheinungen bereits in der Kindheit können mit bestimmten* **Gelenkerkrankungen** *zusammenhängen*. Man hat auf solche Krankheitsunterlagen bisher zu wenig geachtet. ERNST (*132*) hat vor kurzem bemerkenswerte Gesichtspunkte zur Erklärung der pathologischen Heilung von *traumatischen Epiphysenlösungen* beigebracht. Nach ihm können endokrine Störungen verschiedenster Art von entscheidender Bedeutung für den Heilungsablauf von Fugenknorpelverletzungen sein. Meist kommen für die pathologische Heilung, die vorzeitige bzw. ausbleibende Verknöcherung, Mangelerscheinungen der *Keimdrüsen,* weniger der Schilddrüse und der Hypophyse, in Frage. Es erscheint möglich, bei rechtzeitiger Erkennung solcher Unterfunktionen eine erfolgreiche kausale Hormontherapie zu treiben.

Sehr erörtert wird seit einigen Jahren die **Behandlung des Kryptorchismus** mit gonadotropem Hypophysenvorderlappen- bzw. Hodenhormon. Wir haben die zweifellos vorhandenen Beziehungen des gonadotropen Wirkstoffes zum Genitalapparat auch des Mannes bereits des näheren besprochen. Nach Zufuhr von Prolan hypertrophieren die Zwischenzellen des Hodens, Samenblasen und Prostata wachsen stark. Nach Untersuchungen von ENGLE (*133*) an Macacusaffen wird außer einem Wachstum des Hoden auch ein sekundärer Descensus erzielt. Das Scrotum der Tiere vergrößert sich, es weist eine vermehrte Füllung und Turgescenz auf.

Wichtige Versuche haben KOJAMA (*134*) und ROST (*135*) ausgeführt. Wenn bei Ratten die Hypophyse zerstört wurde, so blieb der Descensus aus und das Scrotum verkümmerte (KOJAMA). Nach ROST gehören zum normalen Verlauf des Descensus ein normales Wachstum des Scrotums und eine normale Entwicklung des Hodens. Scrotum und Hoden sollen sich aber unabhängig voneinander entwickeln. Das Wachstum des Scrotums werde von der Hypophyse geleitet. Die Kraft, die den Hoden in das ausgebildete Scrotum bringe, sei die Bauchpresse; das Gubernaculum sei nur ein Leitband. Das Hindernis für den Descensus sitze am häufigsten im Scrotum; es fehle hier infolge der Wachstumsstörung die Ausstülpung des Bauchfells und der übrigen Hüllen. Das Scrotum sei also im Wachstum zurückgeblieben, während der Hoden im allgemeinen normal entwickelt sei.

Wir können auf die schon recht zahlreich vorliegenden Berichte (*136—139*) über die Erfolge einer Hormontherapie des Kryptorchismus mit Prolan oder auch Hodenhormon nicht im einzelnen und kritisch eingehen. Besonders in Amerika will man günstige Erfahrungen gesammelt haben. Doch gibt es nicht wenige Autoren, die trotz einer ausreichenden Dosierung kein Herabsteigen der kindlichen Hoden in das Scrotum feststellen konnten. ABERLE und JENKINS (*140*) weisen daraufhin, daß die an Affen gewonnenen Ergebnisse nicht ganz mit den menschlichen Verhältnissen verglichen werden können, da sich z. B. bei jungen Rhesusaffen der Hoden normalerweise im Bauch befindet. Es muß ihnen zugestimmt werden, daß *oft äußere mechanische Faktoren und Entwicklungshemmungen den Descensus* verhindern können. Besonders MOSZKOWICZ (*141*) hat auf solche Entwicklungsstörungen hingewiesen; er sieht den Kryptorchismus als das Ergebnis eines Geschlechtsumschlages an. Immerhin, es sind einwandfreie Erfolge erzielt, und allem Anschein nach ist der Hodendescensus hormonal *mit*bedingt. Man wird berechtigt sein, den Versuch einer Hormontherapie mit *ausreichenden* Dosen Prolans, unter Umständen kombiniert mit Androsteron, zu unternehmen. Nach DORFF (*142*) sollen Knaben, die früher Schilddrüsenpräparate verabfolgt bekommen haben, besser auf die Behandlung mit Hypophysenvorderlappenhormon ansprechen. Wird ein Descensus erreicht, so kann unter Umständen eine Operation vermieden werden. Diese ist im anderen Fall, besonders also bei mechanischen Hindernissen, *durchaus erforderlich,* einmal zur Erhaltung einer normalen Spermatogenese und weiter zwecks Vorbeugung der Gefahr einer malignen Entartung des kryptorchen Hodens. ROST operierte sogar immer, da der Kryptorchismus fast stets mit einer Hernie vergesellschaftet sei.

Auch die **Prostatahypertrophie** wird von einigen Autoren mit Ausfallserscheinungen der Keimdrüsen in Zusammenhang gebracht. Bekanntlich ist bei dieser Erkrankung das eigentliche Prostatagewebe atrophisch; gewuchert sind die paraurethralen Drüsen, die sich durchaus von der eigentlichen Prostata abgrenzen lassen. Wir können hier nicht auf die verschiedenartigen ätiologischen

Anschauungen über die Entstehung der Prostatahypertrophie eingehen. Für unser Thema ist wesentlich, ob es sich bei der Atrophie des eigentlichen Prostatagewebes lediglich um eine Druckatrophie handelt oder ob die Atrophie den primären Faktor darstellt, ohne den es *nicht* zu einer Wucherung der kleineren paraurethralen Drüsen kommt. Wir kennen die Kastrationsatrophie der Prostata und der Samenblasen. Es könnte sehr wohl auch im Alter durch Ausfall der spezifischen Keimdrüsenfunktion ein Schwinden des Prostatagewebes bedingt werden. Dieses würde durch Zufuhr von Keimdrüsenhormon verhindert werden können. Auch an die im Alter vermehrte Ausschüttung von gonadotropem Hormon mit seiner Wirkung auf das Wachstum der Prostata ist gedacht worden. Hier fehlt aber die Unterscheidung Prostata — paraurethrale Drüsen!

Auf solchen Gedankengängen fußen die Bestrebungen, mittels Injektionen von Hodenhormon eine Beeinflussung des Krankheitsbildes beim Menschen zu erreichen. So wollen u. a. LAQUEUR-VAN CAPELLEN (*143*) ausgesprochene Erfolge bei einem Teil ihrer behandelten Fälle erzielt haben.

Es dürfte jedoch vorläufig noch durchaus ungeklärt sein, ob wir mit der Zufuhr von Hodenhormon bei der Prostatahypertrophie *kausal* einwirken. Ebenso unsicher sind die bisherigen *Erfolge* einer solchen Therapie. Sie sind mit großer Kritik zu betrachten. Zeitweilige Besserungen des Zustandes durch Dekongestionierung der Prostata sind bekanntlich sehr wohl möglich. Es wäre zu untersuchen, ob eine wirklich vorhandene günstige Wirkung der Hormonmedikation etwa auf diesem Wege vor sich geht. Im großen und ganzen wird ein *durchschlagender* Erfolg von einer Hormontherapie kaum erwartet werden können. Die gewucherten paraurethralen Adenome sind hierdurch nicht zur Rückbildung zu bringen.

Auf die noch ganz ungeklärten Fragen einer *inneren Sekretion der Prostata* kann hier nicht eingegangen werden. Vorläufig liegt für eine solche innersekretorische Funktion keinerlei Beweis vor. Die Beeinflussung der Prostata durch andere Blutdrüsen, neben dem Hoden besonders durch die Hypophyse (*144*), berechtigt nicht zu der Annahme einer *selbständigen inner*sekretorischen Leistung der Vorsteherdrüse.

Es bleibt noch übrig, auf einige experimentelle Untersuchungen zur Frage der Einwirkung von Keimdrüsenhormonen auf **allgemeine Regenerationsvorgänge** hinzuweisen. Hier käme zuerst die *Wundheilung* in Betracht. Sie wird durch Zufuhr von spezifischem Keimdrüsenhormon anscheinend in förderndem Sinne beeinflußt.

So konnte LAUBER (*145*), der den Ablauf der normalen Wundheilung bei weißen Mäusen untersuchte, nach Vorbehandlung mit weiblichem Keimdrüsenhormon (UNDEN) bei weiblichen Tieren eine wesentliche Beschleunigung der Wundheilung feststellen, nicht hingegen bei männlichen. Bei diesen war mehr durch das männliche Hormonpräparat Erugon eine Verkürzung der Heilungszeit zu erreichen, die bei weiblichen ausblieb. Bei *lokaler* Hormonapplikation und bei nicht infizierten torpid granulierenden Wunden, weniger bei torpid granulierenden infizierten Wunden, beobachtete KOSDOBA (*146*) eine allerdings nicht sehr ausgesprochene Förderung der Wundheilung.

Nicht einheitlich sind die Berichte über die Beziehungen der Keimdrüsenwirkstoffe zur *Knochenregeneration.*

ISRAEL (*147*) will bei schwangeren Meerschweinchen eine auffallend schlechte Heilung experimentell gesetzter Knochenbrüche beobachtet haben. Er spricht direkt von einer „experimentellen Schwangerschaftspseudarthrose". Der schwangere Organismus scheine alle Kräfte für den Aufbau des fetalen Skelets zu sparen, statt die Lücken des mütterlichen zu stopfen. — Es ist wohl fraglich, ob die Befunde, die einer Nachprüfung mit *anderer Methodik* bedürften, wirklich durch Störungen der inneren Sekretion zu erklären sind. Möglicherweise kommen doch Veränderungen des Kalkstoffwechsels stärker in Frage. Durch sehr hohe Dosen von Sexualhormon läßt sich schon beim normalen Hund der Blutkalkspiegel senken [ARNOLD-HOLTZ-MARX (*148*)]. — Jedenfalls konnte BANKOFF (*149*) in Frakturversuchen an Meerschweinchen genau das Gegenteil feststellen: kastrierte Tiere ließen eine Frakturheilung vermissen, bei keimdrüsenimplantierten heilten die Brüche besonders schnell.

Eine praktische Bedeutung haben diese Untersuchungen bisher kaum erlangt. Gewisse therapeutische Möglichkeiten sind aber nicht von der Hand zu weisen. Man denke an Unterfunktionszustände des Keimdrüsenapparates, die gelegentlich, wenn auch sicher nicht immer, von gewisser Bedeutung für die Verzögerung einer Wundheilung und einer Knochenbruchheilung sein könnten. Hier würde eine Medikation von spezifischen Wirkstoffen den erforderlichen und adäquaten biologischen Reiz darstellen. Eine Überdosierung allerdings könnte wiederum Schädigungen infolge Kalkstoffwechselstörungen bedingen.

Literatur.

Keimdrüsen.

(*1*) Berthold: Arch. Anat., Physiol. u. wiss. Med. **1849**, 42. — (*2*) Brown-Séquard, M.: Arch. Anat., Physiol. norm. path., V. s., 1, 2 (1889). — (*3*) Knauer, E.: Arch. Gynäk. **60**, 322 (1900). — (*4*) Morris, R. T.: N. Y. State J. Med. **62** (1895). — (*5*) Berblinger, W., C. Clauberg u. E. J. Kraus: W. Stoeckels Handbuch der Gynäkologie, Bd. 9. München: J. F. Bergmann 1936. — (*6*) Siehe L. Asher: Physiologie der inneren Sekretion, S. 210. 1936. — (*7*) Reiss, M.: Die Hormonforschung und ihre Methoden, S. 232. 1934. — (*8*) Siehe L. Asher: Physiologie der inneren Sekretion, S. 224. 1936. — (*9*) Siehe L. Asher: Physiologie der inneren Sekretion, S. 219. 1936. — (*10*) Siehe H. Bredereck: Vitamine und Hormone und ihre technische Darstellung. Leipzig: S. Hirzel 1936. — (*11*) Trendelenburg, P.: Die Hormone, Bd. 1, S. 13. 1929. — (*12*) Trendelenburg, P.: Die Hormone, Bd. 1, S. 15/16. 1929. — (*13*) Siehe P. Trendelenburg: Die Hormone, Bd. 1, S. 17. 1929. — (*14*) Clauberg, C.: W. Stoeckels Handbuch der Gynäkologie, Bd. 9, S. 116. München: J. F. Bergmann 1936. — (*15*) Clauberg, C.: W. Stoeckels Handbuch der Gynäkologie Bd. 9, S. 200. München: J. F. Bergmann 1936. — (*16*) Siebke: Zbl. Gynäk. **1929**, 2450; **1930**. — (*17*) Aschheim, S. u. B. Zondek: Arch. Gynäk. **1927**, 132. — (*18*) Heim: Siehe C. Clauberg: W. Stoeckels Handbuch der Gynäkologie, Bd. 9, S. 461. München: J. F. Bergmann 1936. — (*19*) Clauberg, C.: W. Stoeckels Handbuch der Gynäkologie, Bd. 9, S. 197. 1936. — (*20*) Steinach, E. u. Mitarbeiter: Pflügers Arch. **219**, 300 (1928). — Wien. klin. Wschr. **1934**. — (*21*) Reiss, M.: Die Hormonforschung und ihre Methoden, S. 226. 1934. — (*22*) Clauberg, C.: W. Stoeckels Handbuch der Gynäkologie, Bd. 9, S. 211. München: J. F. Bergmann 1936. — (*23*) Clauberg, C.: W. Stoeckels Handbuch der Gynäkologie, Bd. 9, S. 216. München: J. F. Bergmann 1936. — (*24*) Reiss, M.: Die Hormonforschung und ihre Methoden, S. 227. 1934. — (*25*) Reiss, M.: Die Hormonforschung und ihre Methoden, S. 228. 1934. — (*26*) Kaufmann, C.: Arch. Gynäk. **137**, 1054 (1929). — (*27*) Clauberg, C.: W. Stoeckels Handbuch der Gynäkologie, Bd. 9, S. 267. München: J. F. Bergmann 1936. — (*28*) Clauberg, C.: W. Stoeckels Handbuch der Gynäkologie, Bd. 9, S. 241. München: J. F. Bergmann 1936. — (*29*) Siehe M. Reiss: Die Hormonforschung und ihre Methoden, S. 244. 1934. — (*30*) Clauberg, C.: W. Stoeckels Handbuch der Gynäkologie, Bd. 9, S. 297. München: J. F. Bergmann 1936. — (*31*) Clauberg, C.: W. Stoeckels Handbuch der Gynäkologie, Bd. 9, S. 268. München: J. F. Bergmann 1936. — (*32*) Clauberg, C.: W. Stoeckels Handbuch der Gynäkologie, Bd. 9, S. 272. München: J. F. Bergmann 1936. — (*33*) Clauberg, C.: W. Stoeckels Handbuch der Gynäkologie, Bd. 9, S. 273. München: J. F. Bergmann 1936. — (*34*) Siehe L. Asher: Physiologie der inneren Sekretion, S. 236. 1936. — (*35*) Reiss, M.: Die Hormonforschung und ihre Methoden, S. 247. 1934. — (*36*) Siehe R. Jaffé u. F. Berberich: In M. Hirschs Handbuch der inneren Sekretion, Bd. 1, S. 207. 1927. — (*37*) Jaffé, R. u. F. Berberich: In M. Hirschs Handbuch der inneren Sekretion, Bd. 1, S. 198. — (*38*) Siehe P. Trendelenburg: Die Hormone, Bd. 1, S. 59. — (*39*) Siehe W. Berblinger: W. Stoeckels Handbuch der Gynäkologie, Bd. 9, S. 43. 1936. — (*40*) Ruzicka: Siehe W. Berblinger: W. Stoeckels Handbuch der Gynäkologie, Bd. 9, 1936. — (*41*) Tschopp, E.: Klin. Wschr. **1935**, 1064. — (*42*) Bredereck, H.: Vitamine und Hormone und ihre technische Darstellung, S. 45. Leipzig: S. Hirzel 1936. — (*43*) Reiss, M.: Die Hormonforschung und ihre Methoden, S. 259. 1934. — (*44*) Siehe W. Berblinger: W. Stoeckels Handbuch der Gynäkologie, Bd. 9, S. 46. 1936. — (*45*) Trendelenburg, P.: Die Hormone, Bd. 1, S. 64. 1929. — (*46*) Siehe Ch. Wolf: Die Kastration. Basel: Benno Schwabe 1934. — (*47*) Asher, L.: Physiologie der inneren Sekretion, S. 253. 1936. — (*48*) Lipschütz, A.: Pflügers Arch. **188**, 76 (1921). — (*49*) Siehe P. Trendelenburg: Die Hormone, Bd. 1, S. 72. 1929. — (*50*) Pézard u. Löwy: Siehe M. Reiss: Die Hormonforschung und ihre Methoden, S. 252. 1934. — (*51*) Steinach, E.: Arch. Entw.mechan. **42**, 113 (1916). – Zbl. Physiol. **24**, 551 (1910). — (*52*) Sand, K.:

In M. Hirschs Handbuch der inneren Sekretion, Bd. 2, 2, S. 2017. 1933. — (53) Siehe P. Trendelenburg: Die Hormone, Bd. 1, S. 74. 1929. — (54) Lespinasse, V. D.: J. amer. med. Assoc. 59, 1869 (1913). — (55) Steinach, E.: Arch. Entw.mechan. 46, 12 (1920). — (56) Sand, K.: Handbuch der normalen und pathologischen Physiologie, Bd. 14, I, S. 344. 1926. — In M. Hirschs Handbuch der inneren Sekretion Bd. 2, 2, S. 2017 (1933). — (57) Harms, J. W.: Körper und Keimzellen, 1926. — (58) Trendelenburg, P.: Die Hormone, Bd. 1, S. 75. 1929. — (59) Romeis, B.: In M. Hirschs Handbuch der inneren Sekretion, Bd. 2, 2, S. 1812, 1908. 1931. — (60) Trendelenburg, P.: Die Hormone, Bd. 1, S. 89. 1929. — (61) Steinach, E.: Z. Physiol. 25, 723 (1911); 26, 717 (1913). — Pflügers Arch. 144, 71 (1911). — (62) Siehe L. Asher: Physiologie der inneren Sekretion, S. 269. 1936. — (63) Asher, L.: Physiologie der inneren Sekretion, S. 271. 1936. — (64) Laqueur: Verh. 14. internat. Physiol.-Kongr. Rom 1932, 151; bei M. Reiss. — (65) Laqueur u. Mitarbeiter: Acta neerl. Physiol. 2, 9 (1932); bei M. Reiss. — (66) Berner, O.: In M. Hirschs Handbuch der inneren Sekretion, Bd. 2, 2, S. 1143. 1929. — (67) Sand, K.: In M. Hirschs Handbuch der inneren Sekretion, Bd. 2, 2, S. 2017. 1933. — (68) Clauberg, C.: W. Stoeckels Handbuch der Gynäkologie, Bd. 9, S. 312. München: J. F. Bergmann 1936. — (69) Berblinger, W.: W. Stoeckels Handbuch der Gynäkologie Bd. 9, S. 44. 1936. — (70) Poll: Siehe W. Berblinger: W. Stoeckels Handbuch der Gynäkologie, Bd. 9, 1936. — (71) Clauberg, C.: W. Stoeckels Handbuch der Gynäkologie, Bd. 9, S. 314. München: J. F. Bergmann 1936. — (72) Siehe H. R. Schinz u. B. Slotopolsky: Erg. med. Strahlenforsch. 1, 445 (1925). — (73) Siehe L. Asher: Physiologie der inneren Sekretion, S. 289. 1936. — (74) Siehe u. a.: P. Bouin: Endokrinol. 9, 1 (1931). — (75) Berblinger, W.: W. Stoeckels Handbuch der Gynäkologie, Bd. 9, S. 45. 1936. — (76) Siehe M. Reiss: Die Hormonforschung und ihre Methoden, S. 254. 1934. — (77) Sand, K.: In M. Hirschs Handbuch der inneren Sekretion, Bd. 2, 2, S. 2017. 1933. — (78) Siehe a. L. Asher: Physiologie der inneren Sekretion, S. 297. 1936. — (79) Trendelenburg, P.: Die Hormone, Bd. 1, S. 82. 1929. — (80) Trendelenburg, P.: Die Hormone, Bd. 2, S. 214. 1934. — (81) Falta, W.: Die Erkrankungen der Blutdrüsen, S. 392. Wien 1928. — (82) Richter, P. F.: In M. Hirschs Handbuch der inneren Sekretion, Bd. 3, Teil 2, S. 1979. 1933. — (83) Richter, P. F.: In M. Hirschs Handbuch der inneren Sekretion, Bd. 3, Teil 2, S. 1983. 1933. — (84) Lange, J.: Med. Klin. 1934, 1081. — (85) Wolf, Ch.: Die Kastration. Basel: Benno Schwabe 1934. — (86) Falta, W.: Die Erkrankungen der Blutdrüsen, S. 408. Wien 1928. — (87) Siehe W. Falta: Die Erkrankungen der Blutdrüsen, S. 412. Wien 1928. — (88) Siehe W. Falta: Die Erkrankungen der Blutdrüsen, S. 419. Wien 1928. — (89) Siehe P. F. Richter: In M. Hirschs Handbuch der inneren Sekretion, Bd. 3, Teil 2, S. 1989. 1933. — (90) Richter, P. F.: In M. Hirschs Handbuch der inneren Sekretion, Bd. 3, Teil 2, S. 1990. 1933. — (91) Romeis, B.: In M. Hirschs Handbuch der inneren Sekretion, Bd. 2, 2, S. 1950. 1931. — (91a) Schittenhelm, A.: Münch. med. Wschr. 1937 I, 944. — (92) Richter, P. F.: In M. Hirschs Handbuch der inneren Sekretion, Bd. 3, Teil 2, S. 1991. 1933. — (93) Siehe u. a. R. Lichtenstern: Überpflanzung der männlichen Keimdrüsen. Wien: Julius Springer 1924. — (94) Siehe u. a. H. F. O. Haberland: Arch. klin. Chir. 123, 67 (1923). — (95) Voronoff, S.: Organüberpflanzungen. Leipzig 1925. — Voronoff, S. et G. Alexandrescu: La greffe testiculaire du singe à l'homme. Paris 1930. — (96) Siehe P. F. Richter: In M. Hirschs Handbuch der inneren Sekretion, Bd. 3, Teil 2, S. 1996. Wien 1928. — (97) Siehe a. B. Romeis: In M. Hirschs Handbuch der inneren Sekretion, Bd. 2, 2, S. 1925. 1931. — (98) Fromme, A.: Chirurg 1934, 665. — (99) Krainer: Z. exper. Med. 94, 329 (1934); bei M. Reiss. — (100) Romeis, B.: In M. Hirschs Handbuch der inneren Sekretion, Bd. 2, Teil 2, S. 1833. 1931. — (101) Siehe B. Romeis: In M. Hirschs Handbuch der inneren Sekretion, Bd. 2, Teil 2, S. 1873. 1931. — (102) Blum, B.: Wien. med. Wschr. 1936 I, 989. — (103) Mühsam, R.: Siehe P. F. Richter: In M. Hirschs Handbuch der inneren Sekretion, Bd. 3, Teil 2. 1933. — (104) Loewy, A. u. H. Zondek: Dtsch. med. Wschr. 1921 I, 349. — (105) Kauders: Siehe B. Romeis: In M. Hirschs Handbuch der inneren Sekretion, Bd. 2, Teil 2, S. 1835. 1931. — (106) Romeis, B.: In M. Hirschs Handbuch der inneren Sekretion, Bd. 2, Teil 2, S. 1874f. 1931. — (107) Blum, V.: Wien. med. Wschr. 1936 I, 989. — (108) Richter, P. F.: In M. Hirschs Handbuch der inneren Sekretion, Bd. 3, Teil 2, S. 2014. 1933. — (109) Dürck, H.: Verh. dtsch. path. Ges. 1907. — (110) Siehe R. Jaffé u. F. Berberich: In M. Hirschs Handbuch der inneren Sekretion, Bd. 1, S. 246. 1927. — (111) Kaufmann, E.: Verh. dtsch. path. Ges. 1907. — Lehrbuch der speziellen pathologischen Anatomie, Bd. 2, S. 1159. 1922. — (112) Siehe C. Clauberg: W. Stoeckels Handbuch der Gynäkologie Bd. 9, S. 495. 1936. — (113) Siehe C. Clauberg: W. Stoeckels Handbuch der Gynäkologie, Bd. 9, S. 496. 1936. — (114) Clauberg, C.: W. Stoeckels Handbuch der Gynäkologie, Bd. 9, S. 504. 1936. — (115) Clauberg, C.: W. Stoeckels Handbuch der Gynäkologie, Bd. 9, S. 499. 1936. — (116) Laquer, F. u. Mitarbeiter: Medizin u. Chemie, Bd. 2, S. 122. 1934. Bayer, Leverkusen. — (117) Siehe C. Clauberg: W. Stoeckels Handbuch der Gynäkologie, Bd. 9, S. 501. 1936. —

(*118*) BRÜHL, R.: Z. Geburtsh. **108**, 235 (1934). — (*119*) FERGUSON, R. S.: J. of Urol. **31**, 397 (1934). — (*120*) BECLÈRE, A. u. Mitarbeiter: Procès verb., 43. Congr. franç. Chir., p. 961. 1934. — (*121*) Siehe C. CLAUBERG: W. STOECKELs Handbuch der Gynäkologie, Bd. 9, S. 323, 326. 1936. — (*122*) CLAUBERG, C.: W. STOECKELs Handbuch der Gynäkologie, Bd. 9, S. 167. 1936. — (*123*) LEWIS, D. and C. F. GESCHICKTER: J. amer. med. Assoc. **103**, 1212 (1934). — Amer. J. Surg. N. s. **24**, 280, 326 (1934). — LEWIS, D.: Austral. a. New Zealand J. Surg. **5**, 350 (1936). — (*124*) Siehe u. a. A. DAHL-IVERSEN: Lyon Chir. **32**, 513 (1935). — (*125*) TAYLOR, H. C.: Surg. etc. **62**, 562 (1936). — (*126*) ENGEL, P.: Z. Krebsforsch. **34**, 658 (1931). — (*127*) BUTENANDT: Dtsch. med. Wschr. **1936 II**, 2114. — (*128*) DRUCKREY, H.: Dtsch. med. Wschr. **1936 II**, 717. — (*129*) SAUERBRUCH, F. u. E. KNAKE: Z. Krebsforsch. **44**, 223 (1936). — SAUERBRUCH, F.: Verh. dtsch. Ges. Chir. **1937**. — (*130*) BAUER, K. H.: Verh. dtsch. Ges. Chir. **1937**. — (*130*a) REISS, M.: Klin. Wschr. **1937 I**, 231. — (*131*) KAUFMANN, C.: Klin. Wschr. **1936 I**, 881. — (*132*) ERNST, M.: Zbl. Chir. **1936**, 2321. — (*133*) ENGLE, E. T.: Endocrinology **16**, 506, 513 (1932). — (*134*) KOJAMA: Jap. J. med. Sci. Trans. **5** (1931). — (*135*) ROST, F.: Arch. klin. Chir. **177**, 680 (1933). — Klin. Wschr. **1933 II**, 1213. — (*136*) Siehe u. a. A. W. SPENCE and E.F. SCOWEN: Lancet **1935 II**, 1335. — (*137*) SCHAPIRO, B.: Schweiz. med. Wschr. **1935 I**, 338. — (*138*) KORBSCH, R.: Med. Welt **1936**, 199. — (*139*) DENK, W. u. UEBELHÖR: J. internat. Chir. **1**, 369 (1936). — (*140*) ABERLE, S. B. D. and R. H. JENKINS: J. amer. med. Assoc. **103**, 314 (1934). — (*141*) MOSZKOWICZ, L.: Arch. klin. Chir. **179**, 445 (1934). — (*142*) DORFF, G. B.: Amer. J. Dis. Childr. **50**, 1429 (1935). — (*143*) LAQUEUR, E.: Schweiz. med. Wschr. **1934 II**, 1116. — (*144*) Siehe u. a. P. F. RICHTER: In M. HIRSCHs Handbuch der inneren Sekretion, Bd. 3, Teil 2, S. 2014. 1933. — (*145*) LAUBER, H. J.: Bruns' Beitr. **157**, 244 (1933). — (*146*) KOSDOBA, A. S.: Mitt. Grenzgeb. Med. u. Chir. **43**, 470 (1932/34). — (*147*) ISRAEL, A.: Arch. klin. Chir. **148**, 157 (1927). — (*148*) ARNOLD, O., F. HOLTZ, H. MARX: Die Naturwissenschaften, S. 314. 1936. — (*149*) BANKOFF, G.: Arch. klin. Chir. **179**, 256 (1934).

I. Weitere Hormonstoffe.

Nach der klassischen Definition der Hormone durch STARLING dürfen nur solche Wirkstoffe als „Hormone" angesprochen werden, die von einer innersekretorischen Drüse gebildet und von ihr ins Blut abgegeben werden, um entfernt von dem Bildungsort bestimmte Wirkungen auszuüben. Auch wenn wir uns, wie wir das in der Einleitung ausführten, an diese strenge STARLINGsche Definition nicht mehr ganz halten können, — sie völlig fallen zu lassen, ist aus verschiedenen Gründen nicht angezeigt. Betrachten wir die zahlreichen Wirkstoffe, die außer den bisher besprochenen in den letzten Jahren entdeckt wurden, so können nur die allerwenigsten den Anspruch auf eine Hormonnatur erheben. Zu allermeist handelt es sich um intermediäre Stoffwechselprodukte oder um chemische Überträger, die *am Ort ihrer Entstehung* eine biologische Wirkung ausüben. Es würde zu weit führen, sie in diesem Rahmen zu behandeln.

Auch die sog. *Wund-* und *Regenerations„hormone"* fallen unter diese Gruppe. Es ist durchaus möglich, daß gewisse in der Wunde gebildete Stoffe für den Ablauf der Wundheilung von wesentlicher Bedeutung sind. Wir kennen aber diese Stoffe noch nicht, echte Hormone sind sie jedenfalls nicht. Sie seien deshalb nicht näher erörtert. Ihre Besprechung würde zudem wenig Erwiesenes anführen können.

Die **von der Magen- und Darmschleimhaut und den Verdauungsdrüsen gebildeten und von dort ins Blut gelangenden Hormonstoffe** stellen wir im folgenden nach BOMSKOV (*1*) zusammen, ohne sie weiter zu besprechen. Zum Teil ist ihre Existenz noch nicht gesichert, ihre physiologischen Wirkungen sind noch nicht sämtlich fest umschrieben. Für chirurgische Belange kommen sie weniger in Betracht:

1. Hormone des Magendarmkanals und der Verdauungsdrüsen.

a) Anämiewirksame Substanz der Magenschleimhaut (intrinsic factor, CASTLEsches Ferment).

b) Sekretionsanregender Faktor Gastrin (Histamin?) des Magens.

c) Pankreashormon Sekretin (äußere Pankreassekretion stimulierend).

d) Hormon der Gallenblasenwand Cholecystokinin, gallenblasensekretionsfördernd.

e) Enterogastron der Dünndarmschleimhaut, anregender Stoff der Magensekretion und Motilität.

f) Inkretin, Insulinproduktion anregende Substanz der Dünndarmschleimhaut, Duodenin, Insulotropes Hormon des Duodenums.

g) Motilitätshormon der Dünndarmschleimhaut, Darmzottenbewegungshormon, Villikinin.

2. Wirksame Substanzen der Leber.

a) Perniciosaschutzstoff (wahrscheinlich ist die Leber nur Speicherstätte).

b) Entgiftendes Leberhormon (Yakriton).

c) Wachstumssubstanz der Leber.

Eine ungeklärte *Frage* ist, *ob der* **Milz** *eine innersekretorische Funktion zukommt.* Nur von ASHER wird dieses Organ unter die Drüsen mit innerer Sekretion gerechnet. Allem Anschein nach hat die Milz, ganz abgesehen von ihrer *Blutspeicherfunktion,* gewisse Aufgaben, die nach ASHER (*2*) im Sinn der *Entgiftung und der Mitwirkung an immunisatorischen Vorgängen* liegen. Es ist aber vorläufig noch kaum möglich, von echten hormonalen Eigenschaften des Milzgewebes zu sprechen. Die Erforschung dieser Funktionen ist durch die Eigenart des Organs außerordentlich erschwert. Bekanntlich ist es aus 2 „Organsystemen" zusammengesetzt, der roten Pulpa und den MALPIGHIschen Körperchen. Die Zellen der Pulpa gehören großenteils dem reticuloendothelialen System an, die MALPIGHIschen Körperchen sind zum allgemeinen lymphatischen Apparat des Körpers zu rechnen. Beide, das reticuloendotheliale System wie der lymphatische Apparat, haben wohl umschriebene und in gewisser Weise ineinandergreifende Funktionen, die aber *kaum spezifischer Natur* sein dürften, sondern mit der Leistung der ihnen verwandten Zellsysteme im Organismus aufs engste verbunden sind. Es würde weit in recht verwickelte Gebiete der Physiologie, Pathologie und Serologie führen, wollten wir diese Wirkungen des näheren betrachten.

Vorläufig hält es sehr schwer, echte hormonale Wirkungen abzugrenzen. Die meisten beschriebenen Effekte und auch die Wechselwirkungen zu echten Blutdrüsen stehen keineswegs als hormonale fest. Wir besprechen sie aus diesem Grunde nicht näher und verweisen betreffs der einzelnen Fragen u. a. auf MARK (*3*), LAUDA (*4*) und ASHER (*5*). — SAUERBRUCH (*5*a) und KNAKE nehmen auf Grund von Tumorversuchen an nichtexstirpierten Tieren enge *Beziehungen zwischen Milz und Hypophysenvorderlappen* an. Milzexstirpation soll ähnlich wie Kastration eine vermehrte Ausschüttung von gonadotropem Hormon bedingen, hierdurch *eine* der allgemeinen Bedingungen für die spontane Geschwulstentstehung liefern.

Kurz eingegangen sei auf den von SCHLIEPHAKE (*6*) und MAURER aus Milzgewebe hergestellten Wirkstoff, das *Prosplen.* Ob es sich bei ihm wirklich um eine echte hormonale Substanz handelt, bleibe dahingestellt. Nach LAUDA ist das nicht der Fall. Eiweiß, Lipoide und Salze enthält der Extrakt nicht. Das Prosplen soll die Erregbarkeit des Parasympathicus steigern und die Magensaftabsonderung fördern. Ferner soll es eine vermehrte Phagocytose der weißen Blutkörperchen bewirken und die Blutgerinnungszeit im Sinn einer Normalisierung beeinflussen (*7*).

ASHER und SCHÜRCH (*8*) konnten durch Injektionen von Prosplen eine wesentliche Herabsetzung der Erregbarkeit des Atemzentrums erreichen. Da die Erregbarkeit dieses Zentrums durch Entfernung der Milz erhöht wird, ist nach den Autoren eine experimentelle Stütze für die Annahme eines inneren Sekrets der Milz gegeben. Letzten Endes sei diese Wirkung auf das Atemzentrum aus einem *Antagonismus zwischen Schilddrüse und Milz* zu erklären (Überwertigkeit der Schilddrüse nach Entfernung der Milz).

Auf die Berichte über klinische Wirkungen des Prosplens und ähnlicher Präparate ist hier nicht einzugehen. Für die Chirurgie kommt die Therapie mit Milzstoffen noch kaum ernsthaft in Frage.

Groß an Zahl ist die Reihe der ebenfalls in den letzten Jahren beschriebenen **kreislaufwirksamen körpereigenen Substanzen.** Das Vasopressin des Hypophysenhinterlappens und das Adrenalin des Nebennierenmarks gehören an sich auch zu diesen Wirkstoffen. Bei ihnen handelt es sich aber um echte hormonale Substanzen, was von fast allen anderen Stoffen nicht gesagt werden kann. Es ist unnötig, sie hier im einzelnen anzuführen. Erwähnt seien der LOEWIsche Acceleransstoff, das Histamin, die HABERLANDTschen sog. Herzhormone, das Cholin-Acetylcholin (Vagusstoff von LOEWI). Ihnen allen muß eine echte Hormonnatur abgesprochen werden. Sie sind, wie wir oben ausführten, chemische Überträger bzw. intermediäre Stoffwechselprodukte, die den Tonus der Gefäße *am Ort ihrer Entstehung* regulieren. WERLE (*4*) rechnet die Stoffe der Adenylsäuregruppe zu denjenigen, die den Geweben das „*Blutgefühl*“ verleihen. Dieses Blutgefühl soll bekanntlich nach A. BIER die Gewebe befähigen, ihren Bedarf an Blut unabhängig vom Nervensystem, selbständig, zu befriedigen. Von all diesen kreislaufwirksamen und körpereigenen Stoffen ist wohl nur das **Kallikrein (Padutin)** als Hormon zu bezeichnen. Es wird von einer innersekretorischen Drüse, dem Pankreas, gebildet, und von ihr ins Blut abgegeben.

Das Kallikrein wurde von E. K. FREY und KRAUT (*10*) 1926 biologisch nachgewiesen: die intravenöse Injektion des Eigenharnes vom Hund rief eine kennzeichnende *Blutdrucksenkung und Amplitudenvergrößerung* hervor. Sehr bald wurde der Stoff auch im Harn des Menschen festgestellt.

Die Auswertung erfolgt quantitativ durch Vergleich mit einer Standardlösung. Als Einheit (1 KE) wurde diejenige Menge festgesetzt, die in 5 ccm einer Sammelprobe von mindestens *50* l Menschenharn enthalten ist. Qualitative und quantitative *chemische* Reaktionen sind nicht vorhanden (*11*). Der Stoff ist sehr empfindlich gegen starke Säuren, Basen und gegen Hitze. In organischen Lösungsmitteln ist er nicht löslich.

Für die Hormonnatur des Stoffes sprach sein späterer Nachweis im *Blut*. Das Blut enthält jedoch einen Körper, der das Kallikrein in eine inaktive Substanz überleitet (sog. „Inaktivator“). Aus diesem Grunde ist Kallikrein im Blut größtenteils in der wirkungslosen Verbindung enthalten [FREY (*12*)].

Wie weitere Untersuchungen (*13*) zeigten, muß als *Bildungsstätte des Kallikreins das Pankreas* angenommen werden. Wurde das Pankreas total exstirpiert, so sank der Gehalt des Harns an Kallikrein stark ab. Bei allen Tieren und beim Menschen ist Kallikrein im Pankreasgewebe nachgewiesen worden. Mit Insulin ist es nicht identisch. Der Stoff gelangt aus der Bauchspeicheldrüse in das Blut, in dem es dann zum größten Teil in die inaktive Form überführt wird. Nach WERLE kommt möglicherweise vorher seine Kreislaufwirkung zur Geltung. Bei Bedarf wird der Stoff an bestimmten Körperstellen reaktiviert. Er ist auch im äußeren Pankreassekret vorhanden und wird außer mit dem Harn auch im Kot ausgeschieden.

Von den vielen Untersuchungen, die zur Aufdeckung der Wirkungen des Kallikreins angestellt wurden, seien die wichtigsten Ergebnisse angeführt. Nach intravenöser Injektion von Kallikrein erfolgt beim Tier und beim Menschen eine deutliche *Senkung des Blutdrucks,* die durch Erweiterung der peripheren Lungen-, Gehirn-, Haut- und Muskelgefäße bedingt ist. Diese periphere Capillarerweiterung zeigt sich nach FREY und WERLE (*14*) am Menschen sehr eindrucksvoll, wenn 5 KE intravenös injiziert werden: schon wenige Sekunden darauf tritt eine vorübergehende starke Rötung des Gesichts und der Brust auf. Neben dieser Blutdruckwirkung wird durch direkten *Angriff am Herzmuskel* auch eine Vergrößerung der Herzamplitude und eine gleichzeitige Vermehrung der Herzschläge, eine Zunahme des Minutenvolumens, erzielt. Die Coronargefäße werden erweitert [KRAYER (*15*)]. Die *Atmung* wird durch große Dosen vertieft und beschleunigt (*16*).

Hingewiesen sei auf die Rolle, die das Kallikrein bei der *reaktiven Hyperämie* spielt. Frey (*17*) führte die allgemeine Blutdrucksenkung, die nach Lösung der an einer Extremität angelegten Abschnürung erfolgt, zum Teil auf eine Abspaltung des Kallikreins aus der inaktiven Verbindung zurück. Diese Abspaltung wird durch die mit Aufhören der Blutzirkulation vor sich gehende Anreicherung saurer Stoffwechselprodukte, besonders aus der Muskulatur, bedingt. Je länger die Abschnürung dauert, um so mehr wird Säure angesammelt und um so mehr wird Hormon aus der inaktiven Verbindung frei; um so stärker ist auch die durch das Hormon bedingte reaktive Hyperämie.

Bei den eindeutigen experimentellen Wirkungen des Kallikreins lag seine *therapeutische Verwendung* nahe. Sie ist nach Frey (*18*) dort gegeben, wo eine Gefäßerweiterung und eine bessere Durchblutung der Gewebe erwünscht ist. Zur Erzielung einer möglichst lang anhaltenden und allmählichen Wirkung kommt weniger die intravenöse als die *intramuskuläre*, unter Umständen auch die orale Anwendung in Frage. Als Indikationsgebiete im einzelnen sind vor allem Gefäßerkrankungen auf spastischer Grundlage zu nehmen, in erster Linie der *Morbus Raynaud*. Hier hat eine Behandlung mit Padutin in vielen Fällen Erfolge erzielt. Selbst schwere Veränderungen können sich schnell zurückbilden (Frey). Ähnliches gilt von beginnenden *arteriosklerotischen* Erkrankungen, bei denen oft eine spastische Komponente mitspielt. Die schwere arteriosklerotische Gangrän hingegen ist kaum zu beeinflussen, recht wenig auch die diabetische Gangrän, besonders bei stärkerer eitriger Entzündung. Günstig beeinflußt werden oft auch schwere Fälle *intermittierenden Hinkens*, das nach Frey weniger auf arteriosklerotischer als auf spastischer Basis entsteht. Wichtig scheint hier die Durchführung der Behandlung oft über viele Wochen, um so den Gefäßtonus allmählich umzustellen und die Durchblutung zu verbessern. Auch die *essentielle Hypertonie* und die *Angina pectoris* sollen unter Umständen sehr gut auf Padutin ansprechen. Bei der ersteren wirkt sich die Blutdrucksenkung, bei der letzteren die Erweiterung der Coronargefäße günstig aus. 1935 berichtete Frey (*19*) über sehr gute Wirkung des Padutins auf starke Blutungen bei *Hämophilie*. Die Thrombocyten im Blut stiegen an, die Gerinnungszeit sank ab. Doch kann, wie eigene Erfahrungen zeigten, in schweren Fällen von Hämophilie eine Wirkung des Padutins ausbleiben.

Im allgemeinen sind es, wie gesagt, Gefäßerkrankungen auf spastischer, vasomotorisch-trophischer Grundlage, die für eine Padutintherapie in Betracht kommen. Gelegentlich scheinen auch Gefäßleiden mit organischen Veränderungen, wie die Buerger*sche Krankheit*, gut beeinflußt zu werden. Es ist das nicht unverständlich; wissen wir doch, daß sehr oft gleichzeitige Gefäßkrämpfe bei dieser Erkrankung vorhanden sind. Sie können nach den Erfahrungen der Düsseldorfer Klinik besonders durch mehrere Tage lang laufende Padutin-Dauertropfinfusionen behoben werden, weniger durch Einzelgaben des Mittels. Loeweneck (*20*) hält es für gerechtfertigt, vor eingreifenden Sympathicusoperationen zunächst auf diese Therapie zurückzugreifen. Die Wirkung läßt sich durch Temperaturmessung oder mit der Capillarmikroskopie verfolgen.

Ob, wie behauptet wird (*21*), die *Knochenbruchheilung* durch Padutingaben beschleunigt werden kann, wäre an größerem Material noch zu erweisen. In eigenen Versuchen an Kaninchen (*22*) wurde kein derartiges Resultat erzielt.

Von weiteren hormonartigen Substanzen seien die *antithyreoidalen, die antithyreotropen, die antigonadotropen und die Hypophysenvorderlappenwachstumshormon hemmenden* **Schutzstoffe des Blutes und der Gewebe** angeführt. Wir sind in den obigen Abschnitten kurz auf diese Substanzen eingegangen. Ihre Natur und ihre physiologische Bedeutung sind uns noch so gut wie unbekannt. Zukünftige Untersuchungen werden ihre sicherlich bedeutsame Rolle in der Regulierung der Blutdrüsentätigkeit aufzudecken haben.

Literatur.

Weitere Hormonstoffe.

(*1*) Bomskov, Ch.: Methodik der Hormonforschung. Leipzig: Georg Thieme 1937. — (*2*) Asher, L.: Physiologie der inneren Sekretion, S. 176. Leipzig u. Wien: Franz Deuticke 1936. — (*3*) Mark: Erg. inn. Med. **43**, 667 (1932). — (*4*) Lauda: Die normale und pathologische Physiologie der Milz. Wien u. Berlin: Urban & Schwarzenberg 1933. — (*5*) Asher, L.: Physiologie der inneren Sekretion. Leipzig u. Wien: Franz Deuticke 1936. — (*5*a) Sauerbruch, F.: Verh. deutsch. Ges. Chir. **1937**. — (*6*) Schliephake, E.: Z. exper. Med. **70**, 52 (1930). — Arch. f. exper. Path. **148**, 1, 13 (1930). — (*7*) Haenlein, E. u. E. Schliephake: Klin. Wschr. **1935 I**. — (*8*) Schürch, K.: Z. exper. Med. **96**, 414 (1935). — (*9*) Werle, E.: In C. Oppenheimers Handbuch der Biochemie, Erg.-Werk, Bd. 3, S. 1081. 1936. — (*10*) Frey, E. K. u. H. Kraut: Hoppe Seylers Z. **157**, 32 (1926). — (*11*) Siehe E. Werle: In C. Oppenheimers Handbuch der Biochemie, Erg.-Werk, Bd. 3, S. 1104. 1936. — (*12*) Frey, E. K.: Dtsch. Z. Chir. **233**, 481 (1931). — (*13*) Siehe E. Werle: In C. Oppenheimers Handbuch der Biochemie, Erg.-Werk, Bd. 3, S. 1108. 1936. — (*14*) Frey, E. K., E. Werle u. E. Sackers: Z. exper. Med. **96**, 404 (1935). — (*15*) Krayer, O.: Arch. f. exper. Path. **162**, 70 (1931). — (*16*) Siehe E. Werle: In C. Oppenheimers Handbuch der Biochemie, Erg.-Werk, Bd. 3, S. 1105. 1936. — (*17*) Frey, E. K.: Arch. klin. Chir. **162**, 334 (1930). — (*18*) Frey, E. K.: Dtsch. Z. Chir. **233**, 481 (1931). — (*19*) Frey, E. K.: Arch. klin. Chir. **183**, 101 (1935). — (*20*) Loeweneck: Arch. klin. Chir. **186**, 55 (1936). — (*21*) Siehe E. R. Heydemann: Bruns' Beitr. **162**, 362 (1935). — (*22*) H. Hanke: Unveröffentlichte Versuche.

Sachverzeichnis.

(Die fettgedruckten Ziffern bedeuten Haupthinweise.)

VERLAG VON JULIUS SPRINGER / BERLIN

Pathologische Anatomie und Histologie der Drüsen mit innerer Sekretion. (Bildet Band VIII vom „Handbuch der speziellen pathologischen Anatomie und Histologie".) Mit 358 zum Teil farbigen Abbildungen. XII, 1147 Seiten. 1926. RM 148.50, gebunden RM 151.20

Inhaltsübersicht: Schilddrüse. Von Professor Dr. C. Wegelin-Bern. — Die Epithelkörperchen. Von Professor Dr. G. Herxheimer-Wiesbaden. — Die Glandula pinealis (Corpus pineale). Von Professor Dr. W. Berblinger-Jena. — Pathologie des Thymus. Von Professor Dr. A. Schmincke-Tübingen. — Die Hypophyse. Von Professor Dr. E. J. Kraus-Prag. — Die Nebenniere und das chromaffine System (Paraganglien, Steißdrüse, Karotisdrüse). Von Professor Dr. A. Dietrich-Köln und Professor Dr. H. Siegmund-Köln.

Die Bedeutung der inneren Sekretion für die Frauenheilkunde. Bearbeitet von Professor Dr. **W. Berblinger**, Jena, Privatdozent Dr. **C. Clauberg**, Königsberg i. Pr., Professor Dr. **E. J. Kraus**, Prag. („Handbuch der Gynäkologie", 9. Band.) Mit 305 zum Teil farbigen Abbildungen im Text. XII, 1107 Seiten. 1936. RM 189.—, gebunden RM 197.—

Inhaltsübersicht: **Allgemeiner Teil der Inkretologie.** Von Professor Dr. W. Berblinger-Jena. Einleitung. Definition der inneren Sekretion: Inkrete, Hormone. Bildungsstätte der Inkrete. Inkretorische Organe, endokrine Drüsen. Chemie der Inkrete und ihre physiologischen Wirkungen. Wesen der Inkret- oder Hormonwirkung. Wechselwirkungen zwischen den endokrinen Organen. Innere Sekretion und vegetatives Nervensystem. Innere Sekretion und Konstitution. — **Ovarium, Hypophyse, Placenta und Schwangerschaft in ihrer innersekretorischen Beziehung zur Frauenheilkunde.** Von Privatdozent Dr. C. Clauberg-Königsberg i. Pr. Das Ovarium. Die Ovarialhormone. Die Hypophyse. Placenta und Schwangerschaft. — **Nebennieren, Schilddrüse, Epithelkörperchen, Thymus, Zirbeldrüse und Inselapparat in ihren Beziehungen zur Frauenheilkunde.** Von Professor Dr. E. J. Kraus-Prag. Die Nebennieren. Die Schilddrüse. Die Epithelkörperchen. Der Thymus. Die Zirbeldrüse. Der Inselapparat. — **Die Therapie mit Sexualhormonen bei der Frau.** Von Privatdozent Dr. C. Clauberg-Königsberg i. Pr. Allgemeines. Spezielle Therapie mit weiblichen Sexualhormonen. Methoden und Vorschläge des Verfassers zur „modernen" Therapie mit Sexualhormonen. Schlußwort. — Namen- und Sachverzeichnis.

Das Myxödem und der endemische Kretinismus. Von Professor Dr. **E. Gamper**, Innsbruck, und Privatdozent Dr. **H. Scharfetter**, Innsbruck. Aus Band X vom „Handbuch der Geisteskrankheiten". Gesamtumfang des Bandes: VII, 374 Seiten, mit 64 Abbildungen. 1928. Gesamtpreis: RM 32.40, gebunden RM 34.56

Der endemische Kretinismus. Von Professor Dr. **F. de Quervain**, Vorsteher der Chirurgischen Universitätsklinik Bern, und Professor Dr. **C. Wegelin**, Direktor des Pathologisch-Anatomischen Instituts der Universität Bern. („Pathologie und Klinik in Einzeldarstellungen", 7. Band.) Mit 120 Abbildungen. VIII, 206 Seiten. 1936. RM 24.—, gebunden RM 26.60

VERLAG VON JULIUS SPRINGER / WIEN

Die Erkrankungen der Schilddrüse. Von Professor Dr. **Burghard Breitner**, Erster Assistent der I. Chirurgischen Universitätsklinik in Wien. Mit 78 Textabbildungen. VIII, 308 Seiten. 1928. RM 24.—, gebunden RM 25.80

Zu beziehen durch jede Buchhandlung